24∫

NOUVEAUX ÉLÉMENTS

D'HISTOLOGIE NORMALE

IMPRIMERIE LEMALE ET Cie, HAVRE

NOUVEAUX ÉLÉMENTS

D'HISTOLOGIE NORMALE

A L'USAGE DES ÉTUDIANTS EN MÉDECINE

PAR

Henri BERDAL

ANCIEN INTERNE DES HOPITAUX DE PARIS

QUATRIÈME ÉDITION

Entièrement revue et augmentée

AVEC NOMBREUSES FIGURES DANS LE TEXTE

PARIS

A. MALOINE, LIBRAIRE-ÉDITEUR

91, BOULEVARD SAINT-GERMAIN, 91

Près la Faculté de Médecine

1894

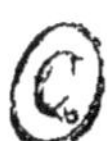

TABLE DES MATIÈRES

PREMIÈRE PARTIE

De la cellule et des tissus.

Pages.

DEUXIÈME PARTIE

Des appareils et des organes.

TROISIÈME PARTIE

Organes des sens.

e[
s(
o]
u
é
c(
s
s
n
e
e
d
v
s

NOUVEAUX ÉLÉMENTS
D'HISTOLOGIE NORMALE

PREMIÈRE PARTIE

CHAPITRE PREMIER

LA CELLULE

§ 1. — La cellule en général.

Définition. — L'analyse microscopique des organismes végétaux et animaux montre qu'ils sont décomposables en parties élémentaires, sortes de petits organismes, qui sont les véritables unités dont les organismes les plus compliqués ne sont que les multiples.

On donne le nom de *cellules* à ces éléments qu'on peut séparer les uns des autres sans destruction et décomposition chimique par simple écartement mécanique ou même par simple dissociation optique.

Histoire. — C'est l'étude des tissus végétaux qui a conduit à la conception de la cellule. MALPIGHI, le premier (1686), vit que ces tissus étaient formés de petites cavités circonscrites par des cloisons soudées entre elles et il désigna ces petites cellules soudées sous le nom d'*utricules* ou de *vésicules végétales.* En 1800, de MIRBEL et TURPIN les considèrent comme des individualités physiologiques et leur donnent le nom de *cellules.* Avec ces deux savants, l'étude de la cellule végétale est en progrès, car de MIRBEL, au lieu de voir dans les vésicules de Malpighi des vides formés par l'intrication supposée des fibres qui formaient les végétaux, considéra chacune de ces cellules comme une véritable unité organique. Il lui attribua une vie propre et admit qu'à l'intérieur de ces cellules se passaient des phénomènes biologiques spéciaux qui faisaient, de chacune d'elles, une sorte d'individu distinct. Mais il admettait que les cloisons, qui séparent ces cavités, étaient simples et il se représentait le tissu cellulaire des végétaux avec le caractère de bulles de savon accumulées et séparées par des cloisons homogènes. En 1866, CURTIUS SPRENGEL, s'appuyant sur les travaux faits dans son laboratoire et sur ses observations personnelles, montre que les cloisons ne sont pas simples mais doubles et formées par la juxtaposition d'utricules dont les parois finissent par se souder, mais après avoir été distincts à leur origine. La cellule devint donc un élément anatomique creux dont la paroi est formée par une substance spéciale, la cellulose (1).

Quelques années plus tard les botanistes commencent à étudier le contenu de la cellule : SCHLEIDEN (1838), décrit au sein de la cellule une masse granuleuse plus sombre, le *noyau*.

SCHWAN (1839), reprenant une opinion, formulée antérieurement par BLUMENBACH, étend aux animaux la conception cellulaire des botanistes. Pour SCHWAN la cellule était composée :

1° D'une membrane enveloppe, l'ancienne cellule de Malpighi.

2° D'un contenu plus ou moins liquide.

3° D'un noyau.

En 1843, HUGO MOHL décrit dans l'intérieur des cellules végétales sous le nom de *protoplasma* une substance analogue à celle que DUJARDIN avait désignée en 1838 sous le nom de *sarcode* chez une foule d'êtres inférieurs et en particulier chez les Amibes. Voici comment cet auteur conçoit la cellule végétale : « Le nucléus ne s'applique pas immédiatement contre la membrane de la cellule mais se trouve à l'intérieur de l'utricule primordial. Mes observations me prouvent que la situation de ce corps sur un côté de la cellule est toujours secondaire, et que, dans la première jeunesse de la cellule, il se trouve toujours à son centre entouré d'une couche de protoplasma. Lorsque le développement des cellules est assez avancé, il se forme dans leur protoplasma, des cavités irrégulièrement distribuées qui se remplissent d'un suc aqueux. A mesure que la cellule vieillit, ces cavités se multiplient et grandissent. D'abord, elles sont séparées les

—

(1) POUCHET et TOURNEUX. *Histologie humaine*, p. 6.

unes des autres, et il en résulte souvent l'apparition trompeuse de cellules à parois minces remplies d'un liquide aqueux qui serait renfermé dans le protoplasma. Plus la cellule grandit plus on voit ces vides, remplis d'un suc aqueux, s'étendre proportionnellement à la masse du protoplasma. Ils entrent alors en communication les uns avec les autres et le protoplasma ne forme plus des cloisons complètes mais bien des filaments plus ou moins épais entre lesquels circule le liquide... »

Depuis ces derniers travaux la définition de la cellule est profondément modifiée grâce aux recherches de MAX-SCHULTZE, de RECKLINGHAUSEN, de KUHNE, de BEALE, etc... Le *protoplasma* et le *noyau* prennent une importance considérable tandis que la *membrane enveloppe* n'est plus considérée que comme une partie accessoire qui manque le plus souvent dans les cellules animales. Dans ces dernières années les histologistes ont apporté un si grand nombre de détails dans l'étude de la cellule qu'il faudrait, si nous voulions en donner la description, passer en revue l'histologie toute entière. Nous retrouverons ces détails dans le corps de ce livre quand nous ferons l'histoire des organes et des tissus. Qu'il nous suffise, pour l'instant, de faire remarquer que l'évolution embryogénique de la cellule marche en raison inverse de son évolution historique :

1° La cellule embryonnaire est représentée par une petite masse, plus ou moins sphérique, d'une substance molle gélatineuse à laquelle on a donné le nom de *protoplasma*. Au centre de cette masse se trouve une partie plus réfringente possédant une forme généralement arrondie que l'on a désignée sous le nom de *noyau*. C'est la conception moderne de la cellule celle qui a été établie en 1863 par SCHULTZE.

2° Tant que la vie reste latente le protoplasma est homogène ou à peine granuleux, mais dès que les fontions vitales s'accentuent, il absorbe les sucs nutritifs qui s'amassent dans sa masse sous forme de lacunes circonscrites par des travées. Sous l'action des sucs nutritifs la vie latente du protoplasma se réveille, il sécréte à sa périphérie une couche de cellulose qui lui forme une véritable enveloppe protectrice. C'est la cellule de SCHWAN (1839).

3° Enfin le *protoplasma* et le *noyau* s'atrophient et la cellule morte n'est plus constituée que par une membrane enveloppe circonscrivant une cavité. C'est la cellule de MALPIGHI, la première en date

au point de vue historique, la dernière au point de vue physiologique (1686).

§ 2. — La cellule végétale.

Dans l'étude historique que nous venons de faire nous avons confondu volontairement la cellule végétale avec la cellule animale
comme si les deux éléments étaient absolument identiques.

Si nous examinons, plus attentivement, ces deux cellules nous trouverons, à un examen même superficiel, de telles différences que nous
aurons de la peine à comprendre qu'on ait pu donner le même nom à
deux éléments si dissemblables. L'enveloppe manque, presque toujours, dans les cellules animales; elle est constante dans la cellule
végétale ; dans la cellule végétale le noyau fait souvent défaut, on le
trouve dans presque toutes les cellules animales et c'est un signe de
décadence de la cellule que de ne pas l'y trouver.

Il faut donc étudier rapidement la constitution de chacune de ces
cellules :

La cellule végétale adulte comprend les parties suivantes :

1° A la périphérie une *membrane* mince et transparente sécrétée
par le protoplasma et formée, presque uniquement, par de la cellu-

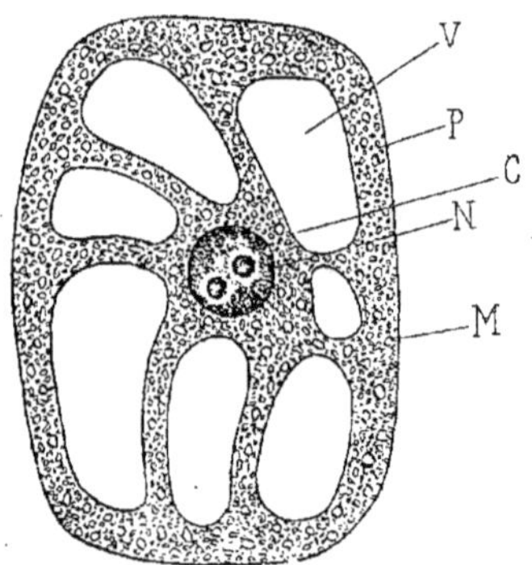

FIG. 1. — Cellule végétale. (Figure de
démonstration.)

M. Membrane enveloppe.
P. Protoplasma.
C. Couche de protoplasma périnucléaire.
V. Vacuole.
N. Noyau.

lose ainsi que le démontrent les réactions micro-chimiques. Elle est
insoluble dans l'eau, l'alcool et l'éther; le réactif de Schweiger la
dissout. L'iodo-chlorure de zinc ou l'action successive de l'iode et de
l'acide sulfurique faible la colorent en bleu. Elle est insoluble dans
une solution concentrée d'ammoniaque à chaud et à froid et c'est là

un caractère extrêmement important qui nous permet de la distinguer du protoplasma.

Au point de vue chimique elle appartient au groupe de substances ternaires ayant pour formule chimique $C^6H^{10}O^5$. Elle ne renferme pas d'azote et présente une vitalité absolument obscure si toutefois elle vit et se borne très probablement à des actions chimiques. Elle est en effet perméable à un grand nombre de liquides soit qu'elle se laisse traverser par imbibition, soit quelle présente, comme dans certaines vieilles cellules, des solutions de continuité telles que des pores ou des fentes.

La présence de la membrane enveloppe indique un développement assez avancé de la cellule, mais si le protoplasma et le noyau existent la multiplication cellulaire peut encore s'effectuer.

2° Au-dessous de cette membrane enveloppe, se trouve une couche continue de protoplasma formant ce que les auteurs allemands appellent l'*utricule primordial azoté* (1).

3° De la face interne de cet utricule, partent des travées de protoplasma qui se portent vers le centre de la cellule et s'anastomosent entre elles en circonscrivant des *lacunes* dans lesquelles circulent les *sucs nutritifs*.

4° Au centre de la cellule se trouve le *noyau* entouré d'une couche continue de protoplasma (*couche périnucléaire*) vers laquelle convergent les travées précédentes. Le noyau manque souvent.

Telles sont les parties essentielles de la cellule végétale, mais sous l'influence du mouvement vital, le protoplasma sécrète des substances diverses qui s'accumulent dans sa masse. La *chlorophyle*, l'*amidon*, le *tannin*, l'*inuline*, l'*aleurone*, et un certain nombre de *substances cristalloïdes* se montrent bien souvent, à l'état solide, dans l'epaisseur des travées protoplasmiques.

§ 3. — La cellule animale.

La cellule animale est constituée sur le plan général de la cellule végétale :

1° La *membrane enveloppe* est infiniment moins évidente que dans les cellules végétales. Elle est beaucoup trop mince pour qu'on puisse la distinguer par un double contour comme celle des cellules

(1) Le protoplasma et le noyau seront étudiés plus loin avec détail.

végétales. C'est une formation secondaire ayant une composition chimique différente de celle du protoplasma. Elle résiste aux réactifs qui dissolvent le corps cellulaire et se colore difficilement sous l'action des substances qui teignent le protoplasma. La plupart des cellules végétales *n'ont pas de membrane propre pendant la plus grande durée de leur existence*, elles n'en prennent que quand elles vieillissent et ne jouent plus qu'un rôle purement mécanique.

2° Le *protoplasma* ou corps cellulaire répond à l'utricule primordial de HUGO MOHL. Il possède, à peu de chose près, les propriétés du protoplasma des cellules végétales mais il est moins altérable que celui de ces dernières (1).

3° Le *noyau* existe toujours dans les cellules animales tant qu'elles n'ont pas dépassé une certaine période de leur existence. Sa disparition ou son atrophie marque la déchéance et la mort de la cellule.

Enfin des substances variables se déposent dans l'intérieur du protoplasma des cellules animales comme dans celui des cellules végétales : ce sont : des *gouttes de graisse*, des *cristaux d'acides gras*, des *matières pigmentaires*, des *produits de sécrétions cellulaires*, etc.

Si nous réduisons la cellule *animale* à ce qu'elle a de constant il ne reste plus de l'édifice de SCHWAN que deux termes : le protoplasma et le noyau. Aussi définissant cette cellule par ce qu'elle a de constant nous dirons qu'elle est « *une masse microscopique de protoplasma munie d'un noyau* ».

§ 4. — Le protoplasma.

Le protoplasma, considéré dans les organismes très simples tels que l'amibe et le globule blanc, se présente sous l'aspect d'une substance semi-liquide, plus ou moins visqueuse, incolore et hyaline quoique granuleuse, se laissant facilement pénétrer par l'eau qui ne la dissout pas. Il présente une grande élasticité qui lui permet de se modeler sur les corps qui le contiennent.

A un grossissement considérable, on a remarqué, dans ces dernières années, que le protoplasma avait une *structure* plus compliquée qu'on n'avait cru jusqu'ici. Il paraît, en effet, formé de deux substances parfaitement distinctes l'une de l'autre :

(1) Le protoplasma des cellules animales forme souvent, à l'intérieur des cellules, un édifice comparable à celui du système de travées et de conduits des cellules végétales. Nous reviendrons plus loin sur cette question.

1º Par des *filaments* extrêmement fins enroulés et enchevêtrés dans tous les sens. Ces filaments sont, eux-mêmes, formés par une série de granulations placées bout à bout. Ce sont les *microsomes* ou *cytosomes* de HANSTEIN et STRASBURGER.

2º D'une *substance liquide* désignée sous le nom de *hyaloplasma* dans laquelle sont plongés les microsomes.

Quand nous avons fait la description de la cellule végétale, nous avons montré que le protoplasma n'était pas uniformément répandu dans l'intérieur de la cellule, mais qu'il y formait un système de travées limitant un système de canaux dans lesquels circulaient les sucs nutritifs. Il en est de même pour les cellules animales et si, dans un très grand nombre de ces éléments, le protoplasma apparaît comme une masse uniforme, il n'en présente pas moins, dans certaines d'entre elles, une organisation qui se rapproche du type que nous avons décrit en faisant l'histoire des cellules végétales. Les dispositions, qu'il affecte, varient d'ailleurs avec les différentes variétés de cellules, nous ne prétendons pas toutes les décrire ici. Il nous suffira de donner quelques exemples, nous réservant de compléter cette étude lorsque nous traiterons de la structure des organes et des tissus.

Les cellules des *glandes muqueuses* présentent le type le plus parfait du protoplasma structuré. Qu'on se figure une éponge dont les mailles, circonscrites par des rubans de protoplasma renfermeraient la matière sécrétée, et on aura une idée grossière, quoique exacte, de la cellule muqueuse. On pourra y reconnaître :

1) A la périphérie une mince couche de protoplasma condensé.

2) A l'intérieur, un réticulum formé par des rubans de protoplasma et, dans les mailles de ce réticulum, une substance transparente élaborée par la cellule.

3) Autour du noyau une masse de protoplasma où se jettent les rubans du réticulum.

Un autre type de protoplasma est fourni par les *cellules du corps muqueux de Malpighi*. Si l'on examine une coupe de peau pratiquée après durcissement dans le bichromate d'ammoniaque, on voit que les cellules profondes de l'épiderme présentent, sur leurs bords, un pointillé scalariforme qui a été très diversement interprété par les histologistes. On y a vu des *pores* creusés dans les parois cellulaires et faisant communiquer les cellules entre elles ; d'autres auteurs ont prétendu qu'il s'agissait de véritables *piquants* unissant les cellules épidermiques. En réalité, il faut distinguer, dans ces cellules, deux variétés de protoplasma :

1) Un protoplasma granuleux, indifférent, répandu dans toute la masse de la cellule.

2) Un protoplasma structuré formé de filaments diversement enroulés autour du noyau. Ces filaments ne restent pas confinés dans une seule cellule, ils s'en échappent et vont, après un court trajet, se jeter dans les cellules voisines, où ils s'enroulent en affectant les mêmes dispositions que dans la cellule d'où ils viennent.

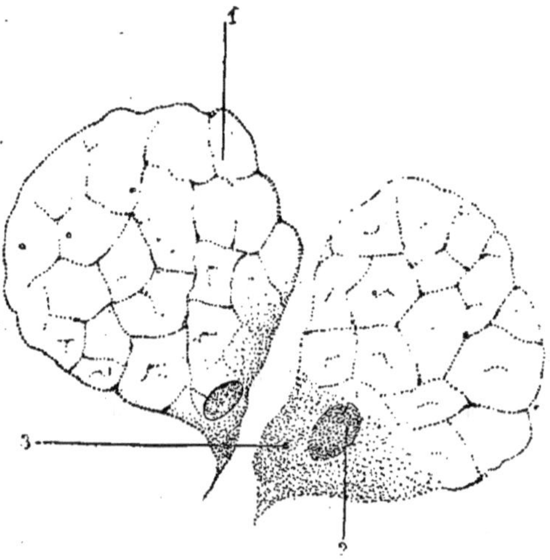

FIG. 2. — Cellules d'une glande salivaire muqueuse.

1. Réticulum protoplasmique circonscrivant des mailles dans lesquelles se trouve renfermée la matière sécrétée par la cellule. — 2. Noyau. — 3. Couche de protoplasma périnucléaire.

Nous pourrions multiplier les exemples et étudier encore nombre de cellules (cellules ganglionnaires, cellules musculaires lisses, cellules du foie, etc.), qui présentent un protoplasma très nettement structuré ; mais nous croyons avoir donné, dans les deux exemples qui précèdent, une idée suffisante de la disposition du protoplasma cellulaire et nous renvoyons le lecteur aux articles qui seront consacrés aux diverses variétés de cellules.

Le protoplasma est un mélange complexe de *composés chimiques* parmi lesquels on rencontre toujours, comme éléments essentiels, les substances suivantes :

1) De l'*eau*, dans une proportion énorme, car elle forme les huit ou neuf dixièmes de son poids ;

2) Des *matières albuminoïdes* ;

3) Des *matières phosphorées* (lécithine, nucléine, etc.) ;

4) Des *substances hydro-carbonées* (amidon, glycogène, dextrine et glycose) ;

5) Des *sels inorganiques* (sulfates, phosphates et chlorures de Na, de K, de Mg, de Ca et de Fe).

6) Des *ferments solubles*.

7) Des *matières grasses*.

Sa *consistance* semi-liquide et sa *grande élasticité* lui permettent de se modeler sur les corps qui le contiennent.

Il est coagulable par la *chaleur* et par l'*alcool*. Traité par l'acide *azotique* puis par l'*ammoniaque*, il prend une couleur *jaune* bien tranchée. Cette coloration indique la formation de la *xanthoprotéine* ce qui prouve la nature albuminoïde du protoplasme. Le *nitrate acide de mercure* le colore en rouge. L'acide *acétique* et les *alcalis* le gonflent et le rendent transparent. Les matières *colorantes* n'ont pas d'action sur le protoplasma vivant ; mais le protoplasma mort se colore facilement.

Enfin, réaction caractéristique des matières animales, *il est dissous* par des solutions concentrées de potasse et d'ammoniaque.

§ 5. — **Noyau**.

Le noyau apparaît, au sein du protoplasma cellulaire, sous forme d'une petite masse de forme et de dimensions variées. Le plus souvent c'est une sphère assez régulière ou un ovoïde allongé, d'autres fois il ressemble à un fuseau ou à un boudin, c'est dire que ses formes varient à l'infini. Lorsqu'on examine des cellules vivantes, le noyau est difficilement perceptible (1), mais, dès que l'élément cellulaire meurt, on peut le voir en un point quelconque de la cellule, généralement en son milieu, et on peut constater qu'il présente une ou plusieurs granulations brillantes que l'on a désignées sous le nom de *nucléoles*. La substance chimique, qui le constitue, diffère considé-

(1) Certaines cellules laissent voir très facilement leur noyau pendant la vie. Les globules blancs de l'axolotl sont dans ce cas.

rablement de celle du protoplasma : l'*eau* est sans action sur lui, l'*acide* *acétique*, qui dissout le protoplasma, met le noyau en évidence ; enfin certaines *matières colorantes* se fixent presque exclusivement sur le noyau (carmin, vert de méthyle, hématoxyline). Ces réactifs vont

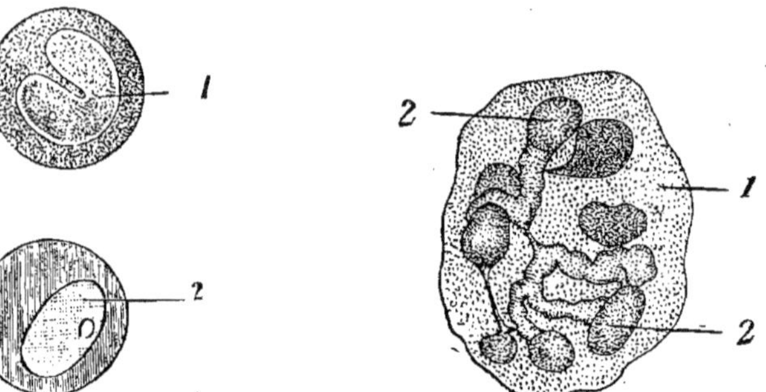

FIG. 3. — Diverses formes des noyaux.

A. Cellules lymphatiques.   B. Cellule de la moelle osseuse.
1. Noyau en bissac.   1. Protoplasma.
2. Noyau ovalaire.   2. Noyau bourgeonnant.

nous permettre de pousser plus loin l'étude du noyau, car, loin d'être formé d'une masse homogène, il présente des parties distinctes.

Tous les auteurs reconnaissent dans le noyau :

1° Des éléments figurés prenant la matière colorante et désignés dans leur ensemble, sous le nom de *substance chromatique.*

2° Une substance intermédiaire, amorphe, ne fixant pas les matières colorantes, que certains auteurs ont appelée, pour ce fait, *achroma- tine* ou *substance achromatique* du noyau.

Éléments figurés. — Les éléments figurés sont représentés :

1) Par des filaments ;

2) Par des nucléoles ;

3) Par une paroi.

1) *Filaments*. — Les auteurs ne s'accordent pas sur la disposition des filaments nucléiniens ; en raison de leurs dissidences il faut admettre qu'une opinion absolue et unique ne saurait représenter la vérité et que les filaments peuvent se montrer dans les noyaux sous des aspects divers.

a. — La forme la plus commune est celle d'un *réseau* dont les travées, d'épaisseur variable, seraient formées par des fibrilles très fines.

b. — Dans un certain nombre de noyaux il n'y a pas de réticulum et on trouve, à sa place, un cordon (*boyau nucléinien*) enroulé sur lui-même et formant un peloton. Ce cordon, souvent strié transversalement, est en rapport par ses extrémités, tantôt avec la membrane du noyau, tantôt avec les nucléoles.

Ce cordon nucléinien possède lui-même une structure assez discutée; on y observe :

1° A la surface, une *membrane enveloppe* mince et résistante qui ferme entièrement le boyau ;

2° A l'intérieur, la nucléine répandue *uniformément* ou disposée sous forme de *disques* suivant que le boyau est ou n'est pas strié transversalement.

Ces disques, régulièrement disposés bout à bout, ont reçu le nom de *caryosomes* par opposition aux *cystosomes* des filaments protoplasmiques.

c. — Enfin, il existe des noyaux, se présentant sous la forme de globules pourvus d'un ou deux nucléoles, dans lesquels il est impossible de démontrer l'existence d'un *réticulum* ou d'un *boyau*. Cet état *amorphe* de la nucléine présente son type le plus parfait chez les spermatozoïdes.

2) *Nucléoles.* — Les noyaux possèdent des nucléoles en nombre variable : il en est qui en présentent trois et quatre et même d'avantage, tandis que d'autres en sont entièrement dépourvus. La plupart des auteurs s'accordent à admettre que les nucléoles représentent des portions de substance nucléaire placées dans les mailles du réticulum mais unies, à ce dernier, par des filaments très ténus. Pour d'autres auteurs, les nucléoles représenteraient des épaississements du cordon nucléinien. Les nucléoles prennent très vivement les matières colorantes et en particulier le carmin.

3) *Paroi nucléaire.* — La paroi nucléaire, malgré l'opinion de certains auteurs qui la considèrent comme une illusion d'optique (PITZNER) due à une densité plus grande des couches périphériques du noyau, paraît avoir une existence indépendante. D'après CARNOY elle serait finement réticulée et n'aurait, ainsi que les éléments du noyau, que des rapports de contiguïté avec le protoplasma cellulaire.

D'après certains auteurs les filaments nucléiniens traverseraient

cette membrane et se mettraient en rapport de continuité avec le
filaments du protoplasma. Cette manière de voir n'est pas généralement acceptée.

Éléments non figurés. — Les éléments non figurés du noy
sont représentés par une substance amorphe semi-liquide remplissa
l'espace laissé libre par le réticulum nucléinien et ne prenant pas le
matières colorantes. C'est ce dernier caractère qui lui a fait donner
nom de *substance achromatique*. On sait fort peu de chose sur
composition chimique et sur son rôle physiologique.

§ 6. — **Propriétés vitales de la cellule**.

Au point de vue physiologique, la cellule représente un organism
élémentaire : on trouve, chez elle, les principales fonctions qui cara
térisent l'animal supérieur :

1º Arrivée à une certaine période de son évolution, *elle se mul
tiplie*.

2º Elle est *contractile*, change de forme et présente souvent «
mouvement approprié à un but déterminé, les apparences en un m
du mouvement volontaire ».

3º Elle *respire* et consomme de l'oxygène pour former de l'eau
de l'acide carbonique.

4º Elle se *nourrit*, c'est-à-dire s'assimile des éléments qu'el
puise dans le milieu qui l'entoure et en rejette d'autres au deho
(nutrition).

MULTIPLICATION DES CELLULES

La multiplication des cellules animales se fait par segmentation.
protoplasma et le noyau se divisent tour à tour, la segmentation
noyau précédant celle du protoplasma.

Segmentation du noyau. — On distingue deux procédés
segmentation du noyau : la segmentation *directe*, consistant dans
division pure et simple du noyau sans que ce phénomène soit précé
de modifications dans la structure de la cellule et la segmentati
indirecte, désignée encore sous le nom de *karyokinèse* (καρυο
noyau, κινησις, mouvement) en raison des métamorphoses et des mo
vements du noyau.

I. — SEGMENTATION DIRECTE. — Le premier de ces procédés,

plus simple et le plus anciennement connu, fut d'abord appliqué à la majorité des cellules ; mais, à mesure que les méthodes histologiques se perfectionnèrent, son importance diminua au profit de la division indirecte, et, aujourd'hui, on est d'accord pour admettre que la division directe est très rare.

C'est sur les cellules lymphatiques du sang de l'Axolotl que l'on peut observer le processus dans tous ses détails. RANVIER en a donné une excellente description (1). « Chez l'Axolotl la plupart des cellules du sang étudiées à l'état frais à une température supérieure à 15° dans la chambre humide, possèdent un protoplasma clair, dont la faible réfringence permet l'observation du noyau pendant la vie même de la cellule.... Ces noyaux ont généralement la forme en boudin ou présentent des bourgeons en nombre plus ou moins considérable. La formation de ces bourgeons peut se faire sous l'œil de l'observateur et même très rapidement. Il se produit un étranglement du noyau en un point : cet étranglement se resserre peu à peu et se transforme en un pédicule plus ou moins mince. Le bourgeon une fois formé, deux phénomènes peuvent se produire : Le pédicule continuant à s'amincir finit par se rompre et le bourgeon se détache en emportant avec lui un ou plusieurs nucléoles, ou bien le pédicule, après s'être rétréci, s'élargit de nouveau et le bourgeon revient se confondre avec le noyau primitif. Plus tard ce noyau pourra bourgeonner de nouveau ». Ainsi le phénomène de la division directe du noyau est *extrêmement rapide* ; de plus, la division peut commencer à *plusieurs reprises* et rétrograder, dans ce cas l'étranglement qui avait apparu un instant s'efface jusqu'au moment où il s'achève brusquement comme s'il exigeait des efforts répétés pour se produire. « Au lieu d'un noyau il peut s'en former trois, quatre et même d'avantage. Lorsqu'une cellule lymphatique possède deux noyaux et présente sous l'œil de l'observateur des mouvements amiboïdes, chacun des noyaux semble diriger les mouvements d'une portion distincte de la masse protoplasmique. Cette masse tend à se diviser par une sorte d'étirement en deux parties. La portion étirée intermédiaire s'amincit peu à peu, finit par se rompre, et, au lieu d'une cellule il en existe deux. On a assisté ainsi à toutes les phases de la multiplication cellulaire. »

II. — SEGMENTATION INDIRECTE. — La segmentation indirecte

____

(1) RANVIER. Traité technique d'histologie, p. 161.

ou kinésique est encore connue sous le |nom de division mitosiq⁽
(μιτος fil) en raison des phénomènes qui siègent dans le filament nᵘ
cléinien (FLEMMING) ou de karyokinèse (SCLEICHER) à cause ᵈᵉ
mouvements complexes qu'exécute ce même filament.

Afin de simplifier la description de la karyokinèse, nous diviseroⁿ⁵
le processus, qui aboutit à la division du noyau, en plusieurs étapᵉ⁵
ou phases que nous examinerons successivement.

PREMIÈRE PHASE. — *Formation de l'aster et du pelotoⁿ
chromatique.* — C'est dans le protoplasma que se produisent lᵉ
premiers phénomènes qui vont conduire le mouvement karyokinéᵗⁱ
que : les granulations protoplasmiques, entraînées par une sorte ᵈ

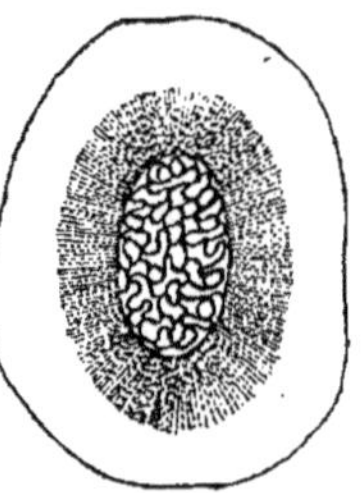

FIG. 4. — Formation de l'auréole
et du peloton chromatique.

courant, se disposent autour du noyau en séries linéaires qui rayonnᵉⁿᵗ
vers la surface de la cellule et forment une sorte d'*auréole* ou ᵈ
gloire dont le centre est occupé par le noyau. L'ensemble de cᵉ
rayons, désigné sous le nom d'*Aster*, ne prend pas les matières colᵒ
rantes, aussi il est assez difficile de les observer car ils restent inᶜᵒ
lores dans les préparations ; de là le nom de *figure achromatiqᵘᵉ
qui lui a été donné.

Quelle que soit l'opinion que l'on accepte sur la structure du noyᵃᵘ
qu'il s'agisse d'un réticulum (FLEMMING), d'un boyau (BALBIANI),⁽
d'une substance amorphe, on est bien obligé d'admettre que, lorsqᵘ
l'aster est constitué il existe dans le noyau un *filament uniquᵉ
replié sur lui-même comme de la ficelle en désordre. Ce filament ᵉ
continu ainsi qu'il est facile de le constater. Il prend fortement lᵉ
matières colorantes et forme la *figure chromatique* de la 1ʳᵉ phᵃ

DEUXIÈME PHASE. — *Dédoublement de l'aster et contractⁱᵒ
du peloton chromatique.* — Bientôt les rayons de l'asterˀ
réunissent en deux groupes qui se portent vers les pôles ᵈ
noyau, tandis que le filament chromatique *se contracte,* ses aⁿ⁵

deviennent *plus simples* et les *mailles* qu'elles circonscrivent plus larges. A ce moment le *nucléole disparaît*.

Le groupement des rayons de l'aster aux deux pôles du noyau, paraît être régi par la présence, en ces points, de deux corps sphériques réfringents situés dans la masse du protoplasma en dehors du noyau. Ces corps découverts par VAN BENEDEN ont reçu le nom de *sphères attractives* en raison du rôle qu'ils paraissent jouer (1).

TROISIÈME PHASE. — *Formation de l'amphiaster; division transversale; couronne équatoriale.* — Les rayons protoplasmiques des asters se groupent plus intimement au niveau des pôles du noyau autour des sphères attractives. Vers la partie centrale ils pénètrent dans le noyau au niveau de ses pôles et *détruisent la membrane nucléaire* qui disparaît bientôt dans toute son étendue. Après avoir progressé dans le centre du noyau ils arrivent à former un faisceau de filaments, véritable fuseau unissant les deux asters. La *figure achromatique* constituée par le *fuseau* et par les deux *asters* a reçu le nom d'*amphiaster*.

Pendant que les éléments achromatiques subissent ces transformations, le *peloton chromatique* se modifie profondément. Le filament continu se fragmente *transversalement* en bâtonnets qui d'abord placés sans ordre, s'orientent bientôt et se disposent régulièrement. Chaque segment du filament présente, alors, la forme d'un V et est placé de telle sorte que le sommet du V regarde le milieu du noyau et l'extrémité des branches est tournée vers sa périphérie. En outre, ils sont entraînés vers l'équateur où ils forment une couronne semblable à une couronne d'épine, qui entoure le plan équatorial de l'amphiaster. C'est la *couronne équatoriale* des auteurs. Le nombre des V paraît en général constant pour chaque espèce de cellule : vingt-quatre pour les cellules épidermiques de la Salamandre (FLEMMING), douze pour les cellules du sac embryonnaire du Lys (GUIGNARD).

QUATRIÈME PHASE. — *Segmentation longitudinale des bâtonnets, formation de la plaque équatoriale.* — Pendant que

(1) Les sphères attractives existent dans le protoplasma des cellules à côté du noyau en dehors de toute multiplication cellulaire. Pendant la karyokinèse il y a une sphère attractive au centre de chaque aster. La structure de ces sphères est très discutée : Au centre se trouve un corpuscule sphérique dense se colorant vivement que l'on désigne habituellement sous le nom de *centrosome*; en dehors une zone plus claire, et enfin une enveloppe de granulations disposées radiairement.

s'établit l'orientation des segments qui résultent de la fragmentation *transversale* du filament nucléaire, des modifications importantes se produisent dans l'épaisseur même de ce filament. Les bâtonnets se fissurent *longitudinalement* et se partagent suivant leur longueur

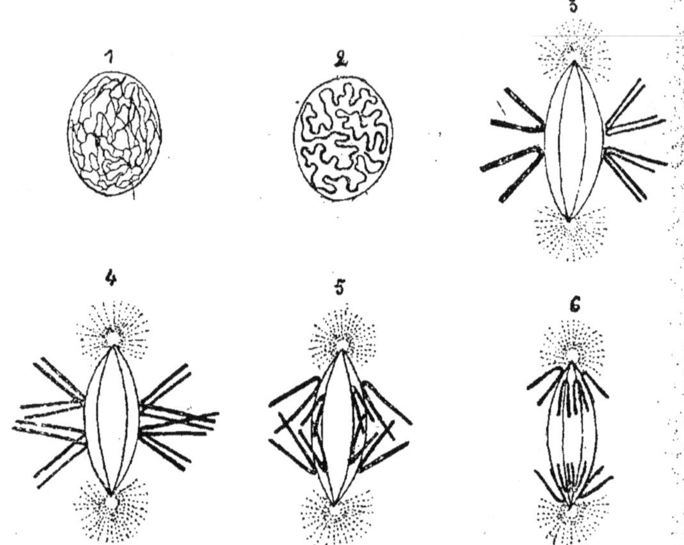

FIG. 5. — Figure de démonstration pour montrer les modifications du noyau.

1. Réseau nucléaire au repos.

2. Transformation en filament.

3. Segmentation longitudinale en V, à droite de la figure la segmentation longitudinale en W a commencé (couronne équatoriale).

4. Fin de la segmentation longitudinale.

5. Plaque équatoriale et commencement de la progression vers les pôles.

6. Diaster chromatique.

de telle sorte que le nombre des filaments en V se trouve doublé. Chaque V se change ainsi en deux V placés l'un dans l'autre et figurant assez bien la lettre W. En même temps ces segments du filament se groupent à l'équateur du noyau de façon à former une sorte de plaque connue sous le nom de *Plaque équatoriale*.

CINQUIÈME PHASE. — *Progression des bâtonnets vers les pôles et formation de la double couronne polaire.* — La plaque équatoriale se modifie de nouveau : une moitié de chaque W glisse sur une des branches du fuseau achromatique et se rend vers l'un des pôles du noyau en marchant de telle sorte que le sommet, primitivement accolé aux filaments du fuseau, se retourne de telle sorte que le sommet du segment arrive à regarder les pôles et l'ouverture de ses branches converge vers l'équateur.

L'autre moitié se comporte de même et gagne *l'autre pôle*. L'ensemble des bâtonnets figure, à chacune des extrémités du fuseau, une *couronne polaire ;* il existe donc deux couronnes polaires, chacune d'elles renfermant la moitié de la substance chromatique.

En même temps les sphères attractives se dédoublent au niveau de chacun des pôles.

SIXIÈME PHASE. — *Pelotons des noyaux filles; disparition de la figure achromatique* — Les bâtonnets de chaque couronne

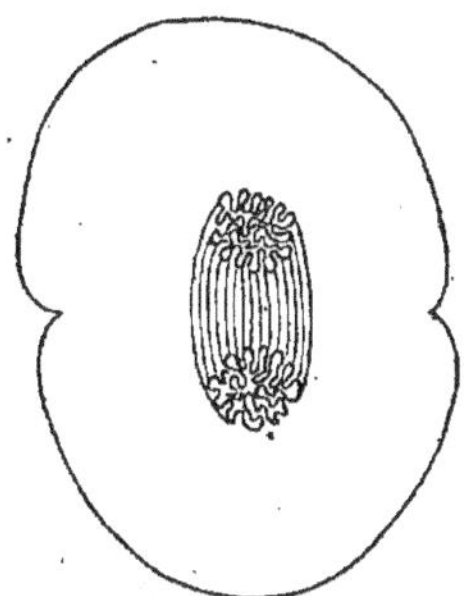

FIG. 6. — Pelotons des noyaux filles, disparition de la figure achromatique.

polaire se soudent et s'unissent de façon à constituer un peloton puis un réseau, le nucléole reparaît ainsi que la membrane nucléaire. La figure achromatique se modifie profondément. Les *asters* disparaissent, il ne reste plus que les filaments du fuseau qui persisteront jusqu'à la séparation complète des deux cellules.

SEPTIÈME PHASE. — *Division du protoplasma.* — Pendant que

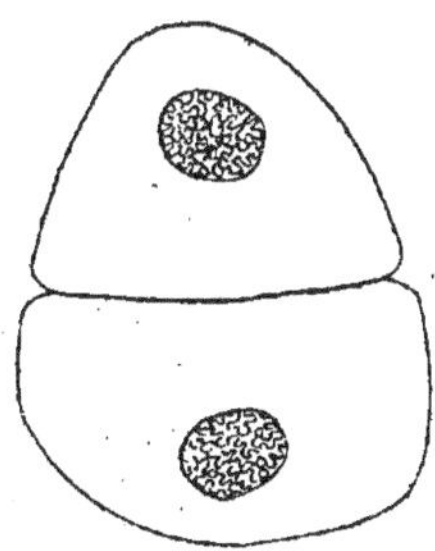

FIG. 7. — Division du protoplasma.

ces derniers phénomènes se produisent du côté du noyau, on voit

le protoplasma cellulaire s'étrangler à sa partie moyenne et la cellule
ne tarde pas à se diviser en deux moitiés contenant chacune son
noyau (1).

MOUVEMENTS CELLULAIRES

Le mouvement se montre dans les cellules sous des formes variables qui doivent être rapportées à une propriété du protoplasma désignée par les physiologistes sous le nom de *contractilité*.

I. — MOUVEMENTS AMIBOÏDES. — Les mouvements dits *amiboïdes* consistent dans la formation de *prolongements*, de saillies
qui s'avancent en rampant, se bifurquent, s'étalent. Tantôt ces prolongements se rétractent, *entourent des corps étrangers* qu'ils
enferment dans le corps de la cellule, tantôt tout le protoplasma
cellulaire passe dans un de ces prolongements. Il en résulte une *progression* de la cellule qui a fait donner, à certains éléments qui en
sont le siège (globules blancs du sang), le nom de *cellules migratrices* (2).

C'est chez les *amibes* que ces mouvements se présentent avec
leur plus grande énergie. Lorsqu'une excitation extérieure, telle que
le contact d'un corps étranger, vient exciter le protoplasma d'un de
ces organismes inférieurs, il s'y produit aussitôt un mouvement parfois
hors de proportion avec la faiblesse du stimulant, et qui persiste
longtemps après l'action du stimulant ce qui prouve bien qu'il y
a autre chose qu'une transmission passive du mouvement au protoplasma.

Dans certains cas les mouvements, présentés par l'amibe, ne peuvent
pas être rapportés à une cause extérieure : ils paraissent *spontanés,
automatiques*. Ces mouvements ont évidemment une cause, mais
cette cause est plus souvent interne. « On comprend par exemple
qu'une amibe restée sans nourriture et ayant vécu quelque temps de

(1) On a beaucoup discuté pour savoir quel est l'élément qui joue un rôle *actif* dans
les phénomènes de la karyokinèse. C'est le *noyau* pour Strasburger, Flemming, Carnoy, etc.
et le protoplasma ne joue qu'un rôle absolument secondaire ; c'est au contraire le *protoplasma* pour Henneguy, Guignard, etc... Ces derniers auteurs font remarquer la *traction*
opérée par les *filaments protoplasmiques* du fuseau, *l'action des sphères attractives* et
concluent que le noyau a un rôle absolument passif et qu'il se laisse simplement dissocier par le protoplasma. La question est encore en litige.

(2) Nous étudierons, avec plus de détails, les propriétés physiologiques des cellules
migratrices lorsque nous ferons l'histoire spéciale de la lymphe et du sang.

sa propre substance présente de ce chef une altération chimique et que cette altération (faim rudimentaire) soit le point de départ de l'excitation qui la pousse à rechercher une nouvelle provision de nourriture » (1).

Cette aptitude à réagir, suppose la faculté d'être impressionné, c'est-à-dire une espèce de *sensibilité*. Le *myxomycète* offre un exemple remarquable de ces propriétés du protoplasma : ces végétaux peuvent se déplacer avec une vitesse de $0^{mm},1$ à $0^{mm},2$ par minute. Le mouvement semble se faire avec une sorte de direction très remarquable, il paraît être approprié à un but déterminé et présente en un mot les apparences du mouvement volontaire (CLAUDE BERNARD). Ainsi ils fuient l'ombre et la lumière trop intense du soleil, recherchent l'humidité et les endroits où ils trouvent des réserves alimentaires ; ils montent en résistant à l'action de la pesanteur.

Quand le protoplasma est enfermé dans une membrane enveloppe, il ne perd pas la faculté de se mouvoir, mais alors au lieu d'émettre des pseudopodes et de changer de place, il est animé de *mouvements intra-cellulaires*. C'est ainsi que les trames granuleuses du protoplasma exécutent des mouvements de translation plus ou moins réguliers que l'on peut bien observer dans les poils corollins des *Tradescentia*. Dans les cellules des *Chara*, dans les poils radicaux de l'*hydrocharis morsus ranæ* par exemple, on observe un mouvement de rotation régulier du protoplasma (Cyclose).

Il ne faut pas confondre les mouvements amiboïdes que nous venons d'étudier avec les *excroissances sarcodiques* de DUJARDIN. En 1839 cet auteur constata que lorsqu'un infusoire vient de mourir et commence à entrer en décomposition on voit exsuder à sa surface des gouttes hémisphériques, incolores, qui se pédiculisent et finalement tombent dans le liquide ambiant, où elles ne tardent pas a se dissoudre. Ce sont là des produits de décomposition.

Il faut également distinguer des mouvements actifs intra-cellulaires, les mouvements moléculaires dits mouvements *browniens* que l'on observe dans certaines cellules quand on les examine dans l'eau. Ces mouvements sont communs à toutes les granulations, minérales ou organiques, en suspension dans un liquide aqueux, ils sont indépendants de l'activité vitale ; « il est utile de savoir distinguer le mouve-

______

(1) FRÉDÉRICQ et NUEL. *Éléments de physiologie.*

                    LA CELLULE

ment brownien des mouvemements animaux, des parasites très petits
qui se trouvent dans les liquides, de l'économie, entre autres la salive.
Pour cela on choisit un groupe de deux ou trois de ces particules
microscopiques dont on veut déterminer la nature. Si elles n'obéissent
qu'au mouvement brownien on verra bien ces points s'agiter, *danser
sur place*, se rapprocher, s'éloigner pour se rapprocher encore;
mais le cercle d'action de leurs mouvements restera toujours éminemment restreint et les particules constituant le groupe observé con-
serveront toujours en définitive leur position réciproque. Le mouvement brownien peut donner de précieux renseignements sur l'état
physique de l'intérieur de certains éléments. Si les granulations
qu'ils contiennent sont agitées on devra soupçonner la présence d'un
liquide inclus dont il serait difficile sans cela d'établir le degré de
fluidité » (1).

II. — MOUVEMENTS VIBRATILES. — Certaines cellules sont
munies de prolongements protoplasmiques qui proéminent au dehors

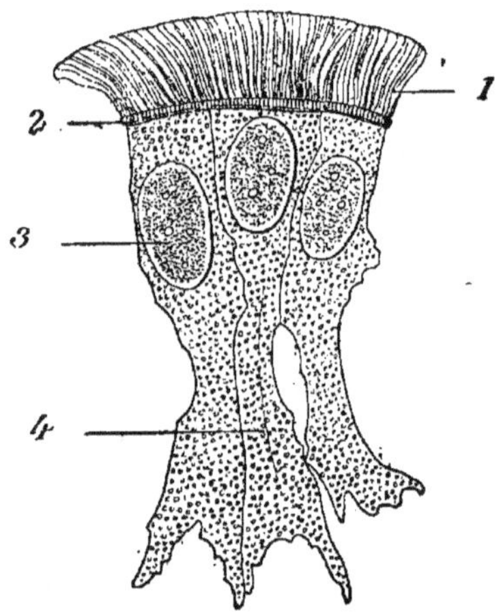

FIG. 8. — Cellules à cils vibratiles.

1. Cils.   3. Noyau.
2. Plateau sur lequel sont implantés les cils.   4. Corps cellulaire.

sous forme de cils et sont doués de mouvements oscillatoires. Si la
cellule est libre (infusoires ciliés, rotifères) les cils déterminent la

(1) POUCHET et TOURNEUX. *Précis d'histologie humaine.*

progression de la cellule et sont, pour elle, des organes de locomotion ; si elle est immobilisée et fait partie d'un tissu (revêtements épithéliaux) les mouvements des cils vibratiles servent à chasser les corps étrangers déposés à sa surface.

III. — MOUVEMENTS CHROMOGÈNES. — On trouve, dans la peau de différents animaux (caméléon), des cellules pigmentées qui, sous l'influence de certaines excitations réflexes, changent de forme ou de situation, et déterminent ainsi des modifications remarquables dans la coloration de l'animal. Ces cellules appartiennent au système conjonctif et ont reçu le nom de *chromoblastes*.

IV. — CONTRACTILITÉ ET CONTRACTION MUSCULAIRE. — L'examen des propriétés amiboïdes nous a montré que sous l'influence d'excitations extérieures, le protoplasma était susceptible de mouvements d'expansion et de retrait plus ou moins étendus. Nous avons déjà vu les cellules pigmentées du caméléon s'enfoncer dans la profondeur des tissus, s'étaler ou se rétracter, sous l'influence du système nerveux. Les agents, qui mettent en jeu la contractilité du protoplasma, sont nombreux, mais l'action de l'*électricité* convient spécialement pour étudier cette propriété de la matière vivante.

Si l'on soumet à un courant d'induction des cellules lymphatiques présentant des prolongements amiboïdes, ceux-ci se rétractent et le protoplasma se ramasse en boule et se réduit à son minimum.

Si l'on répète l'excitation plusieurs fois, on constate que le protoplasma se fatigue et qu'il faut bientôt une excitation beaucoup plus considérable pour obtenir une contraction égale à celle que produisait un courant faible. Enfin, un courant trop fort détermine la mort de la cellule. La contractilité représente une propriété commune à toutes les cellules ; elle acquiert dans les *éléments musculaires* une perfection plus grande par suite d'une sorte de différenciation de l'élément contractile, mais elle ne saurait être considérée comme une propriété particulière aux muscles.

La contractilité musculaire est bien manifestement identique dans son essence à la contractilité du protoplasma, laquelle ne diffère du mouvement amiboïde que par sa régularité. La contractilité du protoplasma étudiée au moyen de l'électricité montre des phénomènes comparables à ceux qui se produisent dans un muscle : influence plus grande de la rupture et de la fermeture des courants. la sommation latente des excitations, le temps perdu, la fatigue, le tétanos.

En outre, la contraction du protoplasma s'accompagne d'un changement dans l'état électrique comparable à celui que l'on observe dans les muscles des animaux. Comme pour la contractilité musculaire on peut voir la contractilité du protoplasma être arrêtée par la fatigue, par l'absence d'O ; par la présence de l'acide carbonique ou de l'acide lactique. Il existe une expérience très saisissante de Kuhne qui montre avec beaucoup d'élégance cette propriété. Ce physiologiste remplit un intestin d'insecte avec du protoplasma de myxomycète et excite ensuite cette espèce de fibre avec un courant électrique. Elle se contracte comme une fibre musculaire. C'est l'expérience de la *fibre de* Kuhne.

V. — Respiration. — L'oxygène paraît indispensable à la vie cellulaire. Sans nous étendre sur cette propriété vitale qui est décrite dans tous les traités de physiologie, nous étudierons l'action de l'oxygène sur quelques éléments anatomiques. L'appareil dont on se sert pour cette étude porte le nom de *chambre humide.* — On trouve dans le commerce une chambre humide construite sur les indications du professeur Ranvier : elle est formée d'un porte-objet au milieu duquel on a creusé une rigole circonscrivant un plateau dont l'épaisseur mesure un dixième de millimètre de moins que la lèvre externe de la rigole ; on dépose l'objet à examiner sur le plateau dans une goutte de sérum et on recouvre d'une lamelle qu'on fixe à la paraffine. Il n'est cependant pas nécessaire d'avoir une chambre humide pour réaliser cette expérience. Une simple lame de verre présentant une légère excavation suffit amplement. On place au fond de l'excavation, une gouttelette d'eau et, sur une lamelle couvre-objet, les cellules que l'on veut étudier. Celle-ci est ensuite retournée sur l'excavation de la lame porte-objet et lutée à la paraffine. On a ainsi une chambre close, renfermant une certaine quantité d'air. Les éléments qui conviennent le mieux pour observer l'action de l'oxygène de l'air sont les cellules à *cils vibratiles* et les *globules blancs.* Les mouvements des cils vibratiles cessent dans la chambre humide au bout d'un certain temps (24 heures environ). Si alors, après avoir détaché la paraffine, on soulève la lamelle pour laisser pénétrer de l'air, les mouvements reprennent aussi vifs qu'au commencement de l'expérience. Les mouvements amiboïdes des globules blancs disparaissent également lorsque l'oxygène de la chambre humide a été consommé et reprennent lorsque l'air a été renouvelé.

Quand on examine de près ce phénomène il semble que l'oxygène soit fixé en quantité plus ou moins grande, emmagasiné, pour ainsi dire, avant d'être consommé. Ainsi un globule blanc, une cellule vibratile, une amibe privée d'oxygène se meut encore pendant plusieurs heures jusqu'au moment où toute la provision d'oxygène est complètement usée. Il suffit alors d'un contact de peu de durée avec ce gaz pour ramener pendant longtemps les mouvements amiboïdes. Une tension d'oxygène *extrêmement faible* suffit pour entretenir la vie du protoplasma ; une tension élevée (3 atmosphères ou air à 15 atmosphères) tue le protoplasma ou tout au moins suspend ses manifestations vitales. L'oxygène absorbé par le protoplasma aboutit à la formation d'eau, d'anhydride carbonique, d'ammoniaque, d'urée, etc. C'est dans cette combustion qu'il faut chercher la source de l'activité mécanique de la matière vivante (1).

Il y a une exception à la règle précédente et un certain nombre d'êtres inférieurs paraissent vibrer en l'absence d'oxygène libre, ce sont des *organismes anaérobies* (certains microbes et champignons de fermentations).

VI. — NUTRITION ET SÉCRÉTION. — Le protoplasma ne peut vivre et prospérer qu'à condition de réparer les pertes qu'occasionne son activité incessante. Il emprunte au monde extérieur des matériaux nutritifs qu'il incorpore à sa propre substance. Il faut ici distinguer deux variétés de phénomènes suivant qu'il s'agit du *protoplasma vert ou chlorophylien* des plantes, ou du *protoplasma incolore des animaux*.

1° Le *protoplasma chlorophylien* paraît seul posséder le pouvoir d'opérer, sous l'influence de la radiation solaire, la décomposition des *éléments minéraux* et de construire, par synthèse, des édifices moléculaires plus complexes tels que l'*albumine*, la *graisse*, les *matières hydrocarbonées*.

2° Le *protoplasma privé de chlorophyle* est incapable de fabriquer ces substances en puisant directement leurs éléments dans le règne minéral. Il est obligé de vivre plus ou moins en parasite sur les *matériaux fabriqués par les cellules à chlorophyle*. Les animaux tirent tous leurs aliments du règne végétal soit directement, soit indirectement, le carnivore mangeant l'herbivore (2).

(1) FRÉDÉRICQ et NUEL. *Éléments de physiologie*, p. 12.
(2) FRÉDÉRICQ et NUEL. *Loc. cit.*

Les phénomènes chimiques qui permettent l'assimilation des aliments du protoplasma produisent une série de substances qui ont des destinées très différentes suivant les cellules que l'on considère. Certaines substances *s'accumulent* au milieu du corps cellulaire, détruisent par compression le noyau et le protoplasma et arrivent à former la totalité de la cellule qui n'est plus représentée que par une membrane enveloppe remplie de ces résidus de la nutrition cellulaire. À ce moment la cellule, tout entière, peut être éliminée avec son contenu ou se rompre et se vider. C'est ainsi que se fait la sécrétion *des glandes sébacées, du lait*, et le *remplacement des cellules de l'épiderme*. D'autres fois les produits de la nutrition cellulaire sont des *éléments dyalisables*, des sels organiques ou inorganiques, des ferments qui traversent le corps de la cellule sans que celle-ci soit détruite. Tel est le cas d'une grande catégorie de glandes. Enfin on trouve, dans certaines cellules, des substances qui jouent un rôle important dans la physiologie de l'individu ; le *glycogène* est une de ces substances, mais il est difficile de savoir si ce corps est éliminé en nature, ou s'il est transformé en sucre dans le sein même de la cellule.

VII. — CONDITIONS PHYSIQUES DE LA VIE DU PROTOPLASMA. — Le protoplasma ne peut vivre que tant qu'il est placé dans des conditions physico-chimiques appropriées :

1º *L'eau* est une de ces conditions aussi bien chez les animaux que chez les végétaux. L'expérience journalière montre que les graines ne peuvent germer sans la présence d'une certaine humidité. Certains êtres possèdent la singulière propriété de pouvoir être *desséchés* et conservés dans cet état pendant des années. Ils reviennent à la vie dès qu'on leur rend de l'eau : une fois desséchés ces organismes peuvent supporter sans périr une *température fort élevée* (140º) C'est la *vie latente* de CLAUDE BERNARD ; les animaux qui jouissent de cette propriété sont dits *ressuscitants* (Rotifères, Tardigrades, Anguillules du blé niellé ; Plasmodie des myxomycètes).

2º *Température* : à 0º l'activité du protoplasma est à peu près nulle, les mouvements ont cessé complètement, le protoplasma a pris la forme sphérique. La congélation ne tue cependant les plantes et les animaux que par l'action mécanique des aiguilles de glace ; le retour à la vie est même possible après le dégel d'organismes relativement élevés (Chenilles, Sangsues, Crapauds, etc.). Le ralentissement de l'activité protoplasmique à de basses températures et leur réveil avec la chaleur constitue la *vie oscillante* d'un grand nombres d'êtres vivants (*plantes et animaux hibernants*).

Au-dessus de 0°, à mesure que la température s'élève, l'énergie des mouvements vitaux augmente rapidement au delà de 15° à 20° pour atteindre leur maximum vers 35° et 40° ; au-dessus de cette température le protoplasma est en danger et, vers 45° à 50°, le protoplasma meurt. Il faut faire une exception pour certaines algues des eaux thermales qui peuvent résister jusqu'à 65°.

Chez les animaux à sang froid les mouvements vitaux se produisent à la température ordinaire, mais chez l'homme et chez les animaux à sang chaud, ils ne commencent qu'à 25° C. environ.

3° *Milieu chimique* : Les organismes *très simples* comme les amibes vivent dans l'eau et prennent dans ce milieu les matériaux nécessaires à leur nutrition. La composition chimique de ce milieu doit être appropriée à l'organisme qui l'habite. C'est ainsi que si l'on porte brusquement un organisme dans une solution saline concentrée ou sucrée la mort se produit rapidement. Les animaux d'eau douce que l'on porte dans l'eau de mer périssent aussitôt. Au contraire, si l'on a soin de faire ce changement graduellement en augmentant par exemple progressivement les proportions de sel, on peut conserver, comme l'a fait ENGELMAN, des animaux et des plantes dans de l'eau de mer concentrée contenant 10 p. 0/0 de sel. Il s'est établi une sorte d'accoutumance.

Pour les organismes plus compliqués il existe, comme l'a établi CLAUDE BERNARD, deux milieux :

a. Un *milieu extérieur* (air ou eau) dans lequel est placé l'organisme.

b. Un *milieu intérieur* dans lequel vivent les éléments et les tissus. Les phénomènes de la vie se déroulent en réalité non dans le milieu extérieur, mais dans ce milieu intérieur (*lymphe ou plasma interstitiel*) qui fournit au protoplasma l'eau, l'oxygène et les aliments appropriés (1).

L'étude chimique des milieux dans lesquels peuvent vivre les cellules a permis aux physiologistes de composer des liquides ou *sérums artificiels* dans lesquels les éléments anatomiques peuvent vivre plus

____

(1) VIAULT et JOLLIET. *Éléments de physiologie.*

ou moins longtemps. Le milieu connu sous le nom de *solution physiologique de sel* conserve fort longtemps les mouvements des cils vibratiles, il présente la composition suivante :

Eau 1000
Chlorure de sodium . . . . 7 gr. 50

En ajoutant à ce milieu certains minéraux (acides, poisons minéraux), ou certaines substances organiques (alcaloïdes, chloroforme, anesthésiques, etc.) on peut se convaincre que le protoplasma, qu'il soit végétal ou animal, se comporte de la même façon et meurt quand il est soumis à l'influence suffisamment prolongée des *substances toxiques*.

CHAPITRE DEUXIÈME

DES TISSUS

Les cellules dont nous venons d'étudier les parties constituantes présentent une destinée très diverse et arrivent à former, chez l'animal adulte, des éléments extrêmement variés de forme et de composition chimique. Nous les diviserons, avec KÖLLIKER, d'après leur forme, en deux groupes qu'on peut désigner sous le nom de *cellules simples* et *cellules métamorphosées.*

a. Les *cellules simples.* — Les cellules simples s'écartent peu des éléments embryonnaires et renferment un protoplasma type, par exemple les cellules lymphatiques.

Primitivement sphériques, elles peuvent subir des déformations nécessitées par les conditions ambiantes ; ainsi, nous pourrons observer des cellules cylindriques, des cellules cubiques, des cellules étoilées, etc. Leurs dimensions varient en général entre les deux limites extrêmes 7 et 40 µ (1).

b. Les *cellules transformées* représentent des cellules adaptées à une fonction spéciale. Il faut placer, dans ce dernier groupe, les fibres musculaires, les lamelles cornées, les glandes unicellulaires, etc.

Nous étudierons minutieusement ces cellules dans le courant de ce livre qu'il nous suffise, pour l'instant, d'indiquer ce que les histologistes désignent sous les noms de *formations exoplastiques* et de *formations endoplastiques.*

Les formations *exoplastiques* constituent des formations secondaires qui se produisent à la face externe de la cellule. Telles sont la *membrane enveloppe* des cellules végétales et d'un petit nombre de cellules animales (cellule adipeuse) (2) ; les épaississements qui se

(1) Le µ désigne un millième de millimètre.

(2) Il y a trois signes pour établir l'existence d'une membrane enveloppe : *a.* La présence d'un double contour à la face externe de l'élément.

b. La production du mouvement amiboïde qui écarte toute idée de membrane.

c. En mettant la cellule dans l'eau, la cellule meurt et la membrane apparaît plus nettement.

montrent en un point de certaines cellules cylindriques et que l'on désigne sous le nom de *plateau*.

Les formations *endoplastiques* résultent des manifestations vitales du protoplasma et diffèrent suivant la fonction à remplir : les produits intracellulaires (*amidon, graisse, chlorophile, pigments,* etc.) sont des produits endoplastiques. Enfin on considère encore comme produits endoplastiques ces modifications du protoplasma (*production de filaments, des vacuoles,* etc.) dont nous avons parlé quand nous avons examiné la disposition du protoplasma dans les cellules (1).

Les tissus résultent de l'union des cellules (simples ou transformées), mais cette union s'effectue suivant des combinaisons différentes : tantôt les cellules sont placées côte à côte sans interposition d'élément intermédiaire et sont unies seulement par une substance, mal définie, jouissant de la propriété de précipiter le nitrate d'argent, que l'on désigne sous le nom de *ciment ;* tels sont les tissus épithéliaux. D'autres fois, on trouve entre les cellules, une substance intermédiaire qui peut se présenter sous des formes variées, nous voulons parler des substances intercellulaires :

Les *substances intercellulaires,* qu'on peut considérer comme des produits de sécrétion cellulaire, peuvent être divisées en deux grandes classes : les substances *intercellulaires liquides* et les substances *intercellulaires solides.*

1º Les *substances liquides* sont représentées par le plasma du sang ou de la lymphe.

2º Les *substances solides* ont pour type la substance conjonctive sous toutes ses formes (tissu conjonctif lâche, tissu osseux, tissu cartilagineux, fibres élastiques).

Nous diviserons les tissus en quatre grands groupes caractérisés par leur élément fondamental. Dans chacun de ces groupes, désignés encore sous le nom de systèmes, viendront se ranger les tissus formés par les mêmes éléments.

Iᵉʳ GROUPE. — *Tissus épithéliaux.* — Le premier groupe comprend des tissus *uniquement formés de cellules unies* entre elles par une substance intercellulaire, peu abondante, qui a reçu le nom de *ciment.*

IIᵉ GROUPE. — *Tissus conjonctifs.* — Le second groupe tire

(1) Voyez page 7.

sa caractéristique de ses propriétés *chimiques* et *fonctionnelles.*
Les tissus, qui lui appartiennent, *se transforment, lorsqu'on les
fait bouillir dans l'eau, en gélatine* ou en substances isomères. Au
point de vue *fonctionnel,* ils forment des éléments squelettiques. L
cellule conjonctive, bien que possédant des propriétés physiologiques
spéciales, prend des formes qui varient tellement avec les différents
tissus conjonctifs qu'on ne saurait la considérer comme caractéristique
de ce premier groupe.

IIIᵉ GROUPE. — *Tissus musculaires.* — Le troisième groupe
est caractérisé par des cellules modifiées en vue d'une fonction déterminée qui est la *contraction musculaire* (fibres musculaires).

IVᵉ GROUPE. — *Tissus nerveux.* — Enfin, le dernier groupe
comprend des tissus possédant des cellules également différenciées en
vue d'un but déterminé, la *conduction ou la production de l'influx nerveux* (fibres et cellules nerveuses).

Tableau synoptique de la classification des tissus :

Iᵉʳ GROUPE : *Épithélial* | **Tissu épithélial** { de revêtement.
{ glandulaire.

IIᵉ GROUPE : *Conjonctif*

Tissu conjonctif
- *sans forme* { lâche. / muqueux.
- *ayant forme déterminée* { membraneux. / fasciculé. / réticulé. / lamelleux.

Tissu cartilagineux.
Tissu osseux.
Tissu éburnéen.

IIIᵉGROUPE : *Musculaire* | **Tissu musculaire** { à contraction rapide. / à contraction lente.

IVᵉ GROUPE : *Nerveux* | **Tissu nerveux** { nerfs périphériques. / syst. central { *subs. blanche* / *subs. grise.*

CHAPITRE TROISIÈME

TISSU ÉPITHÉLIAL

Le tissu épithélial se présente sous deux formes bien distinctes (1)

1° Tantôt ce tissu se répand à la surface des organes et joue un rôle purement protecteur, tels sont les *épithéliums de revêtement.*

2° Tantôt il s'enfonce dans les organes sous forme de bourgeons e de masses plus ou moins volumineuses. Dans ce cas, sa fonction se spécialise et il forme les *épithéliums glandulaires.*

§ 1. — Épithéliums de revêtement.

On peut définir le tissu épithélial de revêtement : un tissu constitué par des *cellules* soudées au moyen d'un *ciment* et formant un revêtement sur une surface continue. Ce tissu est entièrement dépourvu de vaisseaux (2). Nous devons donc étudier : les *cellules,* le *ciment* qui les unit, les *différentes formes de revêtement* formés par ces cellules.

Cellules épithéliales.

Les cellules épithéliales se montrent sous trois formes principales

1° CELLULES PAVIMENTEUSES. — Les unes larges, minces et aplaties perpendiculairement à la surface qu'elles recouvrent portent le nom de *cellules pavimenteuses.*

---

(1) Le mot épithélium (ἐπί, sur ; θηλή, mamelle) a été créé par Ruysch pour désigner la fine pellicule qu'il avait isolée de la peau du sein en la soumettant à l'ébullition.

(2) Une exception remarquable à cette règle est constituée par l'épithélium qui recouvre la portion cochléaire de la face vestibulaire de la lame spirale dans l'oreille interne. Il contient en effet un élégant réseau vasculaire compris entre les cellules qui le constituent et parfaitement distinct quoique dépendant, dans une certaine mesure, du réseau vasculaire sous-jacent.

On peut en distinguer plusieurs variétés :

a. *Type endothélial* (1). — Celles du type endothélial se présentent sous la forme de cellules, extrêmement minces, munies d'un noyau aplati au niveau duquel la plaque de protoplasma est légèrement renflée. Le *corps cellulaire* homogène, comme desséché, à peine granuleux, est formé dans certains cas de deux parties distinctes. En

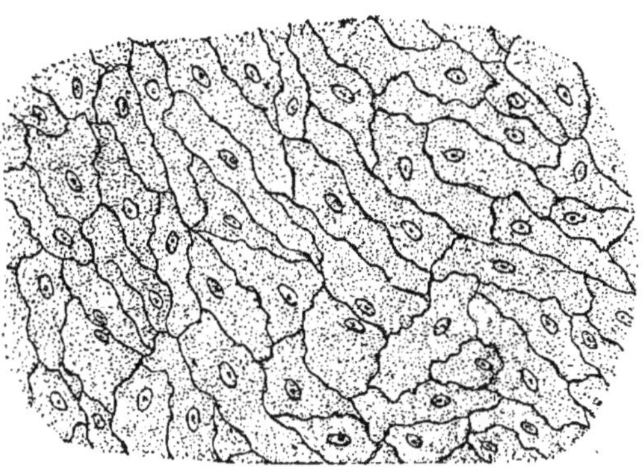

FIG. 9. — Endothélium du mésentère.

un point de la cellule se trouve une masse de protoplasma granuleux dans laquelle est placé le noyau ; le reste de l'élément est formé par une mince lamelle de protoplasma desséché. Telle est la description que l'on donnait dans ces dernières années de la cellule endothéliale des séreuses. Dans une note à l'Académie des sciences, RANVIER a modifié ainsi qu'il suit la conception de la cellule endothéliale. Chaque cellule endothéliale se limite, à la surface de la séreuse, par une *plaque* très mince formée par du protoplasma condensé. Cette plaque, *plaque endothéliale*, forme le champ de la cellule qui se montre si nettement circonscrit dans les imprégnations d'argent. Le *protoplasma* est situé au-dessous de la plaque autour du noyau où il forme une couche granu-

(1) Quand nous étudierons le développement des tissus et des organes nous verrons que les cellules de l'embryon sont, à une certaine période de son existence, disposées en trois feuillets : l'*ectoderme*, le *mésoderme*, l'*endoderme*. Certains auteurs (His, Thiersch) ont voulu donner des noms différents aux épithéliums suivant qu'ils naissaient de l'un de ces trois feuillets : Les épithéliums dérivés de l'ectoderme et du mésoderme garderaient le nom d'épithélium, les épithéliums dérivés de l'endoderme prendraient le nom d'endothélium. On a reconnu depuis que la provenance embryogénique des épithéliums n'influait en rien sur leur morphologie et on a renoncé à cette classification.

leuse. Il ne reste pas circonscrit dans la cellule, mais il envoie des travées protoplasmiques qui s'anastomosent entre elles et avec les travées de même nature émises par les cellules endothéliales voisines.

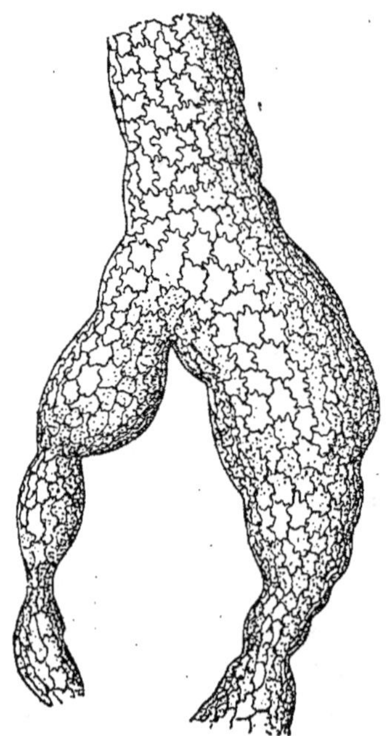

Fig. 10. — Endothélium sinueux des vaisseaux lymphatiques.

son réticulum se poursuit sans discontinuité de cellule à cellule. Il en résulte qu'un revêtement endothélial constitue une colonie dont les éléments, quoique distincts, n'en sont pas moins étroitement liés entre eux.

La *forme* et les *dimensions* des cellules endothéliales sont extrêmement variables : polygonales, et à *bords rectilignes* dans les membranes séreuses, elles *s'allongent* dans les vaisseaux et prennent des *bords sinueux* en forme de jeu de patience dans les vaisseaux lymphatiques. Elles s'assujettissent à la forme des parties qu'elles doivent recouvrir ; c'est ainsi que sur les portions membraneuses du grand épiploon les cellules sont régulièrement polygonales ; sur les grosses travées elles s'allongent ; sur les plus fines elles s'enroulent et se soudent à elles-mêmes par leurs bords, en un mot elles se moulent sur le système des travées de l'épiploon, comme le feraient de petites plaques d'un vernis souple (RANVIER). Comme exemple de cellules endothéliales nous indiquerons : l'endothélium des séreuses (péritoine,

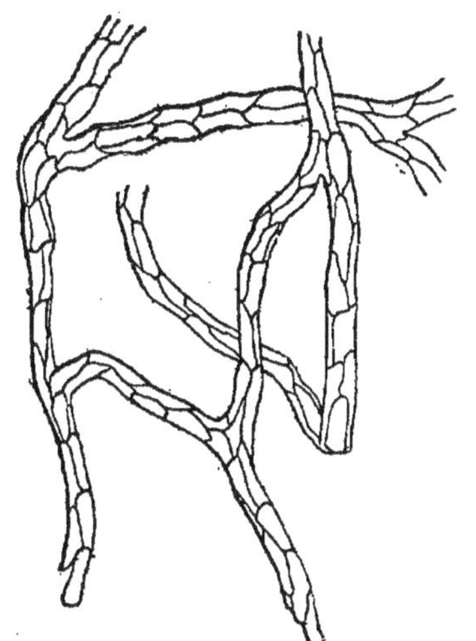

FIG. 11. — Cellules endothéliales des capillaires sanguins.

plèvre, etc.), celui de l'alvéole pulmonaire, de la capsule de Bowman des vaisseaux sanguins et lymphatiques, etc...

b. *Type des muqueuses.* — C'est dans les *couches superficielles* de *l'épithélium bucco-pharyngien* que l'on trouve la variété que nous allons décrire. Elle est représentée par des *cellules lamellaires*, larges et minces, parsemées de fines granulations, qui abondent principalement au voisinage du noyau. Ce dernier, aplati, lenticulaire, paraît ovale quand on le regarde de face et ressemble à un bâtonnet quand on le regarde de profil. Ces cellules présentent, sur leurs faces, des lignes irrégulières qui représentent les empreintes laissées par les cellules voisines. Quand on les traite par le picro-carminate elles se colorent en jaune et leurs noyaux en rouge.

c. *Type corné.* — Les cellules ayant subi la *transformation cornée* (couches superficielles de l'épiderme), se montrent sous forme d'écailles homogènes, dans lesquelles il est impossible de découvrir un noyau. Ces cellules se colorent en jaune par le picro-carminate ; elles résistent à la potasse qui, même à chaud, ne les dissout pas.

2o CELLULES CYLINDRIQUES. — Le second groupe des éléments épi-

(1) *Nouveau dictionnaire de médecine et de chirurgie pratiques*, t. XIII, p. 687.

théliaux est formé par des cellules infiniment plus longues que large[s]
et implantées perpendiculairement sur la surface qu'elles recouvrent.
On leur donne le nom de cellules *cylindriques* bien que, par suite d[e]
la pression qu'elles exercent les unes sur les autres, elles présenten[t]

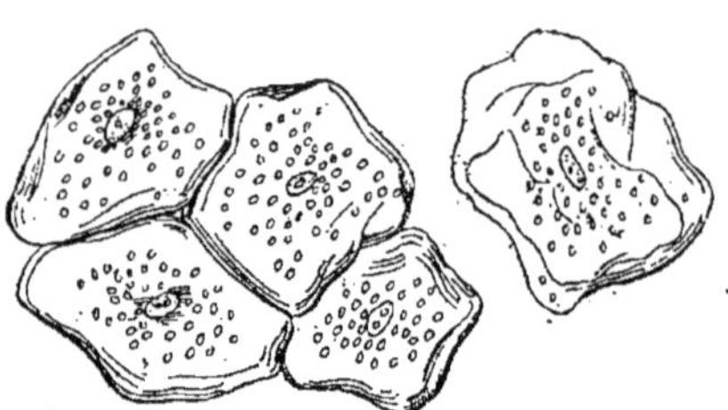

FIG. 12. — Cellules pavimenteuses de la muqueuse buccale.

plutôt la forme d'un prisme ou d'une pyramide. La base du prism[e]
repose sur l'organe auquel appartient l'épithélium ; le sommet répon[d]
à l'extrémité de la cellule. Nous décrirons deux types de cellul[es]
cylindriques : le type *cylindrique à plateau* et le type *caliciform[e]*
qui existent, tous les deux, dans le revêtement de la muqueuse intestinale.

a. *Cellules à plateau.* — Ces cellules, formées d'un protoplasm[a]
granuleux au sein duquel se trouve un noyau ovalaire allongé pe[r]-
pendiculairement à leur grand axe, présentent, au niveau de leu[r]
extrémité libre, une cuticule épaisse verticalement striée qui a reçu l[e]
nom de *plateau* (1). La couche profonde du plateau ne semble p[as]
avoir la même composition que la couche superficielle, car si après avo[ir]
dissocié les cellules de l'intestin dans l'alcool au 1/3, on les colo[re]
par le bleu d'aniline, on voit la couche profonde du plateau se color[er]
vivement tandis que la couche superficielle, le noyau et le prot[o]-
plasma sont à peine teintés. Par quoi sont produites les stries du pl[a]-
teau ? S'agit-il de *canalicules* très délicats ainsi que l'ont préten[du]
certains histologistes, ou bien sont-elles formées par des *bâtonne[ts]*
implantés dans la substance cuticulaire ? Cette dernière opinion para[ît]
être la vraie. « Si, en effet, on laisse pendant quelques semaines [un]
segment d'intestin grêle de cheval dans l'alcool ordinaire, puis q[ue]
l'on examine les cellules épithéliales tombées dans le mucus coagul[é,]
on reconnaît qu'un certain nombre d'entre elles présentent grossièr[e-]

(1) Les stries du plateau ont été décrites pour la première fois par Gruby et Delaf[ond]

ment l'apparence de cellules vibratiles. Le plateau s'est dissocié pour ainsi dire ; la substance fondamentale a disparu par une sorte de fonte et le pôle libre de la cellule semble porter des cils courts. Ces cils ne sont autre chose que des bâtonnets hyalins, qui avant la macé-

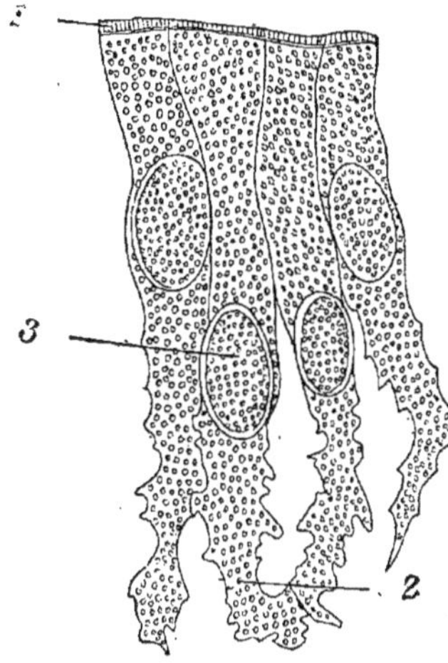

FIG. 13. — Cellules cylindriques de l'intestin.

1. Plateau. — 2. Extrémité profonde de la cellule. — 3. Noyau.

ration de l'élément desquamé et avant l'action de l'alcool, dessinaien la striation du plateau. Ce fait montre que les bâtonnets étaient englobés dans la substance transparente et homogène du disque cuticulaire répondant de la sorte à des espèces de cils différant des cils ordinaires en ce qu'ils sont insérés dans l'épaisseur du plateau et ne se projettent pas au dehors » (1).

b. *Cellules caliciformes* (2). — Ces cellules, vues de profil, se montrent sous la forme d'une coupe élégante, ce qui leur a fait donner le nom de *cellules caliciformes*. Vues de face, elles présentent deux cercles : l'interne, petit, correspond à l'orifice de la cellule, l'externe, le plus grand, répond au contour de la cellule. Elles présentent à étudier deux parties : une *portion basale* et une *portion péri-phérique*.

a. — *L'extrémité profonde*, effilée, renferme un protoplasma

____

(1) RENAUT. *Dict. encyc. des sciences médic.*, t. XXXV, p. 289.

(2) Les cellules caliciformes, décrites en 1853 par Gruby et Delafond sous le nom d'*épi thélium capitatum*, furent plus tard considérées comme des vacuoles situées entre les cellules cylindriques. C'est Schultze qui en a donné une description complète et qui les a baptisées.

granuleux au sein duquel se trouve le noyau plus ou moins déformé.

b. — La *portion périphérique* ou le *calice* est sillonnée par de fines travées de protoplasma qui forment un réseau dans les mailles duquel se trouve une substance transparente ne prenant pas les matières colorantes, le *mucigène.*

Les rubans de protoplasma qui entrent dans la constitution du réseau, se jettent soit dans la couche de protoplasma périnucléaire, soit dans

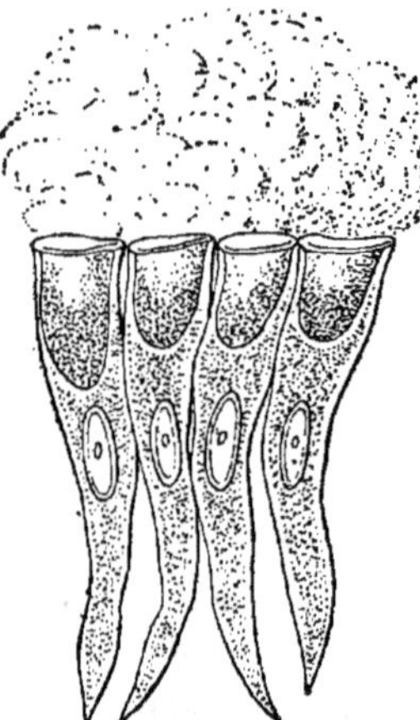

FIG. 14. — Cellules caliciformes.

la fine couche de protoplasma condensé qui forme l'unique membrane enveloppe de la cellule.

Ces cellules qui entrent dans la composition des revêtements épithéliaux, représentent de véritables cellules glandulaires que nous étudierons plus à fond, quand nous ferons l'histoire des glandes salivaires.

3º CELLULES A CILS VIBRATILES. — La troisième variété d'éléments épithéliaux est représentée par les *cellules à cils vibratiles.* Le *corps* de ces éléments est cylindrique ou plus exactement prismatique; leur protoplasma est nu, c'est-à-dire sans membrane enveloppe (RANVIER). On y observe de très fines granulations disposées parallèlement au grand axe du prisme. Le *noyau* est situé au niveau de la portion moyenne de la cellule. Au niveau de son extrémité libre le corps cellulaire est limité par une *cuticule* entièrement semblable au plateau des cellules cylindriques, sur laquelle sont implantés des *cils* à la façon des poils d'une brosse (1). Les rapports des cils avec le protoplasma et avec le plateau ont donné lieu à de nombreuses discussions. En traitant les cellules vibratiles avec le bleu d'aniline, RANVIER a montré que le plateau se teint en bleu, tandis que les cils restent incolores. Dans cette expérience on les voit se poursuivre à travers le plateau et se terminer par un renflement à la surface du protoplasma cellulaire. Une autre observation de RANVIER montre que les cils ne sont autre chose que des prolongements protoplasmiques. Dans le coryza

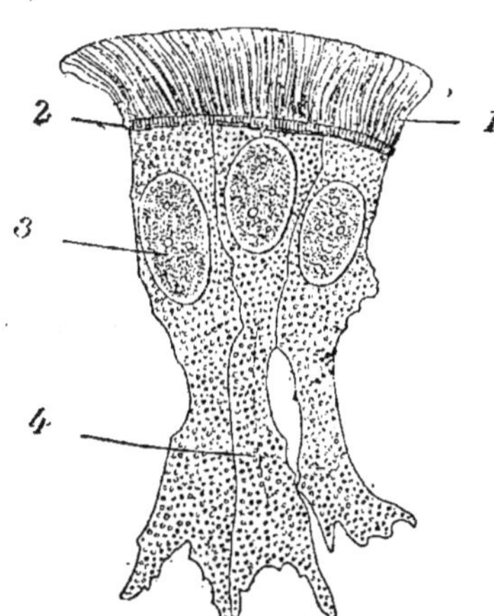

FIG. 15. — Cellules vibratiles.

1. Cils vibratiles.
2. Plateau.
3. Noyau.
4. Extrémité profonde de la cellule.

et la bronchite les cellules vibratiles se gonflent, leur noyau se multiplie, le *plateau disparaît*, mais les cils persistent et restent adhérents au protoplasma, on croirait voir des globules blancs ciliés.

Pendant la vie les cils sont animés de mouvements dirigés dans le même sens, mouvements qui ne se produisent pas simultanément dans tous les cils, mais qui se propagent progressivement d'une extrémité du plateau à l'autre. L'*oxygène* est indispensable aux mouvements vibratiles ; l'*acide carbonique* et les *acides faibles* les arrêtent ; une *température* de 38° les exagère ; l'action des cils est *indépendante* des *vaisseaux* et *nerfs* puisqu'ils se meuvent sur des cellules com-

(1) Les cils mesurent une longueur de 15 à 28 μ. Ils offrent leurs plus grandes dimensions dans les cellules épithéliales de l'épididyme.

plètement isolées. Après la mort, les mouvements vibratiles persistent pendant un temps relativement long (1).

Revêtements épithéliaux.

Pour former les revêtements épithéliaux les cellules sont soudées entre elles par un *ciment* qui les unit également aux tissus sous-jacents, non pas directement mais par l'intermédiaire d'une production cuticulaire, la *membrane basale ou vitrée*.

CIMENT. — La nature du ciment intercellulaire est peu connue. C'est une substance transparente, sans structure, ne donnant pas de gélatine à la coction et ayant les caractères généraux des matières collagènes. Très résistante dans les productions cornées, elle offre, dans les autres épithéliums et en particulier dans les endothéliums, une mollesse extrême qui permet aux globules blancs de cheminer dans les espaces intercellulaires. Un caractère capital des ciments est fourni par les *imprégnations d'argent*. Si l'on arrose, avec une solution d'un sel d'argent, une surface endothéliale, qu'on lave ensuite rapidement pour enlever l'excès de sel, on voit, sous l'influence de la lumière, les lignes de ciment apparaître comme des traits noirs extrêmement nets, tandis que le corps cellulaire est resté à peu près incolore. L'*alcool* au 1/3 de RANVIER coagule le protoplasma cellulaire et dissout le ciment, c'est pourquoi ce mélange d'alcool et d'eau constitue un excellent réactif dissociateur ; les *alcalis* en solution concentrée (40 p. 100) altèrent peu les cellules et détruisent les ciments les plus résistants, aussi on les emploie pour la dissociation des cellules de l'ongle.

MEMBRANES VITRÉES. — Les cellules d'un revêtement épithélial ne s'insèrent pas directement aux tissus qu'elles tapissent ; entre elles et ce tissu on trouve une membrane anhiste extrêmement mince

(1) Si l'on examine la cellule vibratile dans la série animale, on voit qu'elle peut appartenir à trois types principaux :

a. *Cellules uniciliées*. — Certaines cellules ne portent qu'un seul cil, elles sont uniciliées. On ne les rencontre que chez les animaux inférieurs. C'est le cas des cellules l'épithélium des tubes contournés du rein de la lamproie au point où ils s'ouvrent dans le glomérule.

b. *Cellules multiciliées*. — Ce sont les cellules que nous venons de décrire dans le texte.

c. *Cellules à cils fasciculés*. — Ces cellules se montrent dans les canaux semi-circulaires de la lamproie. Elles ont un plateau à la surface duquel émergent des cils vibratiles qui s'accolent à la façon des poils d'une moustache qu'on a effilée à la cire. Ces cils, devenus solidaires, dessinent un crochet recourbé en forme de crochet ou d'hameçon (RENAUT).

décrite pour la première fois par BOWMAN qui lui a donné le nom de *basement membrane*. L'existence du basement membrane ou de la membrane vitrée, comme on l'appelle encore, est aujourd'hui entièrement démontrée ; bien que dans certaines régions elle se réduise à une pellicule d'une minceur extrême (vessie, villosités de l'intestin grêle). C'est une membrane *hyaline, transparente*, sans *structure aucune*, se *gonflant* sous l'influence des *acides faibles* et se comportant de façons très différentes, vis-à-vis des matières colorantes. Tandis que la basale sous-jacente à l'épithélium antérieur de la cornée se teint vivement en rouge par le carmin et reste même colorée après l'action de l'acide acétique, les membranes vitrées de la peau des poils, des glandes sudoripares restent entièrement incolores.

Quels sont les rapports des membranes vitrées avec les cellules épithéliales et avec les éléments du tissu sous-jacent ? (1). Pour ce qui est des cellules épithéliales on admet que les membranes vitrées représentent une formation édifiée sous l'influence de l'épithélium ; là où ce revêtement disparaît la membrane vitrée se détruit. On est moins fixé sur les connexions des membranes vitrées avec le tissu dermique des muqueuses ; certains auteurs ont prétendu que les faisceaux conjonctifs prenaient insertion sur les membranes vitrées, mais c'est là une pure hypothèse (2).

CLASSIFICATION DES REVÊTEMENTS ÉPITHÉLIAUX. — Les trois formes de cellules épithéliales, la cellule pavimenteuse, la cellule cylindrique et la cellule à cils vibratiles, donnent naissance à trois variétés de tissus épithéliaux : le tissu épithélial *pavimenteux*, le tissu épithélial *cylindrique* et le tissu épithélial à *cils vibratiles*. Chacun de ces tissus peut être formé d'*une* ou de *plusieurs* assises de cellules ; dans le premier cas il porte le nom d'*épithélium simple* ; dans le second celui d'*épithélium stratifié*. On désigne un épithélium stratifié avec le nom des cellules qui forment les couches superficielles : ainsi on appellera *épithélium pavimenteux stratifié* celui dont les cellules superficielles seront pavimenteuses, et *épithélium cylindrique stratifié* celui dont les cellules correspondantes seront cylindriques. On arrive ainsi à constituer le tableau suivant :

(1) Les membranes vitrées sont traversées par les fibres nerveuses et par des cellules lymphatiques, ainsi que le prouve la présence de ces éléments au sein des revêtements épithéliaux. Les capillaires sanguins ne les traversent jamais.

(2) RENAUT. *Dictionnaire encyclopédique*, t. XXXV, p. 274.

Épithéliums à une seule assise de cellules....	**Cellules plates**.........	Ép. pavimenteux simple.
	Cellules cylindriques.	Cylindrique simple.
	Cellules vibratiles.....	Vibratile simple.
Épithéliums à plusieurs assises de cellules....	**Cellules superficielles plates**...............	Ép. paviment. stratifié.
	Cellules superficielles cylindriques.........	Ép. cylindrique stratifié.
	Cellules superficielles vibratiles.............	Ép. vibratile stratifié.

A. Épithélium pavimenteux. — a. *Épithélium pavimen-teux simple.* — Cet épithélium, désigné encore sous le nom d'*endo-thélium*, est constitué par une seule assise de cellules soudées entre elles par un ciment (voyez plus haut la description de ces cellules). Un caractère essentiel de cette variété consiste en ce que la *membrane basale* manque souvent. C'est ainsi que les *capillaires lympha-tiques* sont uniquement constitués par des cellules endotheliales sou-dées entre elles et que dans les *membranes séreuses* telles que l'épi-ploon et le mésentère, les cellules reposent directement sur le réseau élastique. Au contraire, dans les *capillaires sanguins* il est possible de démontrer l'existence d'une membrane hyaline d'une ténuité extrême il est vrai. Parmi les revêtements formés par l'épithélium pavimenteux simple nous citerons : le revêtement des *vaisseaux sanguins* et *lymphatiques;* celui de l'*alvéole pulmonaire;* celui des *cavités viscérales*, etc.

b. *Épithélium pavimenteux stratifié.* — Cet épithélium est formé de plusieurs assises de cellules dans lesquelles nous étudierons trois zones :

1° La *zone profonde* comprend une seule rangée de cellules cylin-driques implantées perpendiculairement sur la membrane vitrée. Cette rangée a reçu le nom de *couche génératrice* parce qu'elle préside à la régénération de l'épithélium.

2° La *zone moyenne* est constituée par plusieurs assises de cellu-les plus ou moins déformées par pression réciproque. Les unes sont polyédriques et présentent l'empreinte des cellules voisines, les autres sont allongées avec une extrémité profonde effilée ou terminée par un renflement.

3º Les cellules de la *zone superficielle* présentent une physionomie variable suivant l'épithélium que l'on considère.

a. — Dans les épithéliums qui renferment de l'*éléidine* (1) les cellules superficielles sont réduites à l'état de lamelles dépourvues de noyau et de protoplasma vivant. On dit qu'elles ont subi la *kératinisation épidermique*. Ces cellules mortes tombent dans le monde extérieur et sont bientôt remplacées par les cellules sous-jacentes ayant subi la même évolution.

b. — Dans d'autres épithéliums on trouve dans l'intérieur des cellules profondes, une matière brune à laquelle on a donné le nom de *matière onychogène*. Les cellules superficielles de ces épithéliums ressemblent beaucoup aux cellules kératinisées épidermiques dont elles diffèrent seulement par la *présence d'un noyau*. On dit qu'elles ont subi la *kératinisation unguéale* (2).

c. — Enfin, dans certains épithéliums pavimenteux stratifiés, on ne trouve ni éléidine ni matière onychogène. Les cellules superficielles deviennent alors lamellaires sans avoir subi de kératinisation.

Parmi les épithéliums pavimenteux stratifiés nous citerons : l'épithélium du *vestibule des fosses nasales*, l'épithélium du *vagin*, l'épithélium buccal, l'épithélium vésical, l'épiderme. Ces divers épithéliums seront décrits avec les organes auxquels ils appartiennent (3).

B. **Épithéliums cylindriques.** — a. *Épithélium cylindrique simple.* — On trouve un épithélium cylindrique simple dans tout le *tube intestinal*, depuis le cardia jusqu'à l'anus, dans les *conduits glandulaires* de petites dimensions, etc. Le type de cet épithélium est représenté par le revêtement de l'intestin grêle qui est formé *d'une seule assise de cellules cylindriques à plateau semées de cellules caliciformes*. Ces cellules, étroitement unies les unes aux autres par un *ciment* solide tant au niveau de leurs faces qu'au

(1) Voyez la description de l'épiderme.

(2) Voyez pour l'éléidine, la matière onychogène et la kératinisation le chapitre sur la peau et les ongles.

(3) On trouve, dans les papilles de la langue du chat, un exemple de kératinisation double. L'épithélium de l'une des faces des papilles renferme de l'éléidine et subit la kératinisation épidermique : l'épithélium de la face opposée renferme de la matière onychogène et subit la kératinisation unguéale.

L'épithélium de certaines papilles caliciformes renferme, chez l'homme, de l'éléidine. Il ne s'y produit pas cependant de couche cornée, cela résulte de ce que le mucus buccal entraîne les cellules avant qu'elles aient pu arriver au terme de leur évolution.

niveau de leur plateau, présentent, entre leurs extrémités profondes effilées et irrégulières, de petites cellules sphériques semblables à de cellules embryonnaires. Ces éléments disposés par petits groupes représentent des cellules migratrices cheminant dans l'intervalle de cellules et même, comme l'a montré RENAUT, dans l'intérieur de cellules cylindriques.

b. *Épithélium cylindrique stratifié*. — Dans l'épithélium cylindrique stratifié les cellules des couches profondes ressemblent aux cellules des couches correspondantes de certains épithéliums pavimenteux stratifiés. La couche superficielle est formée de cellules cylindriques, parfois entremêlées de cellules caliciformes.

L'épithélium cylindrique stratifié constitue le revêtement de la *portion olfactive de la pituitaire* et des gros *conduits glandulaires*.

C. **Épithéliums vibratiles**. — a. *Épithélium vibratile simple*. — L'épithélium vibratile simple forme le revêtement des *petites bronches*, du *canal de l'épendyme*, des *trompes*, etc... ; nous n'avons rien à ajouter à ce que nous avons dit des cellules vibratiles qui entrent seules dans la composition de l'épithélium vibratile simple.

b. *Épithélium vibratile stratifié*. — Dans cette variété d'épithélium les cellules des couches profondes ressemblent aux cellules correspondantes des autres épithéliums stratifiés. Seule, la *rangée superficielle* possède des cils vibratiles (*trachée, grosses bronches*, etc.).

§ 2. — Épithéliums glandulaires.

Les glandes représentent des masses épithéliales spécialisées dans le but d'extraire du sang (1) un produit, qui est versé ensuite sur les surfaces tégumentaires (2).

CLASSIFICATION DES GLANDES. — Avec M. RENAUT (3), nous diviserons les glandes en deux grandes catégories, suivant que les vaisseaux pénètrent leur épithélium, ou en restent séparés par un

(1) Les produits des sécrétions glandulaires sont extraits du sang par l'intermédiaire de la lymphe.

(2) Sous le nom impropre de glandes closes, les anciens anatomistes décrivaient des organes qui n'ont aucun rapport avec les épithéliums glandulaires. Ces organes (follicules clos, ganglions lymphatiques, etc.), seront décrits avec le système lymphatique.

(3) RENAUT. *Archives de physiologie*, mai 1881.

membrane propre. La première comprend les glandes dans lesquelles *l'élément vasculaire est en contact direct avec l'épithélium*, par exemple le foie et le rein, ce sont des glandes conglobées; la seconde renferme les glandes dites en *cul-de-sac*. Nous nous occuperons exclusivement de ces dernières, la description des glandes conglobées sera donnée quand nous ferons l'étude de l'appareil auquel elles appartiennent.

Les glandes en cul-de-sac se présentent *tantôt sous la forme de tubes* plus ou moins allongés, *tantôt sous la forme de grains arrondis* que l'on désigne encore sous le nom d'acini.

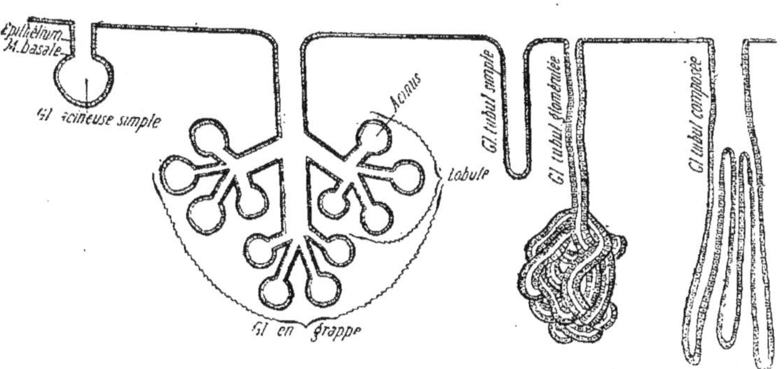

[FIG. 16. —Glandes en cul-de-sac (figure de démonstration).

Ces glandes peuvent être *simples* ou *composées*, c'est-à-dire formées d'un ou de plusieurs éléments constituants (tubes ou acini), nous aurons ainsi le tableau suivant :

$$
\text{Glandes en cul-de-sac.}
\begin{cases}
\textbf{Tubuleuses.} & \begin{cases} \text{Simples.} \\ \text{Composées.} \end{cases} \\
\textbf{Acineuses\ldots} & \begin{cases} 1° \text{ Simples.} \\ 2° \text{ Composées ou en grappe.} \end{cases}
\end{cases}
$$

A. *Glandes tubuleuses.* — Ces glandes se montrent sous la forme d'un tube ouvert à l'une de ses extrémités et terminé en cæcum à l'autre bout. Dans certains cas l'extrémité profonde du tube est légèrement renflée de façon à figurer une massue; d'autres fois le tube tout entier s'allonge, se contourne sur lui-même et forme un peloton ou glomérule. Cette dernière variété porte le nom de glande *glomérulée*. Enfin, dans les glandes tubuleuses composées le tube, au lieu d'être simple, peut se diviser, se subdiviser en tubes secondaires plus ou moins nombreux de façon à constituer une *glande complexe*. Les *glandes sudoripares* et les *glandes de Lieberkühn* sont des glandes tubuleuses simples ; le *testicule*, les *glandes de l'estomac*, les *glandes de la muqueuse utérine* sont des glandes tubuleuses composées.

B. *Glandes acineuses*. — La glande acineuse la plus *simple* est formée d'une seule vésicule ou cul-de-sac qui vient s'ouvrir à la surface du revêtement épithélial par un conduit excréteur très court. Lorsque la glande se complique, le nombre des culs-de-sac augmente, chacun de ces culs-de-sac donnant naissance à un conduit qui va se jeter dans un canal excréteur plus volumineux. L'ensemble des culs-de-sac, dont les canalicules excréteurs se réunissent pour former un canal un peu volumineux, constitue une masse lobulée facile à isoler par la dissection, à laquelle on donne le nom de *lobule glandulaire*. Dans une glande en grappe les conduits excréteurs de ces lobules se jettent dans le canal excréteur commun pour venir verser le produit de la sécrétion à la surface de l'épithélium. Une glande en grappe est donc formée de culs-de-sac glandulaires ou acini qui se réunissent pour former un *lobule glandulaire*. La glande elle-même résulte de l'union de plusieurs de ces lobules.

Les *acini* présentent des *dimensions* extrêmement variables, leur *forme* elle-même est sujette à de nombreuses variations. Le plus souvent ils figurent une demi-sphère, un doigt de gant, etc. Parmi les glandes acineuses simples ou composées nous citerons : les glandes de *Meibomius*, les *glandes salivaires*, le *pancréas*, les *glandes de Brunner*, les *glandes œsophagiennes*, les *glandes de Bartholin*, les *glandes sébacées*.

STRUCTURE DES GLANDES. — Les glandes dont nous venons d'indiquer la configuration générale sont formées : d'une *paroi propre*, de *cellules épithéliales*, de *vaisseaux* et de *nerfs*.

A. **Paroi propre**. — La paroi propre ne présente pas les mêmes caractères dans toutes les glandes, on peut en décrire deux formes principales :

1) Dans certaines glandes (glandes sudoripares, etc.) elle est *hyaline, amorphe*, complètement dépourvue de structure comme les membranes vitrées sous-épithéliales dont elle n'est d'ailleurs qu'une dépendance.

2) D'autres fois, elle est formée de *cellules plates* extrêmement minces, soudées les unes aux autres à l'aide d'un ciment. Sur la face interne de ces cellules on trouve des dépressions et des crêtes considérées par les anciens histologistes comme des prolongements issus de la membrane propre et qui ne sont autre chose que l'empreinte marquée par les cellules glandulaires.

La membrane propre est doublée, en dehors, par une mince couche de *tissu conjonctif* dans laquelle se ramifient les *vaisseaux* et les *nerfs*.

B. **Cellules glandulaires**. — Immédiatement en dedans de la paroi propre se trouve la couche des cellules glandulaires. La forme, les dimensions, les caractères optiques, la composition chimique de ces éléments se modifient d'une glande à l'autre, on peut cependant dé-

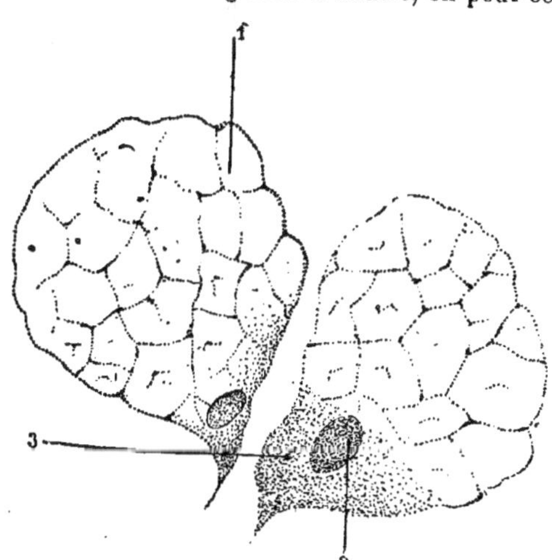

FIG. 17. — Cellules d'une glande salivaire muqueuse.

1. Réticulum protoplasmique circonscrivant des mailles dans lesquelles se trouve renfermée la matière sécrétée par la cellule. — 2. Noyau. — 3. Couche de protoplasma périnucléaire.

crire trois types de cellules glandulaires : la *cellule muqueuse*, la *cellule à ferment; la cellule sébacée*.

1) *Cellule glandulaire, type muqueux*. — Nous avons décrit, sous le nom de *cellules caliciformes*, une variété de cellules cylindriques caractérisée par certains détails de structure dont nous repro-

duirons les principaux traits. Dans ces cellules, le *protoplasma* est rejeté à la base de la cellule où il forme une sorte de croissant dans lequel est renfermé le noyau. Au-dessus du protoplasma on trouve une *cavité cupuliforme*, remplie d'un globe de mucus susceptible de s'écouler par l'orifice de la coupe. Ces cellules semées parmi les cellules des revêtements épithéliaux cylindriques (1) représentent de véritables *glandes muqueuses unicellulaires*.

Les *cellules muqueuses* des glandes en cul-de-sac n'ont pas une structure identique à celle des cellules caliciformes : il n'existe pas de *cavité cupuliforme* et la cellule est complètement fermée par une mince couche de protoplasma condensé. Le *pied* de la cellule effilé infléchi latéralement contre la paroi propre de l'acinus, renferme une masse de *protoplasma* granuleux dans laquelle est plongé un *noyau* aplati et déformé par la pression de la matière sécrétée. Celle-ci remplit la *portion externe* de la cellule, elle est logée dans les mailles d'un *réticulum* constitué par des rubans de protoplasma issus de la couche périnucléaire et allant rejoindre l'enveloppe protoplasmique de l'élément. On a fort bien comparé la cellule muqueuse à une *éponge* dont les cavités seraient remplies de mucus. La cellule muqueuse ne possédant pas d'ouverture, comme les cellules caliciformes, il est intéressant de déterminer par quel endroit se fait l'excrétion du mucus. Le produit de sécrétion est éliminé sur tous les points de la surface de l'élément et son excrétion est favorisée par une disposition spéciale des derniers conduits glandulaires. Il existe, autour de chaque cellule, des canalicules extrêmement grêles, prenant naissance au voisinage de la membrane propre et allant s'ouvrir dans la lumière glandulaire au centre de l'acinus. C'est dans ces canalicules, creusés dans le ciment intercellulaire, que la cellule déverse le mucus qu'elle a élaboré (2).

2) *Cellule glandulaire, type à ferment.* — La cellule à ferment est formée d'une *masse protoplasmique* parsemée de *granulations* parfois volumineuses. Au centre du corps cellulaire se trouve le *noyau* difficile à distinguer parce que, quand on colore une de ces cellules par le carmin, le protoplasma se teint aussi vivement que lui. Dans certaines glandes les granulations loin d'être irrégulièrement

---

(1) Voyez plus haut la description des cellules caliciformes.

(2) Les canalicules intercellulaires n'existent pas dans toutes les glandes. On observe facilement dans le pancréas, dans la sous-maxillaire et dans la glande lacrymale.

disséminées au sein du protoplasma, se disposent dans un ordre déterminé et dans une région de la cellule. C'est ainsi que les *cellules du pancréas*, claires et homogènes dans leur moitié externe, renferment des granulations disposées en séries linéaires dans leur moitié interne. Au point de vue chimique il existe dans les cellules à ferment, deux variétés de granulations : les unes de nature *graisseuse*, les autres constituées par un *ferment*.

3) *Cellule glandulaire, type sébacé.* — Les éléments glandulaires destinés à produire la matière sébacée, sont représentés par des cellules polyédriques au sein desquelles on voit se former des granulations graisseuses qui deviennent de plus en plus volumineuses à mesure qu'on s'approche du centre de l'acinus glandulaire. A ce niveau les granulations forment de véritables globes qui étouffent et détruisent le noyau de telle sorte que la cellule n'est plus représentée que par une membrane enveloppe remplie de granulations graisseuses. Cette enveloppe se détruit à son tour et les granulations graisseuses mises en liberté vont contribuer à former le sébum.

Classification des glandes au point de vue de la sécrétion. — L'étude du mécanisme de la sécrétion a conduit Ranvier

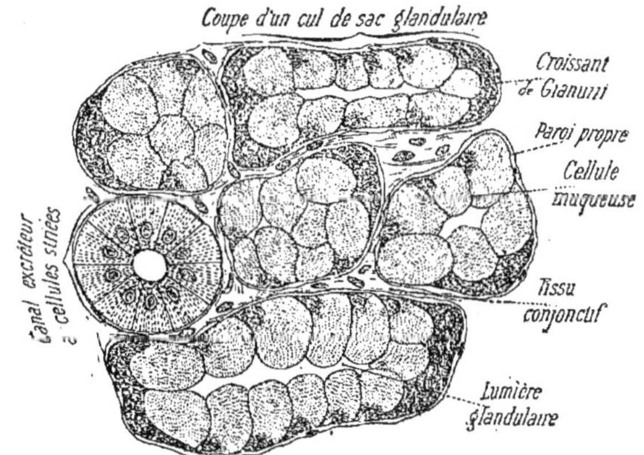

Fig. 18. — Glande mixte : les cellules muqueuses sont claires ; les cellules séreuses plus foncées forment des croissants connus sous le nom de croissants de Gianuzzi.

à diviser les glandes en deux grandes catégories : les glandes *holocrines* et les glandes *mérocrines*.

1. *Glandes holocrines.* — Dans les glandes holocrines le produit

de sécrétion est constitué par les *cellules tout entières* arrivées au terme de leur évolution. A cette catégorie appartient la *mamelle* et les *glandes sébacées*.

II. *Glandes mérocrines*. — Au contraire les cellules des glandes mérocrines *ne sont nullement détruites par le fonctionnement de la glande*, « elles n'abandonnent *qu'une partie de leur* substance, celle qu'elles ont élaborée dans leur intérieur » (RANVIER). Les cellules *séreuses* et les cellules *muqueuses*, que nous avons étudiées plus haut, appartiennent aux glandes mérocrines. Tantôt il n'existe dans les glandes qu'une seule variété de cellule, soit muqueuses, soit séreuses, tantôt ces deux éléments sont plus ou moins mêlés. On trouve ainsi les variétés suivantes (1) :

Glandes mérocrines	à cellules muqueuses.	Gl. muqueuses	(Rétro-linguale du cochon d'Inde.)
	à cellules séreuses....	Gl. séreuses...	(Parotide.)
	à cellules séreuses et muqueuses............	Gl. mixtes....	Sous-maxillaire, sublinguale.

C. **Vaisseaux**. — Les glandes sont pourvues de riches réseaux capillaires siégeant dans la couche conjonctive qui double la face externe de la paroi propre. Ces réseaux forment des mailles arrondies dans les glandes acineuses, et allongés parallèlement aux tubes dans les glandes tubuleuses et sont plus ou moins développés suivant la glande que l'on considère. Dans les glandes séreuses les mailles sont infiniment plus étroites que dans les glandes muqueuses.

Lymphatiques. — Les lymphatiques prennent naissance dans les fentes du tissu conjonctif qui entoure les tubes et les acini glandulaires. Ces fentes communiquent avec des lymphatiques vrais par l'intermédiaire de gaines lymphatiques périvasculaires.

D. **Nerfs**. — Les nerfs des glandes sont très nombreux : ils proviennent, les uns du grand sympathique, les autres du système cérébro-spinal ; les premiers sont formés par des fibres de Remak, les

(1) Les modifications survenues dans le protoplasma des cellules glandulaires pendant la sécrétion, seront étudiées avec les glandes salivaires.

seconds par des fibres à myéline. Quel est leur mode de terminaison dans les acini glandulaires? C'est là une question qui n'est pas encore résolue, bien qu'on en ait donné un grand nombre de descriptions. D'après certains auteurs, les *fibres sympathiques* n'iraient pas se mettre en rapport avec les cellules glandulaires et seraient toutes destinées à innerver les vaisseaux ; les *fibres à myéline* au contraire pénétreraient dans les acini. D'après les mêmes auteurs, ces fibres perdraient leur myéline au moment de traverser la paroi propre et iraient former, au-dessous de l'épithélium, un véritable plexus nerveux. De ce plexus partiraient des fibrilles qui iraient se terminer dans le noyau, ou dans le protoplasma des cellules glandulaires. D'autres auteurs, qui n'admettent pas la terminaison intra-cellulaire des fibres nerveuses, pensent que ces fibres forment un plexus entre chaque élément glandulaire. Ce sont là des hypothèses qui ont besoin d'être vérifiées ; dans l'état actuel de la science il est impossible de dire si les terminaisons glandulaires existent ou n'existent pas, à plus forte raison on ne saurait en donner un dessin ou une description.

CHAPITRE QUATRIÈME

TISSUS CONJONCTIFS

§ 1. — **Tissu conjonctif lâche** (1).

Le tissu conjonctif lâche est très répandu, dans l'organisme. Il unit les organes et pénètre dans leur intérieur pour en former le squelette. Tel qu'il se présente dans les endroits où il abonde (couche sous-cutanée, creux axillaire, creux poplité, etc.), il offre une coloration grisâtre, une *extensibilité* assez grande et, lorsqu'on le déchire, il se laisse diviser en *filaments élastiques*. Il est possible de l'insuffler, d'y injecter des liquides ; on produit, ainsi, des *cellules artificielles* auxquelles le tissu conjonctif lâche doit son ancien nom de *tissu cellulaire*. Lorsqu'on a injecté des liquides dans son épaisseur ou que, sous une influence pathologique (œdème), il s'est infiltré de sérosité, il prend un aspect *gélatiniforme*. Plongé dans l'eau, à la température de l'ébullition, le tissu cellulaire se crispe puis se liquéfie en donnant de *la gélatine*.

A. **Structure**. — Ce tissu est formé d'un certain nombre d'éléments, que nous allons étudier successivement : la *cellule conjonctive* ; les *faisceaux connectifs* ; les *fibres élastiques* ; les *cellules lymphatiques* ; les *vaisseaux* et les *nerfs*.

1) *Cellules conjonctives* (2). — Les cellules du tissu conjonctif lâche se présentent sous la forme de grandes plaques irrégulières de protoplasma granuleux, renfermant un noyau et présentant, à leur périphérie, des prolongements nombreux, membraniformes, et filiformes, pleins, rayonnant dans toutes les directions et dans tous les plans. Le *noyau* situé au milieu de la cellule, est volumi-

(1) Synonymie : Tissu lamineux ; Tissu cellulaire.

(2) Les fibres élastiques ont été les premières découvertes en 1834 par LAUTH à Strasbourg dans le tissu conjonctif. En 1843, HENLE décrivit les faisceaux conjonctifs. VIRCHOW distingua la cellule conjonctive au milieu de ces éléments en 1851.

neux, ovalaire, muni d'un ou plusieurs nucléoles. Le *corps cellu-laire* est aplati, irréuglier ; il émet sur ses bords des prolongements de deux sortes : les uns *membraniformes* à contours sinueux comme la cellule elle-même ; les autres ténus, *filiformes*, présentant parfois une longueur considérable.

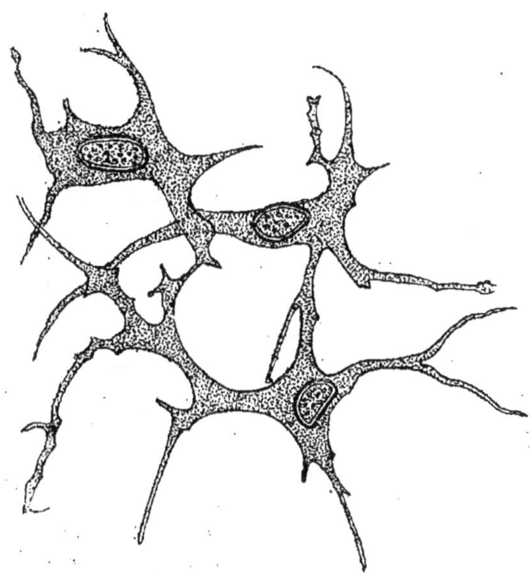

Fig. 19. — Cellules conjonctives.

Ces prolongements protoplasmiques s'anastomosent avec les expan-sions similaires des cellules voisines. Ces prolongements semblent tendre les cellules à la manière des cordages qui maintiennent tendues les voiles des navires. Le professeur RENAUT donne la comparaison suivante pour bien faire comprendre la cellule conjonctive : « Je com-parerai cette cellule à une boule de gélatine rendue molle et ductile par le gonflement dans l'eau. Si divers opérateurs saisissaient chacun un coin de la surface de cette boule et la tiraient à eux, la boule en-tière se transformerait en un corps irrégulier se poursuivant, dans cha-cune des directions déterminées par les tractions, sous forme d'une nappe plus ou moins étalée en membrane plus ou moins délicate ou mince. »

Telle est la véritable *cellule fixe* du tissu conjonctif ; mais déjà en

1875 WALDEYER (1) avait signalé, dans le tissu conjonctif interstit[iel]
d'un grand nombre d'organes, des éléments granuleux auxquels il don[ne]
le nom de *Plasmazellen* ou de *cellules plasmatiques*. Plus ta[rd]
ERLICH (2) soumettant ces éléments à l'action du violet dahlia, reconn[aît]
que les cellules de WALDEYER n'étaient pas toutes semblables. Par[mi]
ces cellules il en est qui jouissent de la propriété de se colorer par[ce]
réactif à l'exclusion des autres cellules. Ce sont les cellules anili[no]
philes ou *Mastzellen*. Le corps de ces cellules se colore fortement p[ar]
le violet tandis que le noyau se détache en clair. Les autres élém[ents]
du tissu conjonctif, de même que les cellules épithéliales ne présent[ent]
qu'une légère teinte violette, très faible. Chez les mammifères, [la]
forme et les dimensions des mastzellen varient considérablement n[on]
seulement d'une espèce à l'autre, mais encore chez le même an[imal]
suivant l'organe que l'on considère. Tantôt ces éléments sont com[plè]
tement sphériques, tantôt ils ont des prolongements, tantôt ils s[ont]
aplatis. ERLICH a trouvé des mastzellen à côté des cellules conjonct[ives]
dans la plupart des organes : la langue, l'estomac, l'intestin, les g[an]
glions lymphatiques, la rate, le thymus, le foie, le pancréas, le p[ou]
mon, la glande mammaire, l'utérus, le derme, les membranes sér[eu]
ses. En ce qui concerne ces dernières, nous aurons à indiquer plus l[oin]
les rapports entre les éléments décrits par RANVIER sous le nom[de]
Clasmatocytes et les *Mastzellen* d'ERLICH. D'après ERLICH [les]
mastzellen seraient très rares dans le rein et manqueraient compl[ète]
ment dans le testicule et dans les capsules surrénales.

2) *Faisceaux connectifs.* — Les faisceaux connectifs, exam[inés]
sans l'aide d'aucun réactif, se présentent sous forme de cordons[de]
diamètre extrêmement variable et de longueur indéterminée (3) [ils]
se prolongent jusqu'aux limites des préparations sans jamais se t[er]
miner par une extrémité nette, sans jamais s'anastomoser ou se bif[ur]
quer.

Ces cordons, lorsqu'ils ne sont pas tendus, présentent des ond[ula]
tions qui les ont fait comparer à une boucle de cheveux. Ils pa[rais]
sent striés suivant leur longueur et cet aspect peut déjà faire pe[nser]

(1) Ueber Binde gewebeszellen *Arch. für mikr. Anatomie*, t. II, p. 176.
(2) Beitrage zur Kenntniss der Anilin faerbungen und ihre Verwendung in de[r] mi-
croscopische Technick. *Arch. für mikr. Anat.*
(3) Il en est qui mesurent à peine 3 μ de largeur et d'autres qui peuvent atte[indre]
plusieurs centièmes de millimètre.

qu'ils sont formés de *fibrilles* intimement unies entre elles. A l'aide de la dissociation on arrive facilement à séparer ces fibrilles, soit que l'on emploie un *réactif chimique* (acide picrique) pour dissoudre le ciment qui les unit ; soit que l'on examine, comme l'a fait RANVIER, le *tissu conjonctif envahi par un phlegmon*. Dans ce cas, il suffit d'agiter dans l'eau un fragment de tissu pour mettre les fibrilles en liberté. Certains réactifs gonflent les fibrilles conjonctives et donnent aux faisceaux un aspect particulier qu'il est très intéressant d'observer. Si l'on traite une préparation de tissu conjonctif, *fortement colorée au carmin*, par de l'*acide acétique* on voit les faisceaux se gonfler inégalement de façon à montrer des ventres séparés par des étranglements qui donnent l'apparence de *véritables anneaux*. Quand l'action de l'acide acétique est convenable les *parties*

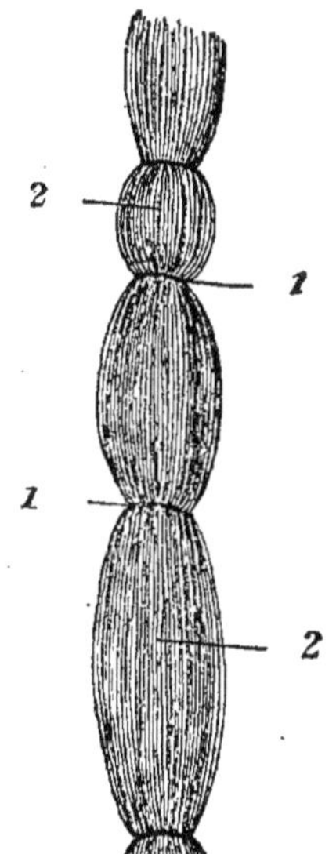

FIG. 20. — Faisceau conjonctif.

1. Fibres spirales de HENLE.

2. Ventres formés par la substance conjonctive qui s'est gonflée sous l'action de l'acide.

renflées sont devenues *incolores* et transparentes, les anneaux ont conservé la *couleur rouge* du carmin. Ces anneaux, véritables colliers, qui forment parfois des spirales autour du faisceau conjonctif, ont reçu le nom de *fibres spirales de* HENLE. Cet anatomiste pensait qu'il y avait, au niveau des étranglements, de véritables fibres élastiques enserrant les fibrilles. Il est facile de démontrer l'inexactitude de cette interprétation, car les fibres élastiques se colorent en jaune et non en rouge par le picro-carminate, en outre la potasse dissout entièrement les faisceaux conjonctifs et respecte au contraire les fibres élastiques. Il est probable que les faisceaux conjonctifs sont enveloppés d'une *membrane extrêmement mince* présentant en certains points des *épaississements*, plus résistants aux acides, qui donnent l'illusion des fibres circulaires ou spirales de HENLE. Dans les tissus œdématiés les fibres de HENLE sont apparentes sans qu'il soit besoin de faire agir l'acide acétique.

Les faisceaux conjonctifs sont donc formés :

1º Par un paquet de fibrilles intimement unies par un ciment ;

2º Par une membrane enveloppe épaissie de distance en distance de façon à simuler de véritables fibres ou liens constricteurs.

Jamais on ne trouve de noyau ou de cellule dans leur épaisseur (RANVIER).

3) *Fibres élastiques.* — Elles se montrent sous forme de fibres cylindriques, à bords nets et parallèles, d'un diamètre extrêmement variable, qui se *ramifient* et s'anastomosent, en conservant toujours

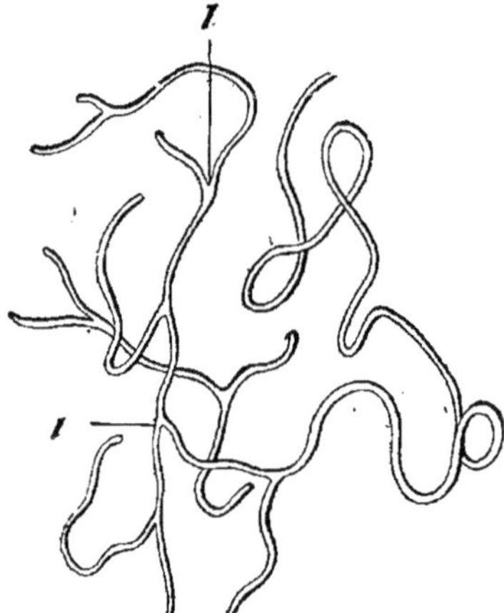

FIG. 21. — Fibres élastiques.

1, 1. Anastomoses de ces fibres.

un trajet rectiligne. Leur couleur naturelle est *jaune paille*, leur aspect homogène. Traitées par le *picro-carminate* elles se colorent en jaune ; l'*éosine* leur donne une belle teinte rouge ; le *carmin* est sans action sur elles. La substance élastique présente une grande résistance aux réactifs chimiques : l'*eau bouillante* ne la dissout point même après une ébullition de plusieurs heures ; l'*acide acétique* concentré n'attaque nullement à froid les fibres élastiques ; les solutions de *potasse* ou de *soude* ne les dissolvent qu'à la température de l'ébullition ; le *suc gastrique* les laisse intactes, de sorte qu'on retrouve dans les déjections des fibres élastiques provenant des aliments qui ont été ingérés. L'*acide osmique* fait apparaître, au sein des fibres des granulations très réfringentes. Cette réaction montre que les fibres, élastiques sont formées de grains réfringents ovalaires noyés dans une substance homogène qui les unit (RANVIER). A côté de cette résistance de la substance élastique aux agents chimiques, nous devons signaler ce fait curieux que toutes les fois qu'une inflammation envahit une région, les fibres élastiques sont détruites les premières.

4) *Cellules lymphatiques. Plasma. Vaisseaux et nerfs.* — En outre des éléments que nous venons d'étudier, on trouve dans le tissu conjonctif des *cellules lymphatiques*, du *plasma*, des *vaisseaux* et *des nerfs*.

Les *cellules lymphatiques* ne diffèrent pas des cellules du même nom que l'on observe dans le sang et dans la lymphe, nous les étudierons plus loin.

Le plasma représente du sérum sanguin qui a transsudé à travers les capillaires et qui chemine dans les mailles du tissu conjonctif lâche (1). Il ressemble au plasma de la lymphe dont il diffère cependant en ce qu'il ne contient pas de fibrine et n'est pas spontanément coagulable.

Les *vaisseaux* se montrent sous la forme de capillaires très fins qui partent des branches volumineuses qui ne font que traverser le tissu cellulaire pour se rendre aux organes voisins. Les *nerfs* ne font que traverser le tissu conjonctif lâche qui n'a pas de terminaisons nerveuses propres.

B. **Texture.** — Le tissu conjonctif lâche avait été appelé par BICHAT « tissu cellulaire ». Cette dénomination ne peut plus être acceptée aujourd'hui, car elle repose sur une conception erronée de sa texture. En insufflant ce tissu, BICHAT croyait que les cellules

(1) Voir *Origine des lymphatiques.*

qu'il produisait étaient réelles, et que les éléments conjonctifs étaient agencés de façon à former des alvéoles communiquant entre eux. Une injection interstitielle, d'eau ou d'un liquide coloré, nous prouve que ces cellules ne communiquent pas, et qu'elles sont le résultat du refoulement des éléments par l'injection. En réalité, les *faisceaux connectifs* et les *fibres élastiques* s'entre-croisent dans toutes les directions. Le *plasma* et les *cellules* sont compris entre ces éléments. Le *corps* des cellules conjonctives repose, en général, sur deux ou trois faisceaux, leurs *prolongements* se portent dans tous les plans, sans suivre régulièrement la direction des faisceaux (RENAUT), ils s'anastomosent entre eux et avec ceux des cellules voisines.

§ 2. — Tissu adipeux.

Ce tissu pourrait être considéré comme une variété de tissu conjonctif lâche ; cependant la localisation de la graisse, en certains points déterminés du tissu conjonctif lâche, nous autorise à l'étudier séparément.

A. **Structure**. — Le tissu adipeux est formé par les *éléments du tissu conjonctif* auxquels vient s'ajouter la *vésicule adipeuse*.

Examinée sur un animal récemment tué, elle nous apparaît comme une cellule sphérique à bords opaques. Sur un animal tué depuis

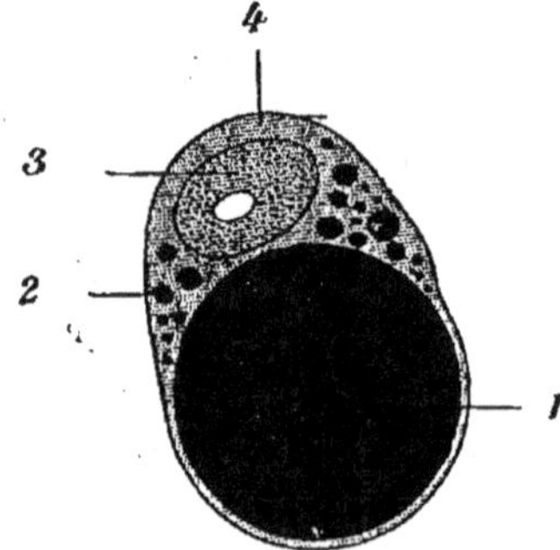

FIG. 22. — Vésicule adipeuse.

1. Grosse goutte de graisse.
2. Gouttelettes qui ne sont pas encore fusionnées avec la goutte principale.
3. Noyau.
4. Protoplasma.

longtemps la graisse s'est solidifiée ; les cellules ont pris alors, par pression réciproque, la forme polyédrique et présentent, dans leur intérieur, des cristaux en aiguilles. La structure de la cellule adipeuse ne se montre bien qu'à l'aide de l'*acide osmique* ou du *bleu de quinoléine*.

Après avoir fait agir ces réactifs on voit que la cellule adipeuse est formée :

1° D'une *membrane enveloppe*, véritable capsule qui limite la vésicule ;

2° D'une *mince lame de protoplasma* immédiatement appliquée contre la face interne de la membrane enveloppe. En un point, la couche protoplasmique présente un *épaississement* au centre duquel se trouve le *noyau* ;.

3° D'une grosse *goutte de graisse* qui occupe le centre de la vésicule et l'emplit presque entièrement. D'après certains auteurs la goutte de graisse est séparée du protoplasma qui l'entoure par une *mince couche de liquide plasmatique*.

Les principales réactions micro-chimiques de la graisse sont les suivantes : elle est soluble dans l'*éther* et le *chloroforme* ; l'*acide osmique* la colore en noir ou en brun ; le *bleu de quinoléine* la teint en bleu. La *teinture d'orcanette*, obtenue en faisant macérer la racine d'orcanette dans l'alcool à 90°, la colore en rouge (1).

B **Texture**. — Les vésicules adipeuses forment des agglomérations affectant la disposition lobulaire. Chaque lobule est séparé du lobule voisin, par du tissu conjonctif lâche qui sert de support aux vaisseaux et pénètre, avec ceux-ci, dans l'intérieur même des lobules. Il est remarquable de voir combien les pelotons adipeux sont richement vascularisés surtout si on les compare au tissu conjonctif lâche ordinaire. Si nous examinons une artériole du tissu adipeux nous voyons qu'elle émet de nombreuses branches auxquelles sont appendues les lobules adipeux sous forme de petites masses ovalaires. La figure ainsi formée ressemble assez bien à une feuille composée, aussi le professeur RENAUT a-t-il donné à ces vaisseaux le nom de *réseaux limbiformes*.

Les capillaires dessinent, autour des vésicules, un réseau à larges mailles mesurant le même diamètre que les cellules.

Si l'on étudie la formation de la graisse, sur des embryons ou sur des animaux qui viennent de naître, on voit que la structure lobulée du tissu adipeux est très évidente et que chaque lobule paraît être sous la dépendance d'un vaisseau. La graisse apparaît dans les cellules sous forme de gouttelettes qui, dès qu'elles ont atteint un certain volume, se fusionnent entre elles de façon à former un amas plus

(1) La vésicule adipeuse mesure de 100 à 130 μ.

considérable qui refoule, vers la périphérie, le protoplasma et le noyau. La membrane enveloppe se montre bientôt, elle paraît être due à une véritable sécrétion du protoplasma.

Le tissu adipeux se localise dans certaines régions du corps. Il est surtout abondant : à la paume de la main et à la plante des pieds ; au niveau de l'abdomen, autour des articulations ; il manque sur le dos de la main et du pied, sur la ligne médiane de l'abdomen et du dos. Le tissu conjonctif de la verge, du scrotum et de la paupière ne contient pas traces de graisse.

§ 3. — Tissu conjonctif membraneux.

Le tissu conjonctif membraneux est encore désigné sous le nom de tissu séreux. Il comprend, en effet, l'ensemble des séreuses que l'on pourrait définir, au point de vue histologique, « des membranes conjonctives minces et transparentes, destinées à tapisser les parois des cavités séreuses et les organes contenus dans ces cavités ». Nous étudierons, parmi les séreuses splanchniques, le *péritoine*, le *mésentère* et l'*épiploon*, nous passerons ensuite à l'étude des *synoviales*.

A. Péritoine. — La membrane séreuse, qui constitue le péritoine, présente une épaisseur variable suivant que l'on considère le feuillet *viscéral* ou le feuillet *pariétal*. Sur les parois de l'abdomen elle est épaisse et mesure 90 à 130 μ, sur l'intestin elle est mince et atteint seulement 45 à 46 μ. Le tissu conjonctif sous-séreux, analogue au tissu cellulaire sous-cutané, unit le péritoine aux organes sous-jacents. C'est ce tissu qui se charge de graisse chez les individus atteints d'embonpoint.

La membrane séreuse comprend deux couches : une couche *épithéliale* et une couche *conjonctive*.

1º *Couche épithéliale*. — Elle appartient à la variété des couches endothéliales et est formée, comme elles, par une seule assise de cellules plates, polygonales, à bords nets et rectilignes. Le corps cellulaire, extrêmement mince et transparent, mesure à peine 1 ou 2 μ d'épaisseur ; le noyau ovalaire ou arrondi est situé tantôt au centre de la cellule, tantôt au niveau de l'un des bords. Comme il est plus épais que le corps cellulaire, il existe, à son niveau, une véritable bosselure. Les cellules, intimement unies par leur bord au moyen d'un ciment, forment à la surface du péritoine une couche continue comparable à un pavage régulier (1).

2° *Couche conjonctive*. — La couche conjonctive est formée de *faisceaux conjonctifs*, de *cellules fixes*, de *fibres élastiques* et d'une *substance amorphe*. Tous ces éléments seront décrits quand nous ferons l'étude du mésentère, il nous suffit d'ajouter ici que l'aspect lisse de la surface libre du péritoine n'est pas dû uniquement, comme on serait tenté de le croire, à la présence des cellules épithéliales. Après la mort, quand l'endothélium a disparu, la membrane épithéliale conserve encore son aspect lisse et poli grâce à la présence de la substance amorphe qui unit ses différents éléments.

B. **Mésentère**. — Le mésentère est formé de deux *feuillets péritonéaux* unis l'un à l'autre par une *trame* de tissu *conjonctif lâche* dans laquelle se trouvent les *vaisseaux*, les *ganglions* et les *nerfs*. Il existe donc dans cette membrane *trois feuillets* : deux feuillets superficiels non vasculaires et un feuillet profond ou moyen vasculaire. Ce dernier n'étant autre chose que le tissu cellulaire sous-péritonéal, nous n'avons pas à l'étudier, les deux feuillets superficiels possédant la même structure il suffira donc de décrire l'un deux. Si nous allons de la *surface* à la *profondeur* nous trouvons les éléments suivants :

1° Une *couche endothéliale* semblable à celle que nous avons décrite dans le péritoine. Quand on a soumis le mésentère à l'action du *nitrate d'argent* les contours de ces cellules sont marqués par un fin *liséré noir*, qui présente en certains endroits des *lacunes* indiquées tantôt par un épaississement du liséré, tantôt par un espace clair. Ce sont ces lacunes qui ont été considérées par certains histologistes comme des orifices, véritables *stomates*, faisant communiquer la cavité séreuse avec les lymphatiques. On est d'accord aujourd'hui pour admettre que ces stomates n'existent pas et représentent de simples accidents de préparation. Toutefois les cellules lymphatiques ne se privent pas de traverser la membrane pour aller des vaisseaux dans la cavité péritonéale ou en sens contraire ; mais elles ne passent pas à travers des orifices préformés, elles traversent les cellules ou les écartent au moment même de leur migration.

(1) La structure intime de ces cellules a été décrite quand nous avons fait l'étude du tissu épithélial et en particulier des cellules endothéliales des séreuses. Voyez p. 31.

2º Au-dessous de la couche endothéliale on trouve çà et là des *cellules plates*, granuleuses, sans contours bien nets, qui sont étalées à la surface de la membrane. D'après RANVIER ce sont là des cellules semblables à celles du tissu conjonctif lâche : elles ne diffèrent de ces dernières, que par leurs rapports avec les faisceaux con-

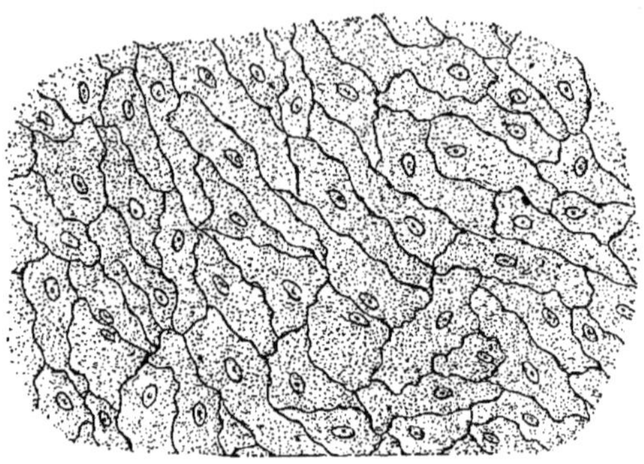

FIG. 23. — Endothélium du mésentère.

nectifs. Au lieu d'être appliquées *contre les faisceaux* elles sont *étalées à la surface* de la membrane au-dessous de l'endothélium.

3º Le plan suivant comprend la *trame du feuillet péritonéal* qui est formée par des *faisceaux conjonctifs*, par un *réseau élastique* et enfin par une *substance unissante.*

Les *faisceaux conjonctifs* sont rectilignes et se dirigent dans toutes les directions, ils s'entre-croisent souvent à la façon « de deux anses de fil placées l'une dans l'autre ». Comme le fait remarquer RANVIER, ils peuvent se diviser, mais jamais ils ne s'anastomosent entre eux. Alors qu'il paraît y avoir une anastomose entre deux faisceaux, on peut se convaincre, par un examen attentif, qu'il y a simplement accolement d'une partie de leurs fibres.

Le *réseau élastique* est d'une finesse extrême. Les fibres sont nombreuses, rectilignes, fréquemment anastomosées. Au point de conjugaison de deux fibres l'espace, qui les sépare, est comblé par une *lame élastique* percée d'orifices à tel point qu'on peut considérer le réseau élastique du mésentère comme une membrane fenêtrée dont les ouvertures seraient très inégales (RANVIER). Cette disposition est très marquée dans le mésentère du lapin, mais chez l'homme il n'en est pas ainsi. Les fibres élastiques forment un réseau très riche, à mailles étroites, dont les nœuds sont très rarement aplatis en forme de lamelles.

La *substance unissante* est placée entre les faisceaux. Complètement amorphe, hyaline, elle n'est visible qu'après coloration par le carmin qui la teint en rose, ce qui fait croire qu'il s'agit d'une substance conjonctive (1).

C. Grand épiploon. — Au point de vue de la grosse anatomie il existe trois grands types d'épiploon : 1º l'épiploon *plein* du fœtus ; 2º l'épiploon *perforé* ; 3º l'épiploon *réticulé*.

1º ÉPIPLOON PLEIN. — Chez le fœtus humain l'épiploon est constitué par une *lame pleine* semblable à celle du mésentère. On peut distinguer dans cette membrane :

a. — Un *feuillet connectif* dans lequel entrent des éléments identiques à ceux du feuillet mésentérique, à savoir : des *faisceaux connectifs* ; des *cellules plates* ; un *réseau élastique* et une *substance unissante.*

b. — Un *plan endothélial* tapissant chacune des faces de la membrane.

2º ÉPIPLOON PERFORÉ. — Chez le lapin adulte l'épiploon est percé de trous répartis d'une façon très irrégulière. Le mécanisme suivant lequel se forment ces trous a été très bien étudié par RANVIER. Ils sont produits par l'activité amiboïde des cellules lymphatiques qui se fixent sur l'épiploon tendu dans la cavité péritonéale et s'insinuent tantôt à travers les cellules, tantôt dans les interstices qui les séparent. Au début, le trou qui a livré passage à la cellule migratrice est petit, mais plus tard, comme il devient le chemin habituel de groupes nombreux de cellules lymphatiques, il s'étend progressivement et atteint des dimensions plus grandes, telles qu'on les observe dans l'épiploon. Cette membrane est formée d'un feuillet connectif constitué par des *faisceaux* et des *cellules du tissu conjonctif*, par un *réseau élastique*, par une *substance unissante* et par des *vaisseaux.*

Sous le nom de *taches laiteuses*, RANVIER a décrit, dans l'épiploon du lapin, des taches circulaires ou ovalaires légèrement saillantes qui tranchent par leur *opacité* sur la transparence de l'épiploon. Il existe deux variétés de taches laiteuses :

(1) On trouve dans la couche conjonctive du mésentère du chat des corpuscules de Pacini sur lesquels nous reviendrons.

1° Les taches laiteuses *vasculaires*, siège d'un mouvement vaso-
formatif que nous étudierons quand nous ferons l'histoire du développement des vaisseaux et des globules du sang.

2° Les taches laiteuses *non vasculaires* au niveau desquelles on
observe une accumulation de cellules lymphatiques qui se sont amas-
sées au-dessous de l'endothélium entre les faisceaux connectifs de la
membrane.

3° ÉPIPLOON RÉTICULÉ. — Quand les trous produits par l'activité
migratrice des globules blancs sont devenus très nombreux, l'épiploon
prend l'aspect d'un réseau d'une *fine dentelle* dont les mailles, de
grandeur variée, sont limitées par des faisceaux connectifs. L'épiploon
de l'homme adulte appartient à cette catégorie d'épiploons réticulés.
Comme nous l'avons déjà indiqué, l'épiploon du fœtus et de l'enfant
nouveau-né est formé par une membrane mince, continue, composée
de deux feuillets pleins, adossés l'un à l'autre. Plus tard, l'épiploon
s'allonge et forme au-devant des intestins une bourse aplatie. On
peut lui distinguer une lame antérieure et une lame postérieure formées chacune de deux feuillets, de telle sorte que l'épiploon se compose à ce moment de quatre feuillets séreux réunis deux à deux.
Chez l'adulte il est impossible de démontrer l'existence des quatre
feuillets par suite de l'union plus ou moins intime qui s'est établie
entre eux et de la *fenêtration de la membrane*. Le grand épiploon
se montre sous forme d'un réseau élégant bien que très irrégulier dans
les dimensions de ses mailles et de ses travées. Il présente à considérer des *mailles* et des *travées* conjonctives.

a) Les *mailles* représentent des polygones dont les côtés sont formés par des lignes légèrement courbes. Leurs dimensions sont très
variables ; les plus petites sont comblées par des cellules migratrices.

b) Les travées sont formées de *faisceaux conjonctifs*, de *cellules conjonctives* et d'un *revêtement épithélial*. Les plus grosses renferment seules des vaisseaux.

Les *faisceaux conjonctifs* ne forment pas des anneaux complets
autour de chaque maille du réseau, mais ils sont simplement écartés
de telle sorte qu'une de ces mailles est bordée par deux, trois, ou par un
plus grand nombre de faisceaux qui continuent leurs parcours et vont
concourir à la délimitation des mailles voisines. Ces faisceaux s'éloi-
gnent, se rapprochent et s'entrelacent comme les fils d'une dentelle
(RANVIER). Le professeur RENAUT donne une comparaison qui fait

bien saisir la disposition de ces faisceaux. « Supposez une étoffe formée de fils entremêlés dans toutes les directions ; avec un poinçon à broder, renflé, au delà de la pointe, en forme de ventre, piquez sur cette étoffe un certain nombre de trous. Le poinçon en pénétrant écarte d'abord les fils entremêlés, puis à mesure qu'il s'enfonce ces fils s'écartent à droite et à gauche en affectant par rapport au trou une disposition curviligne. Si les trous sont rapprochés et percés au hasard les fils de l'étoffe bordant l'un d'eux peuvent très bien être déviés à droite et en courbe ouverte à gauche, tandis qu'au voisinage d'un autre trou voisin, ces mêmes fils, se poursuivant dans toute la largeur de l'étoffe, sont déviés à gauche suivant une courbe ouverte à droite, etc. Chaque fil au lieu d'être tendu dans sa direction propre, marchera de la sorte dans les intervalles des trous avec une série d'inflexions sinueuses ; c'est exactement de la même façon que se comportent les faisceaux connectifs de l'épiploon dans un point fenêtré. Ainsi donc un trou est limité par trois, quatre ou cinq mèches de faisceaux qui à son voisinage se disposent en éléments de courbe pour reprendre d'autres inflexions, plus loin, quand ils viennent à longer d'autres trous. »

Les *cellules fixes* sont situées dans les espaces triangulaires qui

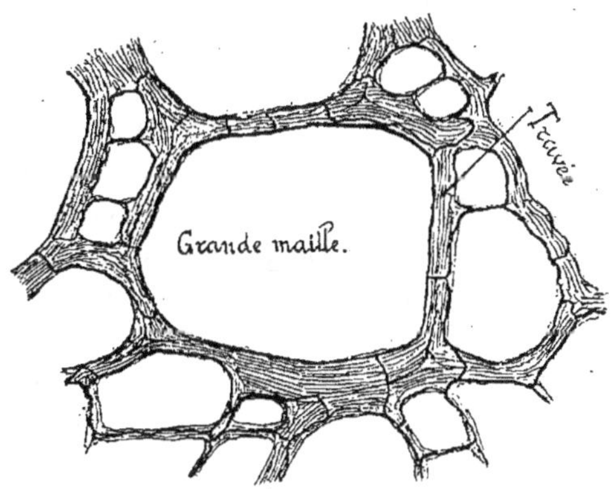

FIG. 24. — Épiploon réticulé.

se trouvent au niveau des points de réunion des travées. Ces cellules, à noyau ovalaire, présentent des prolongements rameux qui s'étendent entre les faisceaux et vont s'anastomoser avec des prolongements semblables issus des cellules voisines.

L'*endothélium* est formé de cellules lamellaires semblables à celles qui tapissent le péritoine et le mésentère. Un seul détail mérite de nous arrêter un instant, c'est la disposition qu'elles affectent vis-à-vis des travées conjonctives. Elles s'étalent et se moulent à la surface de ces travées en suivant les irrégularités et les courbures qu'elles présentent. Quand la travée est extrêmement mince, une seule cellule suffit à la revêtir, pour cela elle s'enroule autour de la travée et se soude par ses deux bords opposés ; elle forme ainsi une véritable gaine unicellulaire.

§ 4. — **Des Clasmatocytes**.

Ces derniers temps le professeur RANVIER a décrit, sous le nom de *clasmatocytes*, des éléments particuliers que l'on observe dans les membranes connectives minces des vertébrés (grand épiploon des mammifères, mésentère des batraciens anoures ou urodèles, etc.). La membrane étant convenablement tendue, on laisse tomber à sa surface quelques gouttes d'acide osmique à 1 p. 100, on lave à l'eau distillée et on colore à l'aide d'une solution étendue de violet 5 B.

Chez les urodèles (triton, salamandre maculée, etc.), les clasmatocytes ont de très grandes dimensions et présentent des caractères spécifiques très accusés. « Ils s'y montrent sous forme de *cellules fusiformes* ou *arborisées*, dont la longueur peut atteindre 1 millim. Ce sont des cellules colossales. Sous l'influence du violet de méthyle 5 B elles se sont *colorées en violet* tirant sur le rouge, et cette teinte est tellement vive que d'emblée elle attire l'attention sur ces singuliers éléments. Leurs *noyaux* sont colorés plus faiblement que le protoplasma et n'ont qu'une légère teinte bleuâtre. Leurs *prolongements* sont simples ou ramifiés ; ils ne s'anastomosent pas pour former un réticulum, contrairement à ceux des cellules pigmentaires que l'on observe parfois à côté dans le champ du microscope ; ils ont un trajet plus ou moins sinueux et sont alternativement renflés et rétrécis. Les *parties renflées* ont un volume variable, sont irrégulières et contiennent des granulations fines arrondies et pressées les unes contre les autres. Les *parties rétrécies* sont souvent très réduites et se voient alors à un fort grossissement comme des minces filaments. Ceux-ci peuvent disparaître de telle sorte que des portions de la cellule se sont *détachées* de son corps et sont devenues indépendantes. Ainsi se forment, dans le voisinage immédiat des clasmatocytes et surtout à l'extrémité de leurs prolongements, des îlots de granulations de volume variable, répandues dans les mailles du tissu conjonctif. Cette sorte de sécrétion par effritement du protoplasma paraît être le caractère essentiel de ces éléments, de là le nom de clasmatocytes (κλασμα, ατος fragment, et κυτος cellule).

Chez les *batraciens anoures* les clasmatocytes ne sont ni aussi grands ni aussi ramifiés que chez les urodèles. Chez les *mammifères* les fusiformes sont plus nombreux. Chez tous les animaux, observés par le professeur RANVIER, leurs prolongements, quel qu'en soit le nombre, se terminent toujours par des bourgeons. Il y a aussi des bourgeons sur leurs parties latérales. Ces bourgeons se détachent, se fragmentent et produisent des grains. Le nombre des clasmatocytes est variable : chez la *grenouille rousse* (R. Temporaria), dans une membrane extrêmement mince qui entoure l'œsophage et qui sépare la cavité pleuro-péritonéale du sac lymphatique péri-œsophagien on en compte une centaine par millimètre carré. Dans le *grand épiploon des mammifères* ils sont en nombre bien plus considérable. On n'observe, dans ces cellules, aucun déplacement, aucun mouvement que l'on puisse qualifier d'amiboïde. Les clasmatocytes ne sont pas des cellules migratrices et cependant ils proviennent de cellules migratrices de leucocytes, qui, après être sortis des vaisseaux sanguins, ont voyagé dans les interstices du tissu conjonctif. On trouve, en effet, tous les intermédiaires entre les leucocytes et les clasmatocytes. Parmi les cellules colorées par le violet 5 B certains éléments ont les dimensions, les noyaux tortueux et bosselés des leucocytes, d'autres ont une forme plus compliquée et un volume plus considérable ; d'autres, plus volumineux encore, ont des prolongements plus ou moins compliqués qui les rapprochent des clasmatocytes.

Les clasmatocytes proviennent donc de certains leucocytes ayant évolué dans une direction particulière. Chez le *Triton crêté* ou la salamandre maculée le volume du clasmatocyte est au moins cent fois plus grand que celui du leucocyte. Par conséquent, le leucocyte sorti des vaisseaux sanguins par diapédèse et établi dans le tissu conjonctif, s'y engraisse, émet des pseudopodes et subit l'évolution particulière qui en fait un clasmatocyte, puis abandonne par fragmentation, par effritement, une partie de sa substance qui très probablement est utilisée par l'organisme (1). »

(1) RANVIER. Des Clasmatocytes. Communication à l'Académie des sciences.

§ 5. — Éléments anatomiques de la sérosité péritonéale.

La cavité péritonéale contient une très petite quantité de sérosité qui a été étudiée par le professeur RANVIER (1). « Le liquide péritonéal se coagule à la façon de la lymphe ou du sang au bout d'un temps variable. Ce temps est généralement plus court chez le lapin que chez le rat; il y a de grandes différences individuelles.

L'examen microscopique conduit à y reconnaître la présence des *globules rouges* du sang. Quelles que soient les précautions prises pour l'ouverture de l'abdomen (fer rouge), ces globules s'y montrent toujours. On doit donc les considérer comme des éléments normaux physiologiques, non accidentels, de la cavité péritonéale.

Les autres éléments, qu'on y observe, sont des *cellules incolores, sphériques*, dont le volume, la structure, varient suivant les animaux. Chez le *lapin*, les cellures incolores paraissent toutes avoir à peu prés la même structure, bien que leur diamètre varie entre 6 et 20 μ. Les cellules de 20 μ sont nombreuses ; souvent elles contiennent des granulations distinctes ; plusieurs présentent un certain nombre de vacuoles. Il se peut que ces vacuoles soient assez nombreuses, assez petites et assez irrégulières, pour simuler un état granuleux. Mais on ne doit pas s'y méprendre, les vacuoles deviennent obscures quand, après avoir mis au point, on éloigne l'objectif, tandis que les granulations paraissent brillantes dans les mêmes conditions.

Il n'y a pas dans le sang ou la lymphe de cellules aussi grandes. Si donc les cellules de 20 μ de la sérosité péritonéale du lapin sont des cellules lymphatiques, elles ont dû se modifier après avoir passé des vaisseaux lymphatiques ou sanguins dans la cavité du péritoine.

Lorsqu'on élève la température de la préparation à 38° C., on constate que la plupart des cellules incolores de la sérosité péritonéale sont amiboïdes, c'est-à-dire que, sous l'influence de la chaleur, elles émettent des prolongements à l'aide desquels elles se déplacent dans la préparation. Mais toutes ne sont pas également actives. Certaines réagissent presque de suite. D'autres qui les avoisinent et sont, par conséquent, dans les mêmes conditions, restent immobiles pendant une ou plusieurs minutes avant de se mettre en mouvement. Enfin, il en est, surtout parmi les plus grandes, qui ne bougent d'aucune façon pendant la durée de l'observation.

(1) RANVIER. Communication à l'Académie des sciences.

Chéz le *rat*, il y a, comme chez le lapin, des cellules incolores de différents diamètres. Il y en a d'amiboïdes et d'autres qui ne le sont pas. Ces dernières présentent des caractères très remarquables qui permettent de les reconnaître d'emblée sans avoir recours à l'élévation de la température. Elles ont 20 à 25 μ de diamètre, sont sphériques, ou ont la forme d'une sphère plus ou moins aplatie, elles sont chargées de granulations réfringentes et laissent voir, à leur centre, un noyau globuleux. Ce noyau phénomène exceptionnel, est la partie la moins réfringente de la cellule ; aussi, devient-il obscur lorsque, après avoir mis au point, on éloigne un peu l'objectif. Les granulations de ces cellules ne se dissolvent pas dans l'alcool, elles ne deviennent pas noires sous l'influence de l'acide osmique, ce ne sont donc pas des granulations graisseuses. Elles se colorent facilement et vivement quand on les soumet à l'action de la plupart des couleurs d'aniline. Ces cellules se rapprochent beaucoup des mastzellen d'ERLICH.

Elles ne se fragmentent pas à la manière des clasmatocytes, mais elles subissent une désagrégation totale qui paraît être le terme de leur évolution.

Le liquide péritonéal du *chat* renferme des *cellules lymphatiques* et d'autres *éléments singuliers* dont les dimensions sont relativement considérables (30 μ 50 et 100 μ). Ils sont sphériques ou ovoïdes, lisses ou bosselés. Dans un certain nombre d'entre eux, se montrent des vésicules isolées ou confluentes. Ils ne sont pas amiboïdes. On n'y voit pas de noyau pendant la vie ; mais après l'emploi des matières colorantes, on en peut observer un grand nombre. Ce sont de grandes cellules à noyaux multiples et phylasiphores, comme on peut en voir chez l'homme dans le cancer colloïde du péritoine (1).

Tandis que les cellules lymphatiques amiboïdes du liquide péritonéal du chien, du lapin et du chat, contiennent du glycogène, les grandes cellules non amiboïdes n'en contiennent pas.

§ 6. — Synoviales.

Les synoviales représentent des membranes séreuses qui tapissent toutes les parties en rapport avec les cavités articulaires sauf les carti-

(1) On trouve dans le liquide péritonéal de certains batraciens des cellules voisines par eurs caractères des grandes cellules granuleuses, non amiboïdes, dont nous venons de parler.

lages. Elles sont formées de deux couches superposées : l'*externe* de nature *fibreuse;* l'*interne* de nature *épithéliale.*

1) *Couche épithéliale.* — La structure de la couche épithéliale a donné lieu à de nombreuses controverses. Sans parler des auteurs qui ont nié l'existence de cette couche et dont l'opinion ne saurait plus être discutée aujourd'hui, nous résumerons les opinions qui ont eu cours dans la science. KöLLIKER (1) décrit un épithélium stratifié formé de trois ou quatre assises de grandes cellules pavimenteuses qui mesurent 11 à 17 μ et renferment un noyau arrondi. Telle est aussi l'opinion de HENLE, de VOLKMAN et de SOUBBOTINE. Ce dernier histologiste donne même une description toute spéciale des cellules de la couche superficielle qu'il compare à des *cellules calciformes* et qui contiendraient des gouttes de grosseur variable, qu'il croit être de la synovie. D'après COLOMIATI, BAUTZEN, CORNIL et RANVIER, le revêtement des synoviales serait formé par une *seule assise de cellules endothéliales* entièrement semblables à celles qui tapissent les membranes séreuses. Cette dernière description paraît exacte, du moins en ce qui concerne les *surfaces planes* de la membrane séreuse. Nous verrons, plus loin, que l'épithélium affecte à la surface des *villosités synoviales* une disposition spéciale qui doit être décrite séparément.

2) *Couche fibreuse.* — La couche fibreuse est formée de *faisceaux* et de *cellules conjonctives,* de *fibres élastiques,* d'une *substance unissante,* de *vaisseaux* et de *nerfs.*

Les *faisceaux conjonctifs* se montrent tantôt isolés, tantôt réunis en faisceaux. Dans les couches internes les fibrilles sont peu distinctes et dans les couches externes elles sont entre-croisées dans toutes les directions.

Les *cellules conjonctives* abondent dans les couches internes. Dans certains points il n'est pas rare de trouver des *cellules adipeuses* ordinaires disséminées dans les mailles du tissu conjonctif ; quelquefois aussi, mais moins souvent, on rencontre des *cellules du cartilage* avec leur capsule (KöLLIKER).

Les *fibres élastiques* sont extrêmement minces et onduleuses.

La *substance unissante* est située entre les faisceaux et recouvre même leur surface, comme un vernis qui sépare la trame fibreuse

____

(1) Éléments d'histologie humaine.

de l'épithélium. C'est cette substance qui a été décrite par Todd et Bowman sous le nom de *basement membrane* ; elle est complètement amorphe et hyaline.

Les *vaisseaux sanguins* sont largement représentés dans les synoviales ; les *vaisseaux lymphatiques* ont été niés par certains auteurs (Robin, Cadiat) et admis par d'autres. Tillmans en a donné une description qui mérite d'être vérifiée : d'après cet histologiste, il y aurait, au-dessous de l'endothélium, un réseau lymphatique plus superficiel que le réseau capillaire sanguin. De ce réseau partiraient des troncs plus volumineux qui s'enfonceraient dans l'épaisseur de la membrane. Bien que l'existence de ces vaisseaux ne soit pas anatomiquement prouvée, il semble néanmoins que leur existence ne doive pas être mise en doute. La preuve en est dans ce fait pathologique, à savoir, que les lymphangites du membre inférieur s'accompagnent souvent d'un épanchement dans le genou.

Les *nerfs* existent-ils dans les synoviales ? ces membranes sont sensibles, on peut les déchirer et les pincer sur un animal sans produire de la douleur. Sappey affirme n'avoir jamais pu trouver de fibres nerveuses dans les synoviales, cependant Nicoladoni et Krause ont décrit des terminaisons nerveuses spéciales :

Nicoladoni admet l'existence d'un *réseau sous-endothélial* d'où partiraient des fibrilles cylindres-axes *terminées en bouton* au voisinage des cellules.

Krause prétend avoir découvert des *corpuscules nerveux* spéciaux dans la trame conjonctive, immédiatement au-dessous de la couche épithéliale. D'après certains auteurs ces corpuscules n'appartiennent pas à la synoviale, mais au tissu fibreux péri-articulaire.

Telle est la structure de la *portion plane* des synoviales ; il nous reste à étudier les *prolongements* nombreux qui font saillie à la surface interne de ces membranes.

Il existe des prolongements dans toutes les articulations, mais principalement dans les articulations un peu larges (genou, hanche). Leur bord irrégulièrement découpé les a fait comparer à des *franges*. Elles sont surtout abondantes au niveau des interlignes articulaires où elles entourent les cartilages à la manière d'une couronne. Si on les examine sous l'eau on voit que certaines d'entre elles affectent la forme de replis *lamelleux et foliacés* qui, en se superposant les uns aux autres, forment des bouquets de franges dont l'aspect varie à l'infini ; les autres ressemblent a des *filaments* et à des *villo-sités* plus ou moins longues, on les rencontre à la surface de la synoviale, mais surtout au niveau des bords libres des franges (1).

Les franges synoviales sont constituées par *deux feuillets* de la membrane séreuse réunis par du *tissu conjonctif* et par des *vaisseaux*.

Le *stroma conjonctif* renferme souvent des vésicules adipeuses et des cellules cartilagineuses.

Les *vaisseaux* sont extrêmement abondants, c'est même ce qui donne à la structure des franges synoviales sa physionomie propre. On y trouve de nombreuses artérioles et veinules ainsi qu'un réseau capillaire très riche formé de vaisseaux unis en anses sur les bords des franges.

L'*épithélium*, qui tapisse les prolongements, est beaucoup plus *haut* que celui qui recouvre les parties planes de la membrane.

Presque toutes les franges synoviales portent sur leurs bords de petits *appendices foliacés* ou coniques appelés *villosités synoviales* par Henle et très bien décrits par Kölliker. Ces appendices, entièrement dépourvus de vaisseaux, sont formés d'un *stroma conjonctif* et d'une *coque épithéliale* présentant souvent trois ou quatre couches d'épithélium.

§ 7. — Tissu conjonctif fasciculé.

Ce tissu est caractérisé par la disposition des faisceaux conjonctifs qui sont tous parallèles entre eux. La prédominance de l'élément conjonctif ou élastique, donne naissance à deux variétés de ce tissu : le tissu *fibreux* et le tissu *élastique* :

Tissu fibreux.

Les organes, appartenant à cette variété du tissu conjonctif fasciculé, sont presque exclusivement formés de *faisceaux connectifs,* et de *cellules conjonctives*. Au point de vue de la *forme*, ils se divisent en deux groupes : le premier comprend ceux qui ont une forme

---

(1) En outre des franges, il existe dans les articulations de la hanche et du genou des amas de graisse que les anciens auteurs avaient improprement désignés sous le nom de *glandes de Havers*.

arrondie et allongée (*tendons*, *ligaments*); le second ceux qui présentent la forme membraneuse (*aponévroses*).

Tendons.

Quand on examine la coupe transversale d'un tendon on voit que cet organe est formé d'un certain nombre de faisceaux, de volume variable, mais possédant une structure identique. C'est par la structure du *faisceau tendineux* que nous commencerons l'étude des tendons, nous indiquerons ensuite comment ces faisceaux se groupent pour constituer les gros tendons de l'homme.

STRUCTURE DU FAISCEAU TENDINEUX ÉLÉMENTAIRE : *Tendons filiformes de la queue du rat*. — Les tendons filiformes de la queue du rat, étant formés d'un faisceau unique, représentent un tendon d'une simplicité extrême qu'il est extrêmement facile d'étudier. Ces tendons sont formés de *fibres* et de *cellules conjonctives*; d'un *réseau élastique* et d'un *revêtement endothélial*.

1) *Endothélium*. — Le revêtement endothélial ressemble beaucoup à celui des séreuses; il est constitué par une seule assise de cellules lamellaires, à bords rectilignes, qu'il n'est possible de bien voir qu'après une imprégnation de nitrate d'argent.

2) *Fibres conjonctives*. — Les fibres tendineuses représentent des faisceaux du tissu conjonctif lâche; elles diffèrent cependant de ces derniers par plusieurs détails que nous allons mettre en évidence.

Leur *direction* est rectiligne et toutes les fibres, dirigées suivant l'axe du tendon, sont parallèles entre elles.

Leur *volume* est plus considérable, elles sont deux et même trois fois plus grosses que les fibres du tissu conjonctif lâche.

Leur *structure* mérite de nous arrêter un instant : C'est un tendon que l'on prend quand on veut démontrer la structure fibrillaire des faisceaux conjonctifs. Sur une coupe transversale examinée dans l'eau et à l'aide d'un objectif à grand angle d'ouverture, on voit la coupe optique des innombrables *fibrilles* qui entrent dans la composition de la fibre tendineuse.

Ces *fibrilles* se groupent en *petits faisceaux* comparables aux cylindres primitifs que LEYDIG a décrits dans les faisceaux musculaires. Chacun de ces faisceaux étant uni au voisin par une substance cimentante. Enfin, il existe, autour des fibres tendineuses, une *gaine* qui envoie dans son épaisseur des *prolongements membraniformes* anastomosés entre eux et formant au sein de la fibre un cloisonnement rétiforme. Cette gaine et ses prolongements présentent les mêmes réactions micro-chimiques que les fibres annulaires des faisceaux du tissu conjonctif lâche.

3) *Cellules tendineuses.* — Les cellules conjonctives revêtent, dans les tendons, un aspect particulier, qu'elles tirent de leurs rapports avec les faisceaux connectifs entre lesquels elles forment des *chaînes longitudinales* (chaînes de RANVIER).

Le *corps cellulaire* est rectangulaire à grand axe perpendiculaire aux faisceaux tendineux, les petits côtés du rectangle étant soudés aux côtés correspondants des cellules voisines. Il présente à considérer deux portions : une portion *centrale* et une portion *latérale*.

a. — La portion *centrale* contient un noyau ovalaire assez volumineux. Elle est formée par une masse de protoplasma incurvée à la façon d'une tuile faîtière dans laquelle on peut distinguer deux sortes

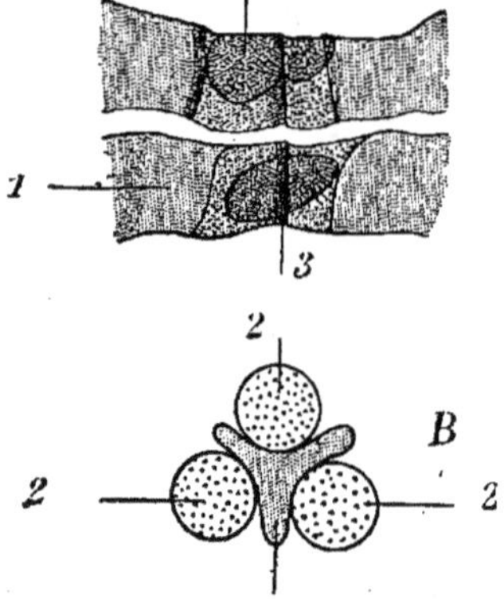

FIG. 25.

A. Cellules tendineuses.
1. Parties latérales ou ailes de ces cellules.
2. Noyau.
3. Crête d'empreinte.

B. Schéma pour montrer la formation des crêtes d'empreinte.
1. Cellule tendineuse. — 2, 2, 2. Faisceaux connectifs.

de striation : une *striation fine* produite par des granulations protoplasmiques orientées en séries longitudinales parallèles aux fibres tendineuses et une *striation plus grosse* siégeant sur la partie convexe de la cellule et représentée par des lignes, parallèles aux faisceaux tendineux, vivement colorées par le carmin.

RANVIER a démontré que ces lignes sont formées par le protoplasma cellulaire s'insinuant entre deux faisceaux connectifs, il leur a donné le nom de *crêtes d'empreinte*. Si nous considérons les rapports d'une cellule (1) avec trois faisceaux connectifs (2, 2, 2), nous verrons que le protoplasma de cette cellule, pressé contre les faisceaux, s'insinuera entre eux et formera une crête qui, vue de face, ressemblera à une ligne. (Fig. 20.)

b. — Les parties *latérales* représentent des prolongements extrêmement délicats qui s'étendent à une distance plus ou moins grande de la partie centrale. Ce sont les *expansions en ailes* des cellules tendineuses. Ces prolongements s'insinuent entre les fibres tendineuses, dans l'intervalle desquelles ils se perdent tantôt en se *terminant brusquement*, tantôt, c'est le cas le plus fréquent, en *s'anastomosant avec* les prolongements similaires issus des cellules voisines.

4) *Réseau élastique*. — Les fibres élastiques sont tellement fines qu'il est impossible de les voir à l'état frais ou même après l'action de l'acide acétique. Pour les mettre en évidence, il faut traiter un tendon par une solution chaude de potasse ou de soude.

Elles forment, dans l'épaisseur des tendons, des réseaux extrêmement ténus dont les mailles ont une direction sensiblement parallèle à celles des fibres tendineuses.

TEXTURE DES TENDONS COMPOSÉS DE L'HOMME. — Après cette étude des tendons de la queue du rat, il nous sera facile de déterminer la disposition des divers éléments qui entrent dans la composition des gros tendons de l'homme. Sur une coupe transversale on reconnaît que le corps de ces tendons est traversé par des *cloisons conjonctives*, qui les divisent en faisceaux plus ou moins volumineux. Les plus gros constituent des faisceaux *secondaires* et *tertiaires*, les plus petits représentent les faisceaux *primitifs* ou *élémentaires*. Ces derniers offrent une structure *identique à celle des tendons filiformes de la queue du rat*, seule la couche endothéliale que nous avons décrite à la surface de ces tendons fait complètement défaut (1).

Les *cloisons* ne sont pas formées par du tissu conjonctif lâche, mais par un tissu se rapprochant beaucoup de celui des tendons.

Les plus *fines* sont formées par une mince couche de fibres conjonctives affectant une direction transversale, entre lesquelles sont disposées des cellules fixes rangées comme dans les faisceaux tendi-

(1) A la *surface* des gros tendons de l'homme on ne trouve pas seulement un revêtement endothélial, mais une véritable gaine synoviale.

neux. On y trouve également un *réseau de fibres élastiques* extrêmement grêles.

Les plus *grosses* présentent la structure des faisceaux tendineux secondaires, ce sont de véritables liens fibreux transversaux (RENAUT). Dans certains tendons on trouve des *cellules adipeuses* et des *cellules cartilagineuses* situées dans les cloisons.

Le tissu tendineux est *très peu vasculaire* : les tendons simples de la queue du rat et par conséquent les faisceaux élémentaires des

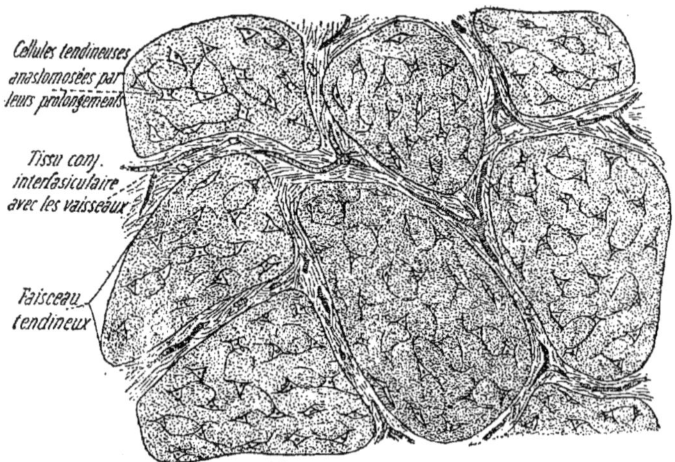

FIG. 26. — Coupe transversale d'un tendon composé.

tendons de l'homme ne renferment pas de vaisseaux. Le réseau capillaire extrêmement grêle des tendons est situé dans l'*épaisseur des cloisons* conjonctives qui divisent ces organes en faisceaux.

Les *nerfs* existent en grand nombre (SAPPEY) dans l'épaisseur de ces mêmes cloisons, mais on ne sait pas comment ils se terminent. Comme les tendons ne sont point sensibles il est probable que ce sont des nerfs destinés aux vaisseaux.

Les expansions tendineuses ou aponévrotiques des muscles représentent des tendons plats qui possèdent la structure que nous venons de décrire.

Les ligaments ont, à peu de chose près, la même structure que les tendons. Le réseau élastique y est cependant plus riche, et les faisceaux tendineux ne sont pas toujours exactement parallèles (1).

____

(1) Ces derniers temps le professeur RANVIER a décrit, sous les noms de *plaques*

Aponévroses.

Pour étudier la structure des aponévroses, il convient de choisir une aponévrose extrêmement simple telle que l'*aponévrose fémorale* de la grenouille. Cette aponévrose est formée de deux plans de *faisceaux fibreux* réciproquement perpendiculaires entre eux et de *cellules conjonctives* situées dans les fentes qui séparent les faisceaux (1).

On pourrait dire « que cette membrane résulte de la juxtaposition à angle droit de deux tendons dont on aurait développé tous les faisceaux sur deux plans superposés : plans dont les filaments formateurs auraient deux directions générales rectilignes et perpendiculaires

chondroïdes et d'*organes céphaloïdes*, deux productions spéciales qu'on trouve dans les tendons des oiseaux.

a. Les *plaques chondroïdes* sont indiquées sur les tendons par la production, sous l'influence de l'acide osmique, de taches noires elliptiques à grand axe longitudinal siégeant dans des régions bien déterminées, par exemple là où ils passent dans les coulisses péri-articulaires et s'y réfléchissent. Ces taches correspondent à des plaques de consistance assez ferme, comme cartilagineuse, qu'il est difficile de dissocier avec les aiguilles, contrairement aux parties voisines du tendon. Au niveau de ces plaques on observe les modifications histologiques suivantes : les fibres de la gaine conjonctive, devenues rigides, sont unies par une substance cimentante résistante au milieu de laquelle se trouvent des cellules arrondies dans lesquelles se trouvent des granulations graisseuses. Entre les fibres du tendon se montrent des séries longitudinales de cellules globuleuses formant, le plus souvent, des séries simples, mais quelquefois aussi des séries doubles comme s'il se faisait une multiplication cellulaire. Les réactions histochimiques montrent que : ces cellules renferment de la graisse et du glycogène (caractères qui les rapprochent des cellules cartilagineuses), que la substance cimentante contient de la substance cartilagineuse.

b. Les *organes céphaloïdes* se trouvent à la face inférieure des tendons perforants et perforés des longs fléchisseurs des oiseaux, dans une petite région située presque immédiatement en arrière de l'insertion phalangienne de ces tendons. Ces organes ne se voient pas à l'œil nu. A l'aide d'un grossissement de 100 diamètres ils apparaissent au niveau de la face plantaire, comme de petits corps globuleux transparents, vitreux, au centre desquels se montre habituellement un noyau qui se colore en jaune par l'iode. Ces petits organes sont disséminés ou forment des groupes. Près de l'extrémité phalangienne du tendon ils se pressent les uns contre les autres et leur ensemble donne à la surface un aspect mûriforme élégant et très caractéristique. Ce ne sont pas de simples cellules comme on serait tenté de le croire tout d'abord, mais des organes plus complexes, ils sont entourés par une capsule fibreuse très nette sphérique ou hémisphérique de laquelle se détachent parfois des filaments flottants et dont l'intérieur est rempli de cellules du cartilage. Ces organes présentent une certaine analogie avec les franges des synoviales, mais leur signification physiologique est entièrement obscure.

(1) La surface de l'aponévrose est tapissée par un revêtement endothélial qui appartient au sac lymphatique sous-cutané.

entre elles » (RENAUT). La disposition des faisceaux conjonctifs donne aux cellules connectives une physionomie spéciale qui a permis au professeur RANVIER d'établir sa théorie des crêtes d'empreintes. Chacune de ces cellules est formée d'une *masse centrale* de protoplasma et d'*expansions périphériques*.

1) *Protoplasma et noyau*. — La masse centrale de protoplasma renfermant le *noyau* est située dans les fentes interfasciculaires où elle subit la pression de deux plans de fibres qui sont, comme nous l'avons déjà dit, réciproquement perpendiculaires entre eux. Il résulte de cette disposition que le noyau et le protoplasma présentent des crêtes d'empreinte perpendiculaires entre elles dessinant les figures les plus variées. Certains noyaux ont la forme d'une potence, d'autres ressemblent à une croix simple, d'autres encore ressemblent à une croix russe, il en est qui figurent un T, un L, etc., etc. RANVIER donne la comparaison suivante pour faire saisir la formation des crêtes : « entre les doigts des deux mains appliqués les uns contre les autres par leur face palmaire et croisés perpendiculairement, on presse de petites masses de cire à modeler. Aplaties par la pression les masses envoient entre les doigts des expansions en forme de crête, et quand on les examine après leur avoir fait subir cette manipulation, elles montrent quelques-unes des formes de noyaux de l'aponévrose fémorale de la grenouille ».

2) *Expansions périphériques*. — Le corps de ces cellules donne naissance à des prolongements extrêmement délicats qui contournent les faisceaux et s'anastomosent avec les prolongements similaires issus des cellules voisines. Ces prolongements se présentent sous deux formes différentes : les uns sont *membraniformes* à bords irréguliers, les autres *filiformes* extrêmement grêles.

Telle est la structure de l'aponévrose fémorale de la grenouille qui représente une membrane aponévrotique extrêmement simple. Les aponévroses plus épaisses présentent les différences suivantes dans leur structure :

1º Les faisceaux conjonctifs ne restent pas isolés mais s'unissent en faisceaux plus ou moins volumineux.

2º Au lieu de deux plans on en observe plusieurs régulièrement superposés.

Tissu élastique.

Le tissu élastique est une variété de tissu conjonctif qui forme chez l'homme les *ligaments jaunes* et l'*appareil suspenseur de la verge*. Il entre aussi dans la composition des *artères*.

Il renferme, comme éléments fondamentaux, les *fibres* et les *membranes élastiques*, productions qui offrent des caractères chimiques et physiologiques spéciaux.

Caractères chimiques : La substance élastique n'est pas attaquée par l'eau, par l'acide acétique, par les alcalis et par la plupart des réactifs. L'acide chlorhydrique et la soude concentrée ne les attaquent qu'à la longue. Le suc gastrique est sans action sur elle, de sorte qu'on trouve intactes dans les fèces les fibres élastiques des viandes qui ont été ingérées. Cependant, pendant la période embryonnaire, ces fibres sont moins résistantes et, chez le fœtus, les fibres des ligaments jaunes sont attaquées par l'acide acétique ; elles le sont encore chez le nouveau-né (CADIAT).

La substance élastique est jaune clair ; elle ne prend pas le carmin et se colore en jaune par l'acide picrique et le picro-carminate d'ammoniaque. L'iode la teint également en jaune. Ses bords sont très nets et sa réfringence considérable.

Caractères physiologiques : Les éléments élastiques ont un rôle *mécanique* extrèmement important. D'une grande élasticité, ils entrent dans la composition de tous les tissus qui sont susceptibles de grandes variations dans leur forme et dans leurs dimensions. C'est ainsi que l'*élasticité du poumon*, qui tient à la présence des fibres élastiques, joue un rôle capital dans la respiration ; de même, celle des *artères* dans la circulation.

La nutrition et le développement de ce tissu sont extrèmement lents, de sorte qu'il se *régénère avec une difficulté extrême*. Nous avons déjà signalé ce fait curieux que toutes les fois que l'*inflammation* envahit un tissu, les fibres élastiques sont détruites les premières. Partout où le tissu élastique est détruit, il ne se régénère pas et est remplacé par du *tissu cicatriciel* fibreux privé d'éléments élastiques, ce qui souvent entrave le fonctionnement des organes. On trouve un exemple remarquable de ce fait dans la *dégénérescence athéromateuse des artères*.

Structure. — La substance élastique se présente sous trois formes différentes :

1° Une première forme constitue les *fibres élastiques,* qui se montrent sous deux aspects.

a) — Les fibres *élastiques fines,* qui ont été décrites avec le tissu conjonctif lâche (1).

b) — Les fibres *élastiques larges ou dartoïques,* qui offrent souvent, à leur surface, des *trous* ou des *incisures* latérales parfois

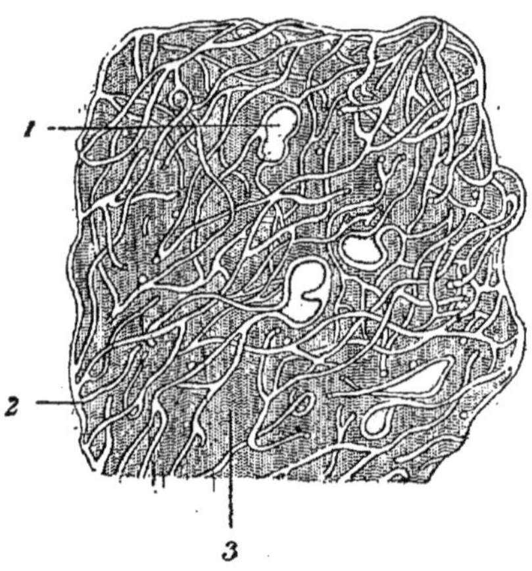

Fig. 27. — Lame élastique de l'aorte.

1. Trous de la plaque élastique. — 2. Fibres élastiques. — 8. Substance élastique.

assez régulièrement distribuées pour simuler grossièrement des fibres musculaires striées.

Elles mesurent en général 5 et 6 μ ; elles sont anastomosées comme les précédentes, mais gardent cependant une direction parallèle (dans les ligaments jaunes, par exemple).

2° Une seconde forme se présente sous l'apparence de plaques percées de trous, véritables *membranes fenêtrées élastiques* qu'on trouve en grande abondance dans la tunique moyenne des artères du type élastique (artère aorte). Voici la description qu'en donne RANVIER dans son remarquable travail sur les artères (2) : « Les lames élastiques apparaissent sous la forme de membranes transparentes dont

(1) Voyez page 54.
(2) Traité technique d'histologie, page 566.

la surface présente des trous et des fibres élastiques. Ces fibres sont comme implantées dans la membrane par une de leurs extrémités, ou bien elles y sont soudées par une de leurs faces, de manière à simuler un bas-relief. Souvent les trous dont nous venons de parler sont bordés par une de ces fibres élastiques qui les contourne et double l'épaisseur de la lame à leur niveau. »

3° Enfin, la substance élastique se présente encore sous forme de

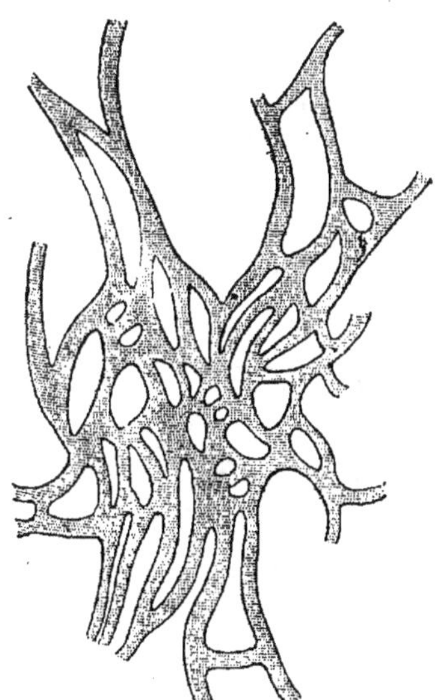

FIG. 28.— Lame élastique de l'aorte du veau.

grains disposés en fibrilles. C'est une forme embryonnaire de la fibre élastique que l'on retrouve chez l'adulte, dans l'épiglotte et dans les gaines lamelleuses des nerfs. Quand on dissocie la gaine lamelleuse d'un nerf, on observe, parmi les éléments qui la forment, des *plaques élastiques* irrégulières ou étoilées, de dimensions très variables. Sur les bords de ces plaques se trouvent des *grains élastiques* réunis en *amas* ou se disposant en *chapelet* et formant des réseaux compliqués. En certains points, les grains se sont fusionnés pour constituer de véritables *fibres élastiques*. Ainsi, dans les gaines lamelleuses des nerfs, la substance élastique se montre sous trois formes : les *plaques*, les *fibres* et les *grains élastiques*, mais les deux premières paraissent être formées par la fusion de la troisième (RANVIER).

Texture. — Les ligaments jaunes, qui unissent les lames vertébrales, peuvent être considérés comme représentant le type du tissu élastique. Ils sont formés :

1º De *fibres élastiques* qui sont en majorité. Ces fibres, serrées les unes contre les autres parallèlement à l'axe du ligament, se ramifient et s'anastomosent ;

2º De faisceaux conjonctifs et de cellules fixes ;

3º De capillaires sanguins en petit nombre.

Chez l'enfant ce sont les faisceaux conjonctifs qui dominent ; plus

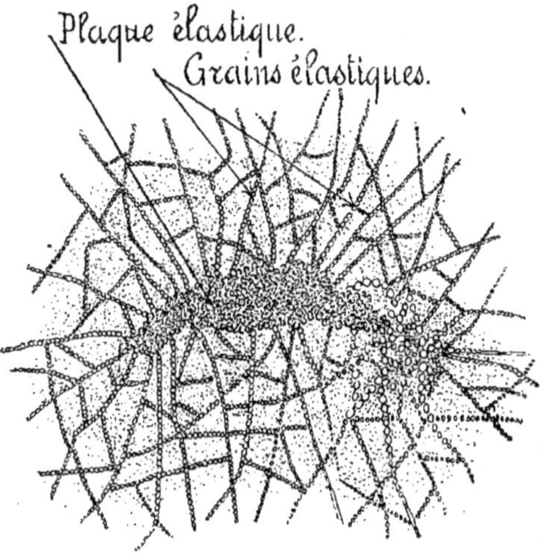

FIG. 29. — Plaque élastique de la gaine lamelleuse d'un nerf.

tard, à un âge plus avancé, les fibres élastiques deviennent prépondérantes.

Ainsi le tissu des ligaments jaunes adultes est formé par un élément accessoire du tissu conjonctif qui prend le premier rôle tandis que les fibres conjonctives sont rejetées au second.

Parmi les autres organes élastiques nous devons citer : *le ligament cervical postérieur* ; *le ligament de l'aile des oiseaux* ; *le ligament rétracteur de la phalangette des félins*, etc.

CHAPITRE CINQUIÈME

TISSU CARTILAGINEUX

Le cartilage se présente sous la forme d'un tissu de couleur bleuâtre, blanc laiteux ou jaunâtre, assez dur mais en même temps élastique. Il est formé par une *substance fondamentale* creusée de cavités et de *cellules* contenues dans ces cavités.

Suivant la nature de la substance fondamentale on a divisé les tissus cartilagineux en trois groupes (1) :

1° Le *cartilage hyalin* dans lequel la substance fondamentale est homogène, hyaline, transparente comme du cristal;

2° Le *cartilage élastique* ou cartilage réticulé dans lequel la substance fondamentale contient des productions élastiques (grains et fibres élastiques) ;

3° Le *cartilage fibreux* ou fibro-cartilage dont la substance fondamentale contient des faisceaux conjonctifs.

§ 1. — Cartilage hyalin.

Le cartilage hyalin joue, dans la vie fœtale, un rôle considérable. Il constitue le squelette de l'embryon, et persiste chez l'adulte, certaines pièces n'étant pas envahies par l'ossification (cartilages de la cloison, cartilage des fosses nasales, cartilages thyroïde et cricoïde, cartilages costaux, cartilages articulaires, etc.).

(1). Si l'on considère le tissu cartilagineux dans la série animale il y a lieu de décrire une quatrième variété de cartilage désignée par le professeur RENAUT sous le nom de « *cartilage à stroma capsulaire* » et qui constitue le squelette cartilagineux des cyclostomes tels que la Lamproie.

Ce cartilage ressemble à l'œil nu au cartilage hyalin dont il diffère considérablement au point de vue de la structure. Il est formé de *cellules* dont chacune est renfermée dans une *capsule* qu'elle remplit exactement. Toutes les capsules sont immédiatement en contact de telle sorte, qu'il *n'existe pas de substance fondamentale* intermédiaire.

Structure. — Ce cartilage est formé par une *substance fon-damentale hyaline* creusée de cavités, dans lesquelles sont conte-nues des *cellules*.

1) CELLULES. — Les cellules cartilagineuses ont un volume extrê-mement variable : elles mesurent de 15 à 25 μ et offrent peu de particularités relativement à leur forme. Elles sont le plus souvent *ovoïdes* ou *arrondies*. Leur *protoplasma* finement *granuleux* renferme un *noyau* arrondi, à double contour, muni d'un gros nucléole. Il contient des *granulations graisseuses* dans les cartilages vieux et de la *matière glycogène* dans les cartilages jeunes. La graisse est colorée en brun quand on fait agir l'acide osmique ; la matière glyco-gène prend une teinte acajou sous l'influence de la solution iodurée.

Dépourvues de *membrane enveloppe*, ces cellules sont exacte-ment appliquées contre les parois des chondroplastes (1). Cette adhé-rence est, sans doute, un effet du vide ; car l'ouverture de la capsule produit la rétraction de la cellule. L'*eau*, la *glycérine* et la plupart des liquides produisent le même résultat. Au commencement de l'ac-tion de ces réactifs, le corps cellulaire paraît dentelé sur les bords. Cette apparence se manifeste de plus en plus et on aperçoit bientôt à

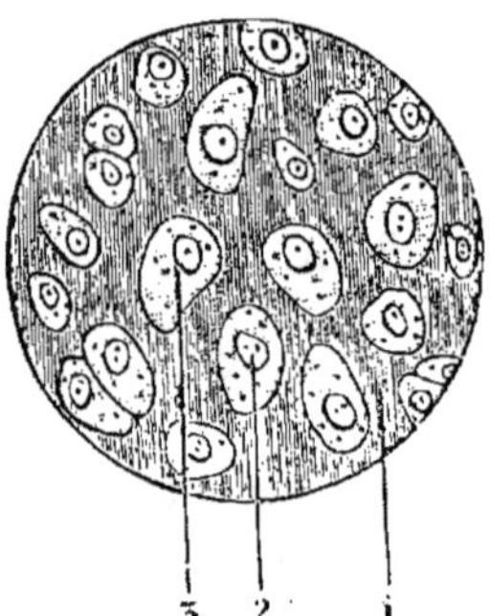

FIG. 30. — Cartilage hyalin.

1. Substance fondamentale.
2. Cellules cartilagineuses.
3. Noyaux de ces cellules.

la surface de la cellule, une sorte de réticulum formé par des travées de protoplasma, que la cellule, en se contractant, a laissées adhé-rentes à la paroi chondroplaste.

(1) On désigne sous le nom de chondroplastes les cavités creusées dans la substance fondamentale pour renfermer les cellules.

2) CAPSULES. — Dans le cartilage adulte, les cellules sont entourées par une *capsule* présentant des caractères histo-chimiques un peu différents du reste de la substance fondamentale. Sous l'influence de certains réactifs (acide picrique), elle apparaît comme une membrane à double contour qui entoure complètement la cellule.

Certains cartilages, tels que les cartilages costaux, le cartilage de l'aile du nez de l'homme, présentent une disposition spéciale qui permet de bien distinguer les capsules. A côté de capsules de volume très variable qui ne renferment qu'une seule cellule, on trouve des capsules énormes qui renferment trois, quatre, cinq cellules et même davantage. Ces cellules ne sont pas nues dans l'intérieur de la capsule commune, mais chacune d'elles est entourée d'une capsule qui l'enclôt complètement et dont il est très facile de distinguer le double contour (1).

Telle est la constitution de la cellule dans le *cartilage hyalin de l'homme*, mais chez les *mollusques céphalopodes* (sèches, calmars, poulpes), la boîte crânienne est formée par un cartilage hyalin, dans lequel les cellules présentent une disposition spéciale. Elles sont disposées par îlots, et envoient des *prolongements ramifiés*, mais uniquement par leurs faces qui servent de limites à l'îlot. Ces prolongements s'anastomosent entre eux et avec ceux des cellules voisines, pour former un réseau assez compliqué, d'autant plus visible qu'il est placé dans une substance absolument transparente et hyaline (2). La connaissance de cette forme de la cellule du cartilage hyalin est importante à deux points de vue :

1° Ce tissu cartilagineux est intermédiaire entre le tissu osseux et le tissu cartilagineux. Il renferme, en effet, des cellules ramifiées analogues aux cellules osseuses, et ne diffère de l'os que par la disposition et la nature de la substance intercellulaire.

2° On peut retrouver cette forme de cellules chez l'homme dans certaines tumeurs cartilagineuses de la région parotidienne (RANVIER).

---

(1) Les cellules cartilagineuses ne sont pas irrégulièrement distribuées dans la substance fondamentale, mais elles ont tendance à former des groupes, sortes de familles distinctes, qui paraissent résulter de la prolifération d'une cellule primitivement unique.

(2) Ces cellules présentent des capsules analogues à celles du cartilage hyalin ordinaire. Elles sont ramifiées comme les cellules et accompagnent tous leurs prolongements.

SUBSTANCE FONDAMENTALE. — *Structure :* La substance fondamentale (1) est *entièrement dépourvue de structure* ; c'est une matière. dure, homogène, transparente, de teinte bleuâtre légèrement opaline. Telle est l'opinion d'un grand nombre d'histologistes ; mais un certain nombre d'auteurs, parmi lesquels il faut citer le professeur RENAUT, pensent que si la substance fondamentale du cartilage hyalin est homogène dans le *cartilage embryonnaire* et dans le *cartilage ayant terminé son développement*, elle présente une *structure complexe*, tant que le cartilage est *en voie d'évolution* La substance fondamentale serait formée de deux substances :

1° Une *substance hyaline* complètement amorphe.

2° Une *substance figurée* que le professeur RENAUT désigne sous le nom de *substance trabéculaire* ou de *formation cloisonnante*. Cette dernière substance dessine dans la substance hyaline un réseau d'une élégance extrême, figurant des mailles comparables à celles du tissu réticulé des ganglions lymphatiques... Pendant la vie et sur des coupes fraîches de cartilage, il est impossible de distinguer les deux substances ; il faut pour les mettre en évidence fixer le cartilage par les vapeurs d'acide osmique. « Pendant la vie, dit le professeur RENAUT, la substance hyaline et la substance trabéculaire sont juxtaposées et unies intimement en continuité l'une avec l'autre. Elles ont alors exactement le *même indice de réfraction* et les mêmes propriétés histo-chimiques générales. Mais la substance trabéculaire a la propriété de perdre, plus rapidement que la substance hyaline, son eau de composition quand le cartilage est soumis à la demi-dessiccation très lente, qui accompagne la fixation par les vapeurs d'acide osmique. En perdant son eau elle devient plus réfringente ; et comme en cet état elle est fixée dans sa forme par les vapeurs d'acide osmique ainsi que tous les autres éléments du cartilage hyalin, elle apparaît alors clairement avec la disposition cloisonnante qui lui est propre. »

Les arguments invoqués par le professeur RENAUT pour démontrer l'existence de la substance trabéculaire sont parfaitement acceptables (2), et ce n'est pas un cas isolé en histologie où un artifice de

---

(1) Le cartilage hyalin ne renfermant ni vaisseaux, ni nerfs, la nutrition des cellules s'effectue par des phénomènes d'osmose et d'endosmose qui se produisent au sein de la substance fondamentale.

(2) Voyez Traité d'histologie pratique, p. 382.

préparation met en évidence une structure réelle mais impossible à voir. Nous nous contenterons de citer une expérience de RANVIER qui réalise exactement l'inverse de l'observation précédente.

Si l'on place une cornée de grenouille dans la chambre humide et qu'on l'examine immédiatement au microscope, « l'image que l'on aperçoit est extrêmement vague, mais peu à peu elle devient plus distincte. On voit apparaître d'abord le corps des cellules fixes, puis leurs prolongements principaux et enfin au bout d'une heure, quelquefois plus, elles sont nettement dessinées...

« Cette amélioration de l'image tient à ce que la substance connective de la cornée ayant absorbé de l'humeur aqueuse, est devenue moins réfringente, tandis que les cellules, résistant à l'imbibition, ont gardé leur indice de réfraction primitif, et se trouvent ainsi désormais dans un milieu moins réfringent que leur propre substance, deviennent par là même parfaitement visibles. En effet, pendant que ces phénomènes se produisent, la cornée augmente sensiblement d'épaisseur..... Quelques expériences, faciles à faire, viennent donner à cette interprétation toute sa valeur. Il suffit, par exemple, de sortir la cornée de la chambre humide et de l'exposer à l'air pendant quelques minutes pour que les cellules fixes disparaissent de nouveau. On peut obtenir un résultat analogue et voir le contour des cellules s'effacer peu à peu, si on place la cornée dans un corps avide d'eau comme la glycérine. »

Propriétés chimiques. — La *coction* prolongée dans l'eau convertit la substance fondamentale en une matière qui se prend par refroidissement en une gelée visqueuse formée par de la *chondrine.* Les *cellules* et les *capsules* des cartilages costaux ne sont pas dissoutes dans ces conditions.

La chondrine diffère de la gélatine, substance que l'on obtient en faisant bouillir du tissu conjonctif avec de l'eau. La gélatine traitée par l'acide sulfurique donne du glycocolle, que l'on n'obtient pas avec la chondrine. La solution de chondrine traitée par l'acide acétique se précipite, le précipité est soluble dans un excès d'acide et dans le ferro-cyanure de potassium, caractères que ne présente pas la gélatine.

L'acide *sulfurique* et les *alcalis concentrés* ramollissent la substance cartilagineuse au bout de plusieurs heures. Elle résiste à la *putréfaction* et à la *dessiccation*. Après les os aucun tissu ne résiste autant que le cartilage : on retrouve tous ses caractères sur les cadavres putréfiés et quand on le fait sécher il suffit de lui rendre de l'eau pour lui voir recouvrer son aspect et ses propriétés. Voici quelles sont les réactions micro-chimiques du cartilage :

L'*iode* colore faiblement la substance fondamentale tandis que cette substance donne aux cellules une teinte jaune vif; la *purpurine* lui donne une teinte rose ; le bleu de *quinoléine* teint la substance hyaline en violet, cette dernière réaction sert à déceler la présence de la substance cartilagineuse dans les tissus quand elle n'y existe qu'en petite quantité (RANVIER).

Texture. — Nous étudierons la texture du cartilage hyalin : 1º dans le cartilage embryonnaire; 2º dans le cartilage fœtal ; 3º dans les cartilages costaux; 4º dans les cartilages articulaires.

1º *Cartilage embryonnaire :* Le cartilage hyalin embryonnaire présente les caractères que nous allons indiquer.

a. Les *cellules* globuleuses, arrondies en sphères parfaites, sont formées par une masse protoplasmique claire, *chargée de glycogène,* mais *dépourvue de graisse.* Le noyau est très volumineux et arrondi. Il n'existe pas de capsule distincte autour de la cellule.

b. La *substance fondamentale* se montre peu abondante dans l'intervalle des cellules, sous forme d'une matière hyaline amorphe.

2º *Cartilage fœtal :* Le cartilage fœtal se distingue du cartilage embryonnaire par la forme extrèmement variée des *cellules* qui figurent des coins, des demi-sphères, des croissants, des virgules, des traits, etc... La substance fondamentale est toujours très peu abondante, et il n'existe pas de capsule entourant les cellules.

3º *Cartilages costaux.* — Les cartilages costaux présentent une substance fondamentale, d'aspect *fibroïde* en certains endroits, *granuleuse* dans d'autres. Les chondroplastes, très volumineux, renferment presque toujours un grand nombre de cellules autour desquelles on observe les couches concentriques de substance cartilagineuse que nous avons décrites sous le nom de capsules.

Chez l'homme âgé on trouve, dans toutes les cellules, des gouttelettes de graisse qui peuvent présenter de grandes dimensions. A la périphérie les chondroplastes sont aplatis et étroits ; au centre ils sont plus volumineux, allongés et disposés de telle sorte que leur grand diamètre rayonne autour de l'axe de la côte (KÖLLIKER).

4º *Cartilages articulaires.* — Les cartilages articulaires représentent un type parfait de cartilage hyalin, ils sont formés de cel-

lules et de *substance fondamentale* sans addition d'aucun autre élément.

La substance fondamentale, extrêmement transparente et hyaline chez les jeunes sujets, devient finiment granuleuse chez les sujets avancés en âge.

Les cellules et leurs cavités offrent une disposition différente à la périphérie et dans la profondeur. On peut distinguer trois zones distinctes :

a. — Une *zone superficielle* où les capsules sont isolées, lenticulaires, aplaties, suivant la surface libre du cartilage.

b. — Une *zone moyenne* dans laquelle les chondroplastes ont pris une forme arrondie ou ovoïde et sont disposés irrégulièrement.

c. — Une *zone profonde* dans laquelle leur grand diamètre est dirigé perpendiculairement à la surface. Au niveau de cette couche, adhérente à l'os, la substance fondamentale est infiltrée de sels calcaires (1).

§ 2. — Cartilage élastique ou réticulé.

Le cartilage élastique ou réticulé est caractérisé par une substance fondamentale renfermant de la *substance élastique*. Celle-ci se montre sous deux formes différentes : les *fibres* et les *grains élastiques*.

a. — Les *fibres élastiques* sont extrêmement fines, un peu irrégulières sur leurs bords, elles se divisent et s'anastomosent entre elles, et offrent tous les caractères et toutes les réactions des fibres élastiques du tissu conjonctif lâche (2).

b. — Les *grains élastiques* se présentent sous forme de granulations réfringentes arrangées, en séries, de façon à constituer des fibres. C'est là une forme embryonnaire du tissu élastique.

Ces deux éléments, *grains* et *fibres élastiques*, sont plongés dans une *substance hyaline* plus ou moins abondante parfois réduite une mince coque qui représente la capsule des cellules du car-

____

(1) C'est à cette disposition des capsules cartilagineuses qu'est dû l'aspect fibroïde du cartilage. Quand on fend un os suivant sa longueur la déchirure se fait suivant l'axe des chondroplastes.

(2) Voir le tissu conjonctif lâche.

tilage hyalin. Cette substance se colore en violet par le bleu de quinoléine tout comme la substance fondamentale du cartilage hyalin. Les *cellules* sont moins nombreuses que dans le cartilage hyalin et moins groupées.

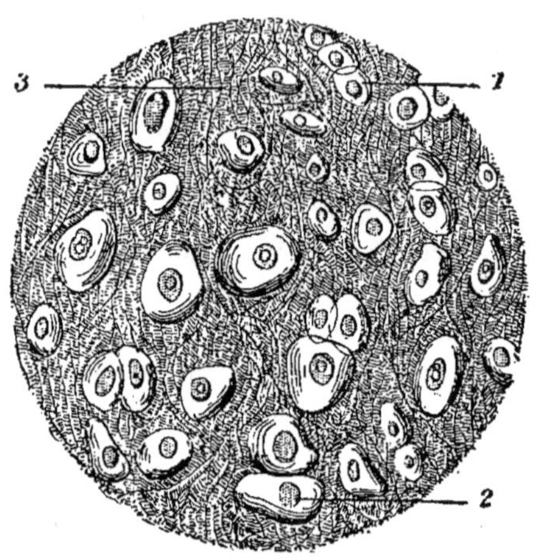

FIG. 31. — Cartilage réticulé ou élastique.

1. Cellules cartilagineuses. — 2. Noyau. — 3. Substance fondamentale parcourue par des fibres élastiques.

L'épiglotte offre un bel exemple de cartilage réticulé : sur une coupe de cet organe, on voit, entre les faces profondes du derme des muqueuses, les cellules cartilagineuses entourées d'un plexus de fibres élastiques. Celles-ci, issues d'une des muqueuses, vont se jeter, après avoir contourné les cellules, dans le derme de la muqueuse opposée. Nous citerons parmi les cartilages réticulés : l'*épiglotte*, les *cartilages de Santorini*, le *pavillon de l'oreille*, la *trompe d'Eustache*, etc.

Quand on fait bouillir un de ces cartilages dans l'eau une partie se transforme en *chondrine*, mais il reste un résidu de *fibres élastiques* et de *cellules* (1).

(1) Le cartilage réticulé contient un réseau vasculaire très fin.

§ 3. — **Fibro-cartilage**.

Le fibro-cartilage est caractérisé par la présence de faisceaux connectifs placés au sein de la substance fondamentale. Il est formé par des *fibres conjonctives*, par une *substance fondamentale* et par des *cellules* (1).

a. — Les *fibres conjonctives* ressemblent beaucoup aux faisceaux du tissu conjonctif lâche dont elles offrent les réactions. Elles résistent cependant beaucoup plus à l'action des réactifs. L'*acide acétique* et la *potasse* les pâlissent *moins* que les éléments correspondants du tissu cellulaire.

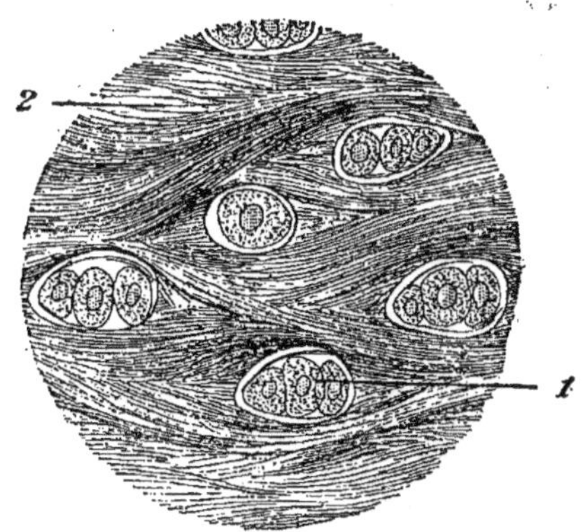

FIG. 32. — Fibro-cartilage.

I. Cellules cartilagineuses. — 2. Faisceaux connectifs.

b. — Les *cellules* sont petites et arrondies.

c. — La *substance fondamentale*, présentant les réactions du cartilage, se trouve réduite à une mince couche qui entoure les cellules et représente la capsule du cartilage hyalin.

Cette variété de cartilage forme les organes squelettiques ; tels sont les cartilages interarticulaires. Nous donnerons ici la description des disques intervertébraux, qui cependant renferment des parties essentiellement élastiques.

(1) Comme le tissu cartilagineux élastique, ce tissu renferme des vaisseaux. Sous l'influence de la coction il ne donne que des traces de chondrine et se tranforme presque entièrement en gélatine.

Disques intervertébraux. — Les disques intervertébraux se composent de trois parties distinctes :

1° D'une *zone périphérique* formée de couches concentriques et annulaires.

2° D'une *zone centrale* molle et d'aspect homogène.

3° De deux couches de *cartilage hyalin* immédiatement appliquées contre les vertèbres. Ces deux couches ne nous occuperont pas.

Les *lames concentriques* de la portion périphérique sont formées de *faisceaux fibreux*, de *fibres élastiques* et d'un très petit nombre de *cellules conjonctives*. Dans la région externe on trouve des *vaisseaux sanguins* (LUSKA) ; dans les *lames internes* il existe un assez grand nombre de *cellules du cartilage*. Les fibres de ces différentes lames sont dirigées obliquement du corps vertébral supérieur au corps vertébral inférieur. Toutes les fibres d'une même lame ont une direction parallèle ; celles de la lame qui la précède ou qui la suit ont une direction oblique inverse.

La *portion centrale* des disques intervertébraux, examinée sur une coupe, apparaît comme une large cavité dont les parois anfractueuses sont hérissées d'une foule de prolongements remarquables par leur irrégularité. Le tissu, qui les forme, plongé dans l'eau *froide*, pendant 24 heures, double de volume ; placé dans l'*eau bouillante* il conserve ses dimensions normales, mais il acquiert une consistance remarquable qui rappelle celle des fibro-cartilages inter-articulaires (SAPPEY). Sa constitution histologique ne diffère pas considérablement de la portion périphérique : On trouve des zones de tissu conjonctif et de fibro-cartilage, mais celui-ci domine. « Au centre toute trace de stratification disparaît, la masse devient transparente, molle et homogène. Elle renferme des cellules cartilagineuses de forme et de dimensions variées autour desquelles il n'est pas rare d'observer trois ou quatre capsules emboîtées les unes dans les autres (KÖLLIKER). Quand il y a un nombre considérable de capsules, la cellule ratatinée se trouve réduite à une mince couche de protoplasma entourant le noyau. La zone centrale est entièrement dépourvue de vaisseaux et de nerfs.

§ 4. — Périchondre.

Le périchondre est une membrane conjonctive qui recouvre complètement les cartilages permanents non articulaires et les bords seulement des cartilages articulaires dont la partie libre articulaire se trouve complètement nue.

Il est formé de *faisceaux conjonctifs* entremêlés de nombreuses *fibres élastiques* et de *cellules conjonctives*. Il est fort peu vasculaire, caractère qui le différencie très nettement du périoste.

Quand on essaye d'arracher le périchondre d'un cartilage on n'arrive à l'en séparer qu'en entraînant une partie de la substance cartilagineuse. Cette adhérence s'explique facilement si on examine une coupe comprenant le périchondre et le cartilage. Sur une pareille préparation on voit que la substance fondamentale du cartilage pénètre dans les parties profondes du périchondre sous forme de bandes qui semblent se continuer avec les faisceaux conjonctifs de la membrane. Entre ces bandes se trouvent des rangées de cellules cartilagineuses allongées, qui se montrent encore, avec leurs capsules colorées en violet par le bleu de quinoléine, entre les faisceaux connectifs des couches profondes du périchondre. Dans les couches superficielles on ne trouve plus entre les fibres que des cellules conjonctives ordinaires (RANVIER).

Dans les cartilages élastiques, les fibres élastiques du périchondre se continuent directement avec les éléments élastiques de la substance fondamentale (1).

---

(1) Les tendons et les ligaments se fixent sur les cartilages de la même manière que le périchondre. .

CHAPITRE SIXIÈME

TISSU OSSEUX

Le tissu osseux est caractérisé par deux éléments essentiels :

1º Par la substance fondamentale de l'os : c'est une matière dure, compacte, infiltrée de sels calcaires et *creusée d'un système de cavités microscopiques communiquant entre elles au moyen d'un grand nombre de canalicules ramifiés*. Elle est disposée sous forme de lamelles concentriques.

2º Par une *cellule* ramifiée contenue dans les cavités précédentes, sur lesquelles elle se modèle.

L'élément le plus important pour la définition du tissu osseux est la substance fondamentale, car les cellules osseuses ne sont pas indispensables aux os, ce qui le prouve, c'est que les os de certains poissons n'en ont pas.

Au point de vue de la grosse anatomie, il existe deux formes principales du tissu osseux : la substance *compacte* et la substance *spongieuse*. La première forme la diaphyse des os *longs*, elle est dure et serrée ; la seconde entre dans la composition des os *courts* et des *extrémités articulaires*. Nous examinerons le tissu osseux dans les os *longs*, dans les os *courts* et dans les os *larges*.

§ 1. — Diaphyse des os longs.

Examiné sur une coupe perpendiculaire à son grand axe, un os long se présente à nous, sous la forme d'un *anneau*, dont la partie centrale vide représente le *canal médullaire*.

Les *couches externes* de cet anneau sont formées de lamelles concentriques parallèles entre elles ainsi qu'à la surface de l'os et forment un système lamellaire que l'on désigne sous le nom de *système des lamelles périphériques*.

Le bord interne, limitant le canal médullaire, est également formé par des lamelles concentriques, mais celles-ci sont discontinues et imbriquées, on les désigne sous le nom de *système péri-médullaire*.

Entre les deux systèmes on en trouve d'autres ayant, pour centre, de très petits anneaux représentant la coupe de canaux étroits qui sillonnent l'os dans toutes les directions. Ces canaux vasculaires portent le nom de *canaux de Havers* et les systèmes lamellaires complets qui les entourent sont également désignés sous le nom de *systèmes de Havers*.

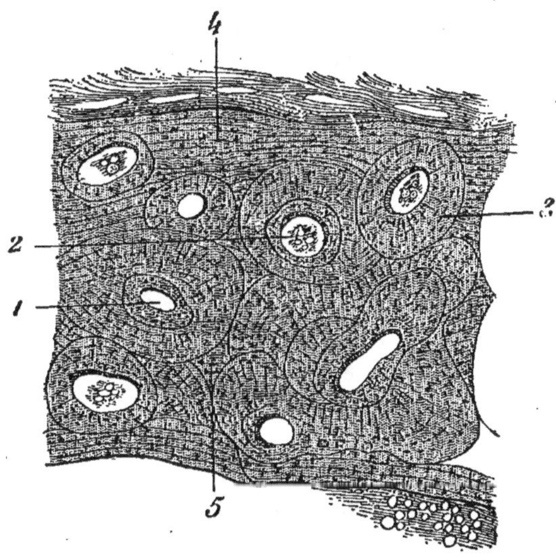

FIG. 33. — Coupe transversale d'un os long (d'après STÖHR).

1. Canaux de Havers.
2. Capillaires contenues dans ces canaux.
3. Systèmes de Havers.
4. Système de lamelles périphériques.
5. Systèmes intermédiaires.

Ces systèmes, par suite de leur configuration circulaire, laissent entre eux des espaces, de formes variées, qui sont comblés par des lamelles concentriques, mais ne formant pas des cercles complets. Ces systèmes représentent les *systèmes intermédiaires* de l'os.

Le tissu de la diaphyse des os longs est donc formé par des lamelles dont nous venons d'indiquer la disposition générale.

Ajoutons que, à quelque système qu'elles appartiennent, les lamelles sont creusées de cavités qui ont reçu le nom *d'ostéoplastes.*

Le tissu osseux présente donc à étudier :

1° Les canaux de Havers ;

2° Les ostéoplastes ;

3° Le contenu des ostéoplastes ;

4° Les lamelles osseuses ;

1° Canaux de Havers. — Les canaux de Havers se présentent, sur une coupe tranversale, comme des cercles à peu près réguliers dont le diamètre varie de $0^m,011$ à $0^m,012$; sur une coupe parallèle au grand axe de l'os ils apparaissent sous forme de conduits rectilignes dirigés suivant la direction de l'os et unis par des anastomoses transversales ou obliques. Ils forment donc, dans le tissu osseux, un réseau à mailles rectangulaires ou losangiques dont les mailles n'ont jamais moins d'un dixième de millimètre de diamètre. Au niveau de la *périphérie* de l'os, les canaux de Havers s'ouvrent par des orifices très petits au-dessous du périoste pour recevoir les capillaires issus de cette membrane ; au *centre* de l'os ils s'ouvrent dans le canal médullaire (1). Ces canaux vides sur les os desséchés, renferment dans les os frais un *capillaire* ainsi que les éléments de la *moelle* (2).

2° Ostéoplastes. — Sur une coupe pratiquée sur un os sec et macéré on aperçoit une foule de corpuscules noirs de forme elliptique, allongés parallèlement aux lamelles et aplatis perpendiculairement à elles. Ces corpuscules, que l'on désigne sous le nom *d'ostéoplastes* ou de *corpuscules osseux*, donnent naissance par leurs bords et par leurs faces à un grand nombre de canalicules très ténus qui mesurent $1,1$ à $1,8$ μ de diamètre (KÖLLIKER), ce sont les *canalicules osseux*.

Les ostéoplastes existent dans l'os en *nombre* considérable : on en a compté 700 à 900 dans un millimètre carré ; leur longueur moyenne est de $20\,\mu$ et leur largeur de $10\,\mu$. Ils sont situés dans l'épaisseur des lamelles osseuses où ils sont séparés par un espace égal ou un peu supérieur à leur propre longueur. Leur *couleur* sombre a été primitivement attribuée à des sels calcaires déposés au sein de la substance osseuse, d'où le nom de *corpuscules calcaires* sous lequel ils ont été d'abord désignés. C'est en 1842 que SERRES et

____

(1) Au niveau des cartilages articulaires les canaux de Havers se terminent en cul-de-sac.

(2) C'est dans le jeune âge qu'on peut y trouver des cellules médullaires.

Doyère reconnurent la nature véritable de ces corpuscules. « Que l'on place une lamelle de tissu osseux sec entre deux lames de verre et que l'on ajoute une goutte d'huile, les prétendus corpuscules calcaires prennent instantanément l'aspect de taches opaques avec un point brillant à leur centre, entourés d'un réseau inextricable de lignes infiniment déliées, et quiconque aura étudié la réfringence des corps

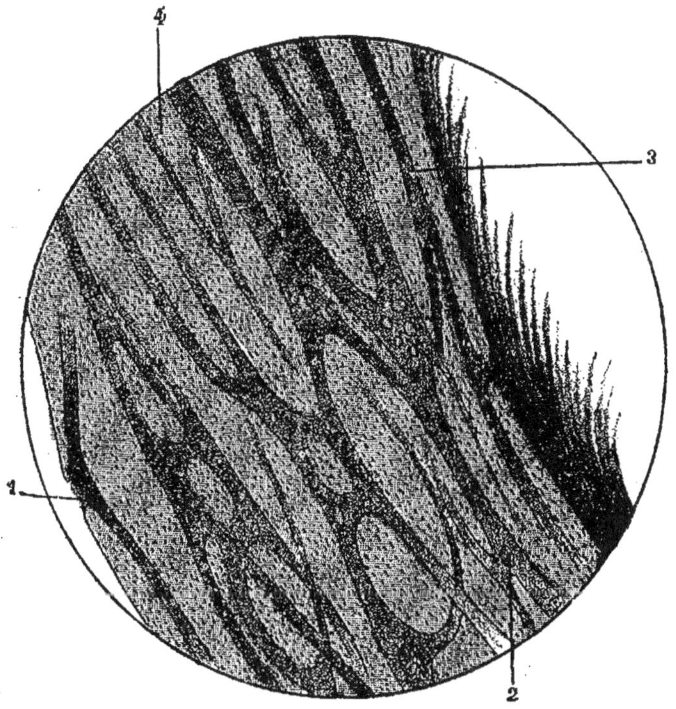

FIG. 34. — Coupe longitudinale d'un os long.

1. Ouverture d'un canal de Havers sous le périoste. — 2. Anastomoses transversales des canaux de Havers. — 3. Canaux de Havers dirigés parallèlement à l'axe de l'os.

plongés dans les liquides verra immédiatement que dans le tissu osseux sec la matière des corpuscules doit être une substance d'un indice de réfraction extrêmement différent de l'huile, il ne craindra pas d'affirmer qu'un gaz seul peut produire l'effet qu'il a sous les yeux. » Sur une coupe, pratiquée sur *un os frais*, ou sur une préparation ayant séjourné longtemps dans l'essence de téré-

benthine, les corpuscules osseux perdent leur opacité et apparaissent
sous forme de cavités anguleuses, leurs prolongements ramifiés étant
devenus invisibles.

Les *canalicules osseux* qui tirent leur origine des ostéoplastes

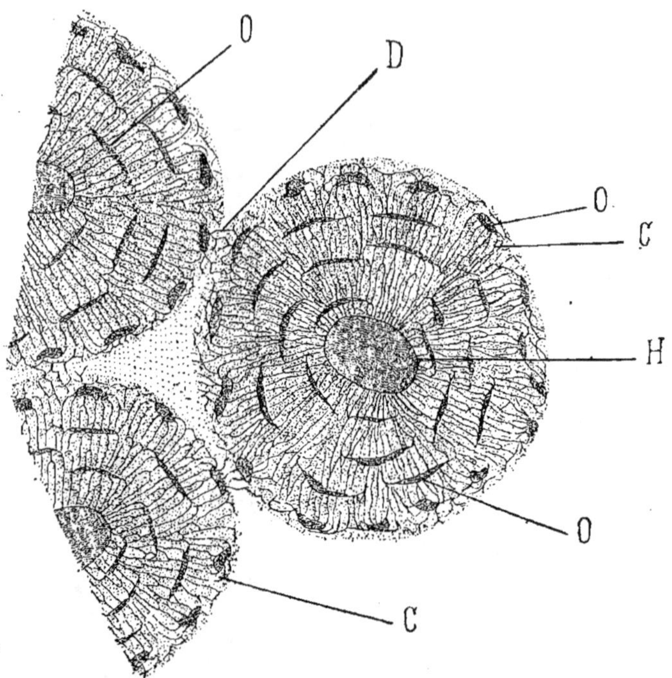

FIG. 35. — Ostéoplastes et canalicules osseux. (Figure de démonstration.)

O. Ostéoplastes. — C. Canalicules récurrents. — D. Canalicules passant d'un système
de Havers dans un autre. — H. Canal de Havers.

se dirigent dans toutes les directions en se subdivisant et s'anastomosant entre eux. Ils forment ainsi un « système continu de cavités
et de canalicules, répandu dans toute la substance de l'os ». Dans
certaines régions ces canalicules présentent des dispositions spéciales
sur lesquelles nous devons insister :

a. — Au *centre des systèmes de Havers* ils s'ouvrent dans le
canal ·de Havers.

b. — A la *périphérie de ces systèmes* quelques-uns de ces canalicules s'anastomosent avec ceux des systèmes voisins ; mais la grande

majorité, après avoir pénétré jusqu'à la face externe de la lamelle périphérique, s'infléchit en anse, revient sur elle-même, et s'anastomose avec les canalicules du même système. Ce sont les *canalicules récurrents* décrits par RANVIER.

c. — A la *surface de l'os quelques-uns* des canalicules s'ouvrent sous le périoste ; *au centre* un certain nombre s'ouvrent dans le canal médullaire (1).

3° Contenu des corpuscules et des canalicules. — Le contenu des ostéoplastes a donné naissance à de nombreuses hypothèses : VIRCHOW, en traitant la coupe d'os frais par l'acide chlorhydrique, avait réussi à isoler des corpuscules étoilés dont la forme représentait exactement les ostéoplastes munis de leurs prolongements. Cet anatomiste considérait ces corpuscules comme les *véritables cellules osseuses* et les comparait aux *cellules ramifiées du tissu conjonctif*. Le procédé de VIRCHOW, appliqué aux *os secs*, permet d'obtenir ce même corpuscule étoilé, et prouve que cette prétendue cellule, n'est que la cuticule de la véritable cellule osseuse (FURSTEMBERG, NEUMANN, RANVIER).

D'après KÖLLIKER il faut regarder la cellule de VIRCHOW comme une portion condensée de la substance fondamentale formant une *véritable capsule* analogue aux capsules des cellules du cartilage, qui doublerait la cellule osseuse et ses prolongements.

RANVIER a considéré, pendant longtemps, la cellule osseuse comme formée d'une lame de protoplasma tapissant l'ostéoplaste et munie d'un noyau. Cette cellule serait dépourvue de prolongements, mais il faut aujourd'hui admettre que la véritable cellule osseuse est formée :

1° D'un *corps cellulaire*, avec son *noyau*, renfermé dans l'ostéoplaste ;

2° De *prolongements protoplasmiques* extrêmement grêles,

---

(1) RANVIER a signalé une disposition spéciale de certains corpuscules osseux qu'il importe de bien connaître. Il existe dans les systèmes de Havers des corpuscules qui ne sont constitués que par une fente à peine supérieure comme diamètre aux canalicules. Leur situation, de même que la disposition des canalicules qui l'atteignent perpendiculairement à son axe ne permettent pas de douter qu'il s'agit de véritables corpuscules osseux en voie d'atrophie ou complètement atrophiés. L'existence de ces confluents linéaires, comme les appelle Ranvier, jette un jour tout nouveau sur l'écartement des corpuscules osseux, qui se fait avec les progrès de l'âge. Elle montre que cet écartement ne se fait pas par la production de substance osseuse nouvelle qui écarterait les corpuscules, mais bien par la disparition, par atrophie, d'un certain nombre de corpuscules (*Traité technique d'histologie*, p. 306.)

issus du corps cellulaire, se ramifiant dans les canalicules pour s'anastomoser avec les prolongements analogues issus des cellules voisines. La substance osseuse serait donc parcourue par un réseau de filaments protoplasmiques dont les points nodaux seraient représentés par les corps cellulaires. Dans les os secs et macérés les cavités osseuses et leurs canalicules représentent un produit artificiel déterminé par la destruction des cellules et de leurs prolongements.

3° D'une *cuticule, sorte de capsule* qui entoure le corps de la cellule ainsi que chacun de ses prolongements à la manière des capsules du cartilage. C'est elle que l'on isole en employant le procédé de VIRCHOW; elle a exactement la forme de la cellule osseuse.

4° **Lamelles osseuses.** — La substance fondamentale de l'os est divisée en *lamelles* dont la direction générale est parallèle au grand axe de l'os. Ces lamelles ne sont pas irrégulièrement placées dans l'épaisseur de l'os, mais elles se groupent en plusieurs systèmes dont nous avons déjà indiqué la disposition générale :

1° Le système périphérique ;

2° Le système périmédullaire ;

3° Les systèmes de Havers ;

4° Les systèmes intermédiaires.

Quand on dissocie une coupe d'os décalcifié par l'acide chlorhydrique, on observe dans les *systèmes périphériques* et dans les *systèmes intermédiaires*, des fibres particulières qui traversent les lamelles osseuses. Ces fibres, désignées sous le nom de *fibres perforantes de Scharpey*, représentent des faisceaux du tissu conjonctif incrustés de sels calcaires qui se continuent avec les faisceaux connectifs du périoste. Ces fibres ne se montrent jamais dans les systèmes de Havers.

Les ostéoplastes sont placés dans l'épaisseur des lamelles osseuses où ils affectent les dispositions suivantes : dans les *systèmes de Havers* ils sont rangés, comme les lamelles de ces systèmes, en cercles concentriques autour des canaux de Havers ; dans les *systèmes intermédiaires*, ils décrivent des arcs parallèles à la courbe formée par les lamelles ; enfin, dans les *systèmes de lamelles périphériques et périmédullaires*, leur direction générale est parallèle au canal médullaire.

La *structure* intime des lamelles osseuses est imparfaitement connue. Quand on examine une coupe d'os on constate qu'il existe deux variétés de lamelles qui se succèdent alternativement : les unes sont *claires et homogènes ;* les autres *obscures et striées.* L'aspect strié de ces dernières est le résultat de la superposition, dans le sens vertical, d'une série de petites bandes transversales de substance fondamentale, unissant les deux lamelles homogènes voisines à la manière de chevilles implantées sur des surfaces parallèles (RANVIER).

Une coupe d'os, examinée à la *lumière polarisée,* présente des phénomènes qui paraissent être en rapport avec la structure lamellaire de la substance fondamentale. Une coupe transversale de la diaphyse examinée, les deux Nichols étant croisés, montre autour de chaque *canal de Havers,* une *croix brillante* qui ne change pas d'orientation quand on fait tourner la préparation.

§ 2. — Os courts, épiphyses des os longs.

Les *os courts* et les *extrémités articulaires* des os longs présentent une structure identique. Ils sont formés :

1° D'une *mince enveloppe de tissu compact* semblable à celui de la diaphyse des os longs ;

2° De *tissu spongieux* qui occupe le centre de l'os. La substance osseuse se montre sous forme de *lamelles,* fines, étroites, de cloisons irrégulières et extrèmement minces, circonscrivant des cavités ou aréoles de dimensions variables, mais toujours visibles à l'œil nu. Quand les cloisons sont très grêles et les cavités très grandes le tissu spongieux prend le nom de *tissu réticulaire.* On a comparé le *tissu compact au pain qui vient d'être pétri,* et le *tissu spongieux à la mie de ce même pain quand il a été levë et cuit.* Les lames du tissu spongieux présentent la même constitution que le tissu de la diaphyse des os : les plus épaisses renferment des systèmes de Havers complets; les plus minces sont constituées par des lamelles osseuses parallèles à leur surface. Il faut remarquer que les aréoles du tissu spongieux communiquent largement avec le canal médullaire, d'où la communication facile d'une inflammation de la diaphyse aux épiphyses.

A l'état frais, les aréoles sont remplies de *moelle* et contiennent un nombre considérable de *vaisseaux,* dont l'importance se fait sentir en pathologie. C'est ainsi que la plupart des inflammations persistantes se font au niveau des épiphyses des os longs, tandis que, pour peu que la circulation de la diaphyse soit gênée, celle-ci se nécrose.

§ 3. — Os larges.

Les os larges comprennent dans leur structure :

1° Deux *lames externes* formées du tissu compact ; ce sont ces deux lames qui, dans les os du crâne, portent le nom de *tables*. Ces lames ressemblent, par leur structure, au tissu de la diaphyse des os longs, il faut remarquer seulement que les lamelles fondamentales forment des feuillets parallèles à leurs surfaces.

2° Une *partie centrale* constituée par du tissu spongieux. Dans les portions amincies de certains os (omoplate) le tissu spongieux manque et l'os est uniquement formé par le tissu compact des lames externes. Au crâne le tissu spongieux prend une grande importance et porte le nom de *diploé*.

§ 4. — Constitution chimique de l'os.

La substance fondamentale des os présente une *coloration blanche* qui tourne au *jaune* chez le vieillard, et une *dureté* qui n'est surpassée que par celle des dents.

Elle est formée :

1° Par une matière organique du groupe des substances albuminoïdes, l'*osséine*. Cette substance, soumise a l'ébullition prolongée, se transforme en une gélatine semblable à celle que donne le tissu conjonctif ;

2° Par des *sels minéraux* qu'on peut extraire des os en les traitant par un acide ; dans ce cas le tissu devient flexible et ne conserve plus que sa trame organique. Voici d'ailleurs l'analyse de la substance osseuse :

Matière organique : 33,30

Matière animale réductible par la coction (osséine).	32.17
Matière animale irréductible (vaisseaux).........	1.13

Matière inorganique : 66.70

Phosphate de chaux...........................	51.03
Phosphate de magnésie.......................	1.17
Carbonate de chaux..........................	11.30
Fluorure de calcium..........................	2.00
Soude et chlorure de sodium..................	1.00
	100.00

Cette association de l'*osséine* et des *sels* constitue un *simple mélange* car les proportions en peuvent varier avec l'âge, les pièces osseuses, les individus, etc. C'est ainsi que les os de l'*enfant* contiennent moins de sels que ceux du *vieillard*; les os *du crâne* en renferment davantage que les autres pièces du squelette; parmi les os les moins riches en sels calcaires il faut citer le *sternum*. Dans le *rachitisme* et l'*ostéomalacie*, les sels calcaires sont en proportion très faible et l'os se trouve presque réduit à sa charpente organique. C'est par un retard dans l'ossification que cela se produit dans le rachitisme; au contraire dans l'ostéomalacie c'est par un travail inverse et par résorption des sels calcaires.

La *dénutrition* n'arrive pas à décalcifier les os : chez les animaux que l'on prive entièrement de phosphates, on trouve après la mort, les os avec leur constitution chimique habituelle. En remplaçant les phosphates de chaux, dans la nourriture, par des phosphates de magnésie, d'alumine ou de strontiane, on peut substituer ces sels aux phosphates calcaires dans la composition des os (MAGENDIE, PAPILLON).

§ 5. — Moelle des os.

La moelle des os occupe le canal central des os longs et les aréoles du tissu spongieux.

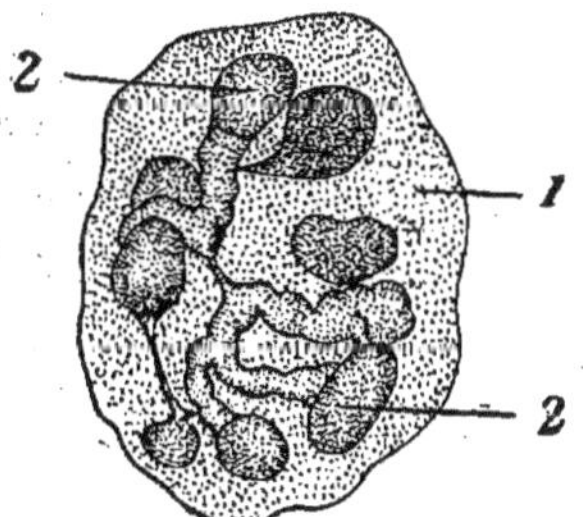

FIG. 36. — Cellule à noyau bourgeonnant.

1. Corps cellulaire. — 2. Bourgeons du noyau renflés à leurs extrémités.

Structure. — La moelle est formée d'un *stroma conjonctif* délicat renfermant, dans ses mailles, une *substance amorphe* et des *éléments cellulaires* (*médullocelles, cellules à noyaux bourgeonnants, myéloplaxes, vésicules adipeuses*).

a. *Médullocelles*. — Les éléments, que ROBIN décrit sous le nom de médullocelles, ne diffèrent en rien des globules blancs du sang ou de la lymphe. Ils abondent dans la moelle rouge ou fœtale dont ils forment les sept ou huit dixièmes. Nous décrirons ces cellules quand nous ferons l'examen du sang. Il faut seulement faire remarquer que certaines d'entre elles contiennent des granulations colorées en jaune ou en brun, ce qui a fait croire que les globules rouges se détruisaient dans la rate et que ces granulations provenaient de la transformation de l'hémoglobine en hématine (1).

b. *Cellules à noyaux bourgeonnants*. — Ces éléments, décrits pour la première fois par Bizzozero, diffèrent des médullocelles, en ce qu'ils sont généralement *plus grands* et ne *présentent pas de mouvements amiboïdes*. Leur *noyau*, visible pendant la vie et sans faire usage de réactif, présente des formes bizarres : quelquefois, il semble formé de plusieurs noyaux reliés, entre eux, par une substance analogue à celle qui les constitue ; d'autres fois, il ressemble à un noyau qui aurait bourgeonné. Le *corps de ces cellules* renferme de nombreuses granulations qui paraissent, dans certains cas, se disposer en couches concentriques.

c. *Myéloplaxes*. — Les myéloplaxes ou plaques à noyaux multiples (Muller) sont formés d'une lame de protoplasma dont les contours irréguliers sont interrompus çà et là par des échancrures. Leurs *dimensions*, très variables, sont parfois considérables, car ces

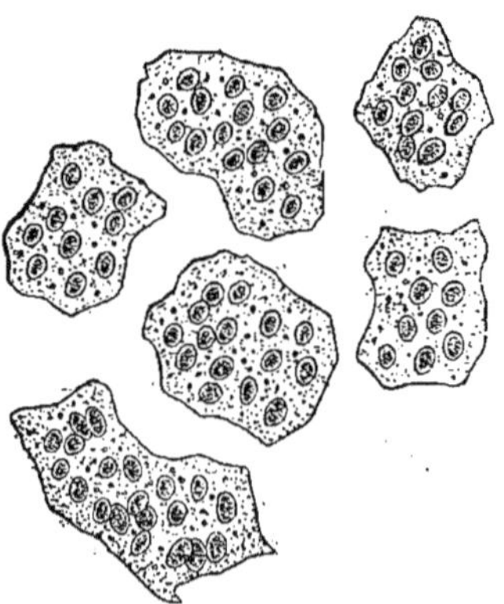

Fig. 37. — Myéloplaxes.

éléments mesurent de 12 μ à 100 μ. Leur protoplasma, parsemé de granulations extrêmement fines, renferme des *noyaux* ovoïdes,

(1) Voyez la description des globules blancs.

munis d'un ou même de deux nucléoles brillants. Ces noyaux, tantôt irrégulièrement disséminés dans la masse de la cellule, tantôt tassés les uns contre les autres, peuvent être en nombre considérable. Dans certains éléments on en observe 30 ou 40. Les plaques à noyaux sont assez rares chez l'adulte dans l'os normal ; chez l'enfant on en trouve un assez grand nombre au niveau de la substance spongieuse des épiphyses.

D'après certains auteurs, on peut trouver des myéloplaxes munis de *prolongements* qui s'anastomosent avec les myéloplaxes voisins.

d. *Vésicules adipeuses.* — Les cellules adipeuses, qui se montrent en très grande abondance dans la moelle jaune, ne sont pas groupées en lobules comme dans le tissu adipeux, mais se trouvent irrégulièrement disséminées dans la masse du tissu médullaire ; il n'en existe qu'un petit nombre dans la moelle rouge des corps vertébraux et des os du crâne. Elles présentent une structure identique à celle des vésicules du tissu graisseux (1).

e. Parmi les éléments cellulaires de la moelle rouge, on trouve des éléments présentant la forme et les dimensions des globules blancs mais dépourvus de mouvements amiboïdes. Ces cellules dont le protoplasma est chargé d'*hémoglobine* produisent des globules rouges, d'où le nom de *cellules globuligènes* que leur a donné M. MALASSEZ (2). Nous les décrirons avec soin quand nous ferons l'histoire du développement des globules rouges.

f. *Trame conjonctive.* — Le stroma conjonctif, qui forme la charpente de la moelle, constitue un réseau délicat entièrement dépourvu de fibres élastiques (KÖLLIKER). Abondant dans la moelle grise, il est extrêmement rare dans la moelle du tissu spongieux (3). A la surface des masses considérables de substance médullaire qui remplissent la diaphyse des os longs, il est légèrement condensé, mais c'est fort improprement qu'on l'a désigné sous le nom de *membrane médullaire*, de *périoste interne*, car il est impossible de le détacher à l'état de membrane continue (KÖLLIKER). La moelle renferme des *vaisseaux* et des *nerfs* qui seront décrits avec les vaisseaux et les nerfs du tissu osseux.

(1) Voyez page 56.

(2) Ces cellules ont été découvertes par NEUMANN et BIZZOZERO en 1868 et 1869.

(3) Certains auteurs pensent même que la moelle du tissu spongieux ne renferme pas d'éléments conjonctifs.

Texture. — La moelle offre des caractères qui varient avec l'os que l'on considère et avec l'âge de l'animal. Habituellement de consistance pulpeuse, elle est d'autres fois remarquablement ferme ou diffluente. Au point de vue de la couleur, on peut en décrire trois variétés : la *moelle rouge,* la moelle *jaune* et la moelle *gélatiniforme.*

I. MOELLE ROUGE. — La moelle rouge ou fœtale existe seule chez le fœtus, mais ne persiste chez l'adulte que dans quelques pièces du squelette, parmi lesquelles il faut citer : les corps vertébraux, le sternum et le sacrum.

Elle doit sa coloration à ce que les médullocelles, les myéloplaxes et surtout les cellules globuligènes s'y montrent en grande abondance. Elle contient également beaucoup de substance amorphe.

II. MOELLE JAUNE. — La moelle jaune, appelée encore moelle grasse ou graisseuse, constitue la moelle normale des adultes, quand le travail d'ossification est terminé.

Elle est jaune ou légèrement rosée, et présente la consistance du beurre. Quand on l'incise, elle laisse écouler des gouttes d'une huile incolore, très liquide. Elle devient opaque jaunâtre par refroidissement.

Cette variété de moelle doit sa couleur jaune à l'abondance des *vésicules adipeuss* . Elle ne renferme qu'un très petit nombre des autres éléments figurés de la moelle.

III. MOELLE GÉLATINIFORME. — La moelle gélatiniforme présente une *coloration grisâtre* et une *consistance* plus ferme que celle des autres variétés de moelle. On la trouve à l'état normal chez les *rongeurs* et dans des *conditions pathologiques variées* au voisinage des tumeurs et des lésions osseuses.

Elle est extrêmement riche en *matière amorphe* et en *faisceaux connectifs.*

Physiologie. — Le tissu médullaire joue un rôle considéralee au point de vue physiologique :

1° La moelle préside à la *formation* de l'os concurremment avec le périoste.

2° La *nutrition* des pièces osseuses est dans un rapport intime avec celle de la moelle.

3° La moelle est douée d'un pouvoir d'*absorption* considérable, supérieur même à celui de la cavité péritonéale.

4° Elle concourt chez l'adulte à la *formation des globules rouges* du sang.

§ 6. — Périoste.

Le périoste est une membrane fibro-vasculaire qui recouvre les os. Il se présente sous l'aspect d'une membrane *blanchâtre* brillante et nacrée sur certains points. Son *épaisseur* varie suivant les régions que l'on le considère : il est épais dans les endroits où il n'est recouvert que par la peau, par exemple sur la face externe du tibia ; il est mince dans les régions où il donne insertion à des fibres musculaires sans l'intermédiaire des tendons, sur la diaphyse des os longs, dans l'orbite (1). Sur les os tapissés par des *muqueuses*, il se confond avec le *derme* de ces dernières, à tel point qu'il est impossible de séparer les deux membranes. Sur la *voûte palatine*, et en particulier au niveau de l'apophyse basilaire de l'occipital, il forme avec la muqueuse pharyngienne un revêtement extrêmement épais ; au contraire, dans les *cavités des os de la face* (sinus maxillaire, cellules ethmoïdales), la membrane résultant de l'union du périoste et de la muqueuse est relativement mince. Son *adhérence* aux os sous-jacents est d'autant plus grande que le sujet est plus avancé en âge et que la surface est plus inégale. C'est pour ce motif qu'on ne le détache qu'avec peine de la base du crâne et des os courts, tandis qu'il adhère moins aux os plats et à la diaphyse des os longs. Celui qui tapisse les fosses nasales, l'orbite, les sinus de la face est très peu adhérent. L'adhérence du périoste aux os est produite par la pénétration des *vaisseaux*, des *nerfs*, et de *tractus fibreux* (fibres de Scharpey) dans l'épaisseur de la substance osseuse.

Le périoste est formé d'un *tissu propre*, de *vaisseaux* et de *nerfs* :

Tissu propre. — On distingue dans la membrane périostique deux couches distinctes (2) :

1° Une *couche superficielle* formée par des faisceaux connectifs affectant une direction générale parallèle au grand axe de l'os et à la

---

(1) Il fait défaut au niveau des cartilages d'encroûtement et aux points d'insertion des ligaments et des tendons.

(2) Les vaisseaux et les nerfs seront étudiés avec les vaisseaux et les nerfs des os.

surface desquels sont appliquées des *cellules plates* semblables à celles du tissu conjonctif.

Dans l'épaisseur de cette zone, on trouve encore un *réseau élastique* à mailles très larges.

2° Une *couche profonde* constituée par des faisceaux connectifs moins volumineux, présentant à leur surface, comme ceux de la couche précédente, des cellules connectives. Le *réseau élastique* est plus serré, les vaisseaux plus nombreux et plus fins. De la face profonde de la couche interne, partent des faisceaux connectifs qui pénètrent dans l'os et assurent l'adhérence du périoste.

A la face interne de cette couche, il existe, ainsi que l'a démontré OLLIER, une ou plusieurs rangées de cellules plongées dans une substance fibrillaire à laquelle on a donné le nom de *blastème souspériostal*. Cette couche, qui n'est bien développée que dans les os *en voie de développement*, réunie à la couche périostique la plus interne, constitue la *couche ostéogène* d'OLLIER.

§ 7. — Vaisseaux des os.

Quand on examine la surface d'un os long, à l'œil nu ou à l'aide d'un grossissement moyen, on observe une série d'orifices que les anatomistes ont groupés en quatre classes.

1° *Orifices de premier ordre.* — Les orifices de premier ordre, les plus volumineux, se voient sur la diaphyse des os longs ; en général, il n'y a qu'un de ces orifices pour chaque os. Leurs dimensions sont très variables, leur circonférence est taillée en bec de flûte ; ils donnent naissance à un conduit plus ou moins long qui renferme l'artère nourricière de l'os. Le trou et le conduit portent les noms de *trou* et de *canal nourriciers.*

2° *Orifices de second ordre.* — Les orifices de second ordre siègent au niveau des épiphyses des os longs, sur la circonférence des os plats et sur la partie non articulaire des os courts. Ils sont en nombre parfois considérable, traversent perpendiculairement la lame de tissu compact qui revêt la surface de ces os et s'ouvrent dans les aréoles du tissu spongieux.

3° *Orifices de troisième ordre.* — Les orifices de troisième ordre, visibles seulement avec une loupe, criblent la surface externe de l'os ainsi que le canal médullaire. Ces orifices ne sont autre chose que l'ouverture à la surface de l'os, des *canaux de Havers*.

4° *Orifices de quatrième ordre.* — Les orifices de quatrième ordre sont extrèmement petits et nombreux. Ils ne présentent pas d'ailleurs, comme les précédents, des orifices vasculaires mais bien les orifices des *canalicules non récurrents* des systèmes périphériques.

Les vaisseaux pénètrent dans l'os par les orifices de premier, de second et de troisième ordre.

Par le trou nourricier pénètre l'artère nourricière ; par les orifices de second ordre les artères et les veines épiphysaires, enfin les vaisseaux périostés s'engagent dans les trous du troisième ordre.

Artère nourricière. — L'artère nourricière traverse le conduit nourricier et se rend directement dans la moelle où elle se divise en deux branches, une ascendante, l'autre descendante, qui se ramifient et forment un réseau d'une délicatesse extrême au sein de la substance médullaire. C'est de ce réseau capillaire que partent quelques ramuscules qui pénètrent dans la diaphyse par les orifices de 3e ordre qui s'ouvrent dans le canal médullaire. L'artère *dite nourricière ne fournit donc que fort peu* au tissu osseux. Ce fait anatomique est d'ailleurs démontré par la survie de l'os quand le conduit nourricier a été séparé avec un fragment.

Artères des épiphyses. — Les artères des épiphyses pénètrent dans l'os par les conduits de second ordre. Elles se ramifient dans la moelle du tissu spongieux et se comportent comme l'artère nourricière.

Artères du périoste. — Ce sont les artères du périoste qui fournissent *presque entièrement les véritables vaisseaux nourriciers du tissu osseux.* Cette membrane, indépendamment des artères qui ne font que la traverser (artère nourricière, artères épiphysaires) reçoit, des artères situées dans le voisinage de l'os, de nombreuses branches en général assez grêles, qui forment dans sa couche externe un réseau assez serré de capillaires fins. De ce réseau partent des capillaires qui pénètrent dans la substance osseuse par les trous de troisième ordre et forment, dans l'intérieur des canaux de Havers, un vaste plexus qui s'anastomose, dans les couches internes, avec les vaisseaux médullaires.

Veines. — Les veines, qui font suite aux capillaires, loin de suivre les artères, en sont indépendantes (SAPPEY). C'est à peine si deux veinules, d'un volume très minime, accompagnent l'artère nourricière dans le canal de ce nom. La plupart des troncs veineux se dirigent vers les extrémités épiphysaires et sortent par les orifices de 2e ordre. Elles ont un volume bien supérieur à celui des artères et sont entièrement dépourvues de fibres musculaires.

Pour les os larges le trajet des veines est également indépendant de celui des artères : presque toutes sont logées dans des canaux dont les os sont creusés (canaux veineux du diploé). Ces canaux présentent, de distance en distance, des étranglements circulaires, des irrégularités qui semblent jouer le rôle des valvules.

Dans les os courts les plus grosses occupent aussi des canaux osseux.

Pour terminer l'étude des vaisseaux sanguins de l'os, nous devons remarquer que « tous les vaisseaux des os, ceux de la moelle épiphysaire et diaphysaire, aussi bien que ceux de la substance compacte communiquent fréquemment entre eux de telle sorte que le système vasculaire forme, dans l'os, un tout continu et que d'un point quelconque le sang peut passer dans toutes les parties de l'os. C'est ainsi que BICHAT trouva que, sur un sujet dont les artères nourricières du tibia étaient oblitérées, la matière de l'injection avait néanmoins rempli complètement les vaisseaux de la moelle » (KÖLLIKER) (1).

Il existe dans le *périoste* et dans la moelle *osseuse* de nombreux filets nerveux qui contiennent des tubes à myéline mêlés de quelfibres de REMAK. Le plus grand nombre de ces filets est sans doute destiné aux *vaisseaux* ; mais il est probable qu'il existe des nerfs de *sensibilité* dont le mode de terminaison est inconnu.

Le tissu osseux possède également des nerfs qui accompagnent les vaisseaux et ont un mode de terminaison encore inconnu. Cependant KÖLLIKER et RUDINGER ont signalé la présence de *corpuscules de Pacini* sur le nerf diaphysaire du tibia (à 4 millim. 5 dans le trou nourricier) sur les nerfs articulaires, sur les nerfs du périoste.

(1) Les vaisseaux lymphatiques ont été décrits dans les os par quelques auteurs. Sappey nie formellement leur existence ; le tissu osseux et le périoste paraissent donc entièrement dépourvus de lymphatiques.

CHAPITRE SEPTIÈME

TISSU MUSCULAIRE

Le tissu musculaire est caractérisé par une propriété physiologique spéciale : la *contractilité*. Bien que cette propriété soit générale et appartienne à un grand nombre d'éléments protoplasmiques, elle acquiert dans les muscles, par suite de la disposition des éléments en fibres et en cellules contractiles, un tel degré de puissance et de précision qu'on ne saurait hésiter à en faire une caractéristique du tissu musculaire.

Nous distinguerons deux variétés de tissu musculaire :

1º Les *muscles rouges* ou *striés*. Sauf de rares exceptions que nous retrouverons plus loin, ces muscles sont des muscles à *contraction rapide* et ils sont *soumis à l'empire de la volonté*. Ce sont des muscles de relation des muscles à contraction volontaire.

2º Les *muscles pâles* ou lisses se contractent lentement et appartiennent tous, chez l'homme, à la *vie organique*. Ils ne sont pas soumis à l'action de la volonté, ce sont des muscles à contraction involontaire.

§ 1. — Tissu musculaire à contraction rapide.

Quand on dissocie un fragment de muscle à contraction rapide après l'avoir convenablement traité et qu'on l'examine au microscope, on observe un grand nombre de fibres striées transversalement, auxquelles on a donné le nom de *faisceaux musculaires striés*. Ces fibres forment l'élément fondamental des muscles à contraction rapide ; à côté d'elles on trouve les éléments du *tissu conjonctif*, des *vaisseaux* et des *nerfs*.

Ces *faisceaux musculaires* se présentent sous la forme de fibres cylindriques ou prismatiques finement striées en long et en travers dont les dimensions varient énormément. Ils mesurent de 50 à 70 μ de *diamètre*, mais ils n'est pas rare de trouver chez les individus robustes des faisceaux de 150 μ. Leur *longueur* est régie par la disposition générale suivante : Dans les muscles très courts, comme par exemple les muscles du larynx et les intercostaux, les faisceaux ont une longueur égale à celle du muscle entier ; dans les muscles longs la longueur est de beaucoup inférieure à celle de l'organe entier et ne dépasse pas 3 ou 4 centimètres (1).

Structure des faisceaux striés. — Les faisceaux striés sont formés : d'une *membrane enveloppe* (sarcolemme) ; de *noyaux* sous-jacents à cette enveloppe et d'un *contenu*, présentant une striation longitudinale et transversale (substance contractile).

A. Sarcolemme. — L'enveloppe du faisceau primitif est une

---

(1) Les faisceaux musculaires striés ne se divisent pas ; il faut cependant faire une exception pour la langue de la grenouille, les cœurs lymphatiques et la membrane rétro-linguale de cet animal. La membrane qui tapisse le sac lymphatique rétro-lingual a été étudiée à différentes reprises par le professeur RANVIER qui y a trouvé une source de travaux remarquables : « Les éléments musculaires de cette membrane sont des faisceaux striés, aplatis, rubanés, unis les uns aux autres par des branches anastomotiques. Ils forment ainsi un plexus comparable à celui que l'on observe dans la paroi des cœurs lymphatiques..... Ils se terminent de chaque côté de la ligne médiane, par des extrémités ramifiées et arborisées ; on sait depuis longtemps que les faisceaux musculaires striés de la langue de la grenouille ont des terminaisons analogues, c'est-à-dire qu'elles affectent la forme d'une arborisation. Mais comment se fixent aux parties qu'elles doivent mettre en mouvement les branches de cette arborisation ?..... Les fibres élastiques forment dans la membrane rétro-linguale un réseau élégant à mailles relativement étroites. Les branches des arborisations terminales des faisceaux striés semblent se terminer sous forme de fibres élastiques dans le réseau général. Les fibres élastiques qui se dégagent de chaque extrémité musculaire sont plus ou moins grosses ; la plupart ont un diamètre supérieur à celui des fibres du réseau général. Leur ensemble figure un pinceau irrégulier, une sorte de broussaille. Il part des fibres élastiques non seulement de chaque extrémité des faisceaux striés, mais encore de divers points de leur surface. Les fibres, qui naissent ainsi, se perdent dans le réseau élastique de la membrane ou bien elles se rendent directement à un faisceau musculaire voisin, auquel elles s'attachent. Il y a donc dans la membrane rétro-linguale une charpente élastique et musculaire dont toutes les pièces sont solidaires. Si une ou plusieurs fibres musculaires se contractent elles agissent sur le réseau élastique tout entier... Les fibres élastiques, aussi bien à l'extrémité des faisceaux musculaires que sur divers points de leur surface, s'attachent au sarcolemme et se soudent intimement avec lui en s'y terminant brusquement. Souvent aussi, avant d'atteindre le sarcolemme, une fibre élastique se divise et se subdivise de manière à s'y fixer par plusieurs points d'attache. L'union des fibres élastiques et du sarcolemme est extrêmement solide » (RANVIER).

membrane amorphe, tellement mince et transparente qu'il est impossible de la voir si l'on ne fait usage d'un artifice de préparation.

Elle apparaît très bien sur les fibres dans lesquelles la substance musculaire s'est rompue par suite d'une dissociation brutale et a laissé un espace dans lequel le sarcolemme reste vide. A l'état physiologique elle est exactement appliquée contre la substance musculaire.

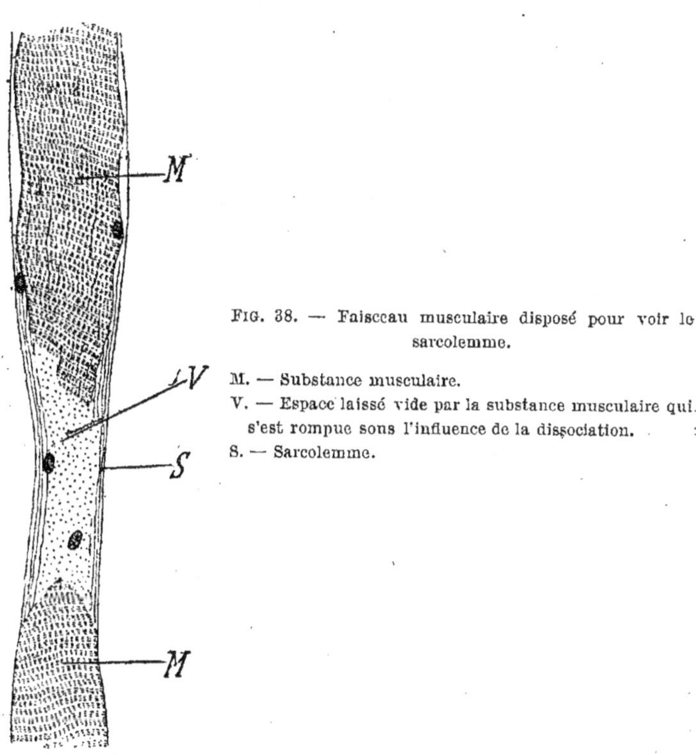

FIG. 38. — Faisceau musculaire disposé pour voir le sarcolemme.

M. — Substance musculaire.
V. — Espace laissé vide par la substance musculaire qui s'est rompue sous l'influence de la dissociation.
S. — Sarcolemme.

Le sarcolemme est soudé à la substance musculaire au niveau de certaines portions de cette substance que nous apprendrons à connaître, plus loin, sous le nom de *disques minces*. Si l'on dissocie un fragment de muscle dans l'eau ce liquide pénètre par endosmose sous la membrane et la soulève sous formes d'ampoules et de plis. La résistance du sarcolemme à l'action des réactifs est considérable : L'acide *acétique*, l'eau *bouillante* ne le modifient pas, tandis que ces réactifs altèrent profondément le contenu de la fibre. Les *matières colorantes* employées habituellement en histologie, *ne* se fixent pas sur la membrane enveloppe du faisceau strié, seule la *teinture d'iode* lui donne une teinte jaune. Le sarcolemme est *extensible et élastique* à un degré très prononcé (1).

B. **Noyaux**. — On trouve, dans l'intérieur des faisceaux striés, des noyaux ovalaires allongés parallèlement au faisceau strié et aplatis de dehors en dedans. Chez l'homme ces noyaux sont tous situés *sous le sarcolemme entre cette membrane et la substance musculaire;* chez la grenouille, les batraciens et les poissons ils *sont épars dans l'épaisseur* du faisceau strié. Cette disposition se retrouve dans certains muscles des mammifères : chez le lapin, il existe, comme nous le verrons plus loin, des *muscles striés ayant une couleur rouge* et des *muscles striés ayant une couleur blanche.* Les faisceaux des *muscles rouges* renferment des noyaux dans *leur épaisseur* comme les muscles de la grenouille ; les faisceaux des *muscles blancs* n'en ont *qu'à leur surface.* Chez le lièvre, *tous les muscles sont rouges*, mais on retrouve des muscles formés de faisceaux à noyaux interstitiels et de faisceaux à noyaux superficiels. Ces deux variétés de muscles (des mammifères) excités par un courant faradique se comportent d'une manière différente :

1º Les muscles à *noyaux intérieurs*, les muscles rouges du lapin domestique, par exemple, se contractent lentement restent contractés tout le temps que dure l'excitation, et reviennent lentement sur eux-mêmes quand l'excitation cesse. Ils ont une *contraction tonique* comparable à celle des sphincters.

2º Les muscles à *noyaux superficiels ou marginaux* (les muscles blancs du lapin) se *contractent brusquement* et sont agités de secousses pendant leur contraction. Quand l'excitation cesse, ils reviennent brusquement à leur longueur primitive.

---

(1) Voici un certain nombre de réactions qui permettent d'affirmer que le sarcolemme n'est formé ni par une *substance élastique* ni par une *substance conjonctive* et constitue une enveloppe de cellule analogue par exemple à la capsule des vésicules adipeuses.

a) Le sarcolemme se dissout dans la potasse tandis que la substance élastique reste intacte ; il est également attaqué par le suc gastrique qui ne détruit pas les fibres élastiques. L'acide picrique, l'éosine, ne le colorent pas, tandis que ces substances teignent vivement la substance élastique.

b) Le sarcolemme ne prend pas le carmin comme le font les substances conjonctives ; il ne se gonfle pas par les acides et ne se dissout pas par l'ébullition dans l'eau.

Autour des noyaux on trouve une masse de *protoplasma* finèment granuleux représentant les vestiges de la cellule embryonnaire qui a donné naissance aux faisceaux primitifs. De chacune des masses protoplasmiques périnucléaires partent des *travées* qui se divisent, se subdivisent et forment un réseau qui occupe toute l'épaisseur du faisceau primitif. Ces travées paraissent formées par du *protoplasma condensé*.

Les *noyaux musculaires* sont très difficiles à voir sur les faisceaux musculaires vivants : pour les mettre en évidence il faut colorer vivement une fibre par le carmin, puis faire agir l'acide acétique. La substance musculaire devient transparente, les fibrilles s'effacent et les noyaux apparaissent vivement colorés en rouge.

C. **Substance musculaire**. — La substance contenue dans l'intérieur du faisceau primitif présente une double striation : l'une dirigée dans le sens longitudinal, l'autre dans le sens transversal. La première divise les faisceaux en *fibrilles* ; la seconde divise les fibrilles en *éléments contractiles primordiaux*.

1º *Fibrilles musculaires*. — Pour démontrer que la striation longitudinale n'est pas une illusion, et que le faisceau strié est bien formé d'un paquet de fibrilles dont les stries ne sont que la projection optique des plans de contact, on peut faire macérer un fragment de muscle dans l'alcool au tiers, ou encore dans une solution faible d'acide chromique, puis on le dissocie avec des aiguilles. Chez les insectes, il n'est même pas nécessaire de faire agir ces réactifs, les muscles frais se divisant facilement en fibrilles musculaires (1). Ces derniers temps, RANVIER a montré que les branches de l'arborisation terminale des faisceaux striés de la membrane rétro-linguale de la grenouille pouvaient être réduits à une fibrille musculaire (2).

Ces fibrilles existent dans un faisceau primitif en *nombre* tellement considérable, qu'on ne saurait les compter ; leur *diamètre* est inférieur à 1 μ dans les muscles des vertébrés ; chez les insectes et chez les crustacés, l'épaisseur des fibrilles peut atteindre 2 et 3 μ ; leur *forme* est celle d'un prisme le plus souvent à quatre pans ; d'autres fois trian-

---

(1) Pour dissocier en fibrilles les muscles des vertébrés, on peut employer, avec avantage, la méthode imaginée par Renaut et Debove. « Cette méthode repose sur ce fait que sur un muscle fixé tendu par l'acide picrique, la chaleur d'une étuve à 70° suffit pour dissoudre au bout de 24 heures le ciment qui unit les fibrilles.

(2) Voyez la note de la page 110.

gulaire ou cinq à six pans. L'*eau froide* gonfle les fibrilles et les rend transparentes ; l'*eau bouillante* les durcit et accuse fortement leur striation transversale tout en les rendant plus friables ; l'*acide acétique* les gonfle puis les dissout.

Ces fibrilles sont marquées de *stries transversales*, extrêmement nettes, qui ont fait donner le nom de *muscles striés* au tissu que nous étudions. A l'aide d'un fort grossissement on constate que la striation transversale de la fibrille est produite par une série de *bandes alternativement claires* et *obscures*. Les bandes *obscures* sont à peu près aussi longues que larges, on leur donne le nom de *disques épais* ; les bandes *claires* sont traversées, en leur milieu, par une strie ayant les caractères de la bande obscure. C'est le *disque mince* des auteurs.

Si nous examinons, plus attentivement, les disques épais d'une

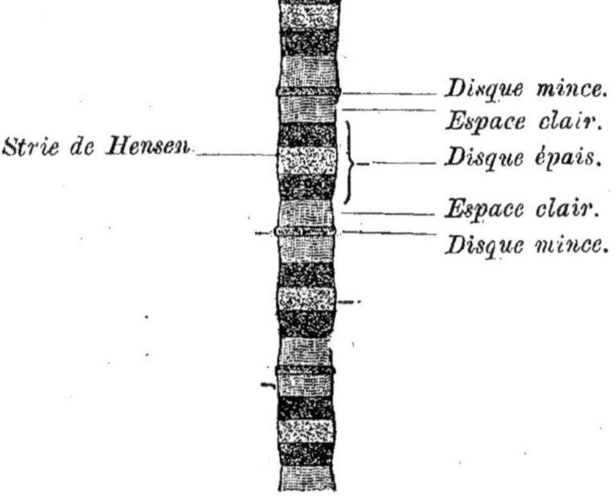

Fig. 39. — Fibrille musculaire.

fibrille très tendue, nous remarquerons, en son milieu, une bande présentant les caractères optiques des espaces clairs. Cette bande, décrite sous le nom de *strie intermédiaire de* HENSEN, n'apparaît que sur les fibrilles très tendues et fixées dans l'extension.

Ainsi on voit se succéder dans une fibrille musculaire :

1º Un disque mince ;

2º Une bande claire ;

3º Un demi-disque épais ;

4º La strie de Hensen ;

5º Un demi-disque épais ;

6º Une bande claire ;

7º Un disque mince ;

et ainsi de suite indéfiniment dans toute la longueur de la fibrille.

C'est ce que l'on observe dans les fibrilles du muscle de l'aile de l'hydrophile qui est devenu l'objet classique pour l'examen de la striation transversale ; mais si l'on examine les muscles des pattes des insectes fortement tendus, on reconnaît que la striation transversale est extrêmement plus complexe. Au lieu d'un disque épais, divisé en deux par la strie de HENSEN, on trouve une série de bandes obcures séparées par des bandelettes claires ; ce sont les *disques accessoires de* BRÜCKE.

Les *disques* n'ont pas les mêmes *caractères chimiques* que les *espaces clairs* : ceux-ci ne se colorent pas par les réactifs, les disques au contraire se teignent. Leurs *caractères optiques,* déterminés par l'observation à la lumière polarisée, sont également très différents. Dans la fibrille musculaire non contractée, le *disque épais* et le *disque mince* jouissent des propriétés de la double réfringence ; ils sont *biréfringents,* les *espaces clairs* au contraire sont *monoréfringents.* Les *réactions chimiques* ainsi que les *caractères optiques* démontrent donc que les fibrilles sont formées de deux substances différentes formant, l'une les espaces clairs, l'autre les disques obscurs. La première est inactive et représente une *matière unissante* pour les parties foncées ; la seconde constitue la *substance musculaire active* ou substance fondamentale de ROLLET.

Les caractères des disques minces et des disques épais à la lumière polarisée ne permettent pas d'établir une différence entre ces différentes parties de la fibrille musculaire, mais il existe un certain nombre de réactions qui permettent d'affirmer que le *disque épais n'est pas constitué par la même substance que le disque mince.* Le *disque épais,* soumis à l'action des *acides faibles,* se *dissout* tandis que le *disque mince* est *insoluble* ; le disque *épais,* dans une fibrille fixée par l'alcool, *se colore en rouge* par le picro-carminate, tandis que le disque mince *se teint en jaune d'or.* Si l'on fait passer sous la préparation de la glycérine acétifiée (1 p. 200) le disque épais se *décolore* et devient transparent, tandis que les disques minces persistent et se *teignent en rouge.*

Ces réactions ont permis au professeur RENAUT de résoudre un problème dont l'intérêt est considérable. Quand la striation d'une fibrille est *complexe*, c'est-à-dire qu'à la place du disque épais, on trouve une série de bandes obscures séparées par des bandelettes claires, faut-il rattacher les disques accessoires, au disque épais, partie contractile (1) ou au disque mince, pièce de charpente ? Les fibrilles du muscle de la patte de Lucane-Cerf, qui présentent entre *deux disques minces* cinq bandes obscures, soumises à ces réactions ont montré que « parmi ces bandes, deux sont *accessoires des disques minces* limitant le segment, et deux le sont *du disque épais*. Ainsi une fibrille du muscle de la patte du Lucane-Cerf, paraît ainsi constituée :

1º Disque mince principal.

2º Bandelette claire.

3º Disque mince accessoire.

4º Bande claire.

5º Disque épais accessoire.

6º Bandelette claire.

7º Disque épais principal.

8º Bandelette claire.

9º Disque épais accessoire.

10º Bande claire.

11º Disque mince accessoire.

12º Bandelette claire.

13º Disque mince principal.

Les résultats fournis par l'observation des fibrilles des muscles à noyaux interstitiels et des muscles à noyaux périphériques sont on ne peut plus instructifs :

1º Les muscles à *noyaux périphériques* (2) présentent un seul disque épais, volumineux, divisé en deux par la strie de HENSEN, qui est très étroite. Il n'y a que deux disques minces principaux.

2º Les muscles à *noyaux interstitiels* présentent un disque épais cuboïde, avec large strie de HENSEN. En outre des deux disques minces principaux volumineux, ils ont deux disques minces accessoires situés dans le milieu de l'espace qui sépare le disque épais du disque

---

(1) La plupart des histologistes ont tendance à considérer le disque épais comme représentant la seule partie contractile de la fibrille musculaire.

(2) Voyéz plus haut page 112.

mince principal (1). Voici ce que l'on trouve dans une pareille fibrille :

1º Un disque mince principal.

2º Une bande claire.

3º Un disque mince accessoire.

4º Une bande claire.

5º Un demi-disque épais.

6º Une bande claire (la strie de Hensen).

7º Un demi-disque épais.

8º Une bande claire.

9º Un disque mince accessoire.

10º Une bande claire.

11º Un disque mince principal.

2º *Éléments contractiles primordiaux.* — Si, au lieu d'employer les réactifs qui dissocient le faisceau primitif en fibrilles, nous le traitons par le suc gastrique, l'acide chlorhydrique à 1 p. 1,000, nous verrons la striation transversale s'accentuer et le contenu de la fibre musculaire se décomposer en une série de disques disposés comme les pièces dans une pile de monnaie.

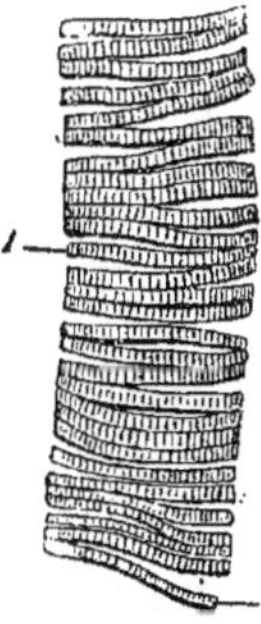

FIG. 40. — Disques de Bowman

Quand la fibre est incurvée, les *disques*, écartés au niveau de la convexité comme les feuillets d'un livre, deviennent extrêmement distincts. Si le sarcolemme est rompu, en un point, ils peuvent même glisser hors de la membrane enveloppe et nager librement dans le liquide de la préparation. On obtient un résultat analogue si, après avoir congelé un muscle vivant on y pratique des coupes que l'on

(1) Nous verrons au mécanisme de la contraction, la signification de cette différence de structure.

dissocie avec les aiguilles (RANVIER). D'après BOWMAN, qui a
donné son nom aux disques que nous venons d'étudier, la division du
faisceau musculaire en disque est aussi naturelle que la division en
fibrilles.

« Nous venons de voir que le faisceau primitif se dissociait soit en
« fibrilles, soit en disques : il faut en conclure, avec BOWMAN, qu'il
« n'est formé, ni par des fibrilles, ni par des disques, mais bien par

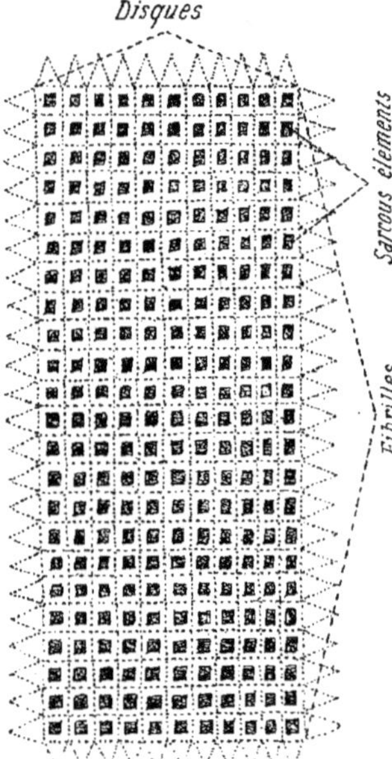

FIG. 41. — Décomposition idéale du
faisceau musculaire.

« des particules limitées par des plans transversaux et verticaux
« (*sarcous éléments*). Ces particules seraient les éléments contrac-
« tiles primordiaux. Ainsi, d'après cette théorie, une fibrille serait
« formée par une série de sarcous éléments unis bout à bout dans le
« sens longitudinal, et un disque serait formé par une seule couche
« de ces éléments disposés dans le sens transversal » (RANVIER).

Les *sarcous éléments* représentent les *disques épais* de la
fibrille musculaire.

Texture des muscles striés. — Les fibrilles ne forment pas dans
le faisceau primitif un faisceau unique, mais elles sont divisées
par *petits groupes* que séparent des fentes comblées par une subs-

tance *cimentante* moins réfringente que la substance musculaire.

a. CYLINDRES PRIMITIFS. — Ces fascicules de fibrilles découvèrts par LEYDIG qui leur donna le nom de *cylindres primitifs* sont encore appelés *colonnes musculaires* de KÖLLIKER. Leur forme est celle d'un fuseau très allongé (RANVIER), leur épaisseur, très variable, mesure en moyenne 1,3 à 2,5 μ chez les mammifères et 2 à 5 μ chez la grenouille. Dans le cylindre les fibrilles sont unies par une quantité minime de substance cimentante qui les accompagne dans toute leur longueur. Les cylindres de LEYDIG ne s'étendent pas parallèlement les uns aux autres dans toute la longueur du faisceau primitif; d'après KÖLLIKER ils seraient fréquemment unis et se fusionneraient sur plusieurs points (1); d'après RANVIER leur disposition serait différente : « Les fuseaux très allongés en s'engrenant les uns dans les autres arriveraient à composer la masse cylindrique qui constitue le faisceau primitif, comme nous verrons les cellules musculaires lisses, qui sont également fusiformes, constituer par leur réunion des groupes cylindriques ou membraneux. »

Dans ces cylindres primitifs, les fibrilles sont unies entre elles, au niveau des *disques minces.* Les disques épais sont séparés par des espaces que vient remplir le plasma musculaire, au moment de la contraction.

b. SUBSTANCE CIMENTANTE; CHAMPS DE CONHEIM. — La substance cimentante, formée par le protoplasma dont nous avons parlé plus haut, est très peu abondante dans les muscles des mammifères, mais le devient davantage chez la grenouille. Chez cet animal elle renferme des *noyaux* et un certain nombre de *granulations* abondantes surtout en hiver, que les histologistes considèrent comme des granulations graisseuses. Ce ciment est moins réfringent que la substance des fibrilles; il est durci par l'alcool et par l'acide chromique et se dissout dans l'eau, dans les alcalis et dans les acides faibles. Sur une coupe transversale, la section des *cylindres primitifs* apparaît sous forme de figures polygonales séparées par des lignes plus foncées ou plus brillantes suivant qu'on élève ou qu'on abaisse l'objectif. Ces petites figures, décrites sous le nom de *champs de Conheim,* des-

---

(1) On peut facilement observer l'anastomose des cylindres primitifs sur les muscles des ailes des insectes. On voit dans les dissociations bien faites, que sur certains points, la substance contractile d'un cylindre se divise et donne naissance à un mince filament qui va rejoindre un cylindre voisin.

sinent une mosaïque extrêmement élégante. On les considérait autrefois à tort comme représentant la coupe des fibrilles; avec un objectif
très fort et sur des coupes extrêmement fines, il est possible d'observer la section des fibrilles qui forment le cylindre primitif dans l'aire

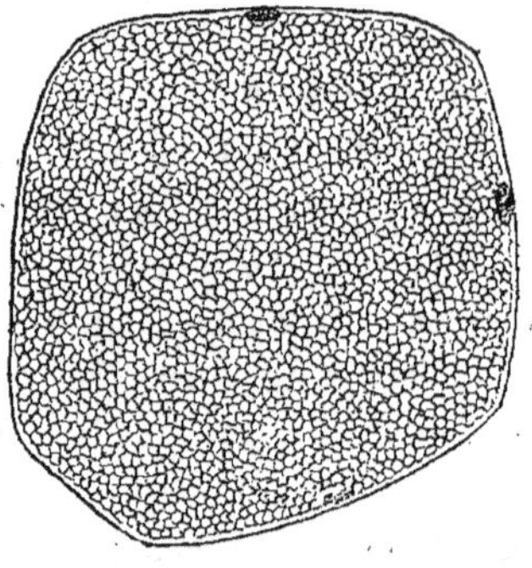

FIG. 42. — Champs de Conheim.

même du polygone. Les *polygones de Conheim* représentent la
coupe des cylindres primitifs et non pas celle des fibrilles musculaires.

c. UNION DES FAISCEAUX PRIMITIFS ENTRE EUX. — Nous venons
de voir que, par un groupement successif, les fibrilles musculaires

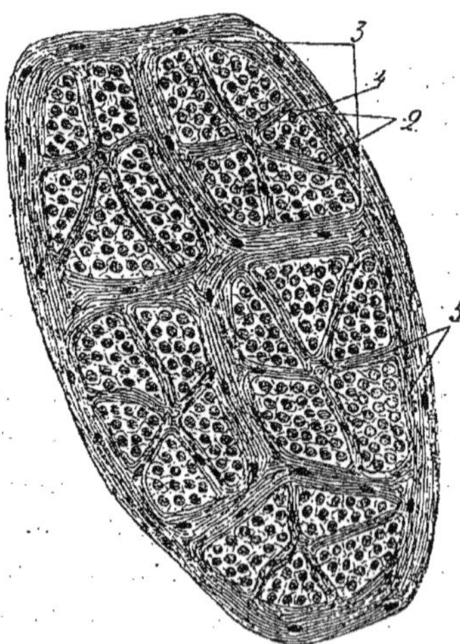

FIG. 43. — Coupe schématique d'un
petit muscle.

2. Faisceau secondaire.
3. Faisceau tertiaire.
4. Faisceau primitif.
5. Gaine conjonctive.

forment des *cylindres* et des *faisceaux primitifs*. Ceux-ci se
réunissent à leur tour en faisceaux plus volumineux visibles à l'œil

nu que l'on connaît sous le nom de *faisceaux secondaires*. Ces faisceaux sont formés d'un nombre plus ou moins considérable de faisceaux primitifs séparés par une mince couche de tissu conjonctif et enveloppés d'une gaine conjonctive en général assez épaisse. Les faisceaux secondaires se groupent entre eux pour constituer les faisceaux *tertiaires* qui, eux-mêmes, se réunissent pour former les faisceaux *quaternaires* des gros muscles. Autour de chaque muscle on trouve une couche de tissu conjonctif réunissant tous les faisceaux et se continuant avec les cloisons interfasciculaires. Certains anatomistes appellent cette couche conjonctive périmusculaire le *périmysium externe* et ils donnent aux cloisons intra-musculaires le nom de *périmysium interne*. Le tissu conjonctif des muscles présente quelques variations de structure dans les différentes parties de l'organe :

1° Entre les faisceaux primitifs, il est réduit à une couche extrêmement mince formée par des faisceaux conjonctifs ayant une direction générale parallèle à celle des fibres musculaires. Cependant on y trouve un grand nombre de faisceaux transversaux qui donnent à cette couche une apparence plexiforme. A côté de ces faisceaux on trouve un certain nombre de *cellules conjonctives* et de *cellules lymphatiques*, mais il n'y a habituellement pas de vésicules adipeuses (1).

2° Dans les cloisons périfasciculaires et dans le périmysium externe, on trouve à côté des faisceaux conjonctifs, des vaisseaux, des nerfs, des fibres élastiques extrêmement grêles et des vésicules adipeuses en plus ou moins grand nombre.

d. UNION DES FIBRES MUSCULAIRES AVEC LES TENDONS.— Chaque faisceau primitif musculaire est terminé, du côté du tendon, par une *extrémité dentelée* irrégulièrement conique que reçoit une *cupule* creusée dans l'extrémité correspondante du tendon. La substance musculaire n'est pas immédiatement appliquée contre le tissu tendineux, elle en est séparée par le sarcolemme qui se réfléchit au niveau de l'extrémité libre de la fibre pour la clore entièrement. L'union qui existe entre le sarcolemme et la cupule tendineuse est si intime qu'il est impossible de l'en détacher, même en faisant agir les réactifs

(1) Certains auteurs considèrent le tissu conjonctif des muscles comme une vaste cavité lymphatique.

dissociateurs les plus puissants. Elle est infiniment plus faible avec la substance musculaire. RANVIER, à qui l'on doit ces détails sur l'union des tendons avec les muscles, a poussé encore plus loin cette étude minutieuse. « Comment se fait la terminaison naturelle d'une fibrille musculaire du côté du tendon? Est-ce par un disque épais, un disque mince ou un espace clair? On peut observer dans quelques-unes des branches de l'arborisation terminale des faisceaux de la membrane

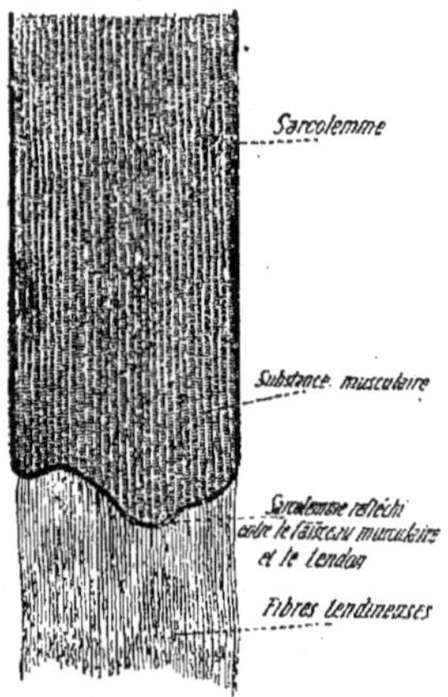

FIG. 44. — Union d'un faisceau musculaire à un tendon.

(Figure de démonstration.)

rétro-linguale (1), la succession des disques épais, des disques minces et des espaces clairs, jusqu'au petit tendon élastique d'insertion. Après un dernier disque mince et un dernier espace clair se trouve une masse ayant une forme hémisphérique, la surface plane de l'hémisphère regardant le dernier disque mince. Ce corps semble correspondre à un disque épais. Les fibrilles se terminent donc par *des disques épais.* »

VAISSEAUX DES MUSCLES. — Le tissu musculaire strié est parcouru par un réseau extrêmement riche de capillaires sanguins. Ce réseau, immédiatement appliqué contre le sarcolemme, est formé de mailles rectangulaires mesurant, comme petit diamètre, le diamètre transversal des faisceaux striés et comme diamètre longitudinal trois ou quatre fois cette longueur (2). Les mailles sont disposées de telle sorte que les longs côtés des rectangles sont parallèles aux faisceaux

(1) Voyez plus haut la note de la page 110 et aussi le texte de la page 113.
(2) POUCHET et TOURNEUX.

primitifs, ce sont les *branches longitudinales* du réseau. Les petits côtés au contraire perpendiculaires à ces mêmes faisceaux font communiquer de distance en distance les branches longitudinales, ce sont les *branches transversales* du réseau. « La figure générale du réseau capillaire est celle d'un treillis à mailles rectangulaires, constitué par un système de vaisseaux longitudinaux parallèles et réunis, entre eux, deux à deux par des branches qui sont perpendiculaires à leur direction. Chacun des faisceaux primitifs est entouré par un système vasculaire présentant cette disposition et qui l'enveloppe

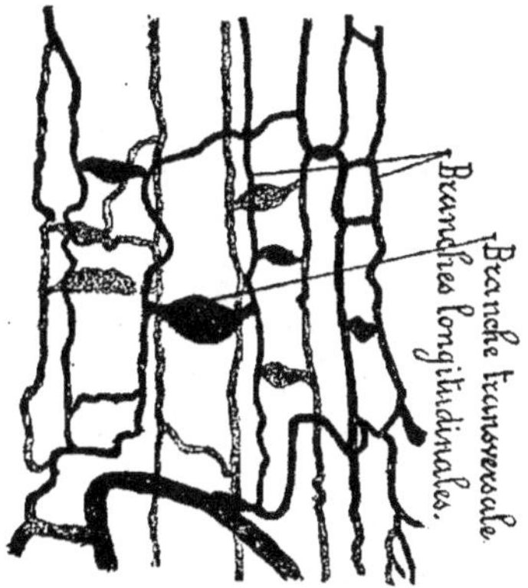

FIG. 45. — Réseau capillaire d'un muscle rouge du lapin,

de ses mailles longitudinales comme le ferait un filet » (1). Quand le muscle est relâché les *branches longitudinales* sont rectilignes; quand il est contracté ces branches présentent une apparence onduleuse et serpentine. Les *branches transversales* toujours rectilignes dans les muscles ordinaires, présentent dans les *muscles rouges* du lapin (2) une disposition spéciale qui a été mise en évidence par M. RANVIER. « Sur la plupart de ces branches on constate l'existence de *dilatations fusiformes*. Les veinules qui partent du réseau possèdent des dilatations encore plus considérables qui offrent, au premier coup d'œil, l'apparence de petits anévrysmes minuscules. » Cette disposition est nécessitée par le mode de contraction de ces muscles : nous avons vu qu'elle se produit lentement et que le muscle revient à sa

(1) RANVIER. *Leçons d'anatomie générale sur le système musculaire*, p. 253.
(2) Voyez plus haut.

longueur primitive avec une égale lenteur quand l'excitation cesse. La circulation s'arrêtant dans le muscle tout le temps que dure la contraction et d'autre part l'oxygène étant nécessaire au travail musculaire, ce gaz est fourni par le sang qui se trouve en réserve dans les mailles dilatées des capillaires (1).

Propriétés physiques du tissu musculaire. — Le tissu des muscles à contraction rapide présente une *coloration* rouge vif quand on examine les muscles peu de temps après la mort et chez les individus dont la nutrition n'a point souffert. Cette coloration n'est pas due, comme on serait tenté de le croire, à la présence du sang, elle persiste alors que les capillaires sont entièrement vides. On admet généralement qu'elle est produite par la combinaison d'une petite quantité d'hémoglobine avec la substance musculaire. On trouve d'ailleurs de *nombreuses variations* de la couleur musculaire dans la *série animale* : tout le monde connaît la différence qui existe entre les muscles du veau et du bœuf ; chez les poissons les muscles ont la transparence du verre ; enfin, chez certains animaux, on trouve en même temps des muscles ayant une teinte rouge foncé et des muscles absolument pâles et à peine teintés. Cette disposition est très marquée chez le lapin, c'est ainsi que, dans le membre postérieur de cet animal, le muscle demi-tendineux, le crural, le petit adducteur, le soléaire sont rouges tandis que les autres muscles sont blancs (2).

Les muscles sont très *extensibles*, ils sont de plus rétractiles, c'est-à-dire que quand on les coupe transversalement ils reviennent sur eux-mêmes et se raccourcissent. Cette élasticité se manifeste dans les mouvements ; telle est en effet la disposition du système musculaire qu'une de ses portions ne peut être contractée sans que l'autre ne soit distendue.

L'action de la *dessiccation* a été fort bien indiquée par BICHAT (3). Exposé à l'action de l'air le tissu musculaire se comporte de deux manières : 1o il se dessèche si on le coupe en tranches min-

---

(1) Les lymphatiques n'*existent pas à l'intérieur* des muscles à l'état de vaisseaux distincts limités par un endothélium. Ils sont représentés par les espaces conjonctifs séparant les faisceaux musculaires communiquant, on ne sait par quel procédé, avec des vaisseaux lymphatiques vrais situés dans l'épaisseur des expansions tendineuses qui les continuent ou les limitent.

(2) RANVIER. *Traité technique.*

3) BICHAT. *Traité d'anatomie générale*, p. 327.

ces et susceptibles d'une prompte évaporation des fluides qu'il contient. Alors son aspect est d'un brun obscur ; ses fibres se resserrent les unes contre les autres ; il s'amincit, devient dur et cassant. Si on le replonge dans l'eau, quelques jours et même quinze ou trente jours après sa dessiccation il reprend sa mollesse et sa forme primitive, offre une teinte moins foncée ; 2° laissé en masses trop épaisses au contact de l'air le tissu musculaire ne peut se dessécher, il pourrit.

Exposé à l'action de l'eau le muscle éprouve des modifications différentes suivant qu'elle est chaude ou froide : l'eau *froide* lui enlève d'abord sa couleur rouge, dont elle paraît dissoudre le principe et laisse un tissu blanc fibreux ; l'eau *chaude* coagule d'abord la substance musculaire et la ramollit ensuite quand l'ébullition se prolonge. Dans une expérience devenue classique, RANVIER a montré qu'une *température de 55° C.* dissout le tissu conjonctif des muscles de la grenouille et met les faisceaux musculaires en liberté. Dans un litre d'eau élevé à une température de 55° C. on plonge une grenouille vivante. Elle s'agite, meurt et est prise de rigidité. On la laisse dans l'eau chaude dont la température s'abaisse peu à peu, pendant un quart d'heure. Au bout de ce temps la peau est ramollie à tel point qu'il suffit pour l'enlever sur un des membres abdominaux de la saisir avec un linge et d'exercer une légère traction. Les muscles se détachent alors de leurs tendons avec une grande facilité et leurs faisceaux primitifs se séparent en les agitant simplement dans l'eau ou en les dissociant légèrement avec des aiguilles. On peut obtenir ainsi de très nombreux faisceaux primitifs isolés ; la striation longitudinale de la substance musculaire est très marquée, par contre la striation transversale est moins nette et plus irrégulière (1).

Les stries transversales des fibrilles musculaires *décomposent la lumière blanche* à la façon des réseaux dont se servent les physiciens.

Le muscle couturier de la grenouille (2) séché, tendu et monté à plat dans le baume du Canada, convient bien pour cette expérience. « L'observateur est placé au fond d'un appartement dont on a fermé les volets de façon à ne laisser passer la lumière que par une fente. On met la préparation du muscle très près de l'œil, les faisceaux primitifs étant orientés de manière que leur axe soit perpendiculaire à la fente formée par les volets. Il apparaît alors de chaque côté de la

(1) RANVIER. *Traité technique*, p. 505.
(2) Les faisceaux de ce muscle sont à peu près exactement parallèles entre eux.

fente un, deux ou trois spectres disposés symétriquement. » Cette propriété a conduit le professeur RANVIER à faire construire un myospectroscope qui permet de réaliser l'observation spectroscopique du sang (1).

Composition chimique des muscles striés. — Un muscle vivant et au repos est neutre ou légèrement alcalin, il devient au contraire franchement acide après un exercice prolongé et lorsque la rigidité cadavérique s'empare du muscle (2). Au point de vue de sa composition chimique le tissu musculaire comprend deux parties bien distinctes :

1° *Sarcolemme*. — Le sarcolemme est formé d'une substance imparfaitement connue.

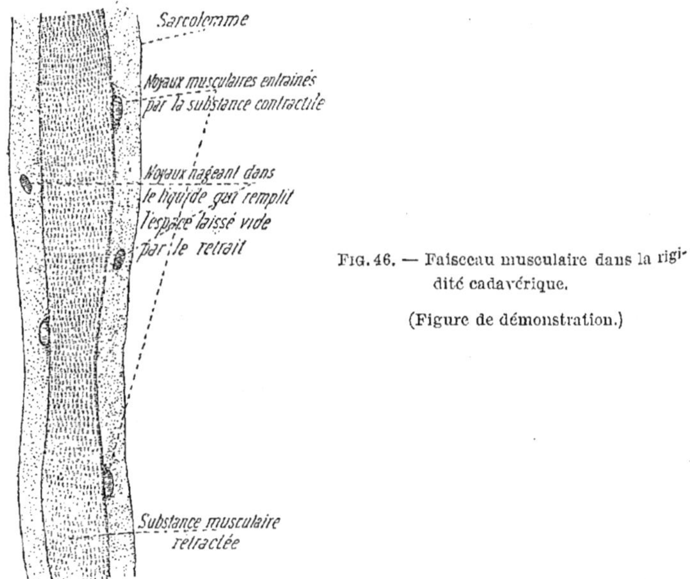

FIG. 46. — Faisceau musculaire dans la rigidité cadavérique.

(Figure de démonstration.)

2° *Substance musculaire proprement dite*. — Pour séparer le contenu des fibres musculaires de leur gaine on tue une grenouille par hémorrhagie, on lave les vaisseaux avec une solution aqueuse de

(1) RANVIER. *Traité technique d'histologie*, p. 517.
(2) Cette acidité est produite par l'acide sarcolactique ou peut-être par le phosphate acide de potasse.

chlorure de sodium puis on congèle les muscles et on les soumet à une forte pression. La matière exprimée constitue le *plasma musculaire de Kuhne*. C'est un liquide sirupeux, opalescent, un peu jaunâtre, à réaction alcaline, spontanément coagulable. Cette coagulation, d'ailleurs facilitée par la chaleur et les acides, sépare le plasma musculaire en coagulum, la *myosine*, et en *sérum musculaire*.

a. *Myosine*. — La myosine est une substance demi-solide spontanément coagulable et rétractile après sa coagulation. Elle se dissout aisément dans une solution de sel marin au 10e ; l'acide chlorhydrique très étendu la dissout, d'abord sans altération, mais en la transformant bientôt en *syntonine*.

b. *Sérum musculaire*. — Le sérum musculaire contient deux *albumines*, l'une coagulable à 45°, l'autre à 70°. Il renferme en outre, de la *caséine*, de l'*hémoglobine*, de la *créatine*, de la *créatinine*, de la *sarcine*, de la *xanthine*, de la *taurine*, de l'acide *inosique*, *des traces de sucre dextrogyre*, de l'acide *sarcolactique*.

Les éléments minéraux du muscle strié sont surtout représentés par des *sels de potasse* et en particulier par des *phosphates*. On y trouve de faibles proportions de *fer*.

L'étude des propriétés chimiques de la myosine explique la production de la *rigidité cadavérique*. Ce phénomène consistant simplement dans la coagulation de la substance musculaire peut être étudié sous le microscope. La substance musculaire des faisceaux rigides, paraît avoir éprouvé un retrait de telle sorte qu'il existe entre elle et le sarcolemme un espace occupé par une matière claire probablement liquide. Parmi les noyaux musculaires, les uns flottent dans ce liquide, les autres ont suivi la substance musculaire dans son retrait (1).

§ 2. — **Tissu musculaire à contraction lente**.

Les muscles à *contraction lente* sont encore appelés par les auteurs *muscles lisses* et muscles *de la vie organique*. Cette dernière expression appliquée par Bichat à la division du système musculaire que nous étudions, n'est pas exacte dans la généralité des cas. Chez l'homme lui-même il y a des muscles de la vie organique qui ont

(1) Ranvier. Examen de la membrane rétro-linguale de la grenouille. Cours inédit du Collège de France.

une striation transversale très marquée (myocarde, œsophage) ; chez certains invertébrés les muscles de la vie animale sont lisses. Cependant tous les muscles lisses des vertébrés appartiennent à la vie organique.

Ce tissu est caractérisé par la cellule musculaire lisse ou fibre-cellule.

STRUCTURE. — L'élément fondamental des muscles lisses est représenté par des cellules allongées dont la *forme* est très variable : Le plus souvent elles figurent un fuseau allongé et régulier, d'autres fois, tout en gardant cette forme générale, elles sont aplaties, parallèlement à leur axe, comme rubanées, et se divisent, à leurs extrémités,

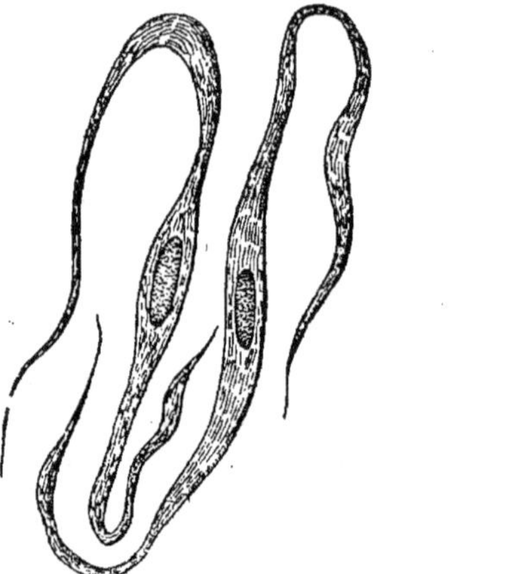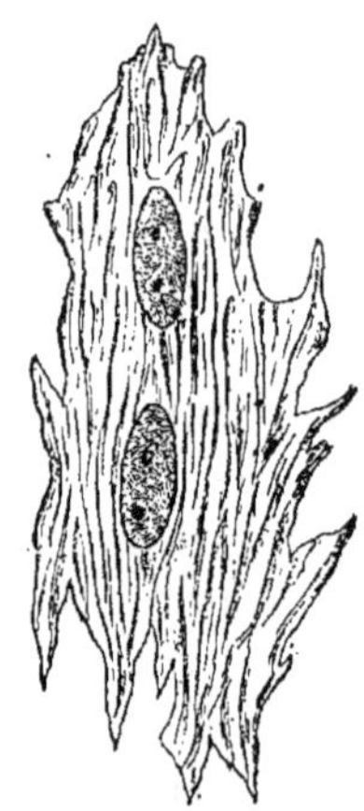

FIG. 47. — Cellules musculaires lisses. Les cellules de droite proviennent de l'intestin ; la cellule de gauche provient de l'aorte.

en deux pointes. Dans la tunique moyenne des artères elles prennent des formes très irrégulières qu'il est impossible de comparer à une figure connue. Les *dimensions* de ces éléments ne varient pas moins de leur forme :

Leur *longueur* oscille, suivant les organes, entre 45 et 225 μ (KÖLLIKER) ; leur *largeur* est très inégale pour un même élément car la fibre-cellule va en diminuant vers ses extrémités ; la *partie moyenne* la plus large, mesure de 3 à 20 μ. Au point de vue de sa constitution intime la cellule musculaire lisse présente à considérer un *corps cellulaire* et un *noyau* :

1º *Corps cellulaire.* — Le corps cellulaire *ne possède pas de membrane-enveloppe*, la substance contractile paraît s'y limiter elle-même (RANVIER). Il est formé de deux parties bien distinctes :

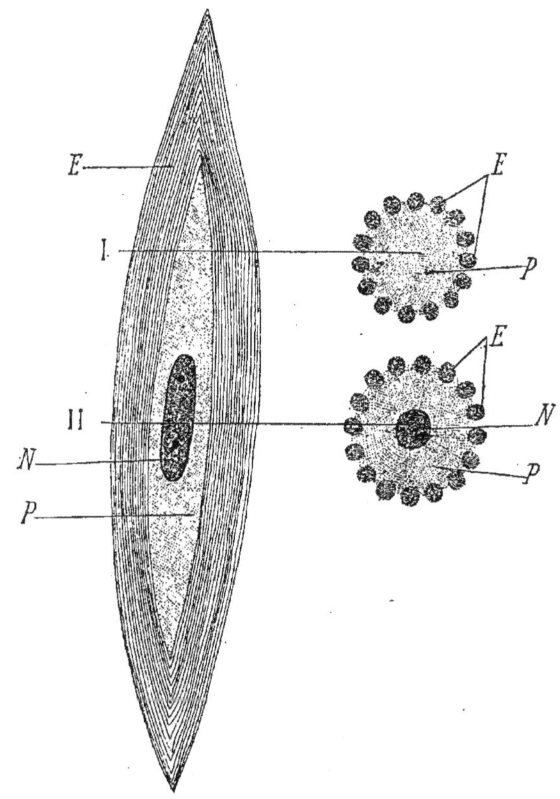

FIG. 48. — Figure de démonstration pour montrer la composition de la cellule musculaire lisse.

La figure qui est à la gauche du lecteur représente une coupe idéale passant par le grand axe d'une fibre musculaire lisse.

Les deux figures de droite représentent une coupe transversale de cette cellule passant l'une (II) au niveau du noyau et l'autre (I) un peu plus haut.

E. Écorce striée. — N. Noyau. — P. Protoplasma.

au *centre* on observe une substance granuleuse qui entoure le noyau et s'étend dans l'axe de la cellule sur une longueur plus ou moins considérable, cette substance présente les réactions et les caractères du *protoplasma* embryonnaire ; à la *périphérie* se trouve la substance contractile proprement dite qui paraît striée parallèlement à l'axe de la fibre lisse. A un faible grossissement on aperçoit une striation grossière divisant l'écorce de la cellule en *faisceaux* ; à un grossissement plus considérable on distingue une striation plus fine divisant ces faisceaux en *fibrilles*. C'est sur une coupe transversale qu'il faut étudier la composition fibrillaire de la substance contractile. Sur une de ces coupes on voit, à la périphérie de la cellule, un certain nombre de champs qui correspondent à la coupe de faisceaux de fibrilles. Ces champs représentent les *champs de Conheim* de la fibre striée, les faisceaux de fibrilles répondent aux *cylindres primitifs* de cette même fibre. La substance protoplasmique qui occupe le centre de la cellule, envoie, entre ces cylindres, des prolongements qui s'étendent jusqu'à la surface de l'élément (1).

2º *Noyau.* — Le noyau, situé à peu près au milieu de la longueur de la fibre, n'occupe pas exactement sa ligne axiale. Ordinairement plus rapproché d'un bord de la cellule que de l'autre, il présente une forme très variable : il est sphérique dans certaines cellules, mais le plus souvent il est ovalaire et souvent tellement allongé qu'il prend la forme d'un bâtonnet, forme qui a été considérée longtemps comme tout à fait caractéristique des fibres lisses. Sous l'influence de l'acide acétique il se rétracte et devient ondulé, en zig-zag. On observe dans chaque noyau un ou deux nucléoles.

En résumé, la cellule musculaire lisse peut être considérée comme l'analogue du *faisceau primitif strié*. De même que ce faisceau, elle renferme un noyau entouré d'une masse de protoplasma embryonnaire dont les prolongements séparent les pinceaux de fibrilles considérées par RANVIER comme représentant les cylindres primitifs du tissu musculaire lisse. La seule différence qui sépare le faisceau primitif de la fibre lisse, c'est l'absence de *sarcolemme* et de *striation transversale*.

Les réactions micro-chimiques des fibres lisses sont les suivantes : l'*eau* ne les altère pas ; l'*alcool* les contracte et exagère la striation longitudinale ; l'*acide acétique* les gonfle et les transforme en une masse homogène au sein de laquelle le noyau devient très évident ; l'*acide azotique* en solution faible les fixe et permet de les isoler par dissociation ; la *potasse* en solution aqueuse forte (40 p. 100) n'at-

____

(1) RANVIER. *Leçons d'anatomie générale*, année 1880, p. 430.

taque pas les cellules musculaires lisses. C'est là un moyen de découvrir ces éléments dans des masses de tissu conjonctif, ce dernier étant dissout par le réactif.

TEXTURE. — Pour former les muscles lisses, les cellules, que nous venons d'étudier, se juxtaposent immédiatement par leurs bords et par leurs faces. Elles sont solidement unies, entre elles, par une mince *couche de substance cimentante* qui est marquée par un trait noir sur un plan musculaire imprégné d'argent et qui se dissout dans la potasse à 40 p. 100, dans l'alcool au tiers, dans l'acide azotique à 20 p. 100 et dans l'eau régale. C'est pourquoi ces réactifs servent habituellement pour isoler les fibres lisses. Il existe plusieurs formes de tissu musculaire lisse :

1º Dans les *artères du type élastique*, les cellules musculaires loin d'être réunies en faisceaux sont séparées les unes des autres par un réseau de fibres élastiques. Il en résulte qu'il est très facile de les dissocier même à l'état frais, car il *n'existe pas de ciment intercellulaire*.

2º La seconde forme sous laquelle se présente le tissu musculaire lisse est la *forme membraneuse*. Les cellules sont placées, les unes à côté des autres, sur une seule rangée de manière à constituer une sorte de membrane ; c'est la disposition qu'elles affectent dans les *artérioles* par exemple.

3º D'autres fois elles sont associées pour former des *faisceaux aplatis*, séparés, les uns des autres, par du tissu conjonctif, par des vaisseaux et des nerfs auxquels sont associées des fibres élastiques. Il faut noter, du reste, que partout où l'on trouve des cellules musculaires lisses on rencontre également des fibres élastiques, comme si ce réseau était nécessaire pour compléter leur action. L'association des cellules musculaires en faisceaux se rencontre dans l'*intestin*.

4º Une quatrième forme est *celle en réseaux*. — Les cellules musculaires lisses sont réunies en petits faisceaux, lesquels se divisent en faisceaux plus minces qui, en s'anastomosant et en s'entre-croisant les uns avec les autres, forment un réticulum complet. La *vessie de la grenouille* est un bel exemple de cette disposition.

5º Dans une cinquième forme les cellules musculaires, groupées en petits faisceaux isolés, forment de *petits muscles* aussi épais que larges, comme par exemple les *muscles redresseurs des poils*.

6º Dans une sixième forme les cellules se groupent en faisceaux qui s'associent à la manière des faisceaux striés pour constituer des *muscles* proprement dits. Il n'en existe pas chez l'homme ; mais, chez les animaux, un certain nombre des muscles du périnée présentent cette forme, par exemple le *muscle rétro-coccygien* du lapin.

7º Dans une septième et dernière forme les faisceaux de cellules

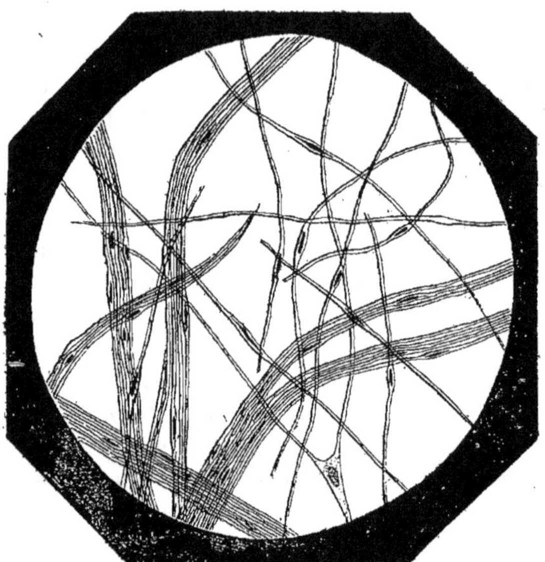

FIG. 49. — Fibres musculaires de la vessie de la grenouille.

s'anastomosent dans tous les sens pour former une grosse *masse musculaire*. L'*utérus* fournit un bel exemple de cette disposition (1).

Vaisseaux. — Les capillaires sanguins forment, autour des cellules musculaires lisses, des mailles rectangulaires analogues à celles que nous avons décrites en parlant du faisceau primitif strié. Quand les fibres lisses sont dans l'extension, les branches de ces capillaires sont rectilignes ; quand, au contraire, elles sont revenues sur elles-mêmes, ces branches présentent des flexuosités et des ondulations semblables à celles des branches longitudinales des faisceaux striés placés dans les mêmes conditions.

(1) RANVIER. *Leçons sur les terminaisons nerveuses dans les muscles de la vie organique*, 1880, p. 433.

Caractères physiques. — La *couleur* du tissu musculaire lisse varie avec l'épaisseur des couches qu'il forme et avec sa richesse en éléments conjonctifs. Sur les animaux, récemment tués, il est d'un gris pâle, demi-transparent, légèrement rosé dans tout l'intestin, d'un gris pâle demi-transparent légèrement blanchâtre dans la vessie et d'un gris blanchâtre dans l'utérus vide. Il est d'un gris rougeâtre assez mat ou même d'un rouge franc dans l'utérus gravide (ROBIN).

L'*extensibilité* est très manifeste dans les muscles lisses. BICHAT lui attribue les deux propriétés suivantes :

1° La rapidité considérable avec laquelle elle peut être mise en jeu. C'est ainsi que l'estomac et les intestins passent, en un instant, d'une vacuité complète à une grande distension.

2° L'étendue très grande dont elle est susceptible. On peut se faire une idée de l'étendue de cette extensibilité en comparant la vessie vide retirée sur elle-même et cachée derrière le pubis, à la vessie pleine d'urine dans une rétention et remontant quelquefois au-dessus de l'ombilic.

Composition chimique. — La composition chimique de ce tissu n'est pas complètement connue. Il est probable qu'il renferme de la myosine, car LEHMANN, en le traitant par l'acide chlorhydrique au millième, a obtenu de la syntonine, dérivé de la myosine. Le *suc* qu'on peut extraire des muscles lisses renferme des substances albuminoïdes, de la créatine, de l'hypoxanthine, etc... Quant aux composés minéraux, ils renferment surtout des sels de *soude*, contrairement aux muscles striés qui sont plus riches en sels de *potasse* (GAUTIER).

Répartition dans l'économie. — Ce tissu n'est point aussi abondamment répandu dans l'économie que le précédent. La masse totale qu'il représente comparée à la masse totale de celui-ci, qui forme plus du tiers du corps, offre sous ce rapport une différence très remarquable (BICHAT). 1° Dans le *tube digestif* il forme une tunique contractile depuis les deux tiers inférieurs de l'œsophage jusqu'au sphincter interne de l'anus.

2° Dans l'*appareil respiratoire* il complète les arceaux cartilagineux de la trachée et des bronches, et se prolonge jusque dans la tunique des plus fines ramifications bronchiques.

3° Dans l'*appareil circulatoire* la tunique moyenne des artères et les parois des veines contiennent un grand nombre de fibres lisses.

4° Dans la *peau*, ces fibres forment les muscles redresseurs des poils et certains muscles peauciers à fibres lisses, comme par exemple la tunique dartoïque du scrotum.

5° Dans les *glandes* et principalement dans leurs conduits excréteurs les fibres lisses abondent. C'est dans les organes *génitaux urinaires* qu'on les trouve en abondance : uretères, vessie, ovaires, trompes, utérus, etc.

6° Contrairement à l'opinion de BICHAT qui pensait que la tête ne renferme point de division du système musculaire organique, on trouve un certain nombre de fibres lisses dans les organes des sens, par exemple le *muscle de l'iris*.

MÉCANISME DE LA CONTRACTION MUSCULAIRE

Parmi les propriétés vitales des muscles (1) nous étudierons uniquement celle qui intéresse l'histologiste, le *mécanisme de la contraction musculaire*.

Un grand nombre de théories ont été émises sur cette question. BRUCKE, KRAUSE, MERKEL, ROUGET ont donné des hypothèses différentes pour expliquer la striation musculaire et ont fait correspondre, à ces théories, une nouvelle notion de la contraction.

Théorie d'Amici. — « D'après AMICI le faisceau primitif est formé de rangées de bâtonnets superposés et de grains. Les bâtonnets sont longitudinaux, parallèles entre eux et possèdent la même longueur. Ils constituent par leur réunion des bandes transversales séparées par des bandes plus claires qui contiennent des grains rangés en séries linéaires transversales. Pendant le *repos* et dans un même faisceau primitif tous les bâtonnets sont placés en séries rectilignes et donnent par leur ensemble l'image ordinaire de la striation longitudinale. Pendant la contraction les bâtonnets s'inclinent en zig-zag, comme le font les parois d'une lanterne vénitienne quand on la ferme. Le raccourcissement du muscle s'explique, dans ce cas, tout naturellement » (2).

Théorie de Brücke. — La théorie de BRÜCKE est fondée sur l'examen de la fibrille musculaire à la lumière polarisée. Cet auteur admet que les disques épais et les disques minces, sont formés d'une

---

(1) Voyez les traités de physiologie.
(2) RANVIER. *Leçons d'anatomie générale sur le système musculaire*, p. 78.

multitude de petits grains, juxtaposés et superposés. Lorsque le muscle est au repos, ces grains, qu'il appelle *disdiaclastes*, se présentent de *file;* lorsque le muscle se contracte, ils changent d'ordre et se présentent de *front*. Ainsi le muscle se raccourcit et s'épaissit.

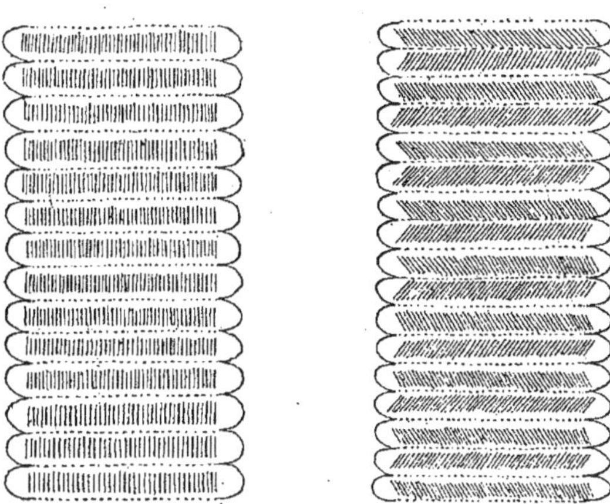

FIG. 50. — Théorie d'Amici.

A. Faisceau à l'état de repos. — B. Faisceau à l'état de contraction.

Cette théorie est ingénieuse, mais elle est sans fondement, car elle ne repose sur aucune observation positive. L'existence des disdiaclastes et leur changement de front constitue simplement une vue de l'esprit.

Théorie de Krause. — Cet auteur regarde les disques minces

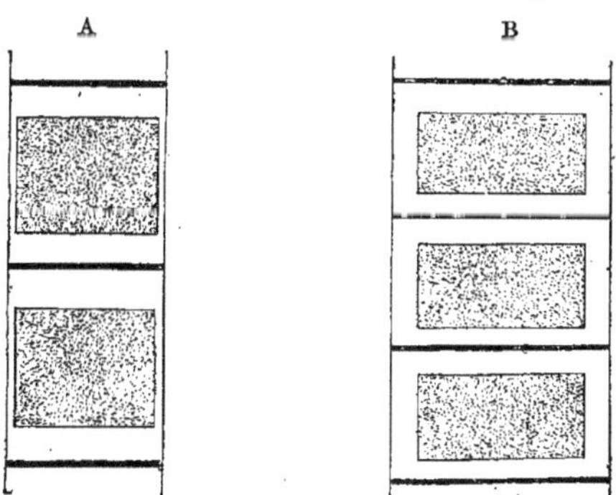

FIG. 51. — Théorie de Krause.

A. Faisceau à l'état de repos. — B. Faisceau à l'état de contraction.

comme des cloisons : l'espace, compris entre deux disques minces, formeiait une boîte ou *case musculaire*, remplie d'un liquide au sein duquel flotterait le disque épais (*prisme musculaire*). A l'état de repos, le liquide serait accumulé aux deux extrémités du prisme, pendant la contraction il passerait sur ses côtés.

Ainsi se produirait le *raccourcissement* et l'*épaississement* du muscle.

Théorie d'Engelman. — ENGELMAN pense, comme KRAUSE, que la contraction résulte de la disparition du liquide des espaces clairs ; mais tandis que, pour KRAUSE, le prisme musculaire est un élément entièrement passif, pour ENGELMAN, c'est ce prisme qui absorbe le liquide.

Théorie de Merkel. — MERKEL dédouble la case musculaire de KRAUSE. Pour lui la strie intermédiaire de HENSEN serait aussi une

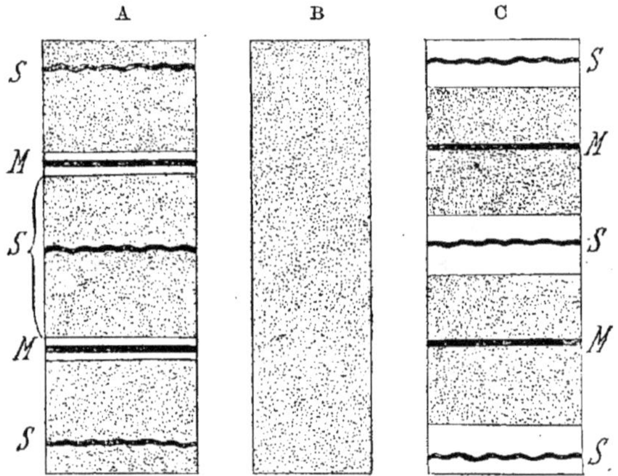

FIG. 52. — Théorie de Merkel.

A. Stade de repos. — B. Stade intermédiaire. — C. Stade d'inversion.

cloison. La case musculaire de KRAUSE, correspondrait à deux cases plus petites. La théorie de MERKEL est connue sous le nom de « *Théorie de l'inversion* ».

Cet auteur décrit un *stade de repos*, un *stade intermédiaire* et un *stade d'inversion*.

La matière contenue dans la case serait épaisse, mais mobile. A l'*état de repos* cette matière est accumulée de chaque côté de la strie intermédiaire ; à l'*état intermédiaire* la substance du disque épais se répand dans toute la demi-case musculaire, de telle sorte que la striation n'est plus visible ; à l'*état d'inversion*, elle s'éloigne de la strie intermédiaire pour se ramasser de chaque côté des disques minces. Ce transport de substance n'explique aucunement le raccourcissement du muscle.

Théorie de M. Rouget. — Ce physiologiste a donné autrefois une singulière théorie de la contraction : il compare la fibrille musculaire au pédicule contractile des vorticelles et déclare : « Qu'elle est un vrai ressort en spirale, qui, activement distendu pendant l'état de repos du muscle, revient passivement sur lui-même au moment de la contraction. »

Ainsi, ce que nous considérions comme l'état actif du muscle ne serait qu'un état de repos ; le muscle ne serait véritablement actif que lorsqu'il est dans son entier allongement. Qu'une cause quelconque (irritation mécanique, influx nerveux, électricité) intervienne, la force, qui maintenait le muscle allongé, est momentanément supprimée, il se contracte, c'est-à-dire vient à l'état de repos. Nous ne nous étendrons pas plus longtemps sur cette façon singulière de considérer l'état de repos et l'état actif. L'examen histologique démontre que la fibrille musculaire n'est pas un ressort en spirale ; d'ailleurs cette théorie tombe devant le fait que les fibres-cellules sont contractiles.

Théorie de M. Ranvier. — Les théories, si diverses, que nous venons d'examiner, reposent soit sur des hypothèses sans fondement, soit sur des observations histologiques erronées, faites avec l'idée préconçue que l'on devait trouver, dans la striation du muscle, la raison de la contraction.

Si l'on avait seulement remarqué que certains éléments, purement cellulaires, sont contractiles, on n'aurait pas cherché à attribuer une propriété générale de la matière organisée à une structure destinée, seulement, à modifier cette propriété. La *contractilité musculaire n'est que la contractilité du protoplasme s'exerçant dans un sens déterminé.*

Lorsque la contractilité des disques épais est mise en jeu, ils tendent à prendre la *forme globuleuse*. Or, comme ils sont primitivement allongés dans le sens des fibrilles, cette modification tend déjà à raccourcir le muscle. Nous comprendrons que le raccourcissement puisse être considérable, si nous remarquons que le disque épais, en se contractant, *expulse du plasma* qui se porte sur ses côtés (accroissement du muscle en épaisseur). Quant aux disques minces et aux bandes claires, ils constituent de *petits tendons* qui maintiennent rapprochés les éléments contractiles.

La contractilité musculaire n'est que la manifestation d'une propriété de la matière vivante ; ce qu'il y a de particulier, dans le muscle strié, c'est la petitesse de l'élément contractile, par rapport aux faisceaux qu'il s'agit de raccourcir. Cette petitesse, permettant des échanges plus rapides, est donc en rapport avec la rapidité de la contraction. « *Ce qu'il faut chercher dans la striation, ce n'est donc pas la contractilité, mais la rapidité de la contraction.* »

L'examen de la contraction de la fibre musculaire dans les muscles à noyaux marginaux et dans les muscles à noyaux intérieurs vient encore affirmer la théorie de RANVIER.

1° Les muscles à *noyaux marginaux*, qui se contractent brusquement, présentent des fibrilles musculaires *extrêmement minces*, ce qui favorise beaucoup les échanges ; de plus, le *disque épais* (élément contractile) l'emporte, en volume, sur les bandes claires.

2° Les muscles à *noyaux intérieurs* qui se contractent lentement ont des fibrilles *plus épaisses*, des *disques épais* (élément contractile) moins volumineux. En outre les *disques minces* et les *bandes claires* prennent ici une grande importance. Ces parties, qui jouent le rôle de liens élastiques, unissant les éléments contractiles, « transforment la force de courte durée développée par la contraction des disques épais en une force continue. Elle permet d'utiliser la force produite en l'emmagasinant pour la restituer ensuite d'une manière régulière et progressive..., plus un muscle sera riche en charpentes élastiques, plus sa contraction sera lente, prolongée et soutenue ; plus aussi son temps perdu (retard du mouvement sur l'excitation) deviendra considérable. C'est là précisément ce qui se réalise dans les muscles à noyaux intérieurs. En même temps qu'on constate expérimentalement que leur temps perdu est prolongé et que leur contraction est lente et soutenue, on observe aussi chez eux un développement majeur des bandes claires et des disques minces, souvent accompagnés chacun de deux disques accessoires (RENAUT).

Telle est la théorie que RANVIER a développée dans ses leçons sur le système musculaire (1875-1876). Elle reposait, à cette époque, sur des expériences ingénieuses qui consistaient à fixer, au moyen d'injections interstitielles d'acide osmique, les fibres des muscles *tétanisés tendus*. On pouvait, à la rigueur, accuser cette théorie d'inexactitude à cause de l'infidélité possible du réactif fixateur. Dans une communication à l'Académie des sciences (10 mars 1890), M. RANVIER a complété la démonstration en montrant que les phénomènes, qu'il avait décrits, pouvaient être observés sur la fibrille musculaire vivante. La membrane rétro-linguale de la grenouille étant tendue sur la chambre humide porte-objet on l'excite à l'aide d'un courant faradique. On constate, alors, que la striation ne disparaît dans aucune des phases du phénomène de la contraction et que rien n'est changé dans les rapports des disques épais, des disques minces et des espaces clairs lorsque de l'état de repos ils passent à l'état de contraction. Les modifications se bornent à la diminution en longueur des disques épais et à l'allongement des espaces clairs et des disques minces. Nous avons indiqué plus haut la signification de ces faits.

Sous l'influence du courant d'induction les *fibres musculaires lisses* ne présentent aucun changement dans leur structure. Elles perdent simplement de leur longueur et augmentent d'épaisseur. Elles prennent en un mot la forme qui réduit leur surface aux plus petites dimensions (RANVIER).

CHAPITRE HUITIÈME

TISSU NERVEUX PÉRIPHÉRIQUE

Les nerfs de l'homme sont formés de deux espèces de fibres nerveuses : les unes présentent, à leur surface, une couche d'une substance offrant les caractères optiques de la graisse, elles ont reçu le nom de *fibres à myéline;* les autres sont réduites à leur élément essentiel, on les appelle des *fibres sans myéline* ou de Remak.

§ 1. — **Fibres à myéline. Tubes nerveux** (1).

Nous devons distinguer dans la fibre à myéline, une *partie centrale,* d'origine nerveuse (cylindre-axe), et une *partie périphérique,* qui renferme cette dernière, à la manière d'un manchon et constitue un élément protecteur.

A. **Partie périphérique.** — Ainsi que l'a montré Ranvier, le manchon protecteur qui entoure le cylindre-axe est constitué par une série d'éléments cellulaires allongés, unis bout à bout, chaque élément étant séparé de celui qui le précède ou qui le suit par un étranglement qui est désigné par tous les auteurs sous le nom d'*étranglement de* Ranvier. On donne à ces éléments le nom de *segments interannulaires* (2).

La structure des segments interannulaires est assez compliquée. On trouve de dehors en dedans :

1º Une membrane enveloppe, la *membrane de* Schwan.

2º Une *lame de protoplasma* avec un *noyau.*

(1) C'est à Leuwenhoeck que l'on doit la découverte des tubes nerveux.

(2) La longueur des segments interannulaires varie avec le diamètre des tubes nerveux. Plus le diamètre est grand, plus les segments interannulaires sont longs.

3° Une substance ayant les caractères optiques et les réactions chimiques de la graisse, *la myéline*.

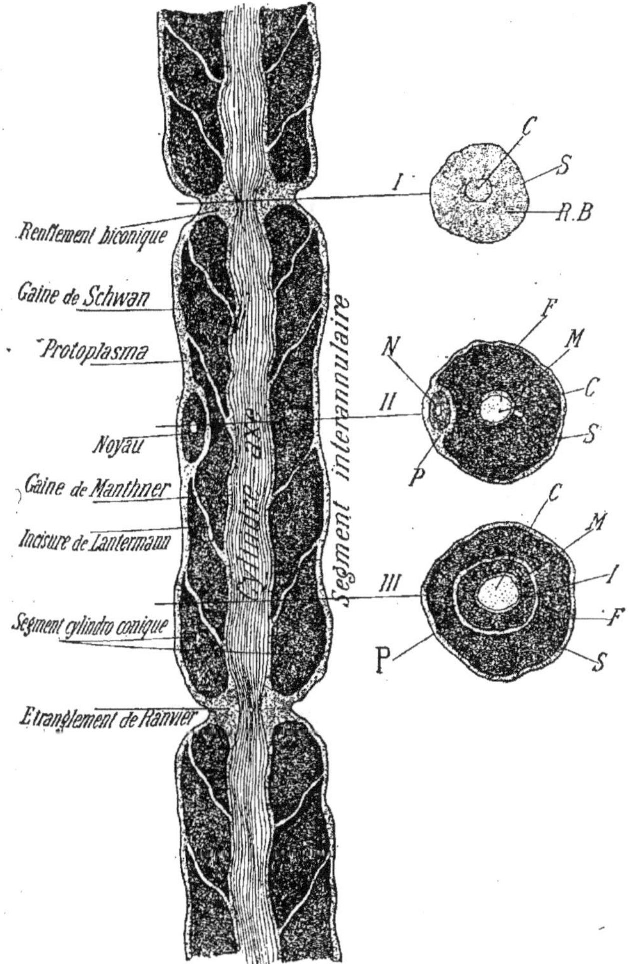

FIG. 53. — Figure pour montrer la composition d'un tube nerveux à myéline.

I. Coupe du tube nerveux au niveau d'un étranglement de Ranvier.
II. Coupe au niveau du noyau.
III. Coupe au niveau d'une incisure de Lantermann.
C. Cylindre-axe.

S. Membrane de Schwan.
P. Lame de protoplasma.
I. Incisure de Lantermann.
M. Gaine de Mauthner.
N. Noyau.
R. B. Renflement biconique,

Sur la figure de gauche on a écrit par erreur Manthner au lieu de Mauthner.

4° Une deuxième lame de protoplasma immédiatement en contact du cylindre-axe et ne renfermant pas de noyau, la *gaine de Mauthner*.

1) GAINE DE SCHWAN. — La gaine de SCHWAN est une membrane extrêmement mince, hyaline, transparente, qu'il n'est possible de bien voir que sur des tubes nerveux altérés ou en faisant usage d'artifices de préparations. Elle apparaît bien nettement sur les nerfs qui ont subi la *dégénérescence Wallérienne*, ou sur des tubes nerveux frais traités d'abord par l'*acide nitrique* puis par la *potasse*. Sous l'influence de ces réactifs la myéline s'échappe du tube en gouttelettes et le cylindre-axe se dissout. La gaine seule reste légèrement colorée en jaune. Cette *résistance* aux acides et aux alcalis con-

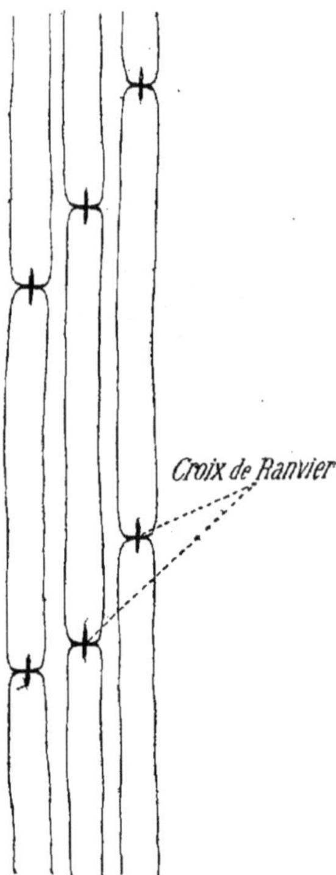

FIG. 54. — Fibres nerveuses traitée2 par le nitrate d'argent.

centrés la distingue très nettement de la substance conjonctive. On peut la comparer au sarcolemme qui enveloppe les faisceaux musculaires striés. La *forme* de cette gaine est celle d'un cylindre creux ; mais, au niveau du point d'union de deux segments interannulaires, elle *s'étrangle légèrement* et se soude à la gaine du segment interannulaire voisin. L'existence d'un ciment, au niveau de l'étranglement de RANVIER, peut être mise en évidence à l'aide du nitrate d'argent. Si l'on imprègne d'argent des tubes nerveux dissociés, on voit que les étranglements sont marqués par de petites croix latines dont la branche transversale affecte la forme d'un trait perpendiculaire à l'axe du tube nerveux et dont la branche longitudinale, parallèle à ce même tube, se dégrade en s'éloignant de l'étranglement. La branche transversale marque la ligne de ciment ; la branche longitudinale est produite par la réduction du sel d'argent sur le cylindre-axe. On désigne les croix, dessinées par l'argent, sous le nom de *croix de* RANVIER.

2) LAME DE PROTOPLASMA. — En dedans de la membrane de SCHWAN on trouve une lame extrêmement mince de protoplasma

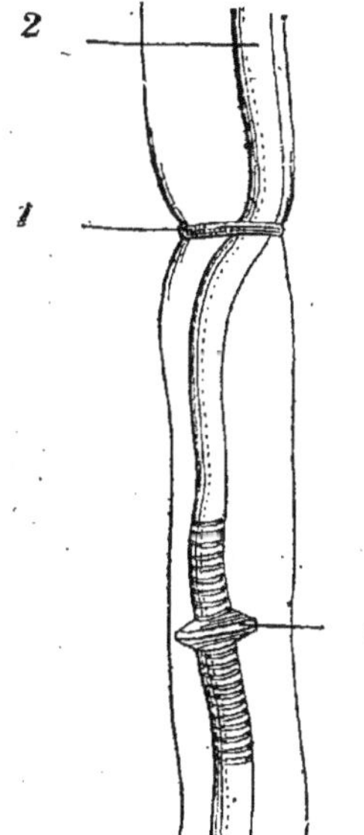

Fig. 55. — Tube nerveux (RANVIER).

1. Étranglement de Ranvier. — 2. Cylindre-axe. — 3. Renflement biconique qui a été déplacé par un artifice de préparation.

granuleux qui la double dans toute son étendue. Cette lame présente, au niveau de la partie moyenne du segment interannulaire, un *noyau* ovalaire à double contour muni d'un nucléole brillant. Au niveau de l'étranglement de Ranvier, elle se réfléchit, s'adosse à la lame de protoplasma, également réfléchie, du segment interannulaire voisin, et revenant sur elle-même, s'applique contre le cylindre-axe et forme la *gaine de* Mauthner. De l'adossement du protoplasma réfléchi de deux segments interannulaires voisins, résulte une masse ayant la forme de deux cônes opposés par leur base, c'est le *renflement biconique*. A ce niveau la myéline fait entièrement défaut. Le renflement biconique est traversé, en son milieu, par le cylindre-axe (1).

3) Myéline. — La myéline est une substance ayant la consistance d'une gelée, d'un blanc éclatant à la lumière incidente, transparente et légèrement jaunâtre à la lumière transmise. C'est elle qui donne aux centres nerveux et aux nerfs périphériques leur coloration blanche si caractéristique. Elle est extrêmement réfringente et possède, au plus haut degré, la propriété optique de présenter un *double contour* quand on l'observe à la lumière transmise, même quand elle est réduite à l'état d'expansions filiformes. Pour bien observer ce phénomène il faut dissocier des tubes nerveux et les examiner dans l'eau. Sous l'influence de ce liquide la myéline, loin de se coaguler comme on le croyait depuis les travaux de Henle et de Valentin, se gonfle et se liquéfie. On voit apparaître, au niveau des extrémités sectionnées des tubes nerveux, une sorte de champignon faisant hernie qui augmente de plus en plus. « Ce champignon paraît formé de boules de formes bizarres et de filaments variqueux renflés en certains points, étirés en fils sur d'autres et dont les figures sont tellement étranges et variables qu'elles échappent à toute description » (2). Ces *boules* et ces *tubes de myéline* présentent un double contour à la lumière transmise.

La myéline traitée par l'*acide osmique* se colore en noir encre de Chine.

La myéline ne forme pas, dans l'espace qui sépare la gaine de

---

(1) La nature du renflement biconique est ici indiquée d'une façon schématique. Sa constitution exacte peut être difficilement déterminée par l'examen microscopique, aussi on trouve dans les auteurs des descriptions absolument incompatibles.

a. Le renflement biconique est constitué par un renflement du cylindre-axe. Cela paraît inexact, car le cylindre-axe paraît se rétrécir à son niveau.

b. Il existe un corps spécial différent du cylindre-axe et du protoplasma.

c. Enfin la 3° hypothèse indiquée dans le texte.

(2) Renaut. *Dictionnaire encyclopédique.*

MAUTHNER et la lame de protoplasma périphérique, un cylindre continu.

Elle est divisée en *segments* séparés par des *incisures*. Les incisures, désignées sous le nom d'*incisures obliques* ou de LANTER-MANN, partent de la gaine de protoplasma périphérique et atteignent généralement la gaine de MAUTHNER. Il est probable que ces incisures sont remplies par des prolongements protoplasmiques, qui unissent la lame de protoplasma périphérique à la gaine de MAUTH-NER (on a figuré cette disposition dans le schéma).

Ces derniers temps GOLGI a décrit, au niveau des incisures obliques, des filaments enroulés sur le cône plein du segment cylindro-conique.

Les *segments cylindro-coniques* de myéline sont imbriqués les uns dans les autres et se recouvrent à la manière des tuiles d'un toit (1).

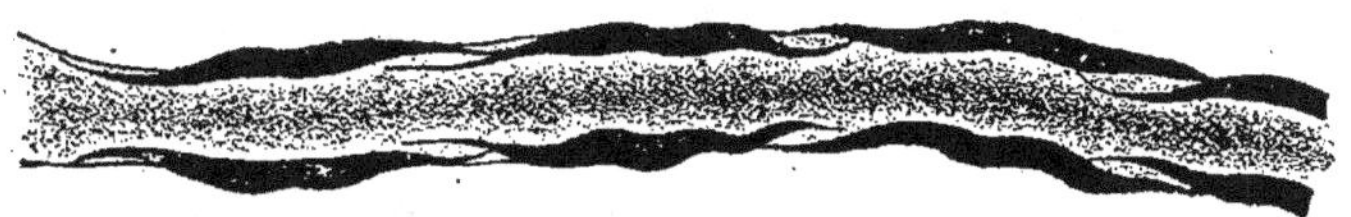

FIG. 56. — Segments cylindro-coniques de la myéline et incisures obliques.

Gaine de Mauthner. — La gaine de MAUTHNER est formée, comme nous l'avons déjà indiqué, plus haut, par la réflexion, sur le cylindre-axe, du protoplasma qui double la gaine de SCHWAN. Bien qu'extrêmement mince, elle est partout continue et forme autour du cylindre-axe une enveloppe tubuleuse distincte.

Les choses étant ainsi comprises, on voit que le segment interannulaire représente une cellule traversée par le cylindre-axe. Cette cellule, pourvue d'une membrane-enveloppe (*membrane de Schwan*), est constituée par un réticulum de protoplasma dont les mailles, allongées dans le sens de l'axe du tube nerveux, renferment la myéline.

(1) En traitant les nerfs par l'alcool puis l'éther à chaud, et en les colorant, après cette manipulation, par le picro-carmin, EWALD et KUHNE ont décrit la myéline comme formée de deux parties distinctes :

1° Un réseau formé par une substance analogue à la substance cornée qui constitue en quelque sorte la charpente de la myéline ;

2° Une substance grasse, contenue dans les mailles de ce réseau, qui se trouve dissoute dans l'expérience d'EWALD et de KUHNE.

Ce réseau répond-il à la réalité, ou bien est-il un produit artificiel ? On ne saurait se prononcer.

Celle-ci, de même que la membrane de Schwan, est un produit sécrété par le protoplasma.

B. Cylindre-axe. — Le cylindre-axe se présente sous la forme *d'une fibre cylindrique* ou légèrement aplatie qui occupe le centre du tube nerveux et traverse les segments interannulaires comme le ferait une broche. Son *diamètre* est extrêmement variable : Au niveau d'un étranglement de Ranvier il se *rétrécit* notablement et se renfle de nouveau après l'avoir dépassé ; d'ailleurs, ses bords ne sont pas régulièrement parallèles et ils présentent des *festons* séparés par des saillies que l'on considérait autrefois comme le produit d'un artifice de préparation. L'examen des nerfs vivants dans la membrane rétro-linguale a montré que ces festons représentent un état normal. La *structure intime* du cylindre-axe est encore fort discutée : Remak a prétendu qu'il constitue un tube, dont les parois très minces seraient striées en long, aussi lui a-t-il donné le nom de tube de l'axe. D'après Max. Schultze, dont l'opinion est admise aujourd'hui, le cylindre-axe est formé de *fibrilles* unies par une substance de nature indéterminée. Cette manière de voir est confirmée par l'examen des cylindres-axes soit de face, soit sur une coupe transversale. Il paraît en effet *strié parallèlement* à son axe et sur la coupe de certains nerfs, notamment des nerfs électriques de la torpille, la *section de ses fibrilles* se présente d'une manière absolument nette (1).

Le cylindre-axe semble continu depuis la cellule nerveuse centrale jusqu'à la périphérie. Contrairement à la portion périphérique du tube nerveux il ne présente aucunes traces de cloisons transversales (2). Les principales *réactions micro-chimiques* du cylindre-axe sont les suivantes : Le *picro-carminate d'ammoniaque* le colore en rose toutes les fois qu'il est en contact direct avec lui. Si l'on place des tubes nerveux dans ce réactif la couleur se fixe d'abord sur la portion du cylindre-axe qui fait saillie hors de l'extrémité sectionnée du tube et elle pénètre ensuite au niveau des étranglements

---

(1) Certains auteurs, qui ont poussé très loin l'analyse de la fibre nerveuse, pensent que chacune des fibrilles du cylindre-axe est striée transversalement de telle sorte que les fibrilles seraient formées de parties alternativement claires et obscures, comparables, mais d'une façon très éloignée, aux éléments semblables des fibrilles musculaires.

(2) La continuité du cylindre-axe a été mise en doute par Engelmann. D'après cet anatomiste, chaque segment interannulaire aurait un segment du cylindre-axe parfaitement distinct, et en rapport de contiguïté seulement au niveau des étranglements de Ranvier, avec les segments cylindre-axiles voisins.

de RANVIER et colore le filament au niveau de chacun d'eux, tandis que dans le reste de sa longueur celui-ci demeure incolore. « De ce fait il résulte que la myéline ne se laisse pas traverser par le picro-carminate d'ammoniaque. Si donc il se produit, dans les tubes nerveux qui sont plongés dans ce réactif, une coloration du cylindre-axe au niveau des étranglements annulaires, c'est que la myéline manque en ces points », ainsi d'ailleurs que nous l'avons établi plus haut.

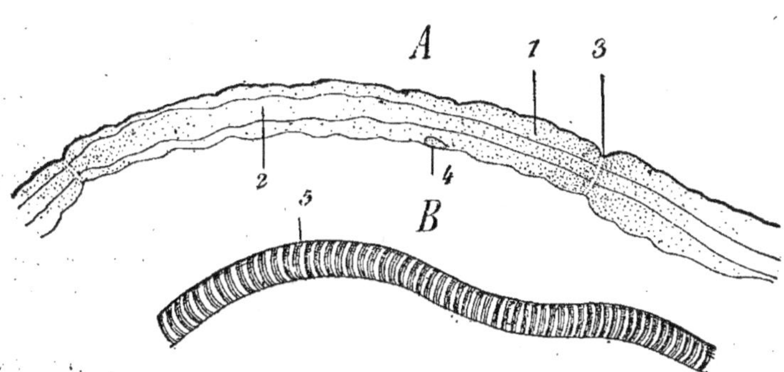

FIG. 57.

A. Tube nerveux.
1. Enveloppe.
2. Cylindre-axe.
3. Étranglement de Ranvier.
4. Noyau.
B. Cylindre-axe traité par le nitrate d'argent.
5. Stries de Frommann.

Le *nitrate d'argent* colore le cylindre-axe en noir et y détermine une série de stries transversales alternativement noires et claires, sensiblement égales en épaisseur et équidistantes. Ces stries, connues sous le nom de *stries* de FROMMANN, ne paraissent avoir aucun rapport avec la structure du filament, on ne sait encore rien sur leur signification.

L'interruption de la myéline, au niveau des étranglements de RANVIER, permet au nitrate d'argent de pénétrer jusqu'au cylindre-axe et d'y produire, en ce point, les *stries* de Frommann. Comme l'argent se précipite également sur le ciment qui unit les segments interannulaires, le trait noir du cylindre-axe forme, avec le trait noir du ciment, une croix latine produite par RANVIER pour la première fois.

L'*acide osmique* laisse le cylindre-axe complètement incolore chez les mammifères, les batraciens et les oiseaux ; il lui donne une teinte noire plus ou moins foncée chez les plagiostomes.

Le *chlorure d'or* le teint en violet foncé.

II. — **Fibres sans myéline.**

Les fibres sans myéline ou de REMAK se trouvent, dans *tous les nerfs*, à côté des fibres de myéline ; mais c'est surtout dans la *partie terminale* des *nerfs organiques* qu'elles abondent. Le *pneumogastrique* et le *grand sympathique* en renferment un grand nombre. Ces cordons nerveux où elles dominent présentent une *coloration grisâtre* et un *aspect gélatineux* qui diffèrent beaucoup de la couleur *blanche moirée* des nerfs à myéline.

Elles ont été longtemps confondues avec les faisceaux conjonctifs dont elles diffèrent par un certain nombre de réactions :

1° Elles *résistent à l'action des acides* et en particulier de l'acide nitrique qui les durcit, tandis qu'il gonfle les faisceaux connectifs et leur donne une apparence gélatineuse. On se sert depuis longtemps, en anatomie descriptive, de cette réaction pour disséquer les filets du grand sympathique.

2° L'ébullition prolongée dans l'eau rend ces *fibres troubles et opaques*, au lieu de les dissoudre comme les faisceaux connectifs.

3° Traitées par l'acide osmique et soumises à l'action du picrocarmin, elles prennent une *coloration rouge faible*, tandis que les faisceaux connectifs ne se colorent pas dans les mêmes conditions.

4° Quand les nerfs ont séjourné pendant plusieurs semaines dans le bichromate elles offrent des *varicosités* que l'on n'observe jamais dans les faisceaux connectifs.

STRUCTURE. — Les fibres de REMAK se présentent sous la forme de *filaments rubanés* qui ne sont pas simplement placés à côté les uns des autres comme les tubes à myéline, mais qui se divisent et s'anastomosent avec les fibres de REMAK voisines, de façon à former, dans l'intérieur du nerf, un *vaste plexus* dont les mailles sont situées dans tous les plans mais parallèles à l'axe du nerf.

Les *travées* que forment les fibres de REMAK présentent des diamètres très variables : tantôt elles sont extrêmement minces, tantôt elles sont plus volumineuses et atteignent l'épaisseur d'un tube à myéline de volume moyen. Entre les deux on trouve tous les intermédiaires.

Elles apparaissent très nettement *striées* suivant leur longueur et ffrent, échelonnés à des distances très variables, des *noyaux* ovalaires qui sont toujours appliqués à la surface des fibres. Quand ils paraissent placés dans leur épaisseur c'est qu'ils sont situés en des points où deux fibres de REMAK viennent de s'unir ou sont près de se séparer (RANVIER). Autour de ces noyaux se trouve une *masse granuleuse de protoplasma* qui s'étend à la surface des fibres et pénètre même dans leur intérieur.

Quand on pousse plus loin l'analyse, on voit que chaque fibre de REMAK est formée de *fibrilles* d'autant plus nombreuses que la fibre est plus grosse. Si la fibre est *très fine*, elle peut être constituée par une seule fibrille, et alors le protoplasma, qui entoure le noyau, lui forme une gaine simple, une sorte d'enveloppe complète ; si elle est *plus volumineuse* et qu'elle contienne plusieurs fibrilles « le proto-

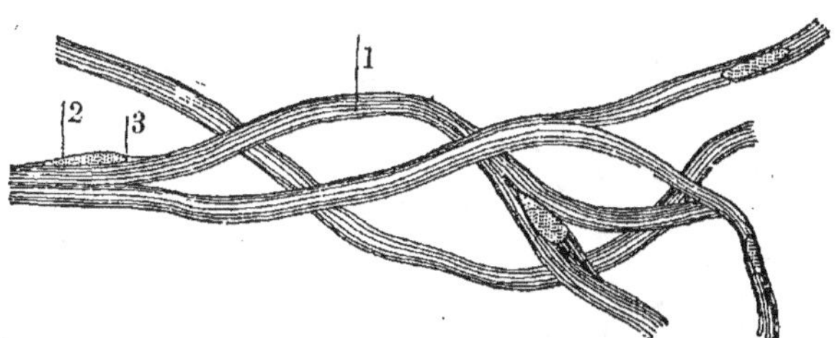

FIG. 58. — Fibres de REMAK. — 1. Corps de la fibre. — 2. Noyaux. — 3. Protoplasma.

plasma lui forme non seulement une enveloppe périphérique, mais encore il s'insinue entre les fibrilles de manière à les séparer et à les unir ; de telle sorte que, si l'on pouvait enlever les fibrilles, il resterait une gangue protoplasmique possédant des noyaux et creusée d'une série de canaux parallèles » (RANVIER).

Le réseau des fibres de REMAK est formé par le passage incessant d'une portion des fibrilles de l'une d'elles dans une fibre voisine, et réciproquement.

Sur une *coupe transversale* d'un nerf *coloré au picro-carmin*, la constitution fibrillaire de la fibre de Remak se traduit de la façon suivante : chaque fibre se montre sous forme d'un *îlot rouge* plus ou moins étendu qui paraît lui-même, à un grossissement plus consi-dérable, formé d'un très grand nombre de *petits cercles* également colorés en rouge. Ces derniers correspondent à la coupe des fibrilles qui entrent dans la constitution de la fibre (1).

(1) En résumé les fibres de REMAK diffèrent des fibres à myéline par deux grands caractères : 1° Elles sont dépourvues de myéline ; 2° elles sont anastomosées en plexus.

III. — **Texture des nerfs. Tissu conjonctif des nerfs.**

C'est sur une coupe transversale que l'on peut bien se rendre compte de la disposition des éléments dans un cordon nerveux. Sur une pareille coupe, on peut constater que les fibres nerveuses sont groupées en *petits faisceaux* placés les uns à côté des autres ; chaque faisceau étant entouré d'une *gaine* complète d'apparence lamelleuse. Entre ces faisceaux, enveloppés de leurs gaines, se trouve du *tissu conjonctif lâche* qui les relie les uns aux autres. Enfin on trouve, dans

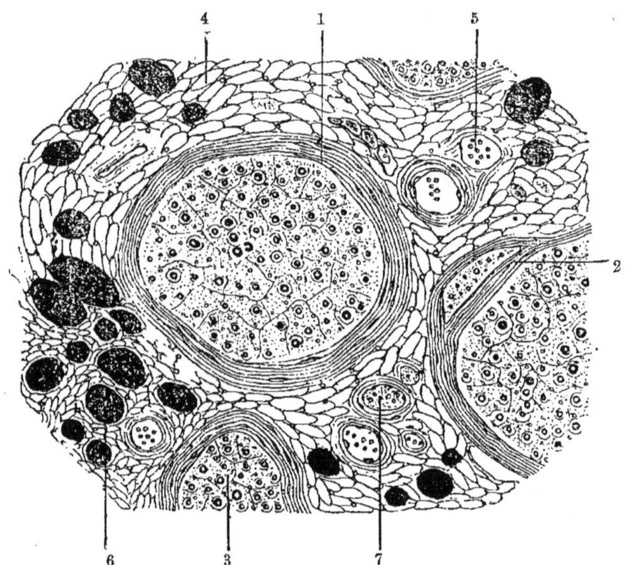

FIG. 59. — Tissu conjonctif des nerfs, d'après RANVIER.

1. Gaine lamelleuse.
2. Prolongement intrafasciculaire d'une gaine lamelleuse.
3. Tissu conjonctif intrafasciculaire et tubes nerveux.
4. Tissu conjonctif interfasciculaire.
5. Vaisseaux.
6. Cellules adipeuses.

l'intérieur même des faisceaux, des *éléments conjonctifs* qui séparent les tubes nerveux. Il faut donc étudier, avec le professeur RANVIER, trois variétés de tissu conjonctif dans les nerfs :

1º Les gaines lamelleuses ;

2º Le tissu conjonctif intrafasciculaire ;

3º Le tissu conjonctif interfasciculaire.

GAINES LAMELLEUSES. — Les gaines lamelleuses correspondent au périnèvre des anciens anatomistes. Elles sont formées d'un nombre plus ou moins considérable de lamelles, extrêmement minces, placées les unes dans les autres, comme les feuilles d'une main de papier disposée en rouleau. Cependant, ces lamelles, ainsi que le fait remarquer RANVIER, ne représentent pas des tubes simplement emboîtés les uns dans les autres, mais elles s'infléchissent et s'anastomosent de façon à constituer un système continu. On les a comparées justement aux lamelles d'un gâteau feuilleté dans lequel on voit partir, d'une lamelle donnée, une lamelle qui se fond avec elle à son origine et qui va se fondre avec une autre dans un plan plus superficiel ou plus profond. Chacune de ces lamelles est percée de trous, arrondis ou ovalaires, qui font communiquer sa face superficielle avec sa face profonde et lui donnent l'aspect d'une membrane fenêtrée.

La *structure intime* de ces lamelles est encore assez compliquée :

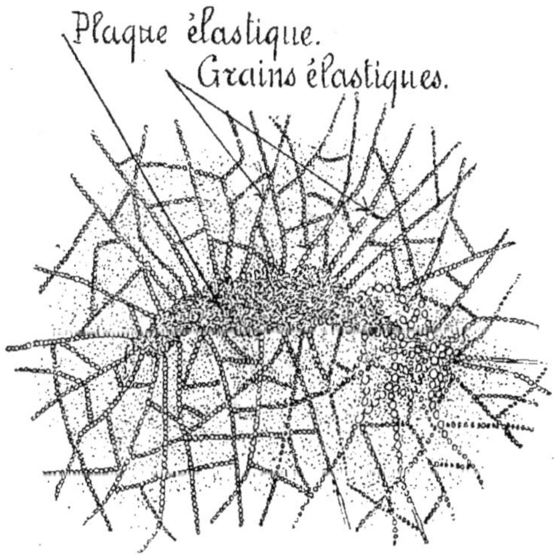

FIG. 60. — Lame élastique de la gaine lamelleuse.

chacune d'elles est constituée par un treillis de *faisceaux connectifs* aplatis et d'autant plus serrés, que la lame est plus interne. A ces faisceaux, se trouvent associés, une *substance unissante* analogue à celle du mésentère, et des *éléments élastiques* en forme de grains, de plaques ou de fibres.

En outre, chacune de ses faces est revêtue d'une *couche endo-*

théliale continue qui se poursuit, d'un côté à l'autre de la lamelle, au niveau des trous qui la perforent.

La gaine lamelleuse se divise avec le faisceau nerveux et suit toutes ses ramifications. Le nombre de ses lamelles varie avec la grosseur des faisceaux ; dans les plus petits faisceaux, souvent réduits à un seul tube, on trouve une seule lame revêtue de son endothélium. Cette gaine lamelleuse, réduite à sa plus simple expression, constitue la *gaine de Henle*. Elle se présente sous l'aspect d'un tube membraneux, revêtu sur sa face interne d'une couche endothéliale, qui se divise et se subdivise avec le nerf de façon à fournir à chacune de ses ramifications une enveloppe distincte. Dans son trajet la gaine de HENLE n'est pas exactement appliquée contre le tube nerveux, elle laisse, entre elle et le tube nerveux, un espace qui est occupé par le plasma lymphatique destiné à la nutrition du cylindre-axe (1).

TISSU CONJONCTIF INTRAFASCICULAIRE. — Nous trouvons dans l'intérieur du faisceau nerveux, deux espèces de tissu conjonctif :

a. — Des *prolongements* que la gaine lamelleuse envoie entre les tubes nerveux. Ces prolongements ont la même structure que la gaine, ils supportent les *vaisseaux*.

b. — Du *tissu conjonctif* lâche très délicat, formé exclusivement de *faisceaux* et de *cellules connectives*.

Les faisceaux sont extrêmement grêles et ont une direction générale parallèle aux tubes nerveux ; les cellules sont des cellules analogues aux cellules du tissu conjonctif modelé. Elles se moulent autour des tubes nerveux et sont recourbées à la manière d'une tuile faîtière. On ne trouve ni *vésicules adipeuses*, ni *fibres élastiques* entre les tubes nerveux. En revanche, on peut y observer des *globules blancs*.

TISSU CONJONCTIF INTERFASCICULAIRE. — Le tissu conjonctif interfasciculaire est encore désigné sous les noms de tissu conjonctif *périfasciculaire* ou encore de *névrilemne*. Sa disposition est extrêmement simple : A la périphérie du nerf, il forme une enveloppe complète qui limite le nerf et le protège ; de cette enveloppe partent des cloisons qui séparent les faisceaux nerveux. Ce tissu est formé, comme le tissu conjonctif lâche, de *faisceaux conjonctifs*, de *cel-*

---

(1) Sous le nom de tissu hyalin intravaginal des nerfs, le professeur RENAUT décrit chez les solipèdes un tissu spécial qui sépare la gaine lamelleuse du faisceau nerveux. Ce tissu est formé de fibrilles et de cellules hyalines dites cellules godronnées.

lules plates et de *fibres élastiques*. Les faisceaux ont une direction générale parallèle à l'axe du nerf; il n'est pas rare d'y trouver des vésicules adipeuses.

VAISSEAUX. — Les nerfs les plus fins, réduits à un ou deux tubes et entourés de la gaine de HENLE, ne possèdent pas de vaisseaux.

Dans les nerfs d'un certain volume, les artères, après s'être ramifiées dans le tissu conjonctif interfasciculaire, traversent les gaines lamelleuses et pénètrent dans les faisceaux nerveux.

Là elles donnent naissance à un réseau capillaire, dont les mailles très allongées suivant l'axe du nerf, se trouvent être en rapport direct avec les tubes nerveux. Les branches longitudinales du réseau sont à peu près parallèles entre elles ainsi qu'aux faisceaux nerveux ; les branches transversales leur sont perpendiculaires ou plus ou moins obliques.

Lymphatiques. — Les vaisseaux lymphatiques n'existent à l'état de canaux distincts que dans le *tissu conjonctif interfasciculaire*. Il n'y a pas de vaisseau lymphatique dans l'*épaisseur des faisceaux nerveux* ni dans la *gaine* qui les entoure (RANVIER). La circulation de la lymphe, dans l'intérieur des faisceaux, est assurée par la disposition du tissu conjonctif intrafasciculaire dont les mailles représentent des *cavités lymphatiques* communiquant avec les *vaisseaux du tissu interfasciculaire* à travers les trous des gaines lamelleuses.

CHAPITRE NEUVIÈME

MOELLE ÉPINIÈRE

Configuration générale (1).

La moelle se compose de deux substances :

1º La *substance grise* placée au centre du cylindre médullaire.

2º La *substance blanche*, qui entoure la substance grise à la manière d'un manteau et l'enveloppe complètement, sauf en deux points (le fond du sillon médian postérieur et l'émergence des racines postérieures) au niveau desquels la substance grise atteint la surface de la moelle (2).

§ 1. — Substance blanche.

La moelle est divisée en deux moitiés latérales, par deux sillons, dont l'un est *antérieur* et l'autre *postérieur*.

Chacune de ces deux moitiés présente trois autres sillons :

Un sillon *collatéral antérieur* qui n'existe pas en tant que sillon, mais se trouve simplement indiqué par une ligne qui unirait la série des racines antérieures.

Un sillon *collatéral postérieur* qui marque la ligne d'implantation des racines postérieures.

---

(1) Bien que l'étude de la configuration générale de la moelle appartienne à l'Anatomie descriptive, nous croyons devoir la décrire rapidement afin d'aider le lecteur à mieux comprendre la structure histologique que nous ne saurions indiquer d'une façon précise sans l'étude qui va suivre.

(2) Cette substance n'est cependant pas nue à la surface de la moelle, elle est recouverte comme nous le verrons plus loin, par une couche de névroglie qui existe d'ailleurs sur toute la surface de l'organe.

Un sillon *postérieur intermédiaire* situé entre le sillon médian et le sillon collatéral postérieur. Ce sillon n'existe qu'à la région cervicale et disparaît d'ordinaire au niveau de la 3e dorsale.

Ces sillons divisent la moelle en 3 cordons :

1° Un *cordon antérieur*, limité, en avant, par le sillon *médian antérieur*, et, en arrière, par le sillon *collatéral antérieur*.

2° Un *cordon latéral*, limité, en avant, par le sillon *collatéral antérieur*, en arrière par le sillon *collatéral postérieur*. Ces deux cordons sont décrits, habituellement, sous le nom de *cordon antéro-latéral*.

3° Un cordon *postérieur* limité, en avant, par le sillon *collatéral postérieur* et arrivant, en arrière, au sillon *médian postérieur*.

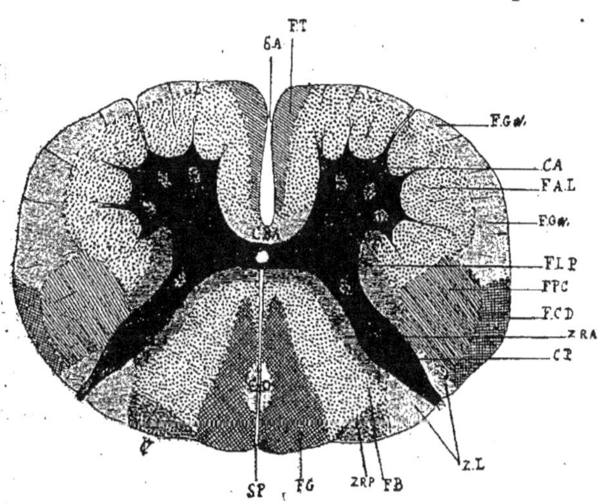

FIG. 61. — Topographie systématique de la moelle épinière.

S A. Sillon antérieur.
S P. Sillon postérieur.

Cordon antéro-latéral.
F T. Faisceau de Turck.
F P C. Faisceau pyramidal croisé.
F A L. Faisceau antéro-latéral.
F G w. Faisceau de Gowers.
F L P. Faisceau latéral profond.
F C D. Faisceau cérébelleux direct.

Cordon postérieur.
F G. Cordon de Goll.
Z R A. Zone radiculaire antérieure.
Z R P. Zone radiculaire postéro-interne
F B. Zone radiculaire moyenne.
C O. Zone médiane.
Z L. Zone de Lissauer.

Substance grise.
C A. Corne antérieure.
C P. Corne postérieure.

Au niveau de la région cervicale, le sillon postérieur intermédiaire divise le cordon postérieur en deux cordons sur lesquels nous reviendrons.

Telle est la division anatomique de la moelle, mais le *développement* des différentes parties de cet organe, les *expériences physiologiques* et surtout la *systématisation de certaines lésions*, ont montré que chacun de ces cordons, en apparence homogène, devait être subdivisé en *plusieurs faisceaux* parfaitement distincts. Nous allons indiquer la topographie de ces faisceaux dans les différents cordons.

A. **Cordon antéro-latéral.** — Le cordon antéro-latéral comprend six faisceaux distincts : le *faisceau pyramidal direct; le faisceau pyramidal croisé; le faisceau cérébelleux direct; le faisceau latéral mixte; le faisceau ascendant de* GOWERS, *et le faisceau restant des cordons antérieur et latéral.*

1° FAISCEAU PYRAMIDAL DIRECT.— Le faisceau pyramidal direct est encore connu sous le nom de faisceau de TURCK. Il se présente sous la forme d'une bandelette aplatie transversalement et limitant le sillon médian antérieur (1). Ce faisceau contient des fibres longitudinales qui descendent de l'hémisphère cérébral du même côté. Au point de vue *physiologique*, il conduit les incitations volontaires venant du cerveau. Quand une lésion détruit ce faisceau, soit dans la couronne rayonnante, soit plus bas dans la capsule interne ou dans le pied du pédoncule, les fibres nerveuses disparaissent dans le faisceau et sont remplacées par du tissu conjonctif. Cette *dégénérescence secondaire* se propage vers la moelle épinière, elle est dite *descendante*

2° FAISCEAU PYRAMIDAL CROISÉ. — Le faisceau pyramidal croisé est situé dans la partie la plus reculée du cordon antéro-latéral. Il est limité en avant par une ligne transversale marquant le point de réunion des cornes antérieures avec les postérieures; en arrière, par les racines postérieures; en dedans par le faisceau latéral mixte; en dehors par le faisceau cérébelleux direct. Il est arrondi ou ovalaire et très volumineux.

Comme le faisceau pyramidal direct, le faisceau pyramidal croisé est formé de longues fibres qui unissent les cellules de la zone psycho-motrice du cerveau aux différents étages des cornes antérieures de la moelle. Ce faisceau va en s'amincissant par le bas, car ses fibres s'arrêtent successivement aux divers étages de la moelle. En haut, au niveau du collet du bulbe, il s'entrecroise avec le faisceau similaire

---

(1) Dans le sens de la hauteur le F. py. D. ne descend pas plus bas que la région dorsale moyenne.

du côté opposé de la moelle et va s'unir au faisceau pyramidal direct de cette même moitié pour gagner le cerveau.

Ce faisceau *dégénère de haut en bas*, c'est un conducteur cen-trifuge et *moteur*.

A la naissance, il *ne contient pas de myéline* et présente une coloration grise, caractère qui lui est d'ailleurs commun avec le faisceau pyramidal direct.

3° FAISCEAU CÉRÉBELLEUX DIRECT. — Le faisceau cérébelleux direct se montre sous la forme d'une bandelette à grand axe antéro-postérieur, située dans un espace limité en dehors par la surface de la moelle; en dedans, par le faisceau pyramidal croisé; en arrière, par le sillon collatéral postérieur; en avant, par une ligne transversale passant par le canal de l'épendyme (1). Ce faisceau est formé de fibres qui descendent directement du cervelet sans entrecroisement et viennent se terminer successivement dans la colonne vésiculaire de CLARKE. Ce faisceau *dégénère de bas en haut* à la suite des lésions des fibres qui proviennent de la colonne de CLARKE. Les *recherches embryogéniques* ont également montré que le faisceau cérébelleux direct est distinct du reste du cordon latéral. Dans les premières semaines de la vie, le faisceau pyramidal n'a pas encore de myéline, le faisceau cérébelleux en contient, et forme alors une bordure blanche et mince entourant la moitié périphérique du cordon latéral (EDLINGER).

Il y a lieu de penser que ces fibres constituent des *conducteurs sensitifs centripètes*.

4° FAISCEAU LATÉRAL MIXTE. — Le faisceau latéral mixte, désigné encore sous les noms de *faisceau latéral profond* ou bien de *zone limitante latérale* de la substance grise, contient trois variétés de fibres :

a. Des *fibres motrices* issues des cornes antérieures ;

b. Des *fibres vaso-motrices* ;

c. Des *fibres sensitives*. Ces dernières, situées tout à fait à la *partie postérieure*, émanent de la colonne de CLARKE et montent vers l'encéphale.

5° FAISCEAU ASCENDANT ANTÉRO-LATÉRAL (faisceau latéral ascendant ou faisceau de GOWERS). — Ce faisceau est situé en avant du fais-

(1) Dans le sens de la hauteur, ce faisceau commence vers la 9° paire dorsale et remonte dans la moelle jusqu'au cervelet où il se termine dans le vermis superior.

ceau pyramidal croisé et du faisceau cérébelleux direct. Il est limité, en dehors, par la surface de la moelle ; en dedans, par le reste du cordon antérieur ; en avant, il se prolonge en pointe jusqu'au sillon antérieur. Les fibres, qui le composent, paraissent provenir de la colonne de CLARKE et remonter vers l'encéphale (1).

Ainsi que l'a montré GOWERS, ce faisceau dégénère de *bas en haut* et offre les caractères d'un conducteur *centripète sensitif.*

6° RESTE DES CORDONS ANTÉRIEUR ET LATÉRAL. — Le faisceau restant des cordons antérieur et latéral comprend deux parties : le *faisceau fondamental antérieur* et la *zone antérieure* des cordons latéraux.

1° Le *faisceau fondamental* des cordons antérieurs occupe toute la zone comprise entre le faisceau pyramidal direct et les racines antérieures.

2° La *zone antérieure des cordons latéraux* (zone radiculaire antérieure, faisceau radiculaire antérieur de PIERRET) comprend toute la région limitée : en avant, par le faisceau fondamental antérieur ; en arrière, par le faisceau pyramidal croisé ; en dehors, par le faisceau de GOWERS ; en dedans, par le faisceau latéral mixte.

Chacune de ces parties est formée de deux variétés de fibres.

a. Par les fibres des *racines antérieures* qui le traversent pour gagner les cornes antérieures.

b. Par des *fibres longitudinales* plus ou moins longues qui unissent les différents étages de la moelle. Ce sont les fibres commissurales longitudinales.

B. Cordon postérieur. — D'après la description classique qui se trouve dans tous les manuels, même récents, le cordon postérieur doit être décomposé en deux faisceaux secondaires situés, l'un en dedans contre le sillon médian postérieur, l'autre, en dehors, entre ce faisceau et l'origine des racines postérieures.

a. Le premier est le *cordon de Goll* encore appelé faisceau grêle, faisceau cunéiforme.

b. Le second est le *faisceau de Burdach*, désigné encore par les auteurs sous les dénominations de faisceau cunéiforme (2), de zone

(1) Le faisceau de GOWERS est très long, car on le trouve déjà dans le renflement lombaire.

(2) On a vu que, par une sorte de confusion, le cordon de GOLL a été également désigné sous le nom de faisceau cunéiforme.

radiculaire postérieure, de faisceau fondamental des cordons postérieurs.

1° CORDON DE GOLL. — Chez l'adulte, le cordon de GOLL n'est séparé du reste du cordon postérieur que dans la région cervicale (1). Au-dessous on ne peut distinguer ces deux cordons que dans les cas de dégénérescence (2) ; mais comme le développement de leur myéline s'effectue indépendamment du reste du cordon postérieur et à une époque plus tardive, on peut très bien les observer chez l'enfant.

Ce cordon, sur une coupe de moelle, a la forme d'un triangle dont le sommet dirigé en avant confine à la commissure grise, sans toutefois l'atteindre. Ses limites latérales sont marquées : en dedans, par le sillon médian postérieur ; en dehors, par le sillon postérieur intermédiaire, dans la région cervicale, et plus bas par une ligne fictive.

Les cordons grêles de Goll sont étroits à la région lombaire, plus larges à la région dorsale et se terminent dans les amas ganglionnaires, situés à la partie inférieure des corps restiformes, et connus sous le nom de noyaux du cordon de Goll.

Les fibres du cordon de Goll proviennent en majorité, sinon en totalité, des racines postérieures occupant les régions inférieures de la moelle et s'élevant jusque dans le bulbe où elles se perdent dans le noyau du cordon de Goll.

Ce cordon *dégénère de bas en haut ;* il doit être considéré comme un *conducteur centripète.*

2° CORDON DE BURDACH. — Le faisceau de Burdach est situé en dehors du cordon de Goll, en dedans des racines postérieures.

Il contient deux variétés de fibres :

1° Des *fibres commissurales* destinées à relier différents étages de la moelle. Ce sont des fibres, à court trajet, qui prennent leur origine dans les cellules des cordons.

2° Des fibres *radiculaires postérieures* qui se comportent comme celles du cordon de Goll. Il faut remarquer seulement que les fibres radiculaires des cordons postérieurs sont repoussées en dedans à mesure qu'on s'élève vers la région cervicale, par suite de l'apport de nouvelles fibres radiculaires au niveau de leur partie externe. C'est ainsi que les fibres de la partie inférieure de la moelle seront rejetées

(1) Par le sillon intermédiaire postérieur.
(2) Chez les animaux carnassiers, les cordons de Goll sont distincts dans toute l'étendue de la moelle.

contre le sillon médian postérieur au niveau de la partie supérieure de l'organe, et constitueront le cordon de Goll. Au contraire, les fibres radiculaires des régions supérieures de la moelle resteront dans le cordon de Burdach, mais leur transfert ne se produira pas moins et celles des parties inférieures de la moelle supérieure seront rejetées en dedans par l'apport de nouvelles fibres à la région externe (1).

En appliquant au cordon postérieur la méthode des *différenciations embryogéniques* et celle non moins fructueuse des *dégénérations secondaires* FLECHSIG et LISSAUER sont parvenus à distinguer, dans cette région de la moelle, un certain nombre de territoires dont l'importance est considérable en pathologie nerveuse. Ces territoires ou zones sont au nombre de six :

Le *cordon de Goll*, la *zone radiculaire antérieure*, la *zone radiculaire moyenne*, la *zone radiculaire postéro-interne* (ces trois dernières zones sont formées aux dépens du faisceau de Burdach), la *zone médiane* et la *zone marginale de Lissauer*.

A. CORDON DE GOLL : Dans cette nouvelle classification, le cordon de Goll subsiste à peu près tel que nous l'avons décrit.

B. ZONE RADICULAIRE ANTÉRIEURE : Cette zone comprend un système de fibres accolées à la commissure postérieure et à la corne postérieure dans presque toute son étendue.

Elle contient deux variétés de fibres :

a. Des fibres *radiculaires postérieures* qui, après un trajet assez court, se jettent dans la partie antérieure des cornes postérieures, en évitant la colonne de Clarke.

b. Des *fibres commissurales* reliant les différents étages de la substance grise.

C. ZONE RADICULAIRE POSTÉRO-INTERNE : La zone radiculaire postéro-interne est située à la surface de la moelle en arrière de la zone radiculaire moyenne ; en dehors du cordon de Goll, en dedans des racines postérieures. Dans la région lombaire où le cordon de Goll n'existe pas, cette zone s'étend jusqu'au sillon médian postérieur.

D. ZONE RADICULAIRE MOYENNE : C'est la zone comprise entre la zone radiculaire antérieure et la zone radiculaire postérieure. En

(1) En outre des deux variétés de fibres précédentes, il y aurait, dans les faisceaux de Burdach, des fibres provenant des colonnes de Clarke et remontant vers le cerveau. Ces fibres n'effectuent qu'un trajet très court dans le cordon de Burdach ; elles s'infléchissent et se rendent, en partie dans le faisceau latéral ascendant du même côté, en partie dans le même faisceau du côté opposé de la moelle.

s'appuyant sur les données embryogéniques on peut, avec FLECHSIG, décrire dans cette zone *deux systèmes de fibres*.

Un *premier système de fibres* dont le développement est contemporain de celui des fibres de la zone médiane. Ce sont des fibres qui, issues des racines postérieures, se portent après un trajet assez court, dans le réticulum des colonnes de CLARKE.

Un *second système* dont le développement est contemporain de celui des fibres du cordon de GOLL. Ces fibres seraient, dans la moelle lombaire, l'origine des faisceaux de fibres qui plus haut, rejetées en dedans, constituent les cordons de GOLL.

E. ZONE MÉDIANE : Cette zone que FLECHSIG considère comme tout à fait distincte des cordons de GOLL présente une situation différente suivant les régions de la moelle que l'on considère.

Dans la *moelle cervicale* et dans les deux tiers supérieurs de la moelle thoracique, elle est située à la partie interne et antérieure des cordons de GOLL.

Dans la *moelle inférieure*, elle est moins distincte et se trouve placée à la partie postérieure et interne de la zone radiculaire moyenne immédiatement en avant de la zone radiculaire postéro-interne.

F. ZONE POSTÉRO-EXTERNE : La zone postéro-externe, décrite et étudiée par LISSAUER sous le nom de *zone marginale*, est située entre l'angle externe du cordon postérieur et l'angle interne du cordon latéral.

Elle occupe transversalement tout le territoire traversé par les racines postérieures qu'elle déborde en dehors et en dedans. D'avant en arrière, elle s'étend de la substance gélatineuse de Rolando à la périphérie de la moelle (1). Les fibres radiculaires postérieures traversent cette zone et la divisent en deux segments ; l'un de ces segments est *interne*, l'autre *externe*.

1° Le *segment interne* a la forme d'un triangle et pénètre, comme un coin, entre les fibres horizontales internes des racines postérieures et les fibres verticales internes du cordon postérieur.

2° Le *segment externe*, plus volumineux que l'interne, est situé sur le côté externe de la corne postérieure. Ce segment, ainsi placé, empiète sur le côté postérieur du cordon latéral et semble faire partie de ce dernier.

(1) C'est en raison de cette situation que M. LISSAUER lui a donné le nom de zone marginale.

La zone marginale de Lissauer est formée de fibres nerveuses, qui se distinguent de celles du cordon postérieur par leur finesse extrême. Ces fibres, issues des racines postérieures, ne restent que peu de temps dans la zone de Lissauer. Après un court trajet de bas en haut, elles sortent de cette zone pour se jeter dans la substance gélatineuse de Rolando ou dans le cordon postérieur.

Ces connaissances sont indispensables pour l'étude d'une moelle tabétique. La dégénérescence de la zone marginale constitue, en effet, une altération précoce du tabes ; en outre l'existence du segment externe explique la sclérose de la partie *postéro-interne du cordon latéral*. En réalité le cordon latéral n'est nullement atteint, seule la zone de Lissauer est altérée, et cette zone dépend essentiellement du système du cordon postérieur (1).

Maintenant que nous connaissons les différentes zones des cordons postérieurs, nous pouvons indiquer les raisons qui ont conduit Flechsig à établir ces divisions : elles reposent, comme nous l'avons dit, sur l'*embryogénie* et sur les *dégénérescences*.

1º Embryogénie : Le développement des fibres qui constituent ces zones se fait d'une façon inégale et à une époque différente. La myéline apparaît tout d'abord dans la *zone radiculaire antérieure*, puis dans la *zone médiane* et, à la même époque, dans le *premier système* de la *zone radiculaire moyenne ;* un peu plus tard et en même temps viennent : le *cordon de Goll ;* le *deuxième système* de la *zone radiculaire moyenne ;* la *zone radiculaire postéro-interne*. Enfin les fibres de la *zone radiculaire postéro-externe* (zone marginale de Lissauer) reçoivent leur gaine de myéline beaucoup plus tard, à la fin de la vie fœtale.

2º Pathologie : D'après Flechsig, les lésions dans le tabes se feraient dans l'ordre suivant : Tout à fait au début, la dégénérescence atteindrait la *zone médiane* et la *zone radiculaire moyenne;* elle envahirait ensuite la *zone de Lissauer* et les *cordons de Goll,* un peu plus tard, la *zone radiculaire postéro-interne,* et seulement en dernier lieu la *zone radiculaire antérieure* (2).

(1) Consulter les leçons sur les maladies de la moelle de M. Pierre Marie. On trouvera dans cet ouvrage, auquel nous avons emprunté de nombreux détails sur la topographie des cordons postérieurs, une bonne description de l'anatomie pathologique du tabes.

(2) La description embryogénique de Flechsig est généralement acceptée, mais sa

§ 2. — **Substance grise.**

La substance grise forme, dans chaque moitié latérale de la moelle, une longue et épaisse lame légèrement enroulée et présentant une concavité externe. Sur une coupe, cet aspect se traduit sous forme d'un *croissant* : les *deux croissants* des deux moitiés de la moelle sont unis par la *commissure grise*, à la partie moyenne de laquelle se trouve le *canal de l'épendyme.*

Les deux extrémités de chaque croissant, appelées *cornes,* sont situées l'une en avant, c'est la *corne antérieure,* l'autre en arrière, c'est la *corne postérieure.* La séparation des deux cornes est fictive et marquée par une ligne transversale qui passerait par le canal de l'épendyme.

La *corne antérieure* est complètement entourée par la substance blanche, et ne s'étend pas jusqu'à la surface de la moelle. Elle est *volumineuse,* arrondie, renflée en massue dans les portions lombaire et cervicale de la moelle. Dans la portion dorsale, elle est beaucoup moins volumineuse. Elle comprend une partie antérieure ou *tête,* et une partie postérieure ou *base.*

La *corne postérieure* s'étend jusqu'à la surface de la moelle, dans le fond du sillon collatéral postérieur. Elle est *mince et effilée,* et comprend trois parties : une région moyenne large *(tête de la corne postériuere);* une région antérieure plus étroite *(col),* et une région postérieure effilée *(pointe de la corne postérieure).* La corne postérieure présente, à sa partie postérieure, une substance d'aspect gélatineux, qui est connue sous le nom de *substance gélatineuse de Rolando.*

Telle est la disposition générale des cornes de la substance grise; il nous reste à décrire deux productions grises, spéciales à certaines régions de la moelle : *la corne latérale et la formation réticulaire de Deiters.*

1° *Corne latérale :* Sur une coupe transversale pratiquée dans la région cervicale inférieure ou thoracique supérieure, on voit se détacher de la portion latérale de la corne antérieure un prolongement gris triangulaire, qui a été désigné par les auteurs sous le nom de

---

chronologie des lésions du tabes est discutée par un grand nombre de neuro-pathologistes, Voyez la discussion sur les scléroses primitives et sur les scléroses secondaires, dans l'ouvrage de M. MARIE.

corne latérale, corne moyenne, ou encore de tractus intermedio-late-
ralis de CLARKE. Dans les autres régions de la moelle, la corne
latérale disparaît, mais ses éléments nerveux persistent, confondus
avec la partie postéro-latérale de la corne antérieure.

2° *Formation réticulaire de* DEITERS : Dans toute la région
cervicale et dans la région thoracique supérieure, la substance grise
située en arrière de la corne latérale ne présente pas de bords nets.
Elle envoie des trabécules et des filaments gris qui s'enfoncent dans la
substance blanche, se divisent, s'anastomosent, et forment un réseau
dans les mailles duquel se trouvent placés de petits îlots de substance
blanche. C'est cette production qui est connue sous le nom de *production réticulaire de* DEITERS ou encore de *processus reticularis.*

§ 3. — Commissure.

Les deux moitiés latérales de la moelle épinière sont unies par une
bande transversale qui porte le nom de commissure. Cette bande est
composée en avant de *substance blanche* (commissure blanche), en
arrière de *substance grise* (commissure grise).

1° *Commissure blanche :* La commissure blanche qu'on peut voir
au fond du sillon antérieur, se perd latéralement dans les cordons
latéraux.

2° *Commissure grise :* La commissure grise constitue une bandelette visible au fond du sillon médian postérieur, et qui unit les
deux croissants de la substance grise. Au centre de cette commissure se
voit le *canal de l'épendyme,* dont la largeur ne dépasse pas un ou
deux dixièmes de millimètre. Ce canal s'ouvre en haut dans le quatrième ventricule, en bas dans le cône terminal de la moelle, et se renfle
un peu pour former le ventricule terminal. La forme de ce canal varie
suivant les régions que l'on considère : ovalaire dans la région cervicale, circulaire dans la moelle dorsale et dans le filum terminale,
triangulaire dans la moelle lombaire, il est le plus souvent oblitéré
dans une certaine partie de son étendue.

CHAPITRE DIXIÈME

STRUCTURE MICROSCOPIQUE DE LA MOELLE

§ 1er. — Éléments de la substance blanche.

La substance blanche se compose de deux éléments priecipaux : les *fibres nerveuses des centres* et la *névroglie.*

FIBRES NERVEUSES. — Les fibres nerveuses des centres ont un diamètre très différent qui varie de 5 à 20 μ ; les plus volumineuses se trouvent dans les faisceaux pyramidaux. Toutes possèdent un *cylindre-axe* et une *gaine de myéline,* mais elles sont *dépourvues de membranes de Schwan et d'étranglements annulaires.* De même que dans les tubes nerveux périphériques, la gaine de myéline est divisée par des *incisures* en *segments cylindro-coniques* qui deviennent extrêmement nets quand on dissocie un fragment de substance blanche. Sur des préparations bien réussies on peut observer, au niveau des incisures obliques, une sorte de *filament* enroulé autour des segments de myéline. C'est le *filament spirale* de GOLGI.

Dans certains tubes on trouve, à la surface de la gaine de myéline, une mince lame de protoplasma non différcnció, dans laquelle se montrent des noyaux (RANVIER).

NÉVROGLIE. — La névroglie constitue le squelette des centres nerveux. C'est un tissu excessivement délicat dont la structure a été débrouillée par RANVIER, au moyen de la dissociation pratiquée après l'action des injections interstitielles. Ce tissu comprend deux éléments : la *cellule* et la *fibre de névroglie* (1).

(1) La névroglie, découverte par KEUFFEL, a donné lieu à de nombreux travaux, parmi lesquels il faut citer ceux de HENLE, de ROBIN, de VIRCHOW, qui lui a donné son nom ; de BOLL, de DEITERS, qui a décrit les cellules en araignée ; de GOLGI, de RENAUT, de RANVIER, etc... En dehors des détails de structure sur lesquels les histologistes ne sont pas encore d'accord, une grosse question a divisé tous les auteurs. Quelle est la nature de la névroglie, s'agit-il d'un tissu conjonctif ou d'un tissu épithélial ? Tandis que certains auteurs ont considéré la névroglie comme un *tissu conjonctif,* d'autres histologistes, se basant sur les *réactions chimiques,* sur le développement de ce tissu et sur certains faits pathologiques, pensent qu'il s'agit d'un tissu de nature ectodermique.

1° *Cellules de la névroglie* : Les cellules de la névroglie se présentent sous la forme de *lamelles protoplasmiques* plus ou moins modifiées dans leur forme, par suite de la pression qu'exercent sur elles les éléments de la moelle. Elles offrent un *noyau* situé habituellement au centre du corps cellulaire, et montrent, sur toute la surface de ce dernier, des *crêtes d'empreinte*. De *nombreux prolongements*

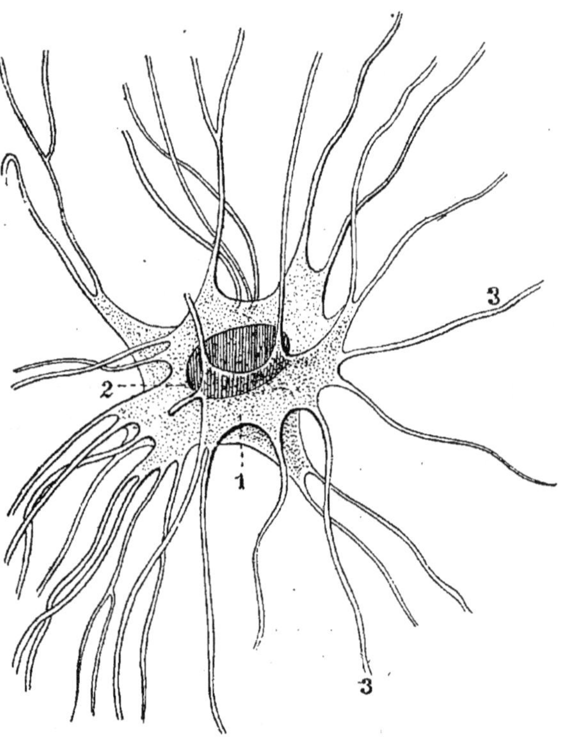

FIG. 62. — Cellule de la névroglie.

1. Corps cellulaire. — 2. Noyau. — 3. Fibres de névroglie.

se détachent de ces cellules, ce qui avait conduit DEITERS à les décrire, en raison de leur forme, sous le nom de *cellules en araignée*. Nous allons étudier bientôt la nature de ces prolongements. Le corps de ces cellules se teint faiblement sous l'influence des matières colorantes, et présente une translucidité comparable à celle des cellules kératinisées de l'épiderme.

En outre des *cellules de* DEITERS et des *fibres*, on trouve, dans la névroglie, des *cellules arrondies ou polyédriques* disposées, isolément ou en série, entre les tubes nerveux. Ces éléments doivent être considérés comme des cellules du névro-épithélium non différenciées (RANVIER).

2° *Fibres de la névroglie :* Les fibres de la névroglie se présentent sous la forme de filaments légèrement onduleux ayant tous à peu près le même diamètre et une longueur indéterminée.

Ce sont ces fibres qui paraissent former les prolongements des cellules de DEITERS. Les rapports des fibres avec le protoplasma des cellules de DEITERS sont différents de ceux qu'un examen superficiel pourrait faire supposer.

Elles ne présentent pas de prolongements cellulaires, elles traversent seulement le corps cellulaire dans toutes les directions, sans se confondre avec lui. A leur sortie du protoplasma, elles sont parfois réunies par des lames protoplasmiques qui s'étendent entre elles, comme la membrane interdigitale unit les doigts de la grenouille. Ces fibres ne se divisent jamais ; lorsqu'elles semblent le faire il s'agit de deux ou trois fibres, entourées d'une gangue protoplasmique commune, qui se dégagent et se séparent (1).

Ces derniers temps, RANVIER et MALASSEZ ont indiqué des réactions qui permettent de distinguer la névroglie du tissu conjonctif.

1° *Réaction de* RANVIER. — Quand on place du *tissu conjonctif* dans *l'eau froide*, ce tissu *n'est pas altéré*, même après plusieurs jours de macération ; la névroglie, au contraire, est *complètement détruite* au bout de deux ou trois jours.

En revanche, le *tissu conjonctif est complètement détruit par l'ébullition prolongée dans l'eau ;* la névroglie est à *peine altérée* dans les mêmes conditions.

2° *Réaction de* MALASSEZ. — Une coupe de moelle pratiquée après durcissement dans les solutions chromiques, est placée pendant 10 minutes, dans une solution de potasse à 40 p. 100, lavée, puis colorée au carmin. Après un nouveau lavage, on traite par l'acide acétique cristallisable, et on monte dans la glycérine acide. Les *faisceaux*

(1) Telle est la description de RANVIER, mais certains auteurs soutiennent encore que les fibres de la névroglie sont de véritables prolongements des cellules qui se détachent du corps cellulaire dans tous les plans, et s'anastomosent avec les prolongements similaires des cellules voisines en constituant un réseau dont les mailles sont occupées par les éléments nerveux.

conjonctifs sont décolorés, tandis que la *névroglie conserve la coloration du carmin* (1).

§ 2. — Éléments de la substance grise.

La substance grise comprend trois éléments spéciaux : les *cellules nerveuses,* les *fibres nerveuses* et la *névroglie.*

A. NÉVROGLIE. — Nous connaissons déjà la névroglie de la substance blanche, dont elle diffère seulement par la moins grande abondance des éléments fibrillaires.

B. FIBRES NERVEUSES. — Ces fibres sont de deux sortes :

a. Des *fibres à myéline,* semblables à celles des cordons blancs de la moelle, mais infiniment plus grêles. Ces fibres se dirigent vers les racines.

b. Des *fibres nues* représentant la partie originale des fibres nerveuses.

c. Les *collatérales* des fibres nerveuses et leurs *arborisations* terminales que nous étudierons plus loin.

C. CELLULES NERVEUSES. — Les cellules nerveuses représentent l'élément essentiel de la substance grise à laquelle elles donnent sa coloration spéciale, grâce au pigment dont se trouve chargé le corps cellulaire. Elles offrent, dans les différentes régions de la substance grise, des variations sur lesquelles nous reviendrons plus loin ; il nous suffira, pour l'instant, de faire connaître les parties essentielles de cet élément.

La cellule nerveuse de la moelle est formée d'un *corps cellulaire,* d'un *noyau* et de *prolongements.*

a. *Corps cellulaire.* — Le corps cellulaire est formé par une masse de protoplasma dont la constitution ne diffère pas de celle d'un grand nombre de cellules. On y retrouve, en effet, un *réticulum* et une substance intermédiaire l'*hyalo-plasma* (2), mais cela n'a rien de spécial à la cellule nerveuse, et il ne faut pas confondre ce réticulum avec la *striation longitudinale* de la cellule décrite par REMAK, MAX. SCHULTZE, et par le professeur RANVIER. Cette striation paraît, en effet, répondre à une différenciation de la partie la plus superficielle de l'écorce, et serait constituée, à ce niveau, par des filaments plus

(1) Cette réaction de la névroglie a été obtenue pour la première fois par M. CHASLIN avec les indications de M. MALASSEZ. Il convient de ne pas oublier la part de M. CHASLIN dans la genèse de cette méthode de coloration.

(2) Voyez page 7.

ou moins étendus qui se poursuivent dans les prolongements de la cellule nerveuse (1). Ainsi donc, le corps cellulaire comprendrait deux parties distinctes : une partie *striée longitudinalement* plus ou moins épaisse, plus ou moins fondue avec le reste du corps cellulaire, et constituée par des faisceaux de fibrilles qui se continuent avec les fibrilles des prolongements de la cellule, et une *partie centrale* formée par du protoplasma non différencié ayant sa constitution habituelle (réticulum et hyaloplasma).

C'est dans cette partie non différenciée, au voisinage du noyau, que se trouve une quantité plus ou moins considérable de *granulations pigmentaires*.

Le corps cellulaire est *complètement nu*, c'est-à-dire qu'il n'est pas entouré d'une membrane-enveloppe et, en cela, il diffère de la cellule des ganglions spinaux que nous étudierons plus loin.

b. *Noyau.* — Le noyau se montre au niveau de la partie centrale de la cellule où au voisinage de celle-ci, sous forme d'une masse arrondie, très volumineuse. Examiné à l'aide des méthodes simples, il présente un aspect vésiculeux et montre un, plus rarement deux ou plusieurs nucléoles. A l'aide des méthodes spéciales employées pour l'étude du noyau, FLEMMING a montré que cette partie de la cellule nerveuse était constituée comme la plupart des noyaux cellulaires, et comprenait : un *réticulum chromatique*, une *substance achromatique*, une *membrane nucléaire* et des *nucléoles*.

c. *Prolongements.* — Les cellules nerveuses de la moelle présentent de nombreux prolongements qui, depuis les recherches de DEITERS, doivent être distingués en *prolongements protoplasmiques* et *prolongements cylindre-axiles* ou de DEITERS.

1. *Prolongements protoplasmiques.* — Les prolongements protoplasmiques sont caractérisés par leur *nombre considérable* et

(1) Ce fait peut être constaté sur les cellules des cornes antérieures de la moelle, mais il se montre surtout avec une grande évidence dans les cellules bipolaires des ganglions spinaux de la raie. « Chaque cellule est placée sur le trajet d'une fibre nerveuse qui, au premier abord, paraît simplement interrompue par la masse de la cellule. Mais cette interruption n'est qu'apparente.... Lorsque cette fibre atteint la cellule, ses fibrilles constitutives se dissocient, continuent leur trajet sur la périphérie de la cellule, et se réunissent au côté opposé pour reconstituer une fibre nerveuse entièrement semblable à la première... Une couche corticale fibrillaire, un globe central granuleux, muni d'un noyau ; ce sont là des faits qui, parfaitement nets dans les cellules bipolaires des ganglions spinaux de la raie, peuvent être observés dans la plupart des cellules nerveuses. » RANVIER, *Traité technique.*

par leurs *divisions* multiples. Ils se divisent, en effet, dichotomique-ment, et se résolvent en dernière analyse en un nombre considérable de rameaux. Ces prolongements paraissent striés longitudinalement comme la cellule et semblent formés par des faisceaux de fibrilles se continuant avec ceux du corps cellulaire.

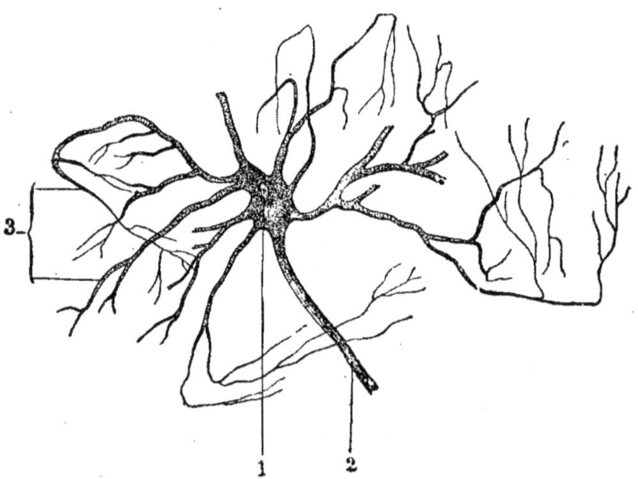

FIG. 63. — Cellule nerveuse avec ses prolongements.
1. Corps cellulaire. — 2. Prolongement cylindre-axile. — 3. Prolongements protoplasmiques.

Quel est le mode de terminaison des prolongements protoplas-miques ? La question a été fort discutée ; aussi nous devons signaler les théories qui ont cours dans la science.

Réseau de GERLACH. — D'après GERLACH dont l'opinion a été longtemps admise sans conteste par tous les physiologistes, les prolon-gements protoplasmiques *s'anastomoseraient* avec les prolonge-ments similaires des cellules voisines en formant un *réseau* d'une délicatesse extrême. C'est de ce réseau que naîtraient les *fibres sensitives.*

Théorie de GOLGI. — La théorie de GOLGI paraît se substituer peu à peu à celle de GERLACH. Les *prolongements protoplasmi-ques se terminent librement,* soit dans la substance grise, soit dans la substance blanche. Ainsi les cellules nerveuses ne *s'anastomosent jamais,* ni avec les prolongements des cellules voisines, ni avec un réseau nerveux quelconque.

En revanche, un certain nombre de prolongements protoplasmiques viendraient se fixer sur les fibres de la névroglie et sur les vaisseaux.

La théorie de GOLGI est admise aujourd'hui, sauf en ce qui concerne ce dernier point. Les prolongements protoplasmiques se terminent par des *extrémités libres* et ne *s'anastomosent* ni avec les fibres de la névroglie, ni avec un réseau nerveux quelconque.

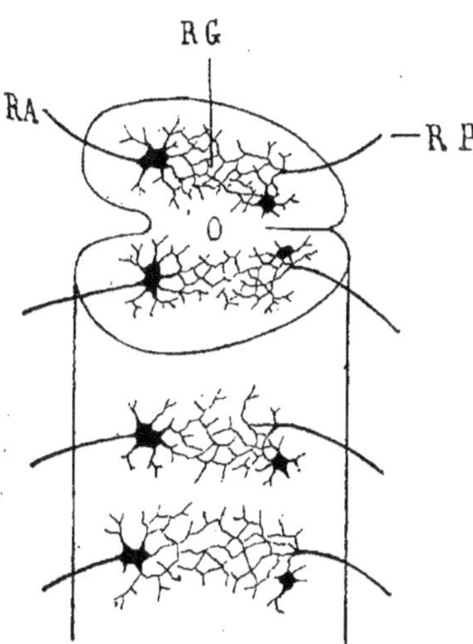

FIG. 64. — Réseau de GERLACH.

La fibre de racine antérieure (*RA*) se rend dans une cellule de la corne antérieure dont les prolongements protoplasmiques anastomosés avec les prolongements similaires des cellules des cornes postérieures forment le réseau de GERLACH (*RG*). La fibre de racine postérieure (*RP*) prend origine dans ce réseau.

2. *Prolongement de* DEITERS. — Le prolongement cylindre-axile ou de DEITERS présente un certain nombre de caractères qui le distinguent très nettement des autres prolongements de la cellule nerveuse :

Il est *unique* pour chaque cellule nerveuse ; il se *colore* plus vivement par le carmin que les prolongements protoplasmiques ; il ne présente d'aspect fibrillaire que tout près de son origine, plus loin il devient *homogène* et *vitreux* ; enfin, après s'être rétréci à une certaine distance de la cellule, ses bords deviennent *parallèles*, au lieu de s'effiler comme ceux des prolongements protoplasmiques.

A ces caractères, DEITERS et les histologiques qui ont étudié après lui le prolongement cylindre-axile en ajoutaient un autre présentant à leurs yeux une importance capitale, c'est l'*absence de division du prolongement cylindre-axile*. Voici d'ailleurs comment nous avions résumé l'opinion classique dans la troisième édition de cet ouvrage, dont le schéma joint au texte n'est que la reproduction imaginée :

« Parmi les prolongements des cellules nerveuses, il en est un seul *qui ne se ramifie pas et qui se recouvre de myéline*, c'est le prolongement *cylindre-axile de Deiters*. Ce prolongement se distingue à son aspect *vitreux homogène* et à sa forme. A

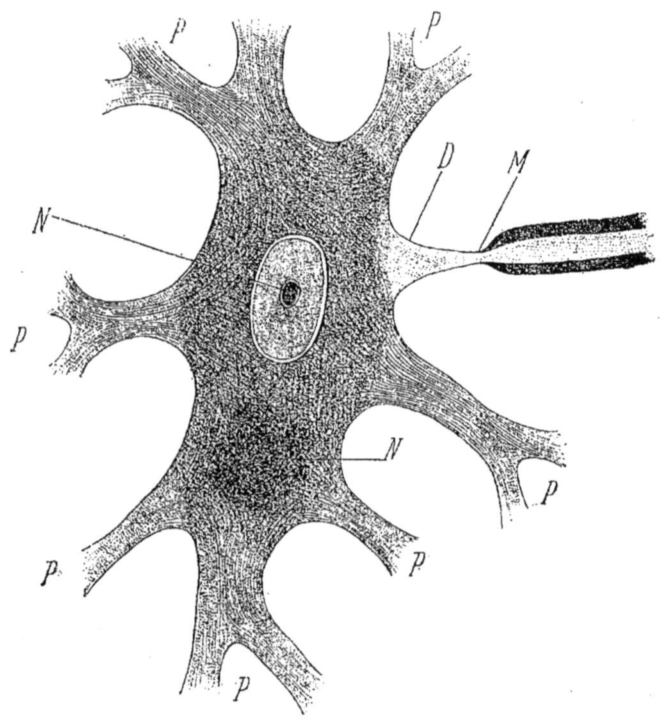

Fig. 65. — Cellule nerveuse de la corne antérieure.
(Figure de démonstration.)

P.P. Prolongements protoplasmiques.
D. Prolongement de Deiters.
M. Partie rétrécie de prolongement où commence la myéline.

N. Noyau.
N. (Au-dessous du noyau). Amas de pigment.

une faible distance de la cellule, il se rétrécit pour augmenter ensuite de diamètre, de telle sorte qu'il présente la forme de deux troncs de cône opposés par le sommet. C'est au niveau du point rétréci que commence *la myéline*. La portion du prolongement, située entre ce point et l'élément nerveux, n'a pas de gaine médullaire, à partir de ce point le prolongement présente tous les caractères d'une *fibre nerveuse à moelle*. »

Un savant italien, GOLGI, à l'aide d'une méthode spéciale (1) a montré que la conception de DEITERS devait être modifiée : Après être sorti du corps cellulaire, le prolongement cylindre-axile va en s'amincissant jusqu'à 30 μ du point d'émergence et reste jusqu'à

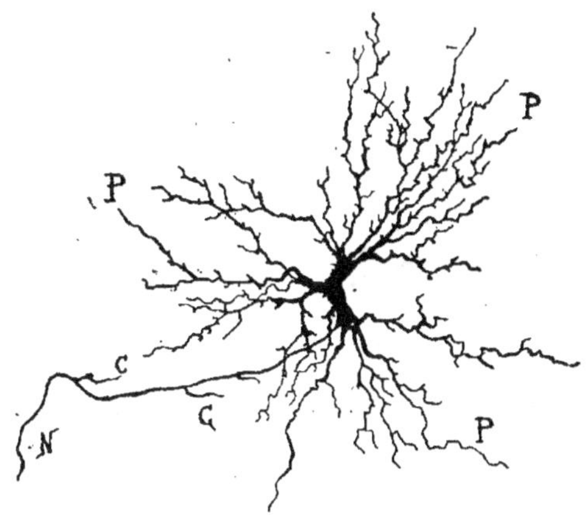

FIG. 66. — Cellule nerveuse à cylindre-axe long.

P.P. Prolongements protoplasmiques.   *C.* Branches collatérales de ce prolongemen
N. Prolongement cylindre-axile.   coupées au voisinage de leur origine.

ce niveau parfaitement indivis. En ce point, il décrit quelques flexuosités, puis donne naissance, à angle droit, à un certain nombre de *branches collatérales*. Les divisions du prolongement cylindre-axile peuvent se faire de deux façons : Ou bien ce prolongement *conserve son individualité sur une grande longueur*, tout en émettant quelques branches collatérales ; ou bien, à une petite distance du corps cellulaire, il *se divise et se subdivise* en formant un réseau qui se perd dans la substance grise. Il existe donc, d'après GOLGI, deux variétés de cellules nerveuses :

(1) Voici la méthode primitive de GOLGI. On place un morceau de moelle long de 1 cent. environ, dans une solution de bichromate à 2 p. 100 où on le laisse séjourner de 20 à 50 jours et même davantage. Pendant le durcissement, on a soin d'augmenter la concentration de la solution jusqu'à 5 p. 100. On le lave ensuite dans une solution faible de nitrate d'argent (0,25 p. 100), et on le place pendant 2 ou 3 jours dans une solution de nitrate d'argent à 0,75 p. 100. On le porte alors dans l'alcool que l'on renouvelle plusieurs fois. On coupe avec un rasoir mouillé, on déshydrate et on éclaircit les coupes dans la térébenthine, on monte dans la résine Dammare. Il ne faut pas mettre de lamelle.

a. Des *cellules à cylindre-axe long* qui prédominent surtout dans la corne antérieure. Le prolongement cylindre-axile de ces cellules émet quelques *branches collatérales* qui reviennent dans la substance grise où elles se ramifient. Le *prolongement principal* se recouvre de myéline, et donne naissance à une *fibre nerveuse.*

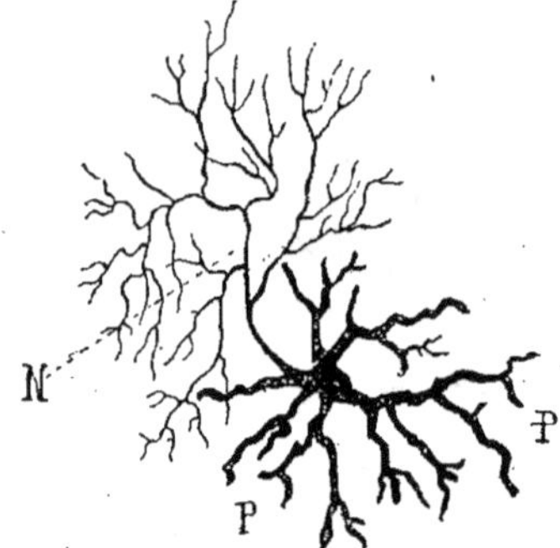

FIG. 67. — Cellule nerveuse à cylindre-axe court.

P. P. Prolongements protoplasmiques.
N. Ramification du cylindre-axe.

b. Des *cellules à cylindre-axe court* qui abondent dans les cornes postérieures. Le prolongement cylindre-axile de ces éléments se divise et se subdivise presque à la sortie du corps cellulaire et va se perdre dans la substance grise.

Comment se fait cette terminaison des *cylindres-axes courts* et *des collatérales* des cylindres-axes longs ? On retrouve ici les discussions auxquelles nous avons assisté, quand nous avons décrit les prolongements protoplasmiques.

1° Pour GOLGI, les cylindres-axes courts vont former, dans toute l'étendue de la substance grise, un *réseau diffus* d'où naissent les *fibres sensitives* par réunion de plusieurs de ses fibrilles primitives. L'auteur italien est amené ainsi à considérer les cellules à *cylindre-axe court,* comme des *cellules sensitives,* tandis que les *cellules à cylindre-axe long* représenteraient des *cellules motrices* (1).

2° Pour RAMON Y CAJAL, les cylindres-axes courts et les collatérales des cylindres-axes longs se terminent dans la substance grise par des *arborisations terminales,* dont les branches *finissent librement* sans s'anastomoser avec les prolongements similaires des cellules voisines, et sans former *aucune sorte de réseau.* Nous reviendrons bien souvent sur cette conception de RAMON Y CAJAL qui paraît être acceptée par la plupart des histologistes.

(1) Nous discuterons plus loin cette théorie de GOLGI.

CHAPITRE ONZIÈME

TEXTURE DE LA MOELLE

Nous venons d'étudier les éléments de la moelle *isolés* et indépendemment de leurs relations avec les différentes parties du cylindre médullaire, nous allons essayer de les montrer dans leur situation respective, avec les *rapports* et les *connexions* qu'ils peuvent présenter entre eux.

§ 1er. — Charpente de la moelle.

Si l'on examine une coupe transversale d'une moelle à laquelle on a laissé sa pie-mère, on trouve de dehors en dedans :

1° La *pie-mère* formée par du tissu conjonctif disposé en deux couches, l'une superficielle, *longitudinale;* l'autre profonde, *annulaire.*

2° En dedans de la pie-mère, on observe, tout autour de la moelle, un *anneau de névroglie,* parfaitement distinct de la pie-mère, qui représente un véritable *manchon névroglique* périmédullaire. Cette couche revêt les lèvres des sillons antérieur et postérieur. Quand un vaisseau pénètre dans la moelle, il s'entoure, au niveau de ce manchon, d'une gaine névroglique qui l'accompagne jusque dans ses dernières ramifications (1). Également on voit partir de la face interne du manchon névroglique, des fibres de névroglie qui pénètrent entre les tubes nerveux de la moelle. Ces fibres peuvent être orientées dans toutes les directions; en général, elles paraissent avoir un trajet transversal.

Sur cette même coupe transversale, on trouve encore deux noyaux dont la nature est fort discutée aujourd'hui, mais qui étaient consi-

(1) De ces manchons névrogliques périvasculaires, se dégagent des fibres en nombre considérable, qui se confondent avec les fibres intertubulaires.

dérés il n'y a pas longtemps encore, comme presque uniquement constitués par de la névroglie. Ce sont : la *gelée de* STILLING et la substance *gélatineuse de* ROLANDO.

a. *Gelée de* STILLING. — La gelée de STILLING ou substance gélatineuse centrale, entoure le canal central de la moelle. C'est au niveau du renflement lombaire qu'elle présente son maximum de développement. Elle est constituée par les éléments de la névroglie auxquels, d'après certains auteurs, viennent s'ajouter de petites *cellules nerveuses.*

En outre de ces éléments, la gelée de STILLING contient des prolongements issus des cellules qui revêtent le *canal de l'épendyme.* Ces cellules sont des *éléments cylindriques* disposés en forme d'épithélium cylindrique simple et ayant une hauteur de 20 μ environ. Leur *noyau* est allongé, muni de deux ou trois nucléoles ; leur *protoplasma* paraît constitué par un pinceau de fibrilles plongées dans une substance amorphe. L'extrémité libre de la cellule présente un *plateau* sur lequel sont fixés des *cils grêles et rigides ;* l'*extrémité profonde* est effilée, et présente un long prolongement qui va se perdre dans le réticulum névroglique de la gelée de STILLING. D'après RAMON Y CAJAL, ce prolongement traverse, chez les embryons, toute l'épaisseur de la moelle.

b. *Substance gélatineuse de* ROLANDO. — La substance gélatineuse de ROLANDO coiffe l'extrémité de la corne postérieure. Elle est très développée dans le renflement lombaire, un peu moins dans le renflement cervical, et atteint son minimum dans la région dorsale.

Pour les anciens anatomistes, la description de la substance gélatineuse de ROLANDO était extrêmement simple. Ils considéraient cette substance, comme un *amas de névroglie* traversé, en partie, par les fibres des racines postérieures. Aujourd'hui on revient sur cette description, et on a tendance à croire que la substance gélatineuse de ROLANDO constitue une *partie éminemment nerveuse,* et contient peu de névroglie (WEIGERT). Nous étudierons donc la substance de ROLANDO avec la corne postérieure.

§ 2. — Système des fibres et des cellules.

Afin de mettre un peu de clarté, nous étudierons successivement les principaux systèmes de cellules et de fibres nerveuses.

SYSTÈME DE LA CORNE ANTÉRIEURE ET DES CORDONS ANTÉRO-LATÉRAUX

I. Cornes et racines antérieures. — Les cellules nerveuses, que nous avons fait connaître plus haut, se trouvent disséminées dans tous les points de la substance grise, mais un certain nombre d'entre elles se groupent en amas qui se montrent, sur une coupe transversale, comme de *noyaux* et sur une coupe longitudinale de la moelle comme des *colonnes de cellules*. Sur ces mêmes coupes longitudinales on voit que les cellules sont *plus nombreuses* au niveau des points où les *racines pénètrent dans la moelle*, de telle sorte qu'elles semblent disposées non pas en des colonnes continues, mais par *segments* comme on l'observe, d'une façon infiniment plus marquée, chez les animaux inférieurs.

Il existe, dans la corne antérieure, trois groupes de cellules situés : l'un à sa partie antéro-interne (noyau antéro-interne) ; l'autre à sa partie antérieure (noyau antéro-externe) et le troisième à sa partie postéro-externe.

Les *racines antérieures*, après avoir traversé le cordon latéral, se jettent dans la tête des cornes antérieures, à la fois en dedans, en avant et en dehors. Le plus grand nombre de ces fibres reste du côté correspondant de la moelle, mais un certain nombre traverse la commissure blanche pour se rendre dans la corne du côté opposé (1).

Le fait essentiel, c'est que toutes ces fibres se mettent en relation avec les cellules des cornes antérieures dont elles ne représentent que le prolongement cylindre-axile. Ces cellules sont désignées, pour ce fait, sous le nom de *cellules radiculaires* (Ramon y Cajal).

Cellules radiculaires: Les cellules radiculaires ou motrice présentent de très *grandes dimensions* et un *grand nombre de prolongements*. Ramon y Cajal y distingue quatre groupes de prolongements :

1° Le *prolongement cylindre-axile long*, dans lequel il faut distinguer une *branche principale* qui devient *fibre de racine*, et des *branches collatérales* qui se détachent de la précédente. Ces dernières sont *en très petit nombre* et peuvent même manquer. Lors-

(1) En outre de ces fibres, les anatomistes décrivent dans les racines antérieures :
a. Des fibres qui se rendent dans les cornes postérieures.
b. Des fibres qui se rendent dans le faisceau pyramidal et gagnent directement le cerveau. L'existence de ces fibres directes est mise en doute par la plupart des auteurs.

qu'elles existent, ces branches collatérales reviennent dans la substance grise où elles se résolvent en *arborisations terminales* dont les branches présentent des extrémités libres.

2º *Un groupe interne de prolongements protoplasmiques.* Ces prolongements ont pour caractère de se terminer par de *véritables bouquets* qui se comportent de deux façons. Si la cellule est voisine de la ligne médiane les divisions terminales passent dans la commissure antérieure, s'entrecroisent avec les prolongements similaires des cellules du côté opposé, et se terminent dans la substance grise *du côté opposé de la moelle.* Si la cellule est éloignée de la ligne médiane, les touffes se perdent dans la corne antérieure du *même côté* et n'atteignent pas la commissure.

3º *Un groupe antéro-externe de prolongements protoplasmiques.* Ces prolongements finissent également par des touffes de ramifications terminales qui pénètrent dans le cordon antéro-latéral et se perdent *entre les tubes de ce cordon.* C'est le plus souvent au milieu de ces prolongements que naît le prolongement cylindre-axile (1).

4º *Un groupe postéro-interne de prolongements protoplasmiques.* Ces prolongements *longs et épais* se terminent dans la substance grise, sans présenter les touffes terminales des deux groupes précédents.

En outre des cellules radiculaires, il existe dans la corne antérieure des cellules qui ne sont pas spéciales à cette région de la moelle, mais qui se trouvent irrégulièrement disséminées dans toute l'étendue de la substance grise, ce sont les *cellules des cordons,* pour conserver le nom que leur a donné Ramon y Cajal.

Cellules des cordons: Les cellules des cordons sont des éléments plus petits que les cellules radiculaires, mais présentant, comme ces dernières, un *cylindre-axe long.* Ce prolongement devient *fibre constitutive* d'un *cordon blanc,* de là le nom qui sert à les désigner.

Il existe deux variétés de cellules des cordons :

a. Dans la première variété le prolongement cylindre-axile se rend dans le *cordon antéro-latéral du même côté.*

b. Dans la seconde, il passe par la commissure antérieure et se rend

(1) Il peut même naître de l'un des prolongements protoplasmiques.

dans le cordon antéro-latéral du côté opposé. Ce sont les *cellules commissurales* de RAMON Y CAJAL (1).

Cette fibre gagne *horizontalement* ou obliquement la substance blanche, mais avant de l'atteindre, elle donne déjà un certain nombre de *collatérales* qui se ramifient et se terminent dans la *substance grise* par des *arborisations terminales* libres.

Arrivé dans le cordon blanc auquel il est destiné, le prolongement cylindre-axile se *bifurque* et donne naissance à deux·branches qui deviennent des fibres longitudinales du cordon antéro-latéral. L'une des branches se recourbe vers le haut et devient une fibre *ascendante*, l'autre se recourbe vers le bas et devient une fibre *descendante du cordon* antéro-latéral (2). Tout le long de leur trajet, ces fibres donnent naissance à des branches collatérales qui retournent dans la substance grise et se terminent librement par un *pinceau de fibrilles*.

Comment se terminent, en haut et en bas, la branche ascendante et la branche descendante ? On est conduit à penser, d'après les travaux de RAMON Y CAJAL, qu'après un trajet assez long, ces branches se recourbent et *rentrent dans la substance grise* où elles se terminent *comme les collatérales*.

Le rôle des cellules des cordons et de leur prolongement cylindre-axile paraît nettement déterminé. Ce sont des éléments destinés à *mettre en relation des étages* plus ou moins éloignés de la substance grise.

II. **Cordon antéro-latéral**. — Le cordon antéro-latéral comprend plusieurs variétés de fibres.

---

(1) Ce n'est pas la classification exacte de RAMON Y CAJAL. Cet auteur divise les cellules que nous étudions de la façon suivante :

1º Cellules radiculaires.

2º Cellules commissurales.

3º Cellules des cordons.

4º Cellules multi-cordonales. Ces dernières sont les cellules des cordons décrites en (C) de la note (2).

(2) C'est là le type le plus habituel, mais on peut observer plusieurs autres modes de division du cylindre des cellules des cordons :

a. Le cylindre-axe ne se bifurque pas et se recourbe pour donner seulement une fibre ascendante.

b. Le cylindre-axe donne naissance à deux ou trois branches qui se rendent dans le cordon antéro-latéral du même côté.

c. Le cylindre-axe se divise avant d'être sorti de la substance grise et donne deux branches qui se rendent, l'une dans le cordon antéro-latéral du même côté, l'autre dans le cordon antéro-latéral du côté opposé.

1º Des *fibres unitives* provenant des *cellules des cordons*.

2º Des fibres provenant directement de la *couche corticale motrice*. Ces fibres représentent le prolongement cylindre-axile des cellules pyramidales du cerveau. Tout le long de leur trajet, ces fibres

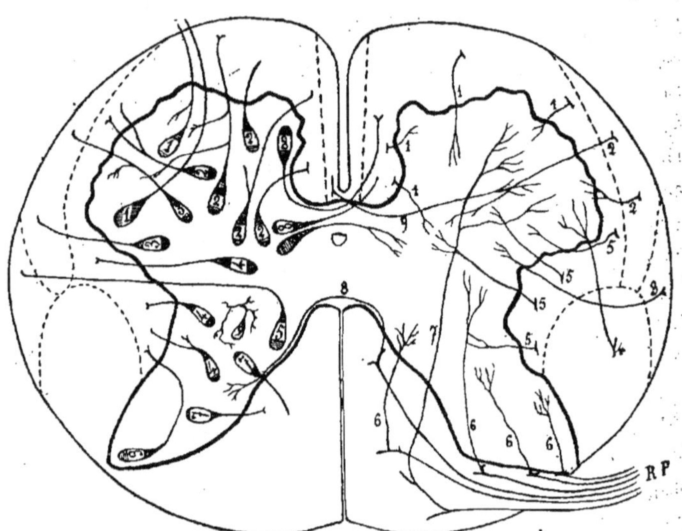

FIG. 68. — Schéma pour montrer, à gauche du lecteur, les cellules des différends cordons de la moelle ; à droite les collatérales que les fibres des différents faisceaux fournissent à la substance grise. (D'après Lenhossék.)

<table>
<tr><td colspan="2" align="center">A gauche.</td><td colspan="2" align="center">A droite.</td></tr>
</table>

A gauche.	A droite.
1.1. Cellules radiculaires donnant une fibre de racine avec une petite collatérale.	1. Collatérales du cordon antérieur.
2.2. Cellules du cordon antérieur.	2.2. Coll. du faisceau de Gowers.
3.3. Cellules du faisceau de Gowers.	3. Coll. du faisceau cérébelleux direct.
4.4. Cellules du faisceau latéral profond.	4. Coll. du faisceau pyramidal croisé.
5. Cellules du faisceau cérébelleux direct.	5.5. Coll. du faisceau latéral profond.
6. Cellule de la substance de Rolando.	6.6. Coll. du cordon postérieur.
7.7. Cellules des cordons postérieurs.	7. Coll. du cordon postérieur allant à la corne antérieure. C'est une collatérale *sensitivo-réflexe*.
8.8. Cellules commissurales.	8. Coll. du cordon postérieur se rendant à la corne postér. du côté opposé.
	9. Coll. du faisceau de Turk.

émettent des *branches collatérales* qui s'enfoncent dans la substance de la corne antérieure où elles se terminent par des *arborisations libres*. En bas, ces fibre se recourbent et viennent se terminer, comme les collatérales, dans la substance de la corne antérieure (1).

(1) D'après certains auteurs, ces collatérales se rendraient dans les cornes postérieures, mais ce fait est loin d'être démontré.

Les fibres du *faisceau pyramidal croisé* et *leurs collatérales* se rendent *dans la corne du même côté ;* les fibres du *faisceau pyramidal direct* et *leurs collatérales* s'entrecroisent tout le long de la moelle et se rendent dans la *corne antérieure du côté* opposé.

3º Des fibres issues des colonnes de CLARKE (1) qui se recourbent et montent vers le cervelet, ou elles se terminent dans le vermis superior, Leur ensemble constitue le *faisceau cérébelleux direct*.

4º Les fibres du *faisceau de Gowers*. Ces fibres paraissent provenir de la colonne de CLARKE et des cornes antérieures. Leur terminaison est encore moins connue que leur origine. Pour certains auteurs, elles se rendent partie dans le nucléus lateralis du bulbe, partie dans le cervelet.

Si nous résumons, avec RAMON Y CAJAL, la manière dont se comportent les *collatérales du cordon antéro-latéral*, nous voyons que les *collatérales du cordon antérieur* se ramifient dans l'épaisseur de la *corne antérieure* principalement autour des cellules commissurales. La plupart de ces fibres se rendent dans la corne du même côté ; un petit nombre traverse la commissure antérieure pour se terminer dans la corne du côté opposé.

SYSTÈME DE LA CORNE POSTÉRIEURE

Sous cette dénomination, nous étudierons les *cornes postérieures,* les *racines* et les *cordons postérieurs*.

I. Corne postérieure. — La corne postérieure comprend la substance *gélatineuse* de ROLANDO qui coiffe son extrémité, et la *substance spongieuse* ou corne proprement dite.

A. SUBSTANCE GÉLATINEUSE. — La substance gélatineuse que l'on considérait autrefois comme un amas de névroglie représente, au contraire, d'après WEIGERT, la région de la moelle la plus pauvre en névroglie. M. LISSAUER la divise en deux zones plus ou moins distinctes l'une de l'autre. L'une de ces zones est postérieure, c'est la *zone spongieuse de la substance gélatineuse ;* la seconde est située en avant de celle-ci. C'est la *substance spongieuse proprement dite*.

a. *Zone spongieuse*. La zone spongieuse de la substance de ROLANDO est constituée par un amas de fibres nerveuses isolées les unes

(1) Voyez plus loin.

des autres et dirigées dans toutes les directions. Ces fibres viennent de la *zone marginale de Lissauer*, des *racines postérieures* et des *cordons postérieurs*.

b. Substance gélatineuse proprement dite. Cette substance, située immédiatement en avant, renferme de *grosses fibres* provenant des racines postérieures et des *fibres fines* provenant de la zone de LISSAUER (1).

D'après les travaux récents la substance gélatineuse de Rolando est, de toute la substance grise, celle qui contient le plus de cellules nerveuses. Ces cellules appartiennent aux deux *types de cellules nerveuses (cellules à cylindres-axes longs et cellules à cylindres-axes courts)*. Toutes ces cellules sont extrêmement petites (elles mesurent de 7 à 14 μ) et peuvent être divisées en trois catégories :

1. Les *cellules limitantes* sont placées à la périphérie de la substance de Rolando. Elles ont une forme fusiforme et présentent des *prolongements protoplasmiques* qui se dégagent de pôles de la cellule. Le prolongement *cylindre-axile* prend naissance soit sur les parties latérales du corps cellulaire, soit sur un prolongement protoplasmique. Il se porte ensuite d'arrière en avant puis de dehors en dedans pour aller se continuer avec une fibre de la partie postérieure du cordon latéral. Dans ce trajet il abandonne un certain nombre de collatérales qui se perdent dans la substance de ROLANDO.

2. Les petites *cellules pyramidales ou fusiformes* représentent les plus petites cellules nerveuses de la moelle. Elles présentent des *prolongements protoplasmiques* si nombreux et si ramifiés qu'on se croirait en présence de cellules de la névroglie. Le prolongement *cylindre-axile* se dégage de la partie postérieure du corps cellulaire et se dirige en arrière et en dedans pour se continuer avec une fibre du cordon postérieur.

3. Les *cellules étoilées* présentent des *prolongements protoplasmiques* également nombreux et variqueux. Le *cylindre-axe* est un cylindre-axe court de Golgi, il semble finir dans la substance de Rolando et se ramifier dans un plan vertical. D'autre part, un certain nombre de cylindres-axes de ces cellules se portent soit dans le *faisceau de* BURDACH, soit dans la *zone de* LISSAUER. Il peut se

(1) MARIE. *Leçons sur les maladies de la moelle.*

trouver des cellules dont le cylindre-axe se divise pour aller dans deux cordons différents.

En outre de ces éléments nerveux on trouve, dans la substance de Rolando, de nombreuses *cellules névrogliques* et un nombre incalculable de *collatérales* venant soit des fibres radiculaires postérieures, soit des fibres du cordon postérieur.

B. CORNE PROPREMENT DITE. — La substance, qui constitue la corne postérieure, est connue sous le nom de substance spongieuse. Elle contient un grand nombre de *fibres* ainsi que des *cellules nerveuses à cylindres-axes courts*. Il existe également un assez grand nombre de *cellules à cylindres-axes longs*, ce sont des *cellules des cordons*. Elles se comportent comme celles des cornes antérieures, avec cette différence que les *fibres* qu'elles donnent aux cordons postérieurs sont plus courtes que celles des cordons antéro-latéraux.

Au niveau du col de la corne postérieure, à la partie interne de celui-ci, immédiatement en arrière d'une ligne transversale passant par la commissure grise, se trouve un amas de cellules nerveuses connu sous le nom de *colonne de* CLARKE. Cet amas ne se montre pas dans toute la longeur de la moelle, on l'observe seulement au niveau de la région dorsale ; dans le reste de la moelle il est remplacé par un groupe de trois ou quatre cellules (WALDEYER).

Les cellules de la colonne de Clarke appartiennent, d'après RAMON Y CAJAL, aux variétés qu'il a décrites sous le nom de *cellules des cordons*. Leur forme permet d'en distinguer trois espèces : des *cellules étoilées* dont les prolongements rayonnent dans tous les sens ; des *cellules fusiformes* et des *cellules* dont l'axe est *un peu recourbé* de façon à embrasser, dans leur concavité, le reste de la colonne. Les *prolongements protoplasmiques* de toutes ces cellules sont extrêmement nombreux et variqueux ; le *prolongement cylindre-axile* se dirige vers le faisceau cérébelleux et se divise à ce niveau en une *branche ascendante* et en une *branche descendante*. Toutes les deux fournissent des *collatérales* qui retournent dans la substance grise pour s'y terminer par des arborisations terminales libres. Un certain nombre de ces cellules envoie le prolongement cylindre-axile à travers la *commissure antérieure* de l'autre côté de la moelle (1).

(1) Les cellules fusiformes paraissent avoir un cylindre-axe court qui se ramifie verticalement dans l'épaisseur même de la colonne.

II. **Racines et cordons postérieurs**. — Si nous suivons les fibres des racines postérieures de la périphérie vers la moelle, nous voyons que ces fibres, arrivées au niveau des ganglions spinaux, se comportent de deux façons : la plupart se *mettent en relation* par un branchement en T avec une *cellule nerveuse* (1) ; quelques-unes seulement traversent le ganglion, *sans entrer en relation* avec les cellules, et se rendent directement à la moelle.

Premier système de fibres. — Ces fibres arrivées dans la substance blanche se bifurquent et donnent naissance à une fibre *ascendante* et à une fibre *descendante* qui deviennent fibres constitutives des cordons postérieurs.

Chacune de ces fibres, dans son trajet le long de la moelle, donne naissance à des *collatérales* qui s'en détachent à des distances variables. Ces collatérales se dirigent horizontalement en avant, traversent la substance de ROLANDO et se terminent par des arborisations libres dans un point quelconque de la substance grise. Parmi ces collatérales il faut spécialement remarquer :

1º Des collatérales qui gagnent le bord interne de la *colonne de Clarke* dans laquelle elles se terminent. Leurs arborisations terminales sont extrèmement riches et forment de véritables *corbeilles* autour des cellules nerveuses. Contrairement aux autres collatérales, ces fibres *conservent leur myéline* jusqu'au voisinage de leur terminaison. Elles sont les premières atteintes dans le tabes.

2º Des collatérales qui se rendent dans la corne antérieure et se ramifient autour des cellules de cette corne. KÖLLIKER désigne ces fibres sous le nom de *collatérales réflexes* en raison du rôle qu'elles paraissent jouer dans la production des réflexes sensitivo-moteurs.

3º Des collatérales qui se rendent dans la tête de la corne postérieure et y forment un plexus serré.

4º Enfin des collatérales qui marchent dans la région postérieure de la commissure grise et se rendent dans la tête de la corne postérieure du côté opposé.

Comment se terminent la branche ascendante et la branche descendante ? Les branches ascendantes sont de deux sortes : les unes sont *courtes* et se recourbent bientôt pour se jeter dans la substance grise, les autres sont longues et remontent dans la moelle jusqu'aux

____

(1) Voyez la description des cellules des ganglions spinaux, p. 197.

noyaux du cordon de GOLL et du cordon de BURDACH. Les branches

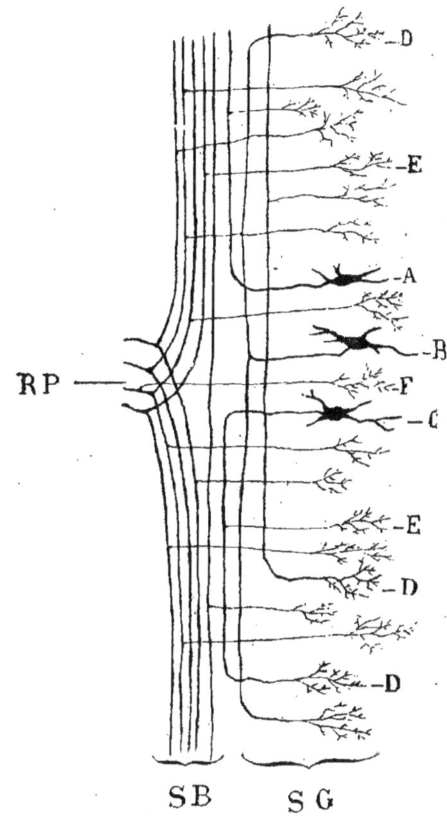

FIG. 69. — Schéma pour montrer l'origine et les connexions des fibres du cordon postérieur (d'après RAMON Y CAJAL).

Les fibres de racine postérieure (R P), issues des cellules de ganglions spinaux, pénètrent
dans la moelle, se divisent en T et donnent une fibre ascendante et une fibre
descendante du cordon postérieur (S B). Ces fibres donnent des collatérales qui vont
former des arborisations terminales autour des cellules de la substance grise (S G).
Les cellules des cordons postérieurs leur fournissent également des fibres longitudinales.
La cellule (A) fournit une branche ascendante; la cellule (C) donne une branche
descendante; la cellule (B) se divise en T et donne une branche ascendante et une
branche descendante. Toutes les collatérales et les parties terminales de ces fibres
viennent former des arborisations terminales (D F) autour des cellules de la substance
grise.

descendantes se recourbent, après un trajet relativement court, et se
jettent dans la substance grise. Le mode de terminaison de toutes ces

fibres est semblable à celui des collatérales. Ce sont des arborisations terminales, libres, entourant les cellules de la substance grise (1).

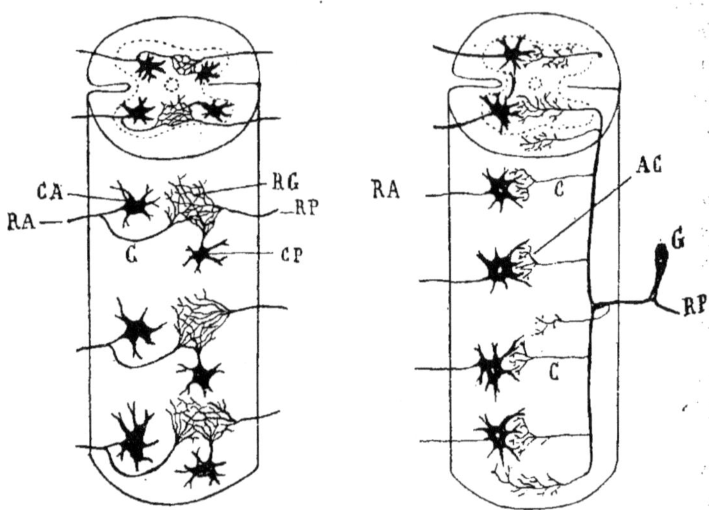

Fig. 70. — Schéma pour montrer les fibres de racines postérieures ainsi que leur origine (d'après Ramon y Cajal).

A gauche du lecteur : Réseau de Golgi. La fibre de racine antérieure (R A), issue d'une cellule radiculaire (C A), donne naissance à une collatérale (C) qui va s'unir aux ramifications du cylindre court des cellules des cornes postérieures (C P) pour former le réseau de Golgi d'où partent les fibres de racines postérieures.

A droite du lecteur : Arborisations terminales de Ramon y Cajal. La fibre de racine postérieure (R P), issue d'une cellule du ganglion spinal, pénètre dans la moelle et donne une branche ascendante et une branche descendante dont les collatérales (C C) vont former des arborisations autour des cellules nerveuses et en particulier autour des cellules radiculaires.

Deuxième système de fibres. — Le deuxième système comprend un tout petit nombre de fibres qui *n'affectent aucun rapport avec*

(1) Telle est la description que Ramon y Cajal donne du premier système de fibres dans son *Nuevo concepto de la Histologia de los Centros nerviosos*; mais, dans une traduction parue dans le *Bulletin médical*, on trouve quelques renseignements qui n'existent pas dans la brochure espagnole. « On peut diviser le premier système de fibres du cordon postérieur en deux faisceaux : un faisceau externe à fibres grêles et un faisceau interne à fibres grosses. Le faisceau externe a ses bifurcations terminales dans la zone de Lissauer et ses collatérales peu nombreuses et grêles se terminent dans la corne postérieure ; le faisceau interne gagne les cordons de Goll et de Burdach et se comporte comme il a été dit dans le texte.

les cellules des ganglions spinaux. Ces fibres ont une origine et un trajet moins connus. Les histologistes, qui se sont occupés de cette question (RAMON Y CAJAL, KÖLLIKER), pensent que sans se bifurquer, elles traversent d'arrière en avant la substance grise et se *rendent dans la corne antérieure* où elles prennent naissance dans une cellule de cette corne. Si le fait est exact on devrait admettre l'existence, dans les racines postérieures, de fibres à *conduction centrifuge.* RAMON Y CAJAL pense que ce sont des *fibres sympathiques.*

On voit que la question de *l'origine* des fibres des racines postérieures s'est complètement transformée depuis les recherches de RAMON Y CAJAL. Tandis que pour les *anciens anatomistes* ces fibres *naissaient dans la moelle,* soit des cellules de la corne postérieure, soit du *réseau de Gerlach,* soit du *réseau de Golgi,* il est établi aujourd'hui que ces fibres ne *naissent* pas dans la moelle, mais *s'y terminent* dans des *noyaux terminaux* (HIS) qui recueillent les impressions périphériques. Leur *lieu d'origine* est le ganglion spinal. Chaque cellule nerveuse de ce ganglion donne naissance à une fibre en T dont une branche va *à la périphérie* où elle se termine librement (corpuscules de Meisner, fibres intra-épithéliales, corpuscules de Malpighi, etc.), et une *branche qui va à la moelle* où, après avoir donné naissance à un certain nombre de collatérales, elle devient *fibre des cordons postérieurs.* Les *collatérales,* la *fibre principale* et ses *divisions* se terminent dans la substance grise, par des *arborisations libres.*

En résumé, il existe dans les cordons postérieurs :

1° Des fibres venues des racines et se trouvant en rapport avec les cellules des ganglions spinaux.

2° Des fibres venues des racines et n'affectant aucun rapport avec les cellules de ces ganglions. (Elles sont en très petit nombre.)

3° A ces deux groupes de fibres il faut ajouter des fibres unitives fournies par les cellules des cordons.

SYSTÈME DES COMMISSURES

Les commissures se composent en grande partie de collatérales.

1° La *commissure blanche* présente trois variétés d'éléments :

a) Les *cylindres des cellules commissurales* qui s'entrecroisent à ce niveau.

b) Les *collatérales* des fibres du cordon antéro-latéral d'un côté qui s'entrecroisent pour aller se ramifier dans la substance grise du côté opposé.

c) Les *prolongements protoplasmiques* internes des cellules radiculaires voisines de la commissure.

d) La partie terminale des *fibres du faisceau de Turk* qui passe dans la commissure pour aller se ramifier dans la corne antérieure du côté opposé.

2° La *commissure grise* comprend trois faisceaux de collatérales.

a. Un *faisceau postérieur* arciforme formé de fines fibres variqueuses représentant des collatérales venant du faisceau de Burdach et allant se perdre dans la corne du côté opposé.

b. Un *faisceau moyen* à direction transversale formé de collatérales qui paraissent venir des fibres de la partie postérieure du cordon latéral.

c. Un *faisceau antérieur* constitué par des collatérales qui viennent, peut-être, des fibres du cordon antérieur.

§ 2. — Considérations physiologiques.

L'étude précédente nous a conduit à admettre un certain nombre de faits nouveaux, dont nous devons chercher la signification physiologique.

1° ROLE DE LA CELLULE NERVEUSE. — Nous avons vu que, malgré les variations considérables qu'elles offrent, soit dans leur forme, soit dans leur volume, les cellules nerveuses de la moelle présentent un certain nombre de caractères que l'on retrouve constamment dans chacune d'elles.

a. Elles ont un certain nombre de *prolongements protoplasmiques* qui se divisent et se subdivisent à la manière des racines d'un arbre et se *terminent librement par des touffes terminales*, sans présenter d'anastomose avec les cellules voisines.

b. Elles possèdent un *prolongement cylindre-axile* qui se comporte de deux façons : Dans les cellules à *cylindres-axes courts* il se divise, tout près de la cellule, en un nombre considérable de branches qui se terminent librement, sans présenter d'anastomose avec les prolongements des cellules voisines, et sans former de réseau ; dans les *cellules à cylindres longs*, le prolongement cylindre-axile, après avoir donné naissance à un petit nombre de branches collatérales qui se comportent comme les cylindres courts des cellules précédentes, continue son trajet dans une étendue très longue, pour venir former une *arborisation terminale* dans l'organe ou dans la région à laquelle la fibre nerveuse est destinée. C'est ainsi que le prolongement axile d'une *cellule radiculaire* (motrice) s'étend depuis la corne antérieure jusqu'au muscle que cette cellule innerve.

Quel est le rôle que joue la cellule nerveuse dans la production des phénomènes nerveux? Il est indiscutable, contrairement à l'opinion de NANSEN qui considère la cellule nerveuse comme représentant seulement le *centre nutritif* de la fibre nerveuse, que cet élément joue un *rôle actif* dans le système nerveux. C'est ainsi que la *cellule motrice* communique une *impulsion au muscle* par son prolongement cylindre-axile; mais le rôle nerveux est-il uniquement réservé au *corps cellulaire* et au *cylindre-axe?* Un certain nombre d'auteurs pensent que les *prolongements protoplasmiques* n'ont qu'un rôle purement nutritif, mais il est difficile d'admettre cette opinion. En réalité, les prolongements ne sont que l'extension de la cellule ; ils présentent la même structure et les mêmes réactions qu'elle, ils doivent avoir les mêmes fonctions et si leur extrême division favorise la nutrition, elle n'exclut pas la *conductibilité nerveuse.*

Les *cellules nerveuses*, les *prolongements protoplasmiques* et le *prolongement cylindre-axile* (qui constitue la fibre nerveuse) ne sont pas des éléments distincts, séparables. La fibre nerveuse, considérée en elle-même, n'est pas un élément nerveux, pas plus que les prolongements protoplasmiques de la cellule, elle n'est qu'un prolongement cylindre-axile. La cellule nerveuse, prise en elle-même, n'est pas non plus un élément nerveux, car on ne peut la séparer de ses prolongements. Le seul élément nerveux, c'est la cellule nerveuse avec tous ses prolongements. Si nous ajoutons que tous les prolongements d'une cellule sont absolument indépendants des cellules voisines, nous verrons que la cellule nerveuse, avec tous ses prolongements, constitue un tout autonome, une *espèce d'unité nerveuse.* Le système nerveux central se réduit, en dernière analyse, à une superposition d'éléments nerveux indépendants les uns des autres (1).

2° CELLULES MOTRICES ET CELLULES SENSITIVES (*conduction centripète et centrifuge*). Depuis que les anatomistes s'occupent de la structure fine de la moelle, la question de la spécifité des éléments nerveux a été soulevée à de nombreuses reprises, mais sans aucun succès. A l'époque où GOLGI établit l'existence des deux variétés de cylindres-axes, il crut avoir découvert un caractère morphologique

(1) WALDEYER désigne l'élément nerveux sous le nom de Neurone.

permettant de distinguer une cellule motrice d'une cellule sensitive. Toute cellule nerveuse ayant un *cylindre-axe long* serait une *cellule motrice* ; toute cellule ayant un *cylindre-axe court* serait une *cellule sensitive*. Des caractères morphologiques aussi tranchés différencieraient les fibres motrices et les fibres sensitives : les *fibres motrices* proviendraient directement des *cellules motrices* dont elles représenteraient le prolongement cylindre-axile ; les *fibres sensitives* prendraient naissance par un grand nombre de ramifications, non pas dans les *cellules de la corne postérieure*, mais dans le *réseau diffus* de GOLGI.

S'il est vrai que les *cellules de la corne antérieure*, considérées comme motrices, possèdent un *cylindre long*, en revanche, un grand nombre de cellules, *situées dans les autres régions* de la substance grise, possèdent un *cylindre long*, sans qu'une fonction motrice quelconque puisse leur être attribuée. D'autre part, les cellules à *cylindres courts* des cornes postérieures n'ont aucune relation avec les fibres sensitives, lesquelles ont leurs cellules d'origine dans les ganglions spinaux.

Il faut donc abandonner l'idée de GOLGI et s'en tenir à quelques faits, qui font à peine entrevoir la solution du problème.

On peut diviser les éléments nerveux en deux catégories :

1º La première catégorie comprend les éléments nerveux dont la cellule est située *dans la partie supérieure de l'axe cérébro-spinal*, et dont le cylindre descend pour se terminer plus bas, à une distance plus ou moins grande du lieu d'origine. A ce premier groupe appartiennent les *cellules de la zone motrice* du cerveau, dont le cylindre descend dans les faisceaux pyramidaux, pour se terminer en un point des cornes antérieures. Il faut également ranger dans ce groupe les *cellules radiculaires* (motrices) dont le cylindre se rend dans les muscles périphériques.

Ces éléments ont la *conduction centrifuge*. A la suite d'une section portant sur le cylindre *au-dessous de la cellule*, celui-ci dégénère de *haut en bas*, c'est-à-dire du centre vers la périphérie, c'est la *dégénération descendante*.

2º Une deuxième catégorie comprend les éléments nerveux dont la cellule est située *dans les régions inférieures* du système nerveux central, et dont le cylindre se dirige vers les parties supérieures des centres. Un certain nombre des *cellules des cordons* dont le prolongement ne se bifurque pas, mais monte dans les cordons antéro-latéraux pour se terminer en un point quelconque de la substance grise, appartiennent à ce groupe. Il en est de même des *fibres des racines postérieures* qui remontent dans la moelle, pour se terminer à une hauteur variable.

Ces éléments ont la *conduction centripète ;* une section portant *au-dessus de la cellule*, détermine une dégénérescence du prolongement cylindre-axile qui se propage *de bas en haut.* Ce sont des fibres à *dégénération ascendante.*

Quand on examine plus attentivement la structure de la moelle, on voit que ces deux groupes ne répondent pas exactement à la réalité, et que, s'il y a des éléments nerveux à conduction centrifuge et des éléments nerveux uniquement centripètes, il en existe d'autres, pour ainsi dire *mixtes*, dont une partie est *centripète* et l'autre *centrifuge.* En étudiant les cellules des cordons nous avons vu que certaines de ces cellules donnent un cylindre-axe qui se subdivise dans la substance blanche en une branche ascendante et en une branche descendante. L'excitation, partie de la cellule, est *centripète* dans *la branche ascendante* et *centrifuge* dans la *branche descendante.* Une section portant *au-dessus* de la cellule détermine la dégénérescence de la branche ascendante. Une section portant *au-dessous* détermine la *dégénération de la branche descendante.* Les *fibres des racines antérieures, purement motrices et centrifuges*, émettent souvent avant de sortir de la moelle, une ou plusieurs *collatérales* (GOLGI) qui rentrent dans la substance grise pour s'y terminer librement. La conduction est *centripète* dans cette branche.

Il faut donc admettre qu'il n'y a *aucun caractère morphologique* permettant de distinguer un *élément moteur* d'un *élément sensitif.* Les éléments nerveux sont des *éléments indifférents* portant l'excitation dans n'importe quelle direction et la transmettant aux éléments nerveux voisins. « Les éléments sensitifs n'ont pas la conduction exclusivement centripète, les éléments moteurs la conduction exclusivement centrifuge. La conduction centrifuge peut exister dans certaines parties de l'élément sensitif et la conduction centripète dans certaines parties de l'élément moteur (1). »

3° TRANSMISSION NERVEUSE. (Mouvements volontaires et réflexes.) — La description anatomique que nous venons de faire montre que, les éléments nerveux étant absolument indépendants les uns des

(1) VAN GEHUTCHEN. *Annales de la Société belge de Miscroscopie.*

autres, la conduction nerveuse ne saurait se faire par *continuité*, mais par *contiguïté* et par *simple contact*.

a. *Mouvements volontaires*. — Il est facile d'établir, avec ces nouvelles données, le *schéma des mouvements volontaires*. Une excitation part des cellules pyramidales du cerveau et se transmet à la moelle par le prolongement cylindre-axile qui constitue, comme nous l'avons vu, une fibre des faisceaux pyramidaux.

Cette fibre émet, tout le long de son trajet, un certain nombre de collatérales qui pénètrent dans les cornes antérieures et se terminent par des arborisations libres qui enveloppent les cellules radiculaires. Une seule cellule cérébrale se trouve ainsi en relation avec *plusieurs cellules motrices*, et toutes les fibres collatérales de son cylindre transmettent l'excitation nerveuse, par contact, à ces cellules qui, aussitôt l'ordre reçu, communiquent le mouvement au muscle par leur prolongement cylindre-axile.

b. *Mouvements réflexes*. — Quand une fibre sensitive est excitée, soit au niveau de la peau, soit dans un organe des sens quelconque, l'impression gagne la moelle par les racines postérieures et suit les branches de ces fibres et les collatérales qu'elles émettent tout le long de leur trajet. Par les arborisations terminales de ces branches, qui enveloppent, comme nous l'avons vu, les cellules radiculaires, l'impression est communiquée par contact à ces cellules. Celles-ci rendent alors une excitation motrice qui est transportée jusqu'au muscle par le cylindre-axe de la cellule.

Dans les cas très simples, on peut supposer que l'impression gagne directement les cellules motrices par la *première collatérale sensi-tivo-réflexe*, mais le trajet est habituellement plus complexe. Suppo-sons que l'impression traverse toute la fibre sensitive :

1° L'impression peut gagner *directement un très grand nombre de cellules radiculaires* par l'intermédiaire des collatérales de cette fibre.

2° L'impression, au lieu d'être communiquée directement aux cellules radiculaires, peut être transmise par les collatérales de la fibre sensitive à *une ou à plusieurs cellules des cordons*.

C'est par l'intermédiaire du prolongement cylindre-axile de ces cellules et de ses collatérales que l'impression est communiquée aux cellules radiculaires. Si nous nous rappelons que le cylindre-axe *tout entier* peut passer du *côté opposé* de la moelle, comme dans les *cellules commissurales;* qu'un certain nombre des collatérales *des fibres des cellules des cordons antérieurs* passent par la commissure blanche pour se rendre dans la *corne antérieure du côté opposé*; qu'un certain nombre des collatérales des *fibres des cellules du cordon postérieur* passent du *côté opposé* de la moelle à travers la commissure grise, nous aurons une faible idée des voies compliquées que peut suivre un réflexe.

§ 3. — Circulation sanguine de la moelle.

La circulation artérielle et veineuse de la moelle est décrite avec beaucoup de soin dans tous les livres d'anatomie ou de pathologie du système nerveux (1). Nous indiquerons simplement deux faits relatifs à l'anatomie microscopique. 1º Au moment où les vaisseaux sanguins pénètrent dans la moelle, ils se recouvrent, au niveau de la couche névroglique périmédullaire, d'un *manchon de névroglie* qui se poursuit sur toutes leurs ramifications et les accompagne dans tout leur trajet.

2º La disposition du réseau capillaire varie considérablement suivant la région que l'on examine.

a. Dans les *cordons blancs*, les réseaux forment des *mailles, rectangulaires, allongées suivant l'axe des tubes nerveux.* C'est un réseau assez semblable à celui des nerfs périphériques.

b. Dans la *substance grise* le réseau capillaire est beaucoup plus serré, à *mailles quadrilatères* extrêmement nombreuses, surtout au niveau des groupes cellulaires. Les colonnes des *cellules radiculaires*, la *colonne de Clarke*, présentent une *vascularisation extrêmement riche*. La *gelée de Stilling* est entièrement *dépourvue de vaisseaux*.

Ce qui frappe quand on compare la substance blanche à la substance grise, c'est la *richesse vasculaire* beaucoup plus grande de cette dernière. « Cela montre que la circulation y est beaucoup plus active et qu'il s'y fait des échanges nutritifs plus importants; en un mot, que le *rôle fonctionnel* de cette substance est plus considérable que celui qu'on doit attribuer à la substance blanche. » (RANVIER.)

---

(1) Voyez TESTUT. *Traité d'anatomie humaine*, t. II et MARIE. *Leçons sur les maladies de la moelle.*

CHAPITRE DOUZIÈME

RACINES DES NERFS RACHIDIENS (1).

Les racines des nerfs rachidiens présentent à étudier deux parties :
1° La portion intra-médullaire.
2° La portion extra-médullaire.

Nous avons étudié les *fibres de racines intra-médullaires* en faisant l'histoire de la moelle ; il nous reste à faire connaître la portion *extra-médullaire* avec le *ganglion* qui lui est annexé.

I. Fibres de racines extra-médullaires. — La portion extra-médullaire présente une structure qui diffère peu de celle des nerfs périphériques ; on y trouve :

(1) Les nerfs rachidiens naissent, sur toute la longueur de la moelle, par deux ordres de racines distinguées en *antérieures* et *postérieures*.

Les racines postérieures émergent du sillon collatéral postérieur, les racines antérieures sortent de la moelle au niveau de la limite du cordon antérieur et du cordon latéral. A partir du point d'émergence, les fibres radiculaires destinées à former un nerf rachidien, convergent les unes vers les autres, mais de telle sorte, que les racines antérieures restent distinctes des postérieures dont elles sont du reste séparées par les festons du ligament dentelé du côté correspondant. Le faisceau radiculaire antérieur, comme le postérieur, représente, par le fait de la convergence des fibres, un triangle dont la base adhère à la surface de la moelle et dont le sommet, dirigé en dehors, se continue en un cordon aplati qui représente la somme des fibres radiculaires antérieures et postérieures d'un nerf. Le cordon des racines antérieures est moins volumineux que celui des racines postérieures. Tous deux restent indépendants l'un de l'autre, mais il existe de nombreuses anastomoses des fibres d'un même cordon. Les deux racines (antérieure et postérieure) de chaque nerf sont comprises, jusqu'à leur entrée dans le trou de conjugaison, dans une gaine de l'arachnoïde ; dans le trou de conjugaison, la dure-mère se continue avec le périoste et leur forme un conduit fibreux. C'est dans ce conduit que la racine postérieure toujours distincte de l'antérieure, présente un renflement désigné sous le nom de *ganglion spinal*. Ce ganglion est ovoïde avec son grand diamètre parallèle à l'axe de la racine ; sa couleur est gris cendré, son volume est en raison directe de celui de la racine correspondante. Au delà du ganglion, la racine antérieure se réunit à la racine postérieure pour former le nerf rachidien ; en aucun cas, elle n'a de rapport avec le ganglion.

1° Des *fibres à myéline* semblables à celles des nerfs. Ces fibres présentent un volume extrêmement variable; on trouve des fibres de fort calibre et des fibres extrêmement fines. Il n'existe aucune différence anatomique entre les tubes des racines postérieures et les tubes des racines antérieures.

2° Des *fibres sans myéline* qui se montrent en très petit nombre. D'après certains auteurs, les racines antérieures n'en contiendraient pas.

3° Une *charpente* formée par du tissu conjonctif semblable au tissu intra-fasciculaire des nerfs. Dans ce tissu, les artères radiculaires se divisent en un réseau capillaire en tout point comparable à celui des cordons nerveux.

En pénétrant dans la moelle, ces divers éléments se modifient pour former les *fibres de racines intra-médullaires* dont nous connaissons déjà le trajet. Pour étudier ces modifications, nous devons indiquer quelques détails de structure de la moelle que RANVIER a la premier mis en lumière. Si l'on examine une coupe transversale d'une moelle à laquelle on a laissé sa pie-mère, on trouve de dehors en dedans :

1° La *pie-mère* formée par du tissu conjonctif disposé en deux couches, l'une superficielle *longitudinale;* l'autre profonde, *annulaire.*

2° En dedans de la pie-mère on observe, autour de la moelle, un *anneau de névroglie* parfaitement distinct de la pie-mère qui forme un véritable *manchon névroglique* périmédullaire. Cette couche revêt les lèvres des sillons antérieur et postérieur. Quand un vaisseau pénètre dans la moelle, il s'entoure, au niveau de ce manchon, d'une gaine névroglique qui l'accompagne jusque dans ses dernières ramifications. Également, on voit partir de la face interne du manchon névroglique des fibres qui pénètrent entre les tubes nerveux de la moelle. La connaissance de l'enveloppe névroglique périmédullaire va nous permettre de comprendre les modifications que subissent les éléments de racines en pénétrant dans la moelle.

Modifications des fibres à myéline. — Les fibres nerveuses à myéline, après avoir traversé la pie-mère, *perdent leur membrane de* SCHWAN *au niveau du manchon de névroglie.* A partir de ce point elles présentent tous les caractères des fibres centrales et se poursuivent, à travers les cornes antérieures, pour aller se continuer avec le prolongement cylindre-axile d'une cellule nerveuse. Nous avons déjà dit que la myéline disparaissait, très près de la cellule, en un point où la fibre de Deiters offre un léger rétrécissement.

Modifications des fibres sans myéline. — D'après la plupart des auteurs, il n'existe pas de fibres de REMAK dans la moelle épinière; les fibres contenues dans les racines proviennent donc de fibres à myéline qui ont perdu leur enveloppe médullaire.

Modifications du tissu conjonctif. — Quand les tubes nerveux pénètrent dans la moelle, les faisceaux du tissu conjonctif des racines s'incurvent à droite et à gauche, et se perdent dans la pie-mère. Au delà de la dure-mère, les fibres se *recouvrent de névroglie en traversant le manchon périmédullaire* dont nous avons parlé. Le tissu conjonctif des racines est donc simplement remplacé, dans les racines intramédullaires, par de la névroglie.

II. **Ganglions rachidiens.** — Au niveau du trou de conjugaison, chaque racine postérieure présente un renflement désigné sous le nom de *ganglion des nerfs rachidiens.* Ces ganglions présentent à considérer une *charpente connective*, des *fibres nerveuses* et des *cellules ganglionnaires.*

1º CHARPENTE CONNECTIVE. — La charpente connective est représentée par une *capsule fibreuse* qui envoie, dans le ganglion, des prolongements qui le partagent en plusieurs loges. C'est dans ces loges que sont placées les cellules nerveuses séparées, les unes des autres, par de minces tractus conjonctifs.

2º FIBRES ET CELLULES NERVEUSES. — Les cellules nerveuses des ganglions spinaux ont fourni aux histologistes le sujet de nombreuses discussions. Comme elles diffèrent suivant les animaux, nous les étudierons chez les *poissons* et chez les *mammifères.*

a. *Cellules des poissons.* — Les cellules des ganglions spinaux des poissons se présentent sous la forme de *cellules bipolaires* placées sur le trajet des fibres à myéline. Pour comprendre leur constitution, il faut étudier les modifications que subit la fibre nerveuse à l'entrée et à la sortie de la cellule. Une fibre nerveuse arrivée au voisinage d'une cellule, *perd son enveloppe de myéline.* La *membrane de Schwan* se renfle pour envelopper la cellule, tandis que les *fibrilles du cylindre-axe* s'épanouissent et se répandent à la surface du globe ganglionnaire, sous forme d'une couche fibrillaire extrêmement mince et se réunissent, à la sortie, pour reconstituer une fibre nerveuse entièrement semblable à la première. Cette écorce fibrillaire enveloppe entièrement *une masse de protoplasma* munie d'un *noyau* connue sous le nom de globe ganglionnaire. Ainsi cette cellule est formée :

1° D'une *membrane-enveloppe*, continuation de la membrane de Schwan ;

2° D'une *écorce fibrillaire*, formée par l'épanouissement des fibrilles du cylindre-axe :

3° D'un *corps cellulaire* formé par un protoplasma granuleux qui contient un gros noyau situé non pas au centre, mais au voisinage de la surface de la cellule.

b. *Cellules ganglionnaires des mammifères.* — Chez les mammifères, les rapports des fibres nerveuses avec les cellules deviennent infiniment plus difficiles à démontrer. Comme ces cellules ne présentent qu'un prolongement, on a cru, pendant longtemps, qu'il n'existait aucun rapport de continuité entre les fibres venues des racines postérieures et les globes ganglionnaires. D'après les descriptions des anciens auteurs, les fibres, qui composent les *racines postérieures*, *ne font que traverser les ganglions* réunies en un ou plusieurs faisceaux. Au-dessous du ganglion elles se réunissent en un tronc dont les fibres se mêlent avec les *racines motrices*. Les fibres, *issues des cellules* ganglionnaires, se dirigent vers la périphérie et se joignent aux fibres des racines qu'elles renforcent. Il s'ensuit que chaque ganglion peut être considéré comme une source de fibres nerveuses nouvelles.

C'est à RANVIER que l'on doit la description exacte des *rapports de la fibre nerveuse avec la cellule ganglionnaire.* « Il se dégage de chaque cellule, une seule fibre nerveuse qui, après avoir présenté un premier étranglement et fourni un deuxième segment, se met en rapport avec un des tubes de la racine sensitive. L'union du tube efférent de la cellule ganglionnaire et d'une fibre de la racine sensitive s'établit toujours au niveau d'un étranglement annulaire en formant un tube nerveux en T. Dans les T qu'ils forment, les tubes nerveux se rencontrent sous des angles variés et non pas invariablement sous un angle droit. Le cylindre-axe de la branche efférente possède en général un diamètre supérieur à celui des deux autres, comme résultant de la somme des fibrilles de la *branche cellulaire* et de la *branche afférente.*

Le globe cellulaire lui-même est constitué de la façon suivante :

1º A la périphérie se trouve une membrane-enveloppe représentant le prolongement de la membrane de SCHWAN qui recouvre la fibre cellulaire du T.

2º Au-dessous de la capsule, on observe une rangée de noyaux qui représentent, ainsi que l'a montré FRÆNTZEL, autant de cellules épithéliales polygonales dont les limites peuvent être mises en évidence au moyen de l'imprégnation d'argent (RANVIER). La capsule des cellules des ganglions spinaux des mammifères est donc doublée, *à sa face interne*, par un véritable revêtement endothélial.

3º Au-dessous du revêtement endothélial on trouve une mince

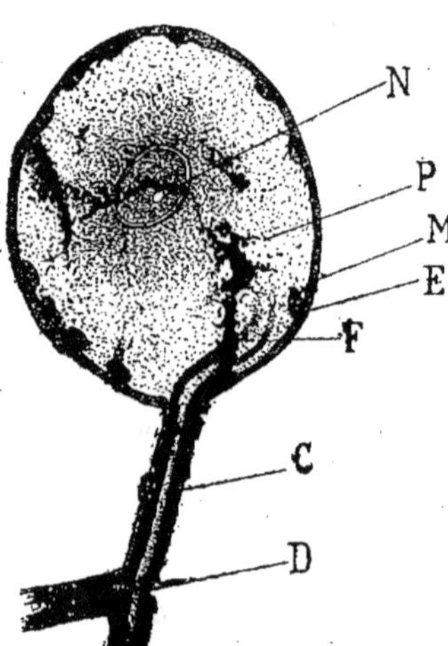

FIG. 71. — Cellule nerveuse d'un ganglion rachidien.

D. Bifurcation en T de la fibre nerveuse.
C. Branche cellulaire du T.
F. Prolongement intracellulaire de la fibre.
M. Capsule.
E. Revêtement endothélial de la capsule.
P. Protoplasma.
N. Noyau.

couche fibrillaire formée par l'épanouissement des fibrilles du cylindre-axe.

4º Enfin, au centre, on voit le globe cellulaire formé par un protoplasma granuleux muni d'un gros noyau. Il n'est pas rare de trouver, en un point quelconque de la cellule, un ou plusieurs amas de granulations pigmentaires.

Un détail de structure que nous devons encore signaler est le suivant : au moment où la fibre pénètre dans la cellule elle ne perd pas immédiatement sa myéline, et ce n'est qu'après avoir décrit un ou deux tours de spire qu'elle se dépouille de cette substance (1).

Circulation des ganglions. — Les cellules ganglionnaires ne sont pas irrégulièrement distribuées dans les ganglions. Elles forment, dans ces organes, des *colonnes marginales* et *centrales*, qui sont séparées par les fibres de la racine sensitive. Chacune de ces colonnes cellulaires possède un *réseau capillaire* très riche tandis que les autres régions des ganglions sont infiniment moins vasculaires ; chaque cellule paraît comprise dans une maille du réseau capillaire (RANVIER).

Fonctions des racines et des ganglions. — C'est à MAGENDIE et à CHARLES BELL que l'on doit la connaissance des propriétés physiologiques des racines rachidiennes. Les racines postérieures sont des conducteurs *centripètes ;* les racines antérieures sont des conducteurs *centrifuges*.

Racines antérieures. — Les racines antérieures contiennent tous les conducteurs *centrifuges*, c'est-à-dire les nerfs moteurs musculaires, glandulaires et vasculaires. Quand on coupe une racine antérieure, l'excitation du bout central ne détermine aucune réaction ; l'excitation du bout périphérique détermine des mouvements dans la zone de distribution de la racine. Après section, le *bout périphérique dégénère ;* le bout central ne se modifie pas. Les cellules des cornes antérieures paraissent jouer le rôle de *centre trophique* vis-à-vis de ces racines (2).

Racines postérieures (3). — Les racines postérieures renferment les nerfs *centripètes* ou sensibles. Après section, l'excitation du bout périphérique ne produit rien, l'excitation du *bout central* détermine de la douleur. Le ganglion joue le rôle de *centre trophique* vis-à-vis des racines postérieures. Si l'on coupe le nerf *au delà* du

(1) Il y a encore, dans les ganglions spinaux des mammifères, des cellules d'où partent des fibres *sans myéline* qui se divisent également en T. Les trois fibres du T sont dépourvues de myéline (RANVIER).

(2) Dans certains cas l'excitation du bout central des racines antérieures détermine de la douleur. Il ne s'agit pas là d'une sensibilité propre, mais d'une sensibilité d'emprunt désignée sous le nom de sensibilité récurrente.

(3) Tandis que les racines antérieures paraissent se développer des cornes antérieures vers la périphérie, les racines postérieures représentent une dépendance des ganglions spinaux. Ces ganglions se développent isolément et les racines postérieures s'étendent progressivement vers la moelle avec laquelle elles finissent par se mettre en connexion.

ganglion, le *bout périphérique dégénère;* si on le coupe *en deçà*
du ganglion, a *partie qui est attenante à la moelle dégénère,*
celle qui est attenante au ganglion ne se modifie pas (1).

(1) On s'est demandé si les cellules du ganglion spinal ne jouaient pas un autre rôle
que celui de centre trophique. « Les racines sensitives sont au moins aussi sensibles au-
dessus du ganglion qu'au-dessous de celui-ci ; elles sont également sensibles quand on
les a séparées de leurs ganglions par une incision. Les cellules de ces ganglions n'assurent
donc pas la sensibilité des fibres qui sont en rapport avec elles. On est conduit à
supposer que les cellules ganglionnaires agissent sur les fibres avec lesquelles elles sont
en rapport, non as pour aiguiser leur sensibilité, mais pour l'atténuer..... Elles jouent
probablement un rôle de modérateur ou d'équilibrateur. » (RANVIER. *Traité technique.*)

CHAPITRE TREIZIÈME

BULBE RACHIDIEN

Considéré au point de vue de sa constitution, le bulbe possède tous les éléments de la moelle épinière, mais il présente, en outre, des parties surajoutées que nous allons examiner successivement.

§ 1. — Parties communes au bulbe et à la moelle.

A. Substance blanche. — Que deviennent les faisceaux blancs de la moelle dans leur trajet bulbaire ?

1° *Faisceau pyramidal direct.* — Le faisceau pyramidal direct passe directement dans le bulbe sans s'entrecroiser et vient se placer dans la pyramide du côté correspondant.

2° *Faisceau pyramidal croisé.* — Les faisceaux pyramidaux croisés, arrivés au *niveau du collet du bulbe*, se portent en avant et en dedans. Dans ce trajet, ils rencontrent les cornes antérieures, qu'ils décapitent, s'*entrecroisent* et viennent s'appliquer contre la face postérieure du faisceau pyramidal direct. Ils forment, unis à ce dernier, les pyramides antérieures du bulbe.

Chaque pyramide bulbaire se dédouble donc en un faisceau pyramidal *direct*, situé du même côté, et en un faisceau pyramidal *croisé* situé du côté opposé de la moelle. C'est là une disposition normale ; mais Flechsig a constaté de nombreuses variétés qu'il ramène à trois types principaux :

a. Chaque pyramide fournit un *faisceau direct* et un *faisceau croisé*, mais ce dernier, contrairement à l'habitude, est beaucoup moins volumineux que le faisceau direct.

b. Il y a décussation totale, les faisceaux directs manquent complètement.

c. Il n'y a que trois faisceaux. Une pyramide se comporte comme le premier type et l'autre comme le second ; c'est-à-dire que, d'un côté de la moelle, il y a deux faisceaux (direct et croisé), tandis que, de l'autre côté, le faisceau croisé existe seul.

3º *Faisceau latéral profond.* — Le trajet du faisceau latéral profond est mal connu. Certains auteurs admettent cependant que la partie sensitive de ce faisceau, arrivée au niveau du collet du bulbe,

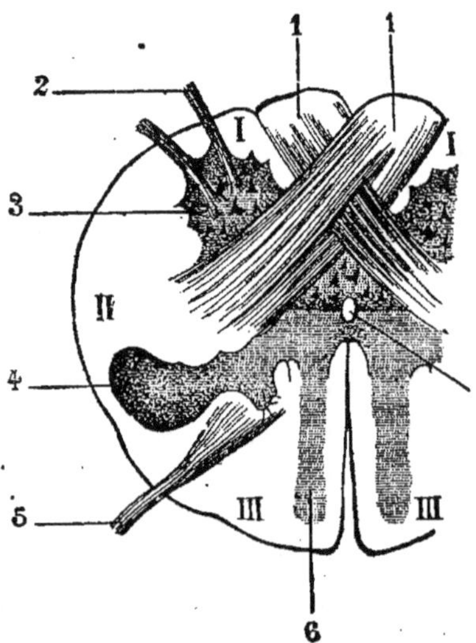

Fig. 72.— Coupe au niveau de l'entrecroisement des cordons latéraux (d'après DUVAL).

I. Cordons antérieurs.
II. Cordons latéraux.
III. Cordons postérieurs.
1. Cordons latéraux.
2. Racines antérieures.

3. Tête de la corne antérieure.
4. Corne postérieure.
5. Racines postérieures.
6. Noyaux des pyramides postérieures.

s'infléchit en avant, et en dedans gagne la commissure, s'y entre-croise avec son homologue du côté opposé et vient s'appliquer à la face profonde du faisceau pyramidal (1).

4º *Faisceau radiculaire antérieur.* — Les deux faisceaux radiculaires antérieurs arrivés au niveau du collet du bulbe, se déjettent en dehors et en arrière, puis s'infléchissent en dedans et s'accolent de nouveau sans s'entrecroiser. Ils occupent alors la partie la plus

(1) Pour plus de détails, voyez l'*Anatomie humaine* de M. le professeur TESTUT.

profonde de la pyramide et sont placés immédiatement en arrière des faisceaux sensitifs.

5° *Faisceau de* GOWERS. — Le faisceau de GOWERS se continue directement avec le faisceau latéral du bulbe, pour se terminer dans une masse grise connue sous le nom de noyau latéral du bulbe.

6° *Faisceau cérébelleux direct.* — Ce faisceau ne subit aucun entre-croisement en pénétrant dans le bulbe. Il se jette dans le corps restiforme qu'il accompagne jusque dans le cervelet où il se termine.

7° *Cordon postérieur.* — Les deux faisceaux du cordon postérieur (cordon de GOLL et faisceau de BURDACH) se comportent d'une manière différente :

a. Le cordon de GOLL s'arrête nettement dans un amas de substance grise situé dans la pyramide postérieure (1).

b. La disposition du faisceau de BURDACH a été fort discutée. On admettait autrefois que les faisceaux de BURDACH, arrivés au-dessus de l'entrecroisement des faisceaux pyramidaux croisés, subissaient eux-mêmes un entrecroisement semblable et venaient s'appliquer contre la face postérieure des pyramides pour gagner le cerveau. Il est reconnu aujourd'hui que les faisceaux de BURDACH ne dépassent pas le bulbe et se terminent dans un noyau gris connu sous le nom de *noyau du corps restiforme.* Comme il existe un *entrecroisement* de fibres situé au-dessus de l'entrecroisement des faisceaux pyramidaux, on est conduit à se demander quelles sont les fibres qui le constituent. Ce sont des fibres issues des noyaux dans lesquels se sont perdus les faisceaux de Burdach qui traversent le col de la corne postérieure, puis le champ latéral, puis la ligne médiane, et viennent se placer à la face postérieure de la pyramide du côté opposé. Ces fibres entrecroisées font partie du ruban de Reil. Plusieurs anatomistes admettent que la partie sensitive du faisceau latéral profond concourt également à la formation de cet *entre-croisement supérieur ou sensitif.*

Si nous essayons de résumer la constitution des pyramides bulbaires, nous trouvons :

1° *Sur un plan superficiel :* le faisceau pyramidal direct, le faisceau pyramidal croisé du côté opposé de la moelle. Ce dernier forme avec son congénère l'*entrecroisement inférieur ou moteur.*

2° *Sur un plan moyen :* le faisceau croisé venu du noyau resti-

____

(1) C'est le noyau post-pyramidal.

forme, et, pour certains, la partie sensitive du faisceau latéral profond.
Ces fibres forment avec celles du côté opposé, *l'entrecroisement
supérieur ou sensitif.*

3o *Sur un plan profond :* le faisceau radiculaire antérieur de la
moelle du côté correspondant (1).

B. **Substance grise**. — La plus grande partie de la substance

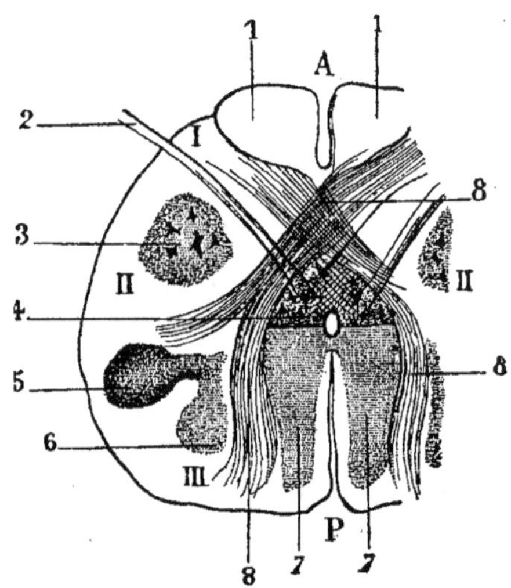

FIG. 73. — Coupe au niveau de l'entrecroisement supérieur ou sensitif (d'après DUVAL).

A.   Sillon antérieur.
P.   Sillon postérieur.
I.   Cordons antérieurs.
II. Cordons latéraux.
III. Cordons postérieurs.
1.   Pyramides antérieures.
2.   Hypoglosse.

3. Tête de la corne antérieure.
4. Base de la corne antérieure.
5. Tête de la corne postérieure.
6. Noyaux des corps restiformes.
7. Noyaux des pyramides postérieures.
8. Fibres sensitives entrecroisées.

grise du bulbe représente l'axe gris de la moelle ; mais *l'entrecroisement des faisceaux,* la *formation du 4e ventricule* et *l'apparition des fibres arciformes* modifient sa disposition générale.

1o La *décussation des faisceaux pyramidaux* croisés décapite
les cornes antérieures. La *base* reste en rapport avec le canal central
formant une colonne grise ; la *tête,* rejetée en dehors, constitue une
colonne grise, isolée, située en avant de la précédente.

(1) Voyez TESTUT. *Anatomie humaine.*

2° La *décussation des fibres sensitives* décapite également les cornes postérieures qui sont divisées en deux colonnes ou noyaux formées l'une par la base, l'autre par la tête de la corne postérieure. En outre, au moment où les fibres sensitives vont s'entrecroiser, la base des cornes postérieures émet deux prolongements.

a. L'un de ces prolongements pénètre dans les corps restiformes, c'est le *noyau des corps restiformes.*

b. L'autre s'enfonce dans les cordons de GOLL, c'est le *noyau des cordons grêles de* GOLL.

C'est dans ces deux noyaux que se terminent le faisceau de BURDACH et le cordon de GOLL.

3° L'ouverture du canal central pour la formation du 4e ventricule modifie encore la situation de toutes les colonnes grises. La *base des cornes antérieures* reste sur la ligne médiane de chaque côté de la tige du calamus où elle forme la partie moyenne du plancher du 4e ventricule ; la *tête* est fortement déjetée en dehors et dissociée par les *fibres arciformes.*

La *base des cornes postérieures* se déjette en dehors, s'étale et forme les parties latérales du plancher du 4e ventricule. Elle est donc située immédiatement en dehors de la base des cornes postérieures et sur le même plan qu'elle. La *tête* des cornes postérieures, fortement repoussée en dehors, vient faire saillie au niveau du sillon latéral et constitue le *tubercule cendré de* ROLANDO.

Telles sont les modifications principales apportées dans la répartition bulbaire de la substance grise de la moelle. Il faut ajouter que les *fibres arciformes* dissocient les colonnes grises en noyaux indépendants dans lesquels prennent naissance les nerfs crâniens. En raison de leur situation, ces noyaux peuvent toujours être rattachés soit à la corne antérieure, soit à la corne postérieure, et on peut établir le tableau suivant :

CORNES ANTÉR.	Tête.	Noyaux mot. des nerfs mixtes. Glos.-phar.; pneumogastrique; spinal. Noyau propre du facial. Hypoglosse.
	Base	Noyau commun du facial et du moteur ocul. externe.
CORNES POST...	Base	Noy. sensit. des nerfs mixtes. Acoustique.
	Tête.	Racine bulbaire du trijumeau.

§ 2. — **Parties surajoutées au bulbe.**

A ces éléments, communs au bulbe et à la moelle, viennent s'ajouter des *colonnes de substance grise* et d'autres parties formées de *substance grise* et de *substance blanche*.

Ce sont : les *noyaux* des cordons de GOLL et du corps restiforme, la *formation olivaire*, le *corps restiforme* et les *fibres arciformes*

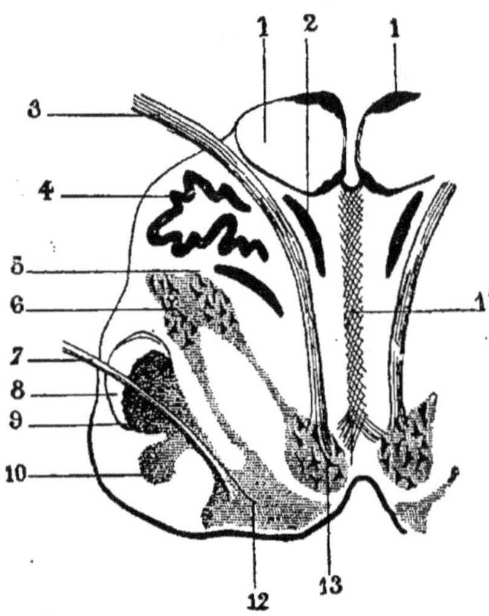

FIG. 74. — Coupe schématique du bulbe au niveau de l'origine des nerfs mixtes (d'après DUVAL).

1, 1. Pyramides antérieures.	8. Racine ascendante du trijumeau.
2. Noyau juxta-olivaire interne.	9. Tête de la corne antérieure.
3. Nerf hypoglosse.	10. Noyau des corps restiformes.
4. Olives inférieures.	11. Raphé médian.
5. Noyau juxta-olivaire externe.	12. Base de la corne postérieure (noyau
6. Tête de la corne antérieure (noyau	sensitif des nerfs mixtes).
moteur des nerfs mixtes).	13. Noyau de l'hypoglosse.
7. Nerfs mixtes.	

1° *Noyaux de* GOLL *et restiformes.* — Nous avons déjà indiqué l'existence de ces deux noyaux quand nous avons étudié les modifications apportées dans la substance grise du bulbe. Ce sont deux prolongements gris que la base de la corne postérieure envoie dans les cordons de GOLL et dans le corps restiforme.

2º *Formation olivaire.* — Les olives sont situées entre les deux noyaux *gris juxta-olivaires.* Elles sont formées d'une *enveloppe, grise,* plissée, et d'une partie *centrale blanche.*

La *lame grise* est contournée sur elle-même et festonnée de manière à représenter, sur une coupe, une feuille dont le bord serait irrégulièrement découpé. Elle occupe presque toute la hauteur des olives et forme une sorte de bourse ouverte en dedans et en arrière.

La *partie blanche* de l'olive est constituée par des fibres qui pénètrent dans l'olive par son ouverture. Les unes vont d'une olive à l'autre en s'entre-croisant sur le raphé médian ; elles traversent les noyaux juxta-olivaires internes.

D'autres contournent sa face externe, pénètrent par l'orifice et se jettent dans la lame grise par sa face interne.

Enfin, certaines fibres abordent l'olive par sa partie postérieure ; elles paraissent venir des corps restiformes.

En avant et en arrière des olives se trouvent placés deux petits amas gris connus sous le nom de *noyaux juxta-olivaires.* L'un de ces noyaux est placé entre l'olive et la pyramide antérieure; c'est le noyau *juxta-olivaire interne.* L'autre est placé entre l'olive et la corne antérieure ; c'est le noyau *juxta-olivaire externe.*

3º *Corps restiformes.* — Ils occupent la place des faisceaux de BURDACH et se continuent en haut, sans ligne de démarcation, avec les pédoncules cérébelleux inférieurs. On peut dire que le corps restiforme et le pédoncule cérébelleux inférieur, sont un même faisceau qui porte, en haut, le nom de pédoncule cérébelleux inférieur, en bas, celui de corps restiforme.

Il renferme, dans son épaisseur, un amas de substance grise que nous avons déjà appris à connaître sous le nom de *noyau des corps restiformes*

4º *Fibres arciformes.* — Des corps restiformes, partent un très grand nombre de fibres qui peuvent être distinguées en *internes* et *externes.* Les *fibres internes* décrivent, dans l'intérieur du bulbe, des anses à concavité supérieure, et se continuent, sur la ligne médiane avec celles du côté opposé (*raphé médian du bulbe*). En bas, elle sont nombreuses et grêles ; en haut, elles sont plus volumineuses.

Les *fibres externes* contournent les parties latérales du bulbe et vont se jeter dans le sillon médian antérieur.

On admet que les fibres arciformes mettent en relation les corps restiformes, d'un côté avec les cordons de Goll et les faisceaux de Burdach du côté opposé. En outre, elles sont en connexion avec les olives.

Telle est la topographie générale du bulbe rachidien; il nous reste à faire connaître quelques détails concernant l'histologie de cet organe.

1º La substance blanche est formée de tubes nerveux des centres, c'est-à-dire de tubes nerveux dépourvus de gaine de SCHWAN.

2º La substance grise ne renfermerait, d'après KÖLLIKER, que des cellules à *cylindre-axe long*.

3º Enfin, il faut répéter ici ce que nous avons dit pour la moelle épinière. Tandis que les *nerfs moteurs* ont leur origine dans les *cellules des noyaux gris du bulbe*, les *nerfs sensitifs* ont leur origine dans les cellules des *ganglions annexés à ces nerfs* et ce qu'on nomme les *noyaux bulbaires sensibles* ne représentent que la *station terminale* de ces nerfs (1).

1) Voyez ce que nous avons dit sur les cordons postérieurs de la moelle, p. 183.

CHAPITRE QUATORZIÈME

PROTUBÉRANCE ET PÉDONCULES

§ 1. — Protubérance.

La protubérance, comme les autres parties des centres nerveux, est formée de *substance blanche* et de *substance grise*.

A. Substance blanche. — La substance blanche comprend : les *fibres longitudinales* qui viennent du bulbe; le *faisceau géniculé du facial;* les *fibres transversales* des pédoncules cérébelleux moyens et les *fibres arciformes.*

1° *Fibres bulbaires.* — Les faisceaux longitudinaux, qui se rendent du bulbe à la protubérance, sont les suivants :

a. La *pyramide antérieure* du bulbe se rend tout entière dans la protubérance, où elle est constituée par trois faisceaux : le *faisceau moteur volontaire,* le *faisceau sensitif* et en arrière de ce dernier, le *faisceau radiculaire antérieur.* Au lieu d'être confondus comme dans le bulbe, ces trois faisceaux sont séparés et distincts les uns des autres.

b. Du côté postéro-interne du faisceau moteur se trouve un faisceau qui n'existe pas dans la moelle, et se termine dans le bulbe au niveau des noyaux d'origine des nerfs masticateurs, du facial inférieur et du grand hypoglosse. Ce faisceau, qui tient sous sa dépendance la mobilité de la langue et d'une partie de la face, porte le nom de *faisceau géniculé* (1).

c. En arrière d'un plan de fibres transversales situé à la partie postérieure des faisceaux de la pyramide, se trouve un faisceau aplati occupant toute la largeur de la protubérance ; c'est le *ruban de Reil.*

____

(1) Le faisceau géniculé s'entrecroise avec celui du côté opposé, un peu au-dessous du bord postérieur de la protubérance.

d. Enfin, tout à fait en arrière, près de la ligne médiane, de chaque côté de l'acqueduc de Sylvius, se trouve un faisceau connu sous le nom de *bandelette postérieure longitudinale.* Ce faisceau dont les connexions ne sont pas entièrement déterminées, paraît destiné à unir les noyaux moteurs du bulbe et de la protubérance.

2° *Fibres transversales.* — Les *fibres transversales issues des pédoncules cérébelleux moyens,* occupent toute la hauteur de la protubérance ; ce sont elles qui séparent les faisceaux longitudinaux. Au point de vue de leur terminaison, on peut distinguer trois variétés de fibres transversales : les unes franchissent la ligne médiane pour se continuer dans le pédoncule cérébelleux du côté opposé, en mettant en relations différentes régions des deux hémisphères cérébelleux ; les autres se terminent dans les masses grises de la protubérance, enfin la troisième variété s'infléchit et remonte, à travers les pédoncules, vers les hémisphères cérébraux.

3° *Fibres arciformes.* — On trouve en arrière au ruban de Reil et séparant ce dernier de la bandelette longitudinale postérieure et du plancher du quatrième ventricule, un ensemble de *fibres arciformes* qui se dirigent transversalement de dehors en dedans, en s'entrecroisant sur la ligne médiane pour former le raphé. Ces fibres paraissent provenir des pédoncules cérébelleux moyens et du ruban de Reil.

B. Substance grise. — La substance grise de la protubérance se présente sous trois modalités différentes : la substance grise protubérancielle ; les olives supérieures et les noyaux des nerfs.

1° *Substance grise protubérancielle.* — Elle est disséminée dans toute la protubérance sous forme de petits amas que séparent les fibres transversales.

2° *Olive supérieure.* — L'olive supérieure est constituée par une lame grise contournée en S et placée dans la région latérale. Elle est recouverte par un faisceau blanc, le corps trapézoïdal qui la met en relations avec le noyau antérieur au nerf acoustique. L'olive est très réduite chez l'homme, mais chez la plupart des autres mammifères, elle acquiert une importance considérable.

3° *Noyaux des nerfs.* — Les noyaux des nerfs sont au nombre de six :

a. Noyau commun du facial et du moteur oculaire externe ;

b. Noyau propre du facial ;

c. Noyau du pathétique ;

d. Noyau du moteur oculaire commun ;

e. Noyau de la racine motrice du trijumeau ;

f. Noyau de la racine sensitive du trijumeau.

§ 2. — Pédoncules cérébraux.

La substance grise qui sépare dans le bulbe, les pyramides des faisceaux postérieurs, augmente d'épaisseur dans les pédoncules, se couvre de pigment (*locus niger*) et les divise en deux étages.

ÉTAGE SUPÉRIEUR

L'étage supérieur (*calotte*), présente de haut en bas, et sur les *parties latérales :* les tubercules quadrijumeaux et les faisceaux antérieurs de la moelle. Sur la *partie médiane* on trouve : l'acqueduc de Sylvius, au-dessous et de chaque côté duquel sont placées deux masses grises qui, par leur position, doivent être considérées comme la terminaison des cornes antérieures. Ces deux masses donnent naissance au *moteur oculaire commun* et au *pathétique*. Au-dessous, on trouve deux autres masses plus volumineuses, rougeâtres, ce sont les *pédoncules cérébelleux supérieurs* qui s'entrecroisent sous les tubercules quadrijumeaux et aboutissent, dans la couche optique, au *noyau rouge de Stilling*. Plus en dehors, se trouve un faisceau, provenant de la couche optique, et se dirigeant vers la partie postérieure de la pyramide antérieure.

ÉTAGE INFÉRIEUR

L'étage inférieur (*pied du pédoncule*) peut être divisé en trois régions.

a. — Une *région interne* où l'on distingue deux faisceaux. Celui qui occupe la partie la plus interne du pédoncule, relie l'écorce frontale au bulbe dans lequel il paraît s'épuiser (*faisceau frontal ou cortico-bulbaire*). Plus en dehors, on trouve un faisceau renfermant des fibres provenant du genou de la capsule (*faisceau géniculé*).

b. — Une *région moyenne* représentée par le *faisceau pyramidal* (fibres motrices des membres).

c. — Une *région externe* qui paraît renfermer le *faisceau sensitif*.

Le pied du pédoncule reçoit, encore, des fibres qui le mettent en relation :

1º Avec le corps strié (noyau lenticulaire et noyau caudé).

2º Avec les cellules du locus niger (1).

3º Avec les tubercules mamillaires.

(1) Le locus niger est constitué par un amas de cellules nerveuses renfermant un grand nombre de granulations pigmentaires.

CHAPITRE QUINZIÈME

CERVELET

Au point de vue de l'anatomie microscopique, nous étudierons *l'écorce du cervelet* et les *rapports des éléments nerveux* de cet organe.

§ 1. — Écorce du cervelet.

L'écorce du cervelet est une lame fort mince qui présente, à l'œil nu, deux zones; l'une externe gris clair, l'autre interne plus rouge et plus foncée. Sur une coupe microscopique on peut distinguer trois couches plus ou moins distinctes.

Une couche externe, dite *couche moléculaire*, une couche moyenne *(couche des cellules de Purkinje)* et une couche interne *(couche des grains)*.

A. COUCHE DES GRAINS. — La couche à grains est encore désignée sous le nom de *couche rouillée* en raison de la coloration brun jaunâtre qu'elle présente (1).

Elle renferme un assez grand nombre d'éléments dont la nature et la signification ont prêté à de nombreuses discussions.

a. Les *grains* correspondent à des éléments cellulaires parmi lesquels on peut reconnaître : des *cellules nerveuses* et des *cellules de la névroglie.*

b. En outre des cellules on trouve, dans cette couche, un *plexus nerveux* extrêmement riche. Les fibres nerveuses qui le constituent paraissent provenir de différentes sources.

Les unes représentent les *prolongements des cellules nerveuses* de la couche elle-même.

Les autres viennent de la *substance blanche* du cervelet; elles se rendent soit dans la couche moléculaire, soit dans la couche des cellules de Purkinje. Ces dernières fibres ne traversent pas directe-

(1) On la désigne sous le nom de couche des grains parce qu'on l'a comparée à la couche des grains de la rétine.

ment la couche granuleuse ; mais un certain nombre d'entre elles abandonnent leur direction radiaire et parallèle pour s'entre-croiser dans différentes directions et former, avec les prolongements des cellules, le *plexus nerveux* de la couche des grains.

B. COUCHE DES CELLULES DE PURKINJE. — Cette couche est située dans la région moyenne de l'écorce, entre la couche des grains et la couche moléculaire. Elle est formée par une seule rangée de

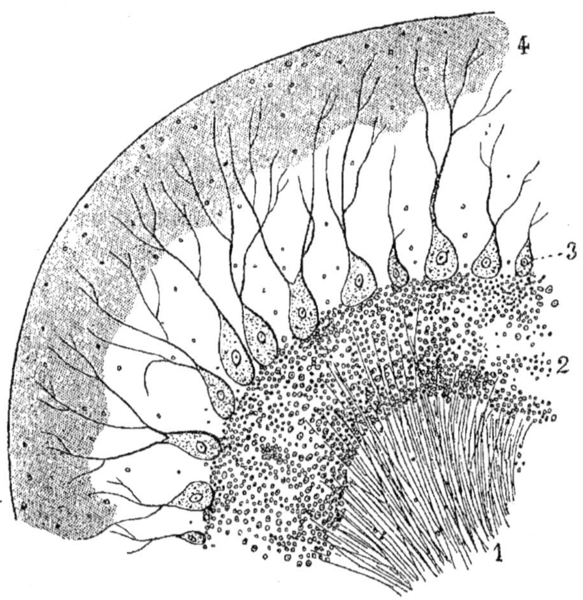

FIG. 75. — Coupe d'une circonvolution du cervelet (d'après CADIAT).

1. Substance blanche.	3. Couche de Purkinje.
2. Couche granuleuse.	4. Couche moléculaire.

grosses cellules, ordinairement désignées sous le nom de *cellules de* PURKINJE, du nom de l'auteur qui les a découvertes.

Au point de vue de leur *distribution*, il faut remarquer que les cellules de PURKINJE sont éloignées les unes des autres, dans la profondeur des sillons du cervelet, tandis qu'elles sont très serrées sur toute la convexité de l'écorce.

Ces cellules ont la *forme* d'un utricule aplati, ou d'une graine de courge, à grand axe perpendiculaire à la surface des circonvolutions. Leurs *dimensions* sont considérables : le diamètre transversal atteint environ 30 µ, le diamètre longitudinal 40 à 60 µ et l'épaisseur varie entre 25 à 30 µ.

Le *noyau*, situé au centre de la cellule, est volumineux, arrondi (17 µ) avec un gros nucléole. Le corps cellulaire présente une fine striation dirigée parallèlement au grand axe de la cellule. Contrairement à tant d'autres cellules nerveuses, le protoplasma ne contient pas ou contient extrêmement peu de pigment.

Les prolongements doivent être distingués en *prolongements protoplasmiques* et en *prolongement cylindre-axile*.

a. Le *prolongement cylindre-axile* se détache du pôle inférieur de la cellule, se dirige vers la couche des grains qu'il traverse après s'être recouvert de myéline et va constituer une fibre de la substance blanche.

b. Les *prolongements protoplasmiques* viennent du pôle de la cellule tourné vers la surface du cervelet. C'est en général un prolongement épais et très court, dirigé vers la surface du cervelet, qui leur donne naissance. Deux branches principales naissent de ce prolongement et se dirigent, horizontalement, parallèlement à la surface du cervelet. De ces branches principales partent de nouveau, à angle droit, des branches assez fortes qui se dirigent vers la surface, perpendiculairement à la surface du cervelet. Celles-ci donnent de nouvelles branches horizontales, et ainsi de suite. Il s'ensuit que toutes les branches courent ou parallèlement à la surface de l'écorce, ou perpendiculairement à celle-ci (1). Toutes ces ramifications sont situées dans la *couche moléculaire*, et y forment une riche arborisation qu'on peut suivre jusqu'à la surface du cervelet.

C. Couche moléculaire. — La couche externe ou moléculaire présente une *épaisseur* sensiblement égale sur toute la surface du cervelet (0 mm, 4).

Cette couche renferme, outre les *prolongements protoplasmiques de Purkinje* dont il a été question plus haut, des *cellules nerveuses* disséminées dans toute l'épaisseur de cette couche, des *fibres* et des *cellules de névroglie* (celles-ci en petit nombre)

---

(1) Les prolongements protoplasmiques des cellules de Purkinje se divisent seulement dans deux dimensions comme le tronc et les branches d'un arbre fruitier à treillage, et nullement comme celles d'un arbre dont les branches se développent librement (OBERSTEINER).

et un *réseau nerveux*. Ce plexus nerveux ne contient de fibres à myéline que dans une zone très étroite de la couche moléculaire qui correspond à sa partie profonde, un peu au-dessus du corps des cellules de Purkinje.

§ 2. — **Rapports des éléments nerveux de l'écorce du cervelet.**

Dans la description qui précède, nous avons indiqué rapidement la structure classique de l'écorce du cervelet. Nous avons vu qu'il y règne une grande obscurité sur tout ce qui concerne les rapports des éléments nerveux et même sur la nature de certaines cellules, il nous reste à faire connaître la conception moderne de l'écorce du cervelet, telle qu'elle est établie par Ramon y Cajal et par d'autres histologistes, à la suite de recherches faites à l'aide de la méthode de Golgi.

Pour Ramon y Cajal, il faut distinguer, dans le cervelet, trois couches : la *zone moléculaire* à laquelle l'auteur espagnol rattache la couche des cellules de Purkinje (1), la *couche des grains* et la *substance blanche.*

Zone moléculaire. — La zone moléculaire comprend trois variétés de cellules nerveuses : les *cellules de Purkinje*, les *petites cellules étoilées superficielles* et les *petites cellules étoilées profondes.*

a. *Cellules de* Purkinje (2). — Les *prolongements protoplasmiques* des cellules de Purkinje ne présentent pas d'anastomoses et se terminent par des extrémités libres dans l'épaisseur de la couche moléculaire. C'est là un fait que l'on observe dans toutes les cellules nerveuses, mais ces prolongements offrent, en outre, une disposition spéciale signalée par Ramon y Cajal. Ils sont hérissés de nombreuses *saillies épineuses* implantées perpendiculairement à leur direction. Il faut encore signaler l'*orientation exacte* de ces arborisations. Elles sont toutes placées transversalement, c'est-à-dire perpendiculairement à l'axe des lamelles du cervelet, de telle sorte que si l'on fait des coupes perpendiculaires à la surface du cervelet,

---

(1) Ces deux premières zones forment l'écorce du cervelet.

(2) Nous ne reviendrons pas sur la description générale des éléments du cervelet (situation, forme, dimensions, etc.), nous nous contenterons d'indiquer ici les faits nouveaux apportés par l'emploi de la méthode de Golgi.

mais parallèles à l'axe des lamelles, ces arborisations se montrent de profil (fig. 77).

Le *prolongement cylindre-axile* est un cylindre long de GOLGI.

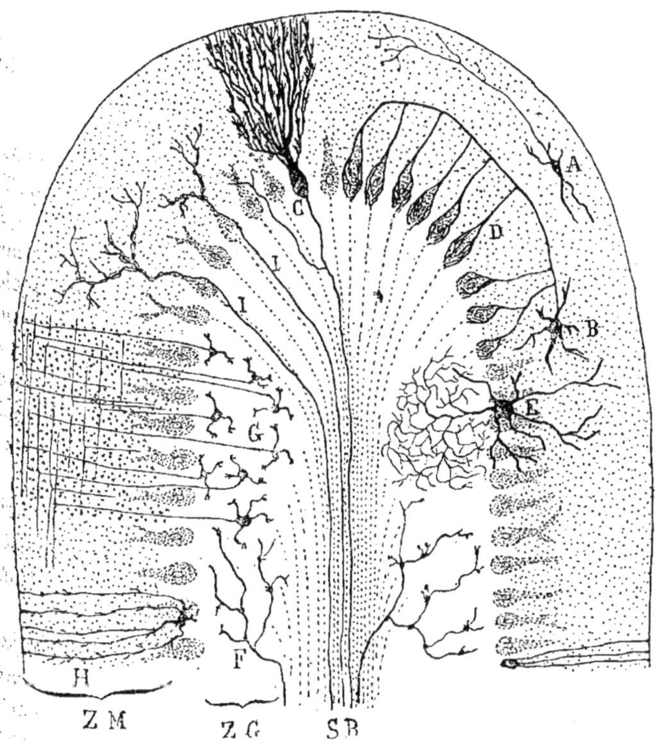

FIG. 76. — Schéma pour montrer les éléments nerveux de l'écorce du cervelet
(d'après RAMON Y CAJAL).

La zone moléculaire (Z M) renferme deux variétés de cellules nerveuses : les cellules de Purkinje (C) avec leur prolongement cylindre-axile fournissant une ou deux collatérales ; les petites cellules étoilées superficielles (A) et les petites cellules étoilées profondes (B) dont les collatérales descendantes (D) vont former les corbeilles de fibres. La zone granuleuse (Z G) contient deux variétés de cellules nerveuses ; les grains (G) et les grandes cellules étoilées (E). La substance blanche (S B) comprend trois variétés de fibres : les fibres moussues (F), les fibres grimpantes (I) et les fibres centrifuges prolongement du cylindre des cellules e Purkinje.
(H) Cellule de la névroglie.

Il se revêt presque immédiatement de myéline, traverse la couche des grains, et va se continuer avec une fibre de la substance blanche.

Dans ce trajet, il donne naissance à un certain nombre de *branches collatérales* qui remontent vers la surface du cervelet et se terminent par des *arborisations terminales libres* dans la couche profonde de la zone moléculaire.

b. Les *petites cellules étoilées superficielles* occupent les couches superficielles de la zone moléculaire. Elles ont des *prolongements protoplasmiques* extrêmement ramifiés, et un *prolongement cylindre-axile* qui se porte horizontalement parallèlement à la surface du cervelet. Après avoir donné un petit nombre de *collatérales*, ce prolongement finit, dans la couche moléculaire, par une *arborisation terminale libre.*

c. Les *petites cellules étoilées profondes* occupent les couches moyenne et profonde de la zone moléculaire. Ces cellules ont une disposition remarquable : leurs *prolongements protoplasmiques* se dirigent vers la surface du cervelet ; le *prolongement cylindre-axile* se porte horizontalement parallèlement à la surface du cervelet et donne, dans ce trajet, un grand nombre de *collatérales.*

Parmi ces dernières il faut distinguer : des *collatérales ascendantes* qui se portent vers la surface du cervelet et se terminent rapidement par des arborisations et des *collatérales descendantes.* Celles-ci descendent dans la couche moléculaire, et viennent se terminer par des touffes de branches autour du *corps des cellules de* PURKINJE et de la base du prolongement cylindre-axile de ces cellules. Il y a là des sortes de *corbeilles de fibres* qui enveloppent ces cellules de PURKINJE. Le prolongement cylindre-axile lui-même, après un trajet variable, se recourbe pour se terminer *comme les collatérales.*

Zone des grains. — La zone des grains comprend deux variétés de cellules nerveuses : les *grains* et les *grandes cellules étoilées.*

1º *Grains.* — Les grains sont de petits éléments pourvus de trois ou quatre *prolongements protoplasmiques* qui se terminent par de petites touffes de branches terminales libres.

Le *prolongement cylindre-axile* est très fin. Il monte verticalement vers la surface du cervelet jusque dans la couche moléculaire, où il s'arrête à différentes hauteurs de cette couche. A ce niveau, il se divise en T, donnant ainsi deux branches qui se portent, l'une à droite, l'autre à gauche, parallèlement à la surface du cervelet, perpendiculairement à la direction des arborisations de PURKINJE. Ces branches, en général très longues, ne donnent pas de collatérales et se terminent librement par un renflement variqueux. Dans tout leur trajet, elles s'appliquent contre les prolongements protoplasmiques des cellules de PURKINJE, et sont comme suspendues *sur les épines* qui s'y trouvent.

2° *Grandes cellules de la zone des grains.* — Les grandes cellules de la couche des grains sont peu nombreuses. Les *prolongements protoplasmiques* de ces cellules rayonnent dans tous les sens, s'étendent à de grandes distances et vont se terminer par des extrémités libres dans la couche moléculaire. Le *prolongement*

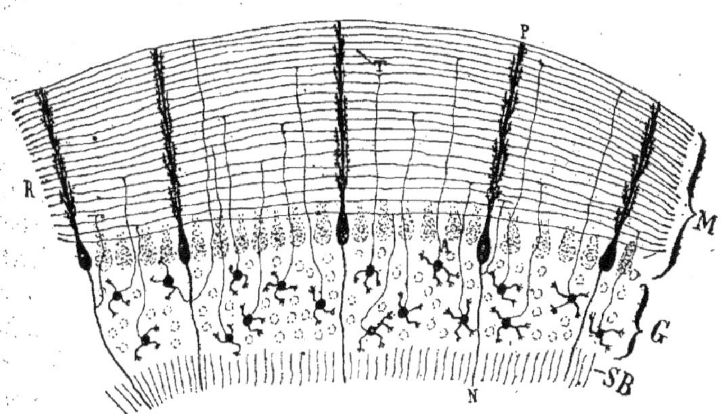

FIG. 77. — Schéma destiné à montrer les fibres des grains (d'après RAMON Y CAJAL.)

M. Zone moléculaire.
G. Zone des grains.
SB. Substance blanche.
P. Cellule de Purkinje, vue de profil.
N. Cylindre-axe de cette cellule.

A. Grain donnant une fibre ascendante qui se divise en T dans la zone moléculaire pour former deux fibres parallèles.
T. Division en T d'une fibre de grain.
R. Terminaisons granuleuses des fibres parallèles.

cylindre-axile est un cylindre court de GOLGI ; il se ramifie presque au sortir de la cellule et donne des touffes terminales libres qui se perdent dans la couche des grains.

Substance blanche. — La substance blanche est formée par des *fibres nerveuses des centres* parmi lesquelles on peut distinguer trois groupes principaux : les *fibres descendantes* ; les *fibres ascendantes ramifiées* dans la couche moléculaire ; les *fibres ascendantes ramifiées* dans la couche des grains.

1° *Fibres descendantes.* — Les fibres descendantes ne sont que le prolongement cylindre-axile des cellules de PURKINJE. Comme nous l'avons déjà indiqué, ces fibres émettent quelques *collatérales* qui retournent dans la zone moléculaire et vont ensuite former une *fibre de la substance blanche* du cervelet.

2° *Fibres ascendantes de la couche moléculaire.* — Ces fibres, qui se terminent dans la couche des grains, arrivent dans la couche moléculaire et grimpent le long des prolongements protoplasmiques des cellules de PURKINJE qu'elles enlacent à la manière du lierre sur les arbres; ce sont les *fibres grimpantes* de RAMON Y CAJAL.

3° *Fibres ascendantes de la couche des grains.* — Ces fibres, qui se terminent dans la couche des grains par des extrémités libres, sont désignées par RAMON Y CAJAL sous le nom de *fibres moussues*, en raison de la disposition spéciale qu'elles présentent. De distance en distance elles montrent de *petits épaississements surmontés de quelques filaments divergents* qui ressemblent aux amas de mousses que l'on trouve sur les arbres.

Cette étude des rapports des éléments nerveux du cervelet montre une fois de plus l'indépendance absolue des éléments nerveux. Ici, comme dans la moelle, les *prolongements* se terminent par des extrémités libres et la transmission nerveuse d'un élément nerveux à un autre se fait seulement par contact.

CHAPITRE SEIZIÈME

CERVEAU

§ 1. — Notions classiques sur la structure de l'écorce.

Depuis les travaux de MEYNERT, on distingue dans l'écorce cérébrale cinq couches plus ou moins distinctes (1) :

1° La couche moléculaire.

2° La couche des petites cellules pyramidales.

3° La couche des grandes cellules pyramidales.

4° La couche des petites cellules irrégulières.

5° La couche des cellules fusiformes.

En examinant les différentes régions de l'écorce, on voit que l'épaisseur de ces couches est extrêmement variable, quelques-unes peuvent
manquer, d'autres peuvent prendre une importance plus considérable.

COUCHE MOLÉCULAIRE. — La couche moléculaire la plus externe
des couches de l'écorce, contient, surtout à sa partie la plus superficielle, une grande abondance de *névroglie* (cellules et fibres). On y
trouve également quelques *cellules nerveuses* extrêmement petites
et des *fibres nerveuses à myéline* dont la direction générale est
parallèle à la surface des circonvolutions. Tous ces éléments sont unis
par une *substance intermédiaire amorphe* qui les unit assez énergiquement pour qu'une injection interstitielle pratiquée dans l'écorce
ne puisse les séparer (2).

COUCHE DES PETITES CELLULES PYRAMIDALES. — La deuxième

_____

(1) L'écorce cérébrale, examinée à l'œil nu, présente une série de zones concentriques
qui ont été décrites il y a longtemps par BAILLARGER. Ces zones sont au nombre de six :

a. Une zone périphérique blanche et très étroite.

b. Une zone grise.

c. Une zone blanche linéaire (ligne de Vicq d'Azir).

d. Une zone grise.

e. Une zone blanche (ligne interne de Baillarger).

f. Une zone grise.

(2) Cela n'est pas spécial à la couche granuleuse, mais peut être répété à propos de
toute la substance cérébrale.

couche se présente, sur une coupe, sous la forme d'une bande plus foncée. Elle est presque exclusivement formée de *petites cellules pyramidales* disposées par couches régulières, et dont le sommet est

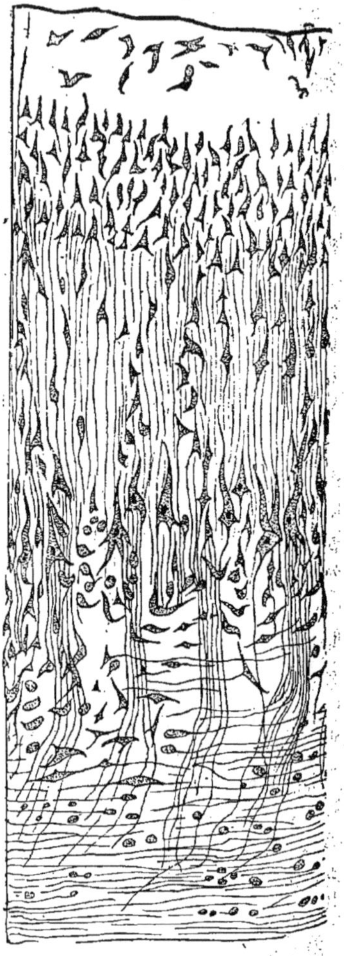

Couche moléculaire.

Couche des petites cellules pyramidales.

Couche des grandes cellules pyramidales.

Couche des petites cellules irrégulières.

Couche des cellules fusiformes.

Substance blanche.

Fig. 78. — Schéma de MEYNERT.

dirigé vers la surface du cerveau. Ces cellules présentent la même constitution que les grandes cellules pyramidales de la couche suivante.

COUCHE DES GRANDES CELLULES PYRAMIDALES. — La troisième

couche présente deux zones superposées : l'une superficielle assez claire, l'autre profonde, plus sombre. Cet aspect est dû à ce que les *grandes cellules pyramidales*, qui forment cette couche, sont plus nombreuses et plus serrées dans la zone profonde.

Dans toute l'étendue de cette couche on trouve des *fibres nerveuses* à direction radiaire qui séparent les cellules pyramidales en groupes plus ou moins distincts.

La *grande cellule nerveuse pyramidale* paraît être en rapport avec le *travail psychique*; aussi elle a été minutieusement étudiée par les anatomistes. Elle a la *forme* d'une quille ou d'une pyramide placée radiairement vers la surface du cerveau, de telle sorte que le sommet regarde la surface, et la base, la profondeur du cerveau.

Le *corps cellulaire* est constitué par un protoplasma finement granuleux, à la surface duquel on peut observer une striation fibrillaire parallèle au grand axe de la cellule. Il présente toujours des *granulations pigmentaires* qui forment souvent, au niveau de la base, un amas jaune clair.

Le *noyau* volumineux, ovalaire, à grand axe parallèle à la cellule, est situé près de la base. Il possède un nucléole volumineux et brillant.

Comme toute cellule nerveuse, la cellule pyramidale présente des *prolongements protoplasmiques* et un *prolongement cylindre-axile*.

1° *Prolongements protoplasmiques.* — Les prolongements protoplasmiques forment plusieurs groupes que l'on peut diviser en *prolongement principal* et *prolongements accessoires* ou *latéraux*.

a. Le *prolongement principal* part du sommet de la cellule, se dirige vers la surface du cerveau en donnant naissance à un nombre variable de fines branches latérales.

b. Les *prolongements accessoires* naissent des parties latérales et de la base de la cellule. Ils se divisent très rapidement, par le procédé dichotomique, et se résolvent en un nombre considérable de fines branches.

2° Le *prolongement cylindre-axile* sort de la base de la cellule par une insertion courte et conique et se dirige vers la profondeur. Ce prolongement se recouvre de myéline et va former une *fibre de la substance blanche*.

COUCHE DES PETITES CELLULES IRRÉGULIÈRES. — La quatrième couche est parcourue par des faisceaux de fibres radiaires qui se rendent dans les couches précédentes. Les espaces, situés entre les faisceaux, sont remplis par de *petites cellules nerveuses* en grand nombre. Ces cellules, d'environ 8 à 12 μ de diamètre, sont irrégulières, rondes, étoilées, polyédriques, etc. Cette couche renferme également de la névroglie.

COUCHE DES CELLULES FUSIFORMES. — On trouve, dans cette couche, des cellules *nerveuses fusiformes* placées entre les fibres à myéline qui viennent de la substance blanche. La direction des cellules fusiformes est déterminée par la direction de ces fibres : leur axe est *vertical* au sommet des circonvolutions, *horizontal* au niveau des sillons.

§ 2. — Nouvelles recherches sur la structure du cerveau

Nous avons indiqué, dans le paragraphe précédent, comment on comprenait jusqu'à ces derniers temps la structure de l'écorce cérébrale. Il nous reste à faire connaître les recherches récentes qui ont conduit certains histologistes (GOLGI, RAMON Y CAJAL) à délaisser cette énumération aride et peu fructueuse de couches et de cellules pour chercher à établir les *connexions des éléments nerveux* du cerveau.

ÉCORCE CÉRÉBRALE

Les cinq couches de l'écorce cérébrale peuvent être réduites à quatre (1) :

1° La zone moléculaire.

2° La zone des petites cellules pyramidales.

3° La zone des grandes cellules pyramidales.

4° La zone des cellules polymorphes. Cette zone comprend la couche des petites cellules irrégulières et celle des cellules fusiformes.

A. ZONE MOLÉCULAIRE. — On peut y distinguer trois variétés de cellules nerveuses :

a. Des *cellules polygonales* de moyen volume. Ces cellules présentent de quatre à six *prolongements protoplasmiques* rugueux, se ramifiant rapidement et s'étendant plus ou moins loin. Quelques-uns de ces prolongements s'étendent même jusque dans la couche des petites cellules pyramidales. Le *prolongement cylindre-axile*

____

(1) RAMON Y CAJAL. *Nuevo concepto de la histología de los centros nerviosos.*

part habituellement du corps cellulaire ou d'un gros prolongement protoplasmique et se dirige soit horizontalement, soit obliquement dans l'épaisseur de la couche moléculaire où il se ramifie un certain nombre de fois en donnant des branches variqueuses parallèles à la surface de l'écorce.

b. *Cellules fusiformes*. — Ce sont des cellules ovalaires, allongées, passablement grandes. On ne voit pas de prolongement sur toute leur surface, mais des deux pôles partent deux *prolongements protoplasmiques* épais habituellement rectilignes qui, après avoir suivi un long trajet horizontal, se recourbent pour venir se terminer dans la couche

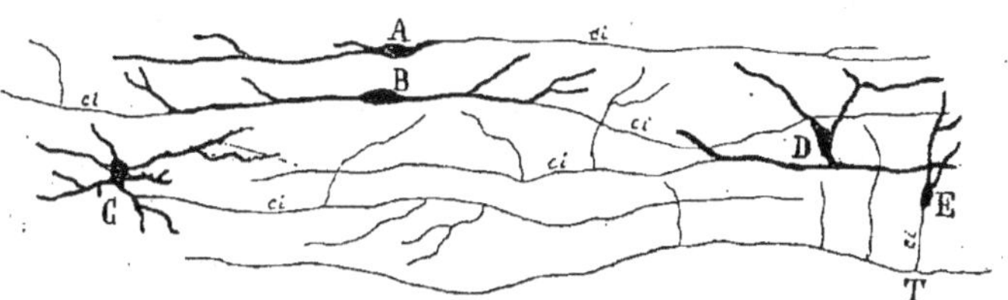

FIG. 79. — Schéma pour montrer les cellules nerveuses de la couche moléculaire (d'après RAMON Y CAJAL).

A. Cellule fusiforme présentant un cylindre-axe (ci) horizontal. — B. Cellule fusiforme présentant deux cylindres-axes (ci, ci) horizontaux. — C. Cellule polygonale présentant un seul cylindre-axe (ci). — D. Cellule triangulaire. — E. Petite cellule avec un cylindre-axe bifurqué en T.

superficielle. Les branches latérales de ces prolongements principaux se dirigent vers la surface où elles se terminent librement.

Le prolongement *cylindre-axile* est *double*, quelquefois *triple*, fait remarquable qu'on n'observe pas dans les autres cellules nerveuses des mammifères. Quand il y a deux prolongements cylindre-axiles, tous deux naissent des prolongements protoplasmiques principaux, à l'endroit où ces prolongements se coudent. Les cylindres-axes se dirigent ensuite horizontalement dans la couche moléculaire où ils donnent un nombre considérable de rameaux collatéraux et terminaux.

c. *Cellules triangulaires*. — Les cellules triangulaires ne sont qu'une variété du type précédent. Elles sont plus volumineuses et présentent un plus grand nombre de *prolongements protoplasmiques* (quatre et même davantage), qui sont peu ramifiés. L'un de ces prolongements se porte obliquement vers la surface du cerveau. Les prolongements *cylindre-axiles multiples* naissent soit du corps cellulaire, soit des prolongements protoplasmiques principaux, et se terminent, dans la couche moléculaire, par des arborisations variqueuses.

d. *Cellules fusiformes unipolaires.* — Ces cellules n'ont été observées par RAMON Y CAJAL que chez certains mammifères nouveau-nés ou chez les embryons. Elles sont ovalaires, plus ou moins régulières, à grand axe dirigé horizontalement. De l'un des pôles part un *prolongement protoplasmique* épais qui se dirige horizontalement et se termine rapidement par des ramifications ; de l'autre pôle part un *prolongement cylindre-axile* dirigé horizontalement qui, après avoir donné un certain nombre de collatérales, se termine dans la couche moléculaire par une arborisation terminale.

Ces fibres nerveuses propres à la zone moléculaire, se joignant aux fibres qui viennent des couches sous-jacentes, forment dans cette zone *un riche plexus*, dans les mailles duquel passent les *ramifications terminales* du prolongement protoplasmique principal des cellules pyramidales. C'est là un fait extrêmement important sur lequel nous reviendrons plus loin.

COUCHE DES PETITES CELLULES PYRAMIDALES. — Cette couche est formée par les petites cellules pyramidales, constituées, comme nous l'avons vu, sur le type des grandes cellules pyramidales. Nous devons revenir sur la description de ces éléments en raison des faits observés à l'aide de la méthode de GOLGI.

Les prolongements protoplasmiques sont extrêmement nombreux ; on les distingue, d'après leur origine, en branche ascendante ou *prolongement primordial ; collatérales de l'expansion primordiale* et *prolongements basilaires.*

L'expansion primordiale, issue du sommet de la cellule, se dirige verticalement vers la surface du cerveau. Arrivée dans la couche moléculaire, elle se décompose en un magnifique *panache* de rameaux protoplasmiques qui se terminent librement entre les fibres nerveuses de cette couche. Toutes ces fibres terminales présentent des prolongements épineux sur lesquels reposent les plus fines fibres nerveuses de la couche moléculaire. Cette disposition, qui favorise la *transmission nerveuse par contact,* est en tout comparable à celle qui existe entre les fibres parallèles et les prolongements des cellules de Purkinje dans le cervelet.

Les *collatérales* se détachent de l'expansion primordiale pour se diriger latéralement. Après un court trajet, elles se terminent librement par quelques divisions dichotomiques.

Les *prolongements basilaires* naissent du corps de la cellule et se terminent librement.

Le *prolongement cylindre-axile* part, soit de la base de la cellule, soit d'une expansion protoplasmique basilaire. Il se dirige vers la profondeur, traverse toutes les couches de l'écorce, et pénètre dans la

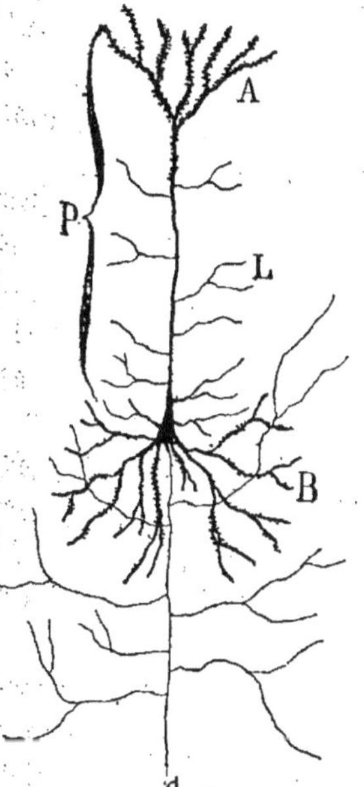

FIG. 80. — Grande cellule pyramidale (d'après RAMON Y CAJAL).

P. Prolongement primordial.
A. Panache de ce prolongement.
L. Ses prolongements latéraux.
B. Prolongements basilaires.
C. Cylindre-axe avec de nombreuses collatérales.

substance blanche. RAMON Y CAJAL a montré que ce prolongement se bifurque en T, à ce niveau, en donnant naissance à *deux tubes de la substance blanche*. Pendant ce trajet à travers les couches de l'écorce, il donne naissance à de fines collatérales, au nombre de six à dix, qui se détachent à angle droit, et marchent soit horizontalement, soit obliquement. Ces fibres se terminent par deux ou trois ramuscules très déliés.

Il y a peu de chose à ajouter à cette description générale de la cellule pyramidale en ce qui concerne la seconde couche de l'écorce cérébrale. Ces cellules sont d'autant plus volumineuses qu'on s'avance vers la profondeur; leur expansion primordiale, souvent bifurquée au voisinage de sa naissance, se termine par un *grand panache* qui occupe toute l'épaisseur de la couche moléculaire. Les *prolongements basilaires* sont nombreux et ramifiés. Le *cylindre-axe* très fin donne dans son trajet quatre ou cinq branches collatérales qui se divisent elles-mêmes une ou deux fois par le procédé dichotomique. Quelquefois les collatérales les plus élevées remontent vers la surface de l'écorce *jusque dans la couche moléculaire.* Comment se terminent les collatérales? GOLGI, qui les a découvertes, pense qu'elles donnent un nombre considérable de ramifications qui s'anastomosent avec celles des cellules voisines pour former le réseau nerveux qu'il admet dans toute la substance grise. RAMON Y CAJAL a montré que ce problème ne pouvait être résolu que par l'étude du développement

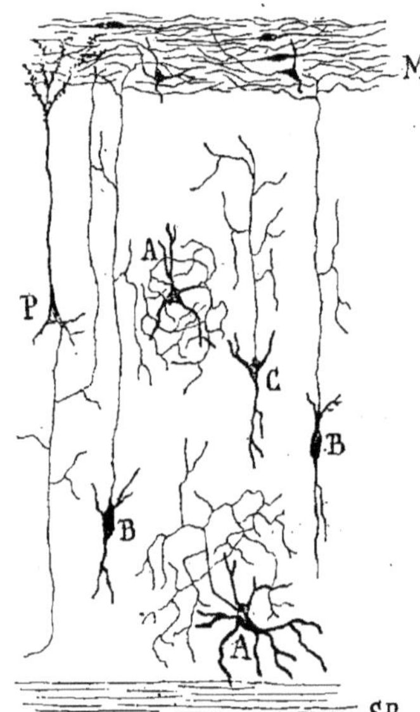

FIG. 81. — Schéma pour montrer les éléments nerveux de l'écorce cérébrale (d'après RAMON Y CAJAL).

M. Zone moléculaire.
S B. Substance blanche.
A A. Cellules à cylindres-axes courts.
B B. Cellules à cylindres-axes se ramifiant dans la zone moléculaire.
C. Cellule à cylindre-axe ascendant se ramifiant dans la couche des petites cellules pyramidales.
P. Petite cellule pyramidale.

de ces cellules et par l'anatomie comparée. En effet, les *collatérales des cellules pyramidales de l'homme et des mammifères sont extraordinairement longues* et il est impossible de les suivre dans tout leur trajet. L'étude de ces cellules, chez les embryons et chez les mammifères de petite taille, a montré que ces fibres se terminent par un *renflement variqueux* sans aucune arborisation terminale.

COUCHE DES GRANDES CELLULES PYRAMIDALES. — Cette

couche n'est pas nettement séparée de la précédente avec laquelle elle se confond plus ou moins ; au contraire, elle est nettement séparée de la couche sous-jacente. Elle est formée de cellules pyramidales bâties sur le type que nous avons décrit plus haut, mais, pour la plupart, extrêmement volumineuses. Nous n'avons plus rien à dire de particulier.

COUCHE DES CELLULES POLYMORPHES. — Cette couche est formée de cellules dont la forme est variable : les unes sont ovoïdes ou *fusiformes*, d'autres *polygonales* ou *triangulaires*. Deux grands caractères servent à les distinguer des autres cellules cérébrales (1) : l'absence d'orientation de l'*expansion périphérique*, et ce fait que, quelque volumineuse que soit cette expansion, jamais elle ne pénètre dans la couche moléculaire, à l'encontre des cellules pyramidales. Très souvent l'expansion périphérique manque et est remplacée par deux ou trois branches très courtes dirigées obliquement. Le *prolongement cylindre-axile* descend vers la substance blanche et se continue soit directement, soit par un branchement en T avec un ou deux tubes nerveux. Il donne, dans ce trajet, trois ou quatre *collatérales*.

En outre de ces cellules, on trouve dans la quatrième couche (2) de l'écorce des cellules à *cylindres-axes courts* dont il faut distinguer deux variétés : les cellules à *cylindre court de* GOLGI et les cellules à *cylindre ascendant de* MARTINOTTI.

a. *Cellules à cylindre court de* GOLGI. — Ce sont de grandes cellules polygonales envoyant des *prolongements protoplasmiques* dans toutes les directions. Le *cylindre-axe* naît soit de la partie supérieure, soit de la partie inférieure de la cellule. Il se divise aussitôt et donne une arborisation terminale libre.

b. *Cellules de Martinotti*. — Les *cellules à cylindre-axe ascendant* sont fusiformes ou triangulaires avec *prolongements protoplasmiques* ascendants et descendants. Le *prolongement cylindre-axile* monte en ligne droite vers la couche moléculaire où il se divise en deux ou trois rameaux qui, en se ramifiant horizontalement, forment dans cette couche une grande arborisation termi-

______

(1) On trouve également dans cette couche, mais en petit nombre, quelques petites cellules pyramidales.

(2) Les cellules à cylindres courts se montrent également, mélangées avec les cellules pyramidales, dans la deuxième et la troisième couche de l'écorce.

nale. RAMON Y CAJAL a décrit des cellules à cylindres ascendants dont le prolongement cylindre-axile n'arrive pas dans la couche moléculaire et forme son arborisation dans la couche des petites pyramidales.

SUBSTANCE BLANCHE

La substance blanche ne contient pas de cellules nerveuses, elle est uniquement formée de fibres nerveuses parmi lesquelles RAMON Y CAJAL distingue quatre variétés : les *fibres de projection*, les *fibres d'association*, les *fibres commissurales* et les *fibres centripètes*.

1° *Fibres de projection.* — Ces fibres, issues de toutes les régions de l'écorce, convergent pour former la capsule interne et pénétrer dans

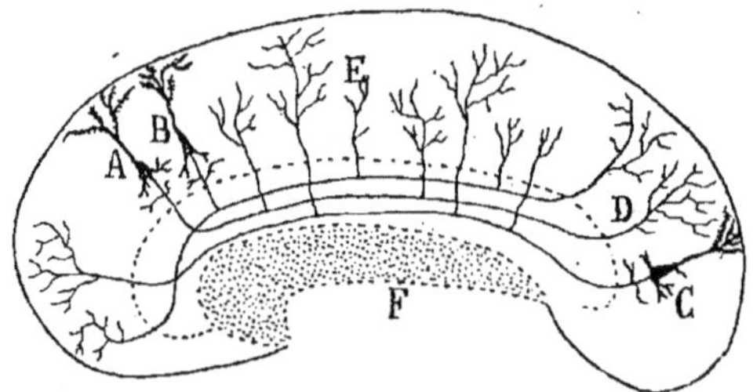

FIG. 82. — Schéma pour montrer les fibres d'association entre les lobes antérieur et postérieur du cerveau (d'après RAMON Y CAJAL).

A B C. Cellules pyramidales.

D. Arborisation terminale de la fibre nerveuse principale de la cellule (A).

E. Arborisations des collatérales.

F. Corps calleux coupé en travers.

les pédoncules cérébraux. Chez les petits mammifères certaines de ces fibres, arrivées au niveau du corps calleux, lui fournissent une fibre collatérale, d'autres ne fournissent aucune collatérale et conservent leur individualité. Ces fibres viennent des *cellules pyramidales* (grandes et petites) et de certains *éléments de la couche polymorphe*. Cette origine variée nous explique pourquoi on trouve, dans ce groupe, des fibres de volume si différent. En ce qui concerne leur *terminaison*, on sait qu'une grande partie des fibres de projection constitue la *voie pyramidale* dont les fibres se terminent, comme nous l'avons vu, autour des cellules de la corne antérieure par des *arborisations terminales libres*.

2° *Fibres d'association.* — Les *fibres d'association* sont extrêmement nombreuses et leur nombre augmente proportionnellement à la substance grise de telle sorte que, chez l'homme, elles forment la plus grande partie de la substance blanche. Elles prennent leur *origine* dans les *cellules pyramidales* (grandes et petites) et dans les *cellules polymorphes* dont elles représentent le prolongement cylindre-axile. Il n'est pas rare de voir ce prolongement se bifurquer en T et

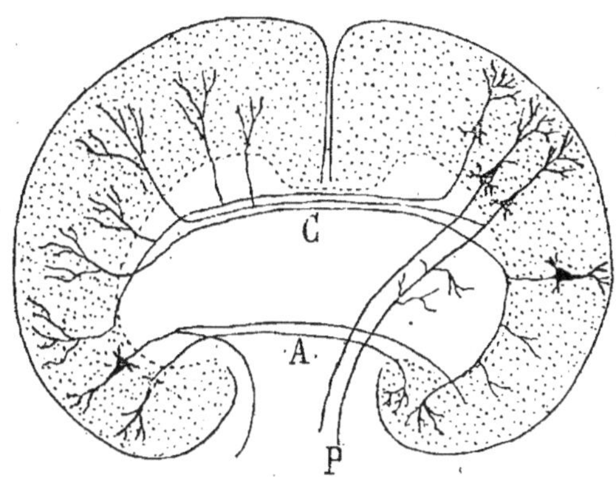

FIG. 83. — Schéma pour montrer les relations des fibres commissurales et de projection
(d'après RAMON Y CAJAL).

C. Corps calleux.
A. Commissure antérieure.
HÉMISPHÈRE DONT LA COUPE EST SITUÉE A DROITE DU LECTEUR.
P. Deux fibres de projection (voie pyramidale) qui viennent de deux grandes cellules pyramidales. La fibre qui est à la droite du lecteur donne naissance à une collatérale qui se rend par le corps calleux dans l'hémisphère du côté opposé et finit dans l'écorce par une arborisation terminale.
A droite de ces deux cellules, se trouve une grande cellule pyramidale dont le cylindre se divise en T et donne une fibre à l'hémisphère du même côté et une fibre à l'hémisphère du côté opposé.
A gauche de ces deux cellules motrices, se trouve une autre cellule dont le cylindre se rend tout entier dans l'hémisphère du côté opposé.
HÉMISPHÈRE DONT LA COUPE EST A GAUCHE DU LECTEUR.
On y voit deux cellules dont le cylindre se rend dans l'hémisphère du côté opposé à travers la commissure blanche.

donner ainsi naissance à deux fibres d'association dont l'une se rend souvent dans le corps calleux. Ces fibres se terminent par des *arborisations libres* autour des *cellules* de toutes les *couches de l'écorce*. Dans leur trajet elles émettent de fines *collatérales* ascendantes qui vont former des arborisations dans les diverses couches de l'écorce, y compris la couche moléculaire. En outre de ces collatérales, destinées à la substance grise, il en existe d'autres qui se rendent dans la substance blanche. Ce fait ne paraîtra pas extraordinaire si l'on remarque que les prolongements protoplasmiques de certaines cellules de la couche polymorphe se rendent *jusque dans la substance blanche* et que c'est autour de ces prolongements que ces fibres *forment une arborisation.* Par suite de leur trajet quelquefois considérable, de leurs divisions et de leurs ramifications, ces fibres mettent en relation des cellules de territoires différents de l'écorce cérébrale.

3º *Fibres commissurales.* — Les fibres commissurales forment le corps calleux et la commissure blanche antérieure.

Elles tirent leur origine de trois sources différentes (1) :

a. De certaines collatérales des fibres de projection et d'association qui se rendent dans le corps calleux.

b. Des branches de bifurcation des fibres de projection et d'association.

c. Enfin il existe, dans le corps calleux, des fibres commissurales propres qui viennent, pour la plupart, des petites cellules pyramidales.

Comment se terminent les fibres du corps calleux ? C'est un problème qui n'est pas encore résolu, mais il est probable qu'elles montent dans l'écorce cérébrale où elles forment des ramifications arborisées. Dans leur trajet, ces fibres émettent deux ou trois fines *collatérales* qui se comportent comme les collatérales des fibres de projection et d'association. Ramon y Cajal fait remarquer que le corps calleux ne représente pas un ensemble de fibres unissant deux régions symétriques de chaque hémisphère, mais « un système d'association transversal très compliqué dans lequel une fibre, née par exemple d'un point d'un hémisphère, peut se mettre en relation non seulement avec les cellules symétriques du côté opposé, mais encore avec beaucoup d'autres cellules (au moyen des collatérales) de différentes régions, et de différentes couches de l'écorce cérébrale »,

4º *Fibres centripètes.* — Il existe encore dans la substance grise des fibres qui viennent de la moëlle, du cervelet, etc. Ces fibres se dirigent horizontalement ou obliquement dans les couches de l'écorce où elles forment une arborisation énorme. Les derniers rameaux forment des arborisations variqueuses qui enveloppent les petites cellules pyramidales. Il est possible que ces fibres représentent la *terminaison cérébrale* des *fibres sensibles*, mais cela n'est pas démontré.

(1) Toutes ces fibres ont une gaine de myéline extrêmement mince.

Il ressort de cette étude des fibres et des cellules du cerveau plusieurs faits généraux, que nous avons déjà observés dans les autres parties du système nerveux central :

1° L'existence d'un *élément nerveux autonome* composé de la cellule nerveuse, de ses prolongements protoplasmiques et de son prolongement cylindre-axile ;

2° *L'indépendance absolue* des éléments nerveux vis-à-vis les uns des autres ;

3° La *transmission de l'influx nerveux par simple contact.*

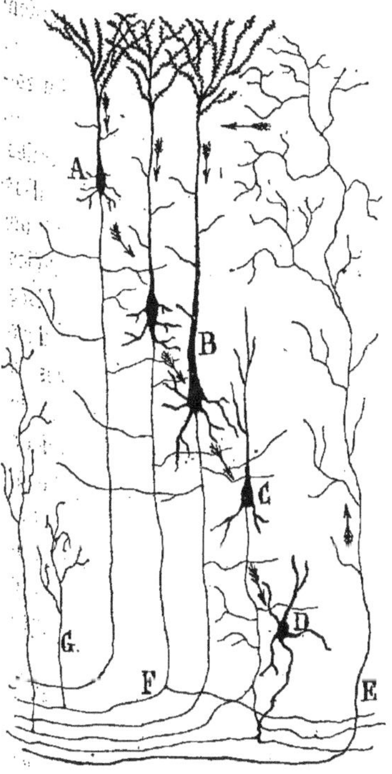

FIG. 84. — Schéma destiné à montrer la direction probable des courants dans les éléments nerveux de l'écorce cérébrale (d'après RAMON Y CAJAL).

A. Petite cellule pyramidale.
B. Grande cellule pyramidale.
C. D. Cellules polymorphes.
E. Fibres centripètes venues des autres centres nerveux.
G. Collatérales des fibres de la substance blanche.
F. Cylindre-axe bifurqué en T.

Cette transmission se fait entre les arborisations terminales et les fibres collatérales des prolongements cylindre-axiles, d'une part, et le corps de la cellule et ses expansions protoplasmiques, d'autre part. Le courant est *cellulifuge* dans le *cylindre-axe* et *cellulipète* dans la *cellule* et dans *ses expansions protoplasmiques.* En d'autres termes, les expansions protoplasmiques et le corps cellulaire reçoivent les courants tandis que les ramifications du cylindre-axe les transmettent (Ramon y Cajal, Van Gehuchten).

4° Si nous cherchons à établir les connexions des éléments nerveux de l'écorce cérébrale ainsi que la direction des courants nerveux, nous n'arrivons qu'à une série d'hypothèses qu'il est impossible de démontrer.

a. Dans la *zone moléculaire*, ce sont les *panaches des cellules pyramidales* qui paraissent former le point de convergence des courants. Ils peuvent être impressionnés à ce niveau : par les *cellules de cette zone* ; par les *cylindres-axes ascendants* des cellules de Martinotti ; par les collatérales et les branches terminales *d'association* ; par des *fibres venues de l'hémisphère opposé* (fibres calleuses).

b. Dans la *zone des cellules pyramidales* et dans celle des *éléments polymorphes*, les connexions sont extrêmement compliquées. Elles ont lieu : entre les *prolongements protoplasmiques* des cellules nerveuses de ces zones et de cinq variétés de fibres nerveuses, à savoir : les *collatérales* des fibres de la *substance blanche* ; les *collatérales des fibres du corps calleux* ; les *fibres terminales d'association* ; les ramifications des *cellules à cylindre-axe court* et enfin les *collatérales du cylindre-axe* des cellules des trois couches profondes de l'écorce.

Les courants nerveux paraissent marcher, ainsi que le montrent les flèches, de la zone moléculaire vers les petites pyramidales ; de celles-ci vers les grandes pyramidales ; et enfin des grandes pyramidales vers les éléments polymorphes (voyez fig. 84).

Il est permis de supposer que les fibres sensitives, arrivées de la moelle, se ramifient dans la couche moléculaire et communiquent l'incitation du mouvement volontaire au panache des cellules pyramidales qui chemine de là vers les couches profondes de l'écorce et vers la substance blanche.

§ 3. — Structure spéciale de certaines circonvolutions et des noyaux du centre (1).

L'écorce cérébrale ne présente pas exactement la même structure sur tous les points de la surface du cerveau. Ce serait sortir du cadre

(1) Voyez, à la fin du volume, les nouvelles recherches sur la structure des circonvolutions occipitales et de la corne d'Ammon.

de ce livre que d'étudier, dans le détail, les différentes circonvolutions de l'écorce ; aussi nous nous contenterons de décrire les deux principaux types.

1° *Circonvolution du type psycho-moteur.* — Comme exemples de ce type on peut citer : le *lobule paracentral* et la *frontale ascendante.* Ces circonvolutions sont caractérisées par la grande épaisseur de la couche des grandes pyramidales et de la couche des cellules polymorphes (classification de RAMON Y CAJAL). Les grandes cellules pyramidales y atteignent leur grandeur maximum et méritent le nom, donné par BETZ, de cellules *pyramidales géantes.* Elles sont le plus souvent disposées par petits groupes de 2 à 5: ce sont les nids de BETZ.

2° *Circonvolution du type occipital.* — Les circonvolutions du lobe occipital présentent certaines particularités histologiques que nous devons mentionner. La *couche moléculaire* est étroite; la *couche des petites pyramidales* ne diffère pas de celle qui nous a servi de type. La couche des *grandes pyramidales* est remarquable en ce que la plupart des cellules qui la constituent appartiennent au type des petites cellules pyramidales. Cependant, parmi ces cellules, on trouve, de loin en loin, des cellules pyramidales de grand volume isolées ou réunies par 2 ou 3, que MEYNERT appelle *cellules solitaires.* La *couche des cellules polymorphes* est remarquablement épaisse, riche en cellules irrégulières, mais assez pauvre en cellules fusiformes.

La structure microscopique des noyaux du centre n'est pas encore complètement élucidée. Nous indiquerons les faits que l'on trouve dans tous les ouvrages classiques.

1° *Couche optique.* — La couche optique est un amas de substance grise dans lequel on trouve tous les éléments de cette substance : des *fibres nerveuses,* des *cellules nerveuses* et de la *névroglie.*

a. Le trajet des fibres nerveuses est très complexe et peu connu.

b. Les *cellules nerveuses* sont irrégulières, le plus souvent polyédriques et de dimensions très variables. Elles ne sont pas diposées par groupes isolés, mais se trouvent dispersées dans toute l'étendue de la couche optique.

Les plus grandes de ces cellules (elles mesurent 50 à 60 μ) présentent de 4 à 6 prolongements protoplasmiques épais et un prolongement cylindre-axile long. Ce prolongement se dirige suivant différentes directions : tantôt il se porte vers la face convexe ventriculaire de la couche optique et se recourbe à angle droit, à ce niveau, pour devenir horizontal ; tantôt il se porte directement dans les pédoncules cérébraux ; tantôt enfin il va dans la couronne rayonnante (1).

c. La *névroglie* est semblable à celle du cerveau. Il faut seulement mentionner la disposition des cellules de l'épendyme : ce sont des cellules coniques serrées les unes contre les autres et émettant un prolongement central qui pénètre dans la couche optique où il se divise pour aller se fixer sur les parois des vaisseaux (MARCHI).

2° *Corps strié.* — Le corps strié renferme des cellules nerveuses de formes très variées (triangulaires, polyédriques, globuleuses, etc.), fortement pigmentées et mesurant de 20 à 35 µ.

Leurs *prolongements protoplasmiques* sont au nombre de 4 à 8 ; le *prolongement cylindre-axile* appartient aux deux types créés par GOLGI ; on trouve en effet des cellules à cylindre-axe long et des cellules à cylindre-axe court. Ces dernières sont beaucoup plus nombreuses que les premières. La direction des cylindres-axes longs est mal connue ; aussi nous n'insisterons pas.

3° *Glande pinéale* (2). — L'anatomie comparée a montré que cet organe représente, chez l'homme et chez les vertébrés supérieurs, l'œil pinéal considérablement atrophié de certains vertébrés inférieurs. Chez l'Inguana tuberculata et l'Hatteria punctata, on trouve dans la région pariétale, au-dessous de l'épiderme dépourvu de pigment, un organe vésiculeux légèrement aplati sur sa face libre. Cet organe présente à sa partie centrale un cordon nerveux qui pénètre dans le crâne et va se continuer avec l'épiphyse ; c'est l'œil et le nerf pinéal.

Au point de vue de sa structure microscopique, la glande pinéale de l'homme présente à considérer une *capsule* fournie par la pie-mère et une *substance propre.*

a. La *capsule* renferme du tissu conjonctif et des vaisseaux. De sa face profonde partent des cloisons qui pénètrent dans la substance propre et la divisent en un grand nombre de loges variables de forme et communiquant largement les unes avec les autres.

b. La *substance propre*, logée dans les alvéoles dont il vient d'être

____

(1) Ces cellules renferment un grand nombre de granulations pigmentaires.

(2) Nous faisons ici la description de la glande pinéale, bien que ce ne soit pas sa place, cet organe étant un organe dégénéré et probablement n'ayant aucune fonction chez l'homme.

question, est formée par un grand nombre de cellules parmi lesquelles il faut distinguer trois variétés : des cellules rondes avec deux ou trois appendices qui se divisent rapidement en de très fines branches ; des cellules fusiformes, à contours nets, possédant des prolongements un peu plus longs, et enfin des cellules dépourvues de prolongements. Quelle est la signification de ces cellules? On est porté à croire, d'après les travaux récents, que ces cellules représentent des cellules de soutènement et n'ont aucun rapport avec les cellules nerveuses. Les tubes nerveux, que l'on trouve dans cet organe, ne lui seraient pas propres et appartiendraient aux vaisseaux.

On trouve encore dans la glande pinéale des adultes, des *concrétions de carbonate de chaux* et de phosphates. Ces concrétions, de volume fort variable, sont formées de couches concentriques. Elles s'attachent souvent les unes aux autres et forment des amas en forme de mûre, dont les dimensions peuvent atteindre celles d'un grain de chènevis. C'est le sable du cerveau.

§ 4. — **Vaisseaux sanguins du cerveau.**

Nous décrirons seulement la distribution des capillaires du cerveau. Ces vaisseaux obéissent à cette loi générale, applicable à tout le système nerveux : « *Le réseau capillaire est d'autant plus serré que la région qu'il alimente se trouve elle-même plus riche en cellules nerveuses.* »

Les artérioles s'échappent perpendiculairement de la pie-mère et pénètrent aussitôt dans la substance cérébrale pour s'y terminer et la nourrir. On distingue deux variétés d'artérioles : les artères longues et les artères courtes.

Les *artères longues* traversent l'écorce cérébrale et pénètrent dans la substance blanche sous-jacente dans laquelle elles descendent à une profondeur de 4 à 5 centimètres (1). Dans ce trajet, les artères longues ne communiquent entre elles que par de fins capillaires, de telle sorte que chacune d'elles forme un système indépendant. Les artères longues fournissent au *réseau capillaire cortical* que nous étudierons plus loin et à la *substance blanche*. Le réseau capillaire

____

(1) Elles s'approchent ainsi des noyaux centraux, mais jamais elles ne leur fournissent de branches. Le système circulatoire de l'écorce est toujours indépendant de celui des noyaux centraux.

de cette substance est formé de mailles larges, un peu allongées, disposées dans le sens des principaux faisceaux de fibres qu'elles semblent entourer.

Les *artères courtes* s'arrêtent dans l'écorce et s'y résolvent rapidement en un réseau capillaire. On peut distinguer trois zones de l'écorce dans lesquelles le réseau capillaire est différent :

1re *zone*. — Tout à fait à la surface de la substance grise et comprenant toute la couche moléculaire, se trouve un réseau capillaire à mailles assez larges, quadrangulaires et parallèles à la surface.

2e *zone*. — Au-dessous de ce premier réseau, et occupant 2 millim. environ de l'écorce, se trouve un réseau à mailles très étroites, surtout dans la couche des grandes cellules pyramidales. « Il s'en faut cependant que chacune de ces cellules soit contenue dans une maille capillaire. Dans chacune de ces mailles, on voit toujours, sur la coupe, cinq ou six cellules nerveuses. » (RANVIER.)

3e *zone*. — Enfin, dans les couches les plus profondes de l'écorce, le réseau capillaire présente des mailles beaucoup plus larges mais moins allongées que celles de la substance blanche. Ces différents réseaux capillaires (ceux de l'écorce et celui de la substance blanche) ont des branches communes, et par conséquent communiquent entre eux.

CHAPITRE DIX-SEPTIÈME

ENVELOPPES DU SYSTÈME NERVEUX CENTRAL

§ 1. — Dure-mère.

Au point de vue purement histologique, il n'y a pas lieu de décrire séparément la dure-mère cérébrale et la dure-mère spinale, car ces deux membranes ont la même structure. La dure-mère est une membrane fibreuse dans laquelle il faut distinguer un *revêtement endothélial* et un *tissu propre*.

a. Le *revêtement endothélial* existe, tant sur la face pariétale que sur la face viscérale de la dure-mère. Il est constitué par une seule assise de cellules pavimenteuses polygonales mesurant de 11 à 12 µ.

b. Le *tissu propre* est formé par des *faisceaux conjonctifs* mêlés de *fibres élastiques*. Entre ces fibres se trouvent des *cellules conjonctives* ordinaires ainsi que des cellules plasmatiques de WALDEYER (1).

Ce tissu contient des *vaisseaux* et des *nerfs*. Les *vaisseaux* propres de la dure-mère sont peu nombreux; ils fournissent deux réseaux capillaires situés, l'un à la partie externe, l'autre à la partie interne de la membrane, et communiquant entre eux par des anastomoses multiples.

Les *nerfs* sont de deux sortes : les *nerfs vasculaires* cheminent parallèlement aux vaisseaux auxquels ils donnent des filets dépourvus de myéline; les *nerfs propres à la dure-mère* proviennent, soit des nerfs vasculaires, soit de troncs nerveux indépendants. Ces nerfs donnent des branches dépourvues de myéline, qui forment un riche plexus dans l'épaisseur de la membrane. Ce plexus n'est pas uniformément distribué dans toute l'étendue de la dure-mère; à côté de territoires dépourvus de nerfs, on en trouve d'autres qui en possèdent un nombre considérable.

(1) Voyez la description du tissu conjonctif.

§ 2. — Pie-mère.

La pie-mère se compose de deux couches : l'une *interne* appliquée contre le cerveau, l'autre *externe* en rapport avec l'arachnoïde.

1° La *couche interne* est constituée par des *fibres conjonctives* si intimement feutrées et enchevêtrées qu'elles paraissent fondues et homogènes. Entre ces fibres se trouvent des *cellules du tissu conjonctif*. Cette couche ne peut être confondue avec la couche de névroglie qui tapisse la surface du cerveau. « En effet, ce tissu s'éclaircit dans l'acide acétique, la solution de potasse et l'eau bouillante. Dans l'eau bouillante, tandis que cette couche est modifiée à la manière du tissu conjonctif, c'est-à-dire que sa structure fibreuse disparaît laissant voir les noyaux, les fibres élastiques et les vaisseaux dans une masse transparente et molle ; la névroglie corticale, au contraire, traitée par la coction, ne subit de changements ni dans son volume ni dans sa texture, tout au plus se resserre-t-elle un peu et devient-elle moins transparente (1). »

2° La *couche externe* a l'aspect habituel du tissu conjonctif. Elle est formée de *fibres conjonctives* onduleuses entre croisées dans toutes les directions, de *cellules conjonctives* et de *fibres élastiques*.

On trouve, dans l'épaisseur de la première couche, un certain nombre de *cellules pigmentaires* ramifiées, surtout abondantes à la base du cerveau et à la face antérieure de la protubérance. Ces cellules se montrent principalement chez les individus avancés en âge.

La couche externe de la pie-mère contient un grand nombre de vaisseaux et de nerfs.

Les *vaisseaux* sont de deux sortes : les uns sont destinés à la substance cérébrale, les autres constituent les vaisseaux propres de la pie-mère. Ces derniers donnent un réseau capillaire à mailles relativement serrées.

Les *nerfs* sont, pour la plupart, des nerfs vasculaires ; quelques-uns cependant paraissent destinés à la membrane elle-même, dans laquelle ils se terminent par des renflements en forme de bouton.

(1) POUCHET et TOURNEUX. *Précis d'histologie humaine.*

§ 3. — **Arachnoïde.**

L'arachnoïde est considérée en France, depuis les travaux de BICHAT, comme une membrane séreuse. Elle présente comme toutes les séreuses deux feuillets : un *feuillet pariétal* et un *feuillet viscéral*.

1° *Feuillet pariétal* : Le feuillet pariétal tapisse la face interne de la dure-mère et se confond avec cette dernière. Il est formé par une lame conjonctive plus ou moins distincte de la dure-mère recouverte, sur sa face interne, par un endothélium. Ainsi l'endothélium que nous avons décrit à la face interne de la dure-mère, appartiendrait à l'arachnoïde.

2° *Feuillet viscéral* : Le feuillet viscéral constitue une véritable membrane, mince, transparente, formée de *faisceaux conjonctifs* délicats, de *cellules conjonctives* et de *fibres élastiques*. La *face externe* de cette membrane est recouverte par un endothélium semblable à celui qui tapisse le feuillet pariétal. Cet endothélium se trouve appliqué contre celui du feuillet pariétal sans lui adhérer, de telle sorte qu'il existe, entre les deux feuillets de l'arachnoïde, une cavité virtuelle susceptible d'épanchement. La *face interne* du feuillet viscéral présente des dispositions différentes suivant que l'on considère la moelle ou le cerveau. Le feuillet viscéral de l'arachnoïde rachidienne est très écarté de la pie-mère à la surface de laquelle il est rattaché par un nombre considérable de *filaments*. Chacun de ces *filaments* formés de faisceaux conjonctifs, est recouvert d'une gaine de cellules endothéliales. Il y a donc, entre le feuillet viscéral et la pie-mère, un espace sous-arachnoïdien cloisonné par des filaments et qui est rempli par le liquide céphalo-rachidien. Le feuillet viscéral de l'arachnoïde cérébrale est disposé de telle sorte qu'il adhère à la pie-mère au niveau des saillies et reste libre au niveau des dépressions où il est rattaché à la pie-mère par des tractus conjonctifs. L'espace sous-arachnoïdien est donc restreint.

Granulations de Pacchioni. — La description des granulations de Pacchioni trouve ici sa place, car ces granulations représentent, d'après les anatomistes modernes, de simples végétations conjonctives qui prennent naissance dans les espaces sous-arachnoïdiens et se développent ensuite au dehors en repoussant peu à peu les deux membranes qui les recouvrent, l'arachnoïde et la pie-mère (1). Ces granulations présentent à considérer une masse centrale et une partie périphérique.

1° *Masse centrale :* La masse centrale est formée de filaments conjonctifs semblables aux filaments sous-arachnoïdiens séparés par des fentes et des aréoles dans lesquelles pénètre le liquide céphalorachidien. Chez le vieillard on trouve, dans la masse centrale, des granulations de phosphate et de carbonate de chaux.

2° *Partie périphérique :* La partie périphérique est constituée par la dure-mère tapissée en dedans par l'arachnoïde. Entre ces deux enveloppes existe une cavité en forme de fente qui se continue avec la cavité virtuelle séparant les deux feuillets de l'arachnoïde.

(1) Voyez les dessins schématiques de l'*Anatomie* de TESTUT, tome II, p. 652.

CHAPITRE DIX-HUITIÈME

GRAND SYMPATHIQUE

Le nerf grand sympathique présente à étudier un *cordon nerveux* et des *ganglions*.

1) **Cordon du sympathique**. — Le cordon se présente sous la forme d'un nerf grisâtre composé de faisceaux, plus ou moins volumineux, de fibres nerveuses. Ces faisceaux sont entourés et unis par les différentes variétés de tissu conjonctif qui entourent et unissent les faisceaux des nerfs périphériques.

La plupart des fibres qui entrent dans la composition de ces faisceaux, appartiennent à la variété des *fibres à myéline* et présentent un volume très différent qui peut varier de 2 μ à 10 μ, et des segments interannulaires très courts. Contrairement à ce que l'on pourrait supposer, les fibres de Remak n'entrent qu'en très minime proportion dans la constitution du tronc sympathique. Elles deviennent, au contraire, très abondantes dans les branches viscérales, tandis que les fibres à myéline diminuent. A mesure qu'on s'approche de leur terminaison, on ne trouve plus que des fibres sans myéline. Il faut donc admettre que les tubes nerveux à myéline du cordon sympathique changent de structure et se transforment en fibres de Remak, en gagnant les plexus périphériques.

2) **Ganglions**. — Les ganglions, bien que compris dans la même gaine conjonctive que le cordon sympathique, ne se confondent pas avec lui ; mais se trouvent simplement accolés au nerf. Ces organes sont composés : d'une *enveloppe conjonctive* et de *cellules nerveuses*.

A. Enveloppe. — L'enveloppe du ganglion et du cordon sympathique présente une structure identique à celle des *gaines lamelleuses* des nerfs ; nous ne reviendrons pas sur la description de ces gaines qui a été donnée plus haut. Également on trouve, entre les fibres nerveuses, un tissu semblable au *tissu intrafasciculaire* des nerfs cérébro-spinaux.

B. Cellules. — Les cellules ont une structure différente suivant qu'on les considère chez les *batraciens* ou chez les *mammifères*.

1) *Cellules sympathiques de la grenouille.* — Chez la grenouille, elles offrent la forme d'une poire dont le pédicule serait représenté par une fibre nerveuse.

Chacune de ces cellules est constituée de la façon suivante :

1° On trouve à la périphérie une *membrane-enveloppe* munie, à sa face interne, de noyaux aplatis qui n'existent qu'au voisinage du

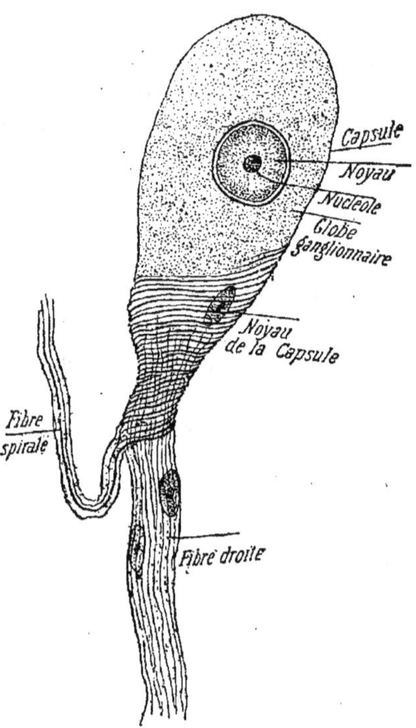

FIG. 85. — Cellule sympathique de la grenouille.

pédicule. Cette membrane paraît être formée par l'épanouissement de la gaine qui accompagne la fibre nerveuse.

2° Le corps cellulaire, proprement dit, est formé par une *masse granuleuse* contenant un *noyau* volumineux.

3° A un examen superficiel le *pédicule* de la cellule paraît représenté par une fibre nerveuse de telle sorte que les anciens anatomistes classaient les cellules sympathiques de la grenouille parmi les cellules nerveuses *unipolaires*. En réalté ce pédicule est formé par deux fibres nerveuses : l'une de ces fibres, la plus volumineuse, se dégage de la cellule en suivant un trajet rectiligne, c'est la *fibre droite;* l'autre s'enroule autour de la première en décrivant des tours de spire de plus en plus serrés à mesure qu'elle approche du globe ganglionnaire. Arrivée à la surface du protoplasma cellulaire, elle continue à monter en formant une sorte de calice qui enveloppe la partie inférieure de la cellule (RANVIER). Cette fibre est connue sous le nom de *fibre spirale*. Les rapports de la fibre droite et de la fibre spirale avec le protoplasma ne sont pas complètement élucidés. D'après ce que l'on sait de la structure des cellules nerveuses il est permis de penser que les fibrilles de la fibre droite forment, au-dessous de la capsule, une *écorce fibrillaire* dans laquelle viennent se perdre les fibrilles de la fibre spirale (1). Au voisinage de la cellule les deux fibres n'ont pas de myéline; mais, à une certaine distance de l'élément ganglionnaire, la *fibre spirale* se recouvre d'une *enveloppe de myéline* tandis que la *fibre droite* continue son trajet à l'état de *fibre de Remak*. D'après AXEL KEY et RETZIUS, la fibre droite se rendrait à la *périphérie*, la fibre spirale gagnerait le *centre nerveux* et mettrait la cellule en relation avec la moelle ou le cerveau.

2) *Cellules sympathiques des mammifères*. — Elles diffèrent beaucoup des cellules sympathiques des batraciens. Ce sont des cellules fusiformes, présentant des prolongements multiples qu'il est impossible de distinguer en prolongements protoplasmiques et en prolongements cylindraxiles, car tous se ressemblent entre eux. Les prolongements d'une cellule s'anastomosent avec les fibres semblables des cellules voisines en formant un système plexiforme dont la cellule représenterait un nœud. Au point de vue de sa structure intime, la cellule sympathique des mammifères est constituée de la manière suivante :

1° A la périphérie on trouve une *membrane-enveloppe* sur la face interne de laquelle sont appliqués plusieurs *noyaux* aplatis.

2° Au-dessous de la capsule se trouve une *écorce fibrillaire* formée par l'épanouissement des fibrilles qui constituent les prolongements cellulaires. Ceux-ci doivent être considérés comme des fibres de Remak. On ignore si l'un d'eux se couvre de myéline à une distance plus ou moins grande de la cellule.

(1) RANVIER. Cours d'anatomie générale professé au Collège de France. (Inédit.)

3º Enfin le corps de la cellule est formé par une *masse de proto-plasma granuleux* et renferme *deux gros noyaux* (1).

Vaisseaux du sympathique. — Le réseau vasculaire des cordons est semblable à celui des nerfs ; celui des ganglions prend une importance considérable. Les veines sont très volumineuses, dilatées en ampoule, et forment un plexus que RANVIER désigne sous le nom de *sinus veineux* des ganglions sympathiques.

(1) RAMON Y CAJAL, qui s'est occupé des cellules nerveuses des ganglions du grand sympathique, est arrivé aux conclusions suivantes :

1º Chaque cellule présente des *prolongements protoplasmiques* courts et variqueux qui se terminent librement dans l'épaisseur du ganglion. Le *prolongement cylindraxile* est unique, tantôt il se rend dans le cordon du grand sympathique pour se continuer avec une fibre de REMAK, tantôt il sort du ganglion pour aller constituer un nerf viscéral ;

2º Des fibres venues du cordon du grand sympathique ou de la moelle viennent former des arborisations terminales libres autour de chaque cellule ;

3º Les prolongements nerveux des cellules devenues fibres du cordon du grand sympathique fournissent de rares *collatérales* qui peuvent mettre en relation un grand nombre de cellules des ganglions plus ou moins éloignés.

CHAPITRE DIX-NEUVIÈME

TERMINAISONS NERVEUSES

Nous n'étudierons ici que les terminaisons des nerfs *moteurs* ; les terminaisons des *nerfs sensitifs* seront étudiées lorsque nous décrirons les organes des sens et la peau.

§ 1. — Terminaison des nerfs dans les muscles striés.

Si l'on examine la série des animaux, on trouve que les nerfs où se terminent pas, dans les muscles striés, selon un procédé unique ; mais on peut distinguer trois principales variétés de terminaisons nerveuses : les *éminences de Doyère* que l'on trouve chez les articulés ; les *buissons de Kühne* des batraciens anoures et les *plaques motrices*.

A. **Éminences de Doyère.** — On les trouve chez les articulés où elles se montrent sous forme de cônes appliqués, par leur base, sur les faisceaux primitifs. Chaque éminence de Doyère comprend deux parties : la *substance propre de l'éminence* et la *fibre nerveuse*.

1° La *substance propre de l'éminence* est constituée par une matière granuleuse, parsemée de noyaux, et recouverte par le sarcolemme au-dessous duquel elle est placée.

2° La *fibre nerveuse* (1) arrivée au niveau de l'éminence, abandonne sa gaine qui s'unit au sarcolemme, et s'enfonce dans la substance granuleuse, au sein de laquelle les fibrilles du cylindre-axe se dispersent. D'après RANVIER, il est impossible de les suivre au delà de la base du cône ; d'après d'autres histologistes, ces fibrilles s'uniraient aux disques minces des fibres musculaires.

B. **Buissons de Kühne.** — C'est chez les batraciens anoures, et spécialement chez la grenouille, que ce mode de terminaison nerveuse

---

(1) Les nerfs des articulés sont formés par des fibres sans myéline, constituées elles-mêmes par des fibrilles élémentaires. Chaque faisceau strié reçoit plusieurs fibres nerveuses qui viennent s'unir à lui sur différents points de sa surface.

a été étudié. Un tube nerveux, arrivé au niveau d'un faisceau primitif, se divise et se subdivise de façon à donner plusieurs branches qui
rampent à la surface du faisceau, perdent bientôt leur myéline et
pénètrent sous le sarcolemme. Lorsqu'elles se sont mises en rapport
avec la substance striée, elles fournissent une série de *fibres rectilignes* ou légèrement sinueuses qui cheminent sous le sarcolemme
parallèlement à l'axe du faisceau, et que RANVIER désigne sous le
nom de *tiges terminales* (1) car elles semblent se terminer par une
extrémité arrondie ou effilée. C'est là le buisson de KÜHNE. D'après
d'autres auteurs, les *tiges terminales* de RANVIER donneraient naissance à des fibrilles plus fines qui pénétreraient dans l'*intérieur* même
du faisceau primitif et y formeraient un réseau extrêmement délicat.

C. **Plaques motrices**. — Les nerfs se terminent dans les muscles

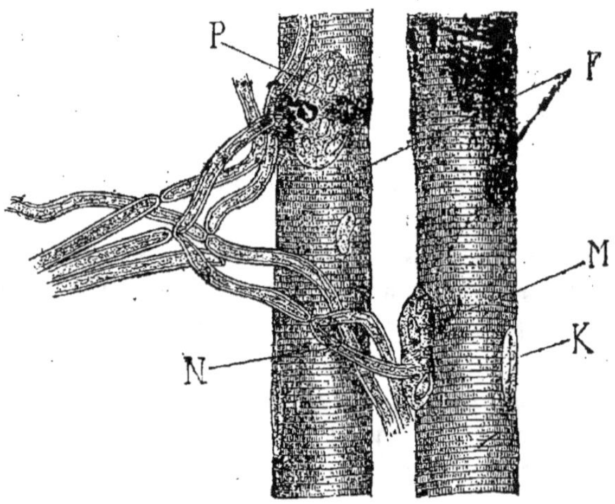

FIG. 86. — Plaques motrices.

F. Faisceau musculaire. — P, M. Plaques motrices. — N. Fibres nerveuses.

striés des mammifères, des poissons, des oiseaux et des reptiles sous
forme d'éminences nerveuses qui ont recu le nom de *plaques motrices* (ROUGET). Chaque faisceau primitif possède une plaque
motrice qui présente à étudier une *substance* servant de support à
l'élément nerveux, et la *fibre nerveuse* elle-même.

a. — *La substance, qui sert de support à l'appareil nerveux*

(1) On trouve des noyaux le long des branches du buisson de Kühne.

terminal, est entièrement placée sous le sarcolemme. C'est une substance finement granuleuse, parsemée de noyaux. Ces noyaux sont de trois espèces : les noyaux des branches de l'arborisation, les noyaux appartenant à la membrane qui recouvre la plaque terminale (noyaux vaginaux), et enfin les noyaux propres à la substance de la plaque (noyaux fondamentaux).

b. — La *fibre nerveuse*, arrivée au niveau de la plaque motrice,

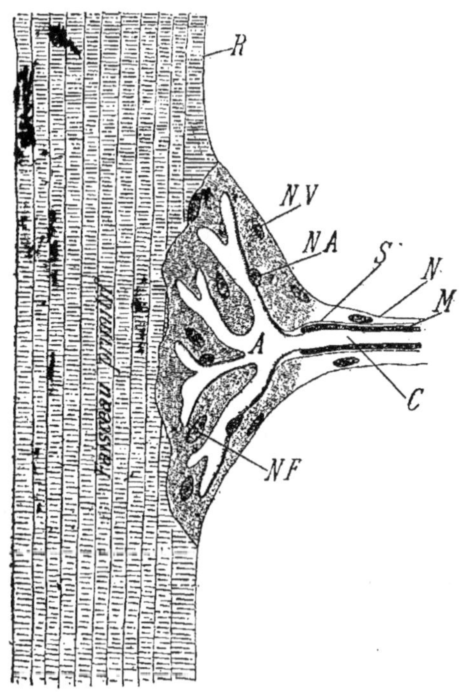

FIG. 87. — Structure d'une plaque motrice. (Schématique.)

R. Sarcolemme.
N V, N A., N F. Noyaux de la plaque motrice.
C. Cylindre-axe.

A. Arborisation terminale.
S. Gaine de Schwan.
N. Gaine de Henle.
M. Myéline.

perd sa myéline et sa gaine de Henle qui s'unit au sarcolemme, et pénètre sous ce dernier. A ce niveau, elle se ramifie en une arborisation terminale formée par des branches ramifiées sinueuses, alternativement rétrécies et renflées, et se terminant par des extrémités libres, tantôt arrondies, tantôt légèrement effilées. Toutes ces branches donnent naissance à des branches secondaires dont l'étendue et le trajet sont très variés. Quelquefois, elles s'anastomosent entre elles, mais le plus souvent, elles restent individualisées. Si l'on étudie la

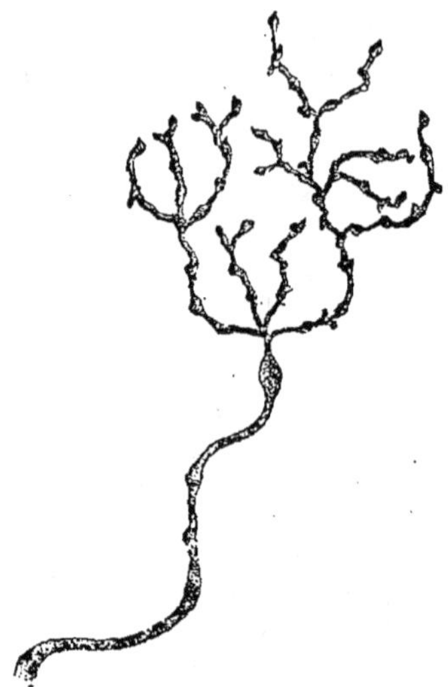

FIG. 88. — Arborisation terminale d'une plaque motrice.

structure fine de ces branches, on voit qu'elles paraissent formées de deux substances : une portion centrale ayant un faible indice de réfraction et une portion périphérique, au contraire, ayant une réfringence plus élevée et qui dépasse même celle des parties qui l'entourent (RANVIER).

§ 2. — Terminaison des nerfs dans les muscles lisses.

Avant de se terminer dans les muscles lisses, les nerfs forment trois plexus ou réseaux :

Un plexus *fondamental ;*

Un plexus *intermédiaire ;*

Un plexus *intra-musculaire.*

1º *Plexus fondamental.* — Le plexus fondamental est situé dans la *tunique celluleuse* sous-jacente aux muscles. Il est formé, soit par les *deux variétés de fibres nerveuses*, comme dans la vessie de la grenouille, soit exclusivement par des *fibres sans myéline,* comme dans le plexus myentérique de l'intestin du lapin. Quand il y a des fibres à myéline, elles perdent leur moelle avant de concourir à la formation du plexus proprement dit. Ce dernier se présente sous la forme d'un réseau dont les travées, formées par un nombre considérable de fibrilles qui s'entrecroisent d'une façon extrêmement

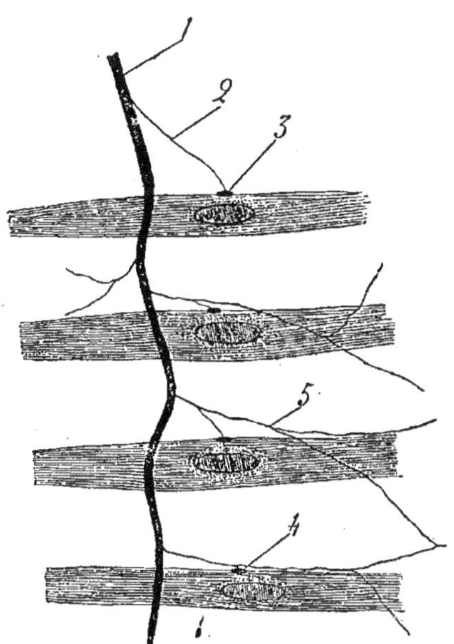

FIG. 89. — Terminaisons nerveuses dans les fibres lisses.
(Figure de démonstration.)

1. Fibre nerveuse.   3, 4. Taches motrices.
2. Fibre destinée à une cellule.   5. Plexus nerveux.

compliquée, renferment, au niveau des nœuds, un nombre assez considérable de *cellules nerveuses* multipolaires.

2° *Plexus intermédiaire.* — Du plexus fondamental se dégagent des fibres nerveuses, qui se divisent et se subdivisent en formant un plexus dont les travées ne renferment pas de cellules nerveuses. Ce plexus unit le plexus fondamental au plexus intra-musculaire.

3° *Plexus intra-musculaire.* — Ce plexus se présente sous la forme d'un réseau à mailles losangiques ou polygonales, dont les plus grosses travées, parallèles au grand axe des cellules, sont unies par des rameaux plus petits, perpendiculaires à ces mêmes cellules. Les fibres lisses sont ainsi enveloppées par le réseau nerveux. Du plexus intramusculaire se dégagent des fibres terminales extrêmement grêles, qui s'insinuent entre les cellules et vont se terminer, au voisinage du noyau de la fibre lisse, par un petit renflement désigné sous le nom de *tache motrice*. Chez certains animaux, ces *fibres terminales* semblent manquer et les travées du réseau intramusculaire paraissent simplement se renfler au niveau du noyau.

D'après RANVIER, il n'y a pas lieu de considérer ce mode de terminaison comme différent du précédent, car il s'agit de véritables taches motrices possédant un *pédicule extrêmement court*.

Les histologistes ne sont pas entièrement d'accord sur le mode de terminaison des nerfs dans les muscles lisses. Tandis que les uns affirment qu'il n'y a rien au delà du plexus *intramusculaire*, les autres soutiennent que les nerfs se terminent, dans les muscles lisses, par des extrémités libres. C'est, tantôt dans le *noyau* et même dans le *nucléole*, tantôt dans le *protoplasma* qui occupe le centre de l'élément contractile, que l'on a placé le renflement punctiforme (*tache motrice*) où aboutit la fibre terminale (1).

---

(1) Nous avons placé l'étude du système nerveux dans la première partie de cet ouvrage avec les tissus, parce que nous n'avons pas voulu séparer cette étude de celle du tissu et des éléments nerveux. Il nous a semblé qu'il était utile de nous écarter de notre plan et de réunir la description des tissus et des organes nerveux.

DEUXIÈME PARTIE

DES APPAREILS ET DES ORGANES

CHAPITRE PREMIER

SYSTÈME VASCULAIRE SANGUIN

Sang.

Le sang des vertébrés, le seul que nous considérions ici, est un liquide rouge pourpre, formé de deux parties distinctes : une *partie liquide (plasma)* et une *partie solide* constituée par des éléments figurés variables de forme et de dimension.

Les éléments figurés du sang se présentent sous la forme de corpuscules dont on peut distinguer trois variétés :

a. — Les uns, colorés en jaune clair, sont très petits et extrêmement nombreux. Ce sont les *globules rouges*.

b. — Les autres, moins nombreux, sont incolores et beaucoup plus volumineux. Ce sont les *globules blancs*.

c. — Enfin, ceux de la troisième variété se présentent sous la forme de *granulations* sphériques ou anguleuses.

§ I. — Globules rouges.

Les globules rouges du sang ont été découverts par Swammerdam en 1658 dans le sang de la grenouille et quelques années plus tard par Malpighi dans le sang du hérisson (1665). Ce fut Leuwenhoek (1673) qui vit le premier les globules du sang de l'homme, et établit d'une façon indiscutable que, chez tous les vertébrés, le sang doit sa coloration à la présence des globules rouges.

Forme. — Les globules rouges, considérés au point de vue de leur forme, peuvent être classés en deux grandes catégories : les globules rouges des *vertébrés non mammifères* et les globules des *vertébrés mammifères*.

1) *Globules des vertébrés non mammifères.* — Chez les vertébrés non mammifères (oiseaux, reptiles, poissons, batraciens), les

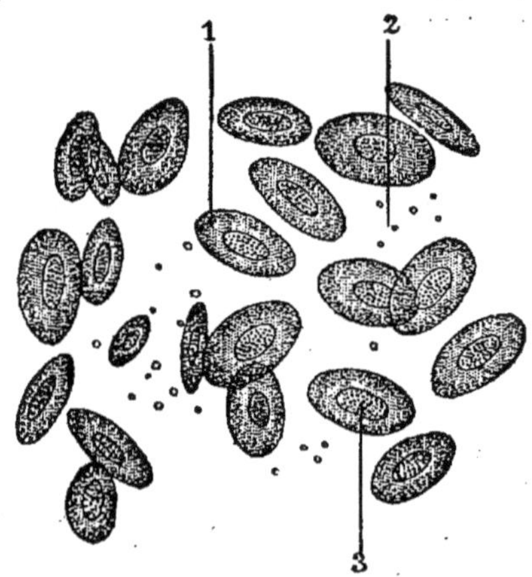

FIG. 90. — Globules du sang de grenouille.

1. Globule rouge. — 2. Granulations libres. — 3. Noyaux des globules rouges.

globules rouges ont une *forme elliptique* (1) et possèdent un *noyau*, situé au centre du globule. Ce *noyau* est plus épais que le globule, de telle sorte qu'il fait saillie sur les deux faces, et donne au disque globulaire une forme bi-convexe. Quand on examine les noyaux des globules rouges du triton ou de la salamandre terrestre, on voit que leur surface n'est point lisse, mais qu'elle présente un nombre considérable de bosselures, lui donnant un aspect mûriforme. Les histologistes ont attribué cette apparence tantôt à la présence d'un *réticulum intra-nucléaire* (BUTSCHLI, KLEIN) ; tantôt à une série de *plicatures de la mince pellicule* qui limite extérieurement le noyau (RANVIER, RENAUT). Ce noyau, traité par l'alcool au tiers, laisse voir un ou deux nucléoles.

(1) Les globules rouges des cyclostomes présentent une forme arrondie, bien qu'ils renferment un noyau comme les globules des batraciens.

Le *corps du globule* est constitué par une masse protoplasmique imprégnée d'hémoglobine. Il ne possède pas de membrane-enveloppe.

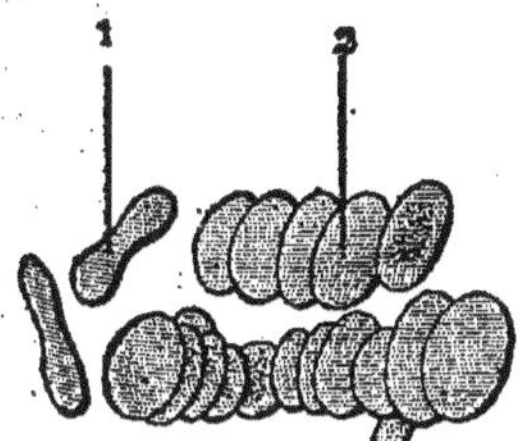

FIG. 91. — Globules rouges du sang de l'homme.

1. Globule vu de profil.
2. Piles de globules rouges.

distincte, mais on trouve, à sa surface, une condensation du protoplasma qui simule une enveloppe.

2) *Globules rouges des vertébrés mammifères.* — Chez les vertébrés mammifères, le globule rouge a la forme d'un *disque biconcave*, qui présente un contour parfaitement circulaire, sauf

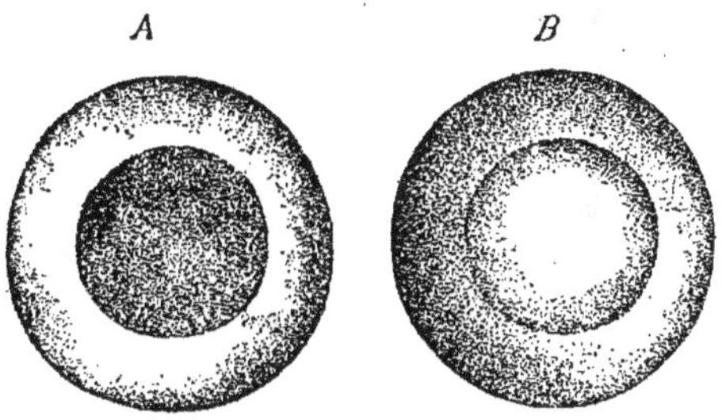

FIG. 92. — Globules rouges.

A. Aspect du globule quand on éloigne l'objectif. — B. Aspect du globule quand on rapproche l'objectif.

chez les caméliens où il est elliptique. En raison de cette forme le globule, vu de face, offre un bord saillant et un centre obscur, quand on éloigne l'objectif, tandis que, lorsqu'on le rapproche, le centre devient clair et les bords obscurs. Vu par sa tranche, il présente l'aspect d'une haltère ou d'un biscuit. Les globules des mammifères sont formés par une masse de protoplasma infiltrée d'hémoglobine et *ne renferment pas de noyau.*

Nombre des globules. — Il existe un assez grand nombre de méthodes pour la numération des globules du sang ; nous décrirons celle de M. MALASSEZ, qui est reconnue par tous les histologistes comme fournissant les résultats les plus précis.

Les appareils dont se sert M. Malassez sont au nombre de deux : une *pipette graduée* ou mélangeur Potain et une *chambre humide graduée*.

Le *mélangeur* Potain se compose d'un tube de verre, de calibre

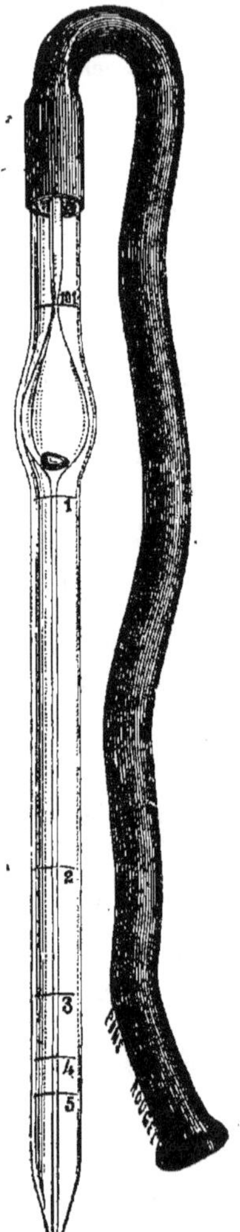

FIG. 93. — Mélangeur Potain.

très étroit, dans lequel on peut distinguer trois parties : le *tube de prise*, allongé et terminé en pointe ; le *réservoir*, ayant la forme d'une ampoule dans laquelle se trouve une petite boule de verre parfaitement mobile ; le tube d'*aspiration*, auquel on adapte un petit tuyau de caoutchouc. Cet appareil est gradué de telle sorte que le réservoir présente une capacité cent fois plus grande que l'étendue du tube de prise depuis l'ampoule jusqu'à l'extrémité de la pointe ; un trait, placé de chaque côté du réservoir, indique exactement le point où les proportions se trouvent exactes. Ces traits sont marqués 1 et 101. En outre de ces divisions que l'on utilise, comme nous le verrons plus loin, pour obtenir une dilution de sang au 100e, le tube de prise est divisé en une série de segments plus petits, ayant une valeur moindre et correspondant à 1/200, 1/300, 1/400, 1/500 du réservoir. Ces divisions, marquées 2, 3, 4 et 5, servent quand on veut obtenir une dilution de sang au 200e, 300e, 400e ou 500e.

La *chambre humide graduée* du Dr MALASSEZ est formée

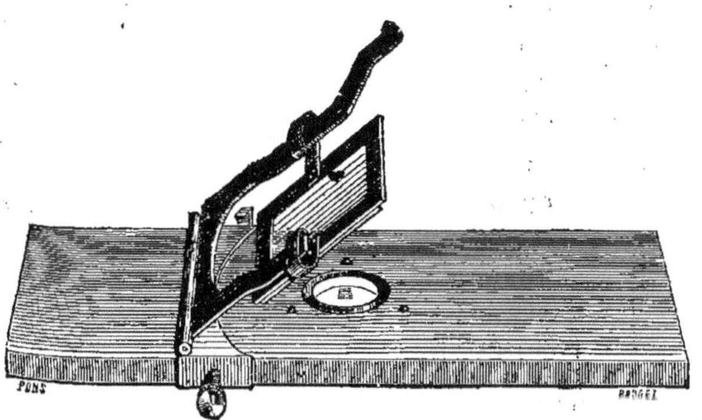

FIG. 94. — Chambre humide graduée de M. MALASSEZ.

d'une lame métallique au milieu de laquelle se trouve une ouverture dans laquelle on a serti un disque de verre. En dehors de ce disque se trouvent trois vis dont la pointe, dirigée en haut, fait une saillie qu'il est possible de régler mathématiquement. Sur le disque on a gravé un réseau formé de rectangles ayant 1/5mm d'un côté et 1/25mm de l'autre, ce qui donne, pour l'évaluation de leur surface, 1/20 de millimètre carré. Cinq rectangles sont subdivisés en vingt petits carrés qui serviront plus spécialement à la numération des globules rouges. Un compresseur métallique, destiné à appliquer exactement une lamelle couvre-objet sur les vis, se trouve annexé à l'appareil. Quand les vis font une saillie de 1/5 de millimètre au-dessus de la lame, le volume d'un liquide, placé dans un des petits rectangles, se trouve être de 1/100 de millimètre cube.

Ceci connu, voici comment il convient de procéder pour compter les globules, chez l'homme. Après avoir placé une ligature au niveau de la dernière plalange d'un doigt de façon à entraver la circulation de retour, on pique la peau au voisinage de l'ongle. On aspire le sang dans le mélangeur jusqu'au trait marqué **1**, puis on achève de remplir le réservoir jusqu'au trait 101 avec un sérum artificiel destiné à diluer le sang. Le sérum employé par le Dr MALASSEZ possède la composition suivante :

> Eau distillée............................... 100
>
> Sulfate de soude............................ 5

Pour mélanger, on agite l'appareil en tous sens, afin que la petite boule, mise en mouvement, brasse vivement le liquide. On obtient ainsi une dilution de sang au 100e. On achève la préparation en plaçant une goutte du mélange sanguin sur la glace quadrillée qu'on recouvre exactement de la lamelle à l'aide du compresseur. Il est facile d'arriver à déterminer le nombre des globules, car ceux-ci ne tardent pas à tomber sur la glace quadrillée. On compte les globules rouges d'un rectangle en passant en revue les cinq carrés qui le composent; puis, comme l'espace représenté par le rectangle répond à 1/100e de millimètre cube et que le mélange de sang est également à 1/100e, on multiplie le chiffre obtenu deux fois par 100, c'est-à-dire on ajoute quatre zéros. Pour avoir un résultat plus précis, on peut compter les globules dans plusieurs rectangles, diviser le chiffre obtenu par le nombre de rectangles et ajouter quatre zéros. Pour avoir le nombre de *globules blancs*, il faut compter les globules dans tous les rectangles. Ceux-ci étant au nombre de 100 répondent à 1 millimètre cube du mélange : il suffira donc de multiplier le nombre obtenu par le titre de la dilution (100) pour avoir le résultat cherché.

Les résultats fournis par la méthode de MALASSEZ montrent que le nombre des globules rouges varie énormément suivant les animaux :

Chez l'*homme*, le sang renferme un peu moins de 5 millions de globules rouges par millimètre cube ; ce chiffre s'abaisse, chez la femme, à 4,500,000. Dans l'état de maladie, il peut tomber à 500,000 (*anémie pernicieuse*). Le sang des capillaires de la peau renferme plus de globules que celui des artères; celui des veines en contient davantage que celui des artères.

Chez les autres *mammifères*, le nombre des globules varie entre 3 et 18 millions ; les *oiseaux* ont un nombre de globules inférieur à celui des mammifères, le chiffre le plus élevé est de 4 millions, le plus bas est de 1,500,000 ; chez les *poissons*, le nombre des globules diminue encore (MALASSEZ).

Dimensions des globules. — Les dimensions des globules ne sont pas moins variables que leur nombre. C'est chez les vertébrés non mammifères que les globules atteignent leurs plus grandes dimensions. Chez l'homme, ils ne mesurent que 7 à 8 μ de largeur et 1 μ 9 d'épaisseur sur les bords (1). Les globules rouges les plus petits sont ceux du chevrotin de Java, ils n'ont que 2 μ de largeur. D'après MILNE-EDWARDS, le volume des globules serait en raison inverse de l'activité des phénomènes respiratoires. A l'état patholo-gique, ils peuvent devenir plus volumineux et mesurer 10 à 15 μ ou présenter de très petites dimensions, 3 à 5 μ (globules géants et globules nains de l'anémie pernicieuse).

Action des réactifs. — Avant d'étudier l'action que les réactifs exercent sur les globules rouges, nous devons indiquer les altérations que subissent ces éléments dans le sang de l'homme extrait des vais-seaux. Quand on examine une préparation microscopique de sang frais et pur, on voit bientôt les globules, flottant dans le plasma, s'ac-coler les uns aux autres, de manière à former des colonnes de glo-bules superposés que l'on a très justement comparées à l'arrangement des pièces dans une pile de monnaie. Ce phénomène se produit même dans le sang défibriné : il n'est donc pas produit, comme l'a sup-posé DOGIEL, par la coagulation de la fibrine. D'après WELCKER, la disposition en pile s'expliquerait par une sorte d'attraction exercée par les hématies les unes sur les autres, et par la tendance qu'ont les corps plats, en suspension dans un liquide, à se mettre en contact par leur plus large surface.

Si l'on examine la préparation précédente, au bout de vingt-quatre

(1) Au point de vue de la taille, il y a lieu, d'après le professeur HAYEM, de distinguer, chez l'adulte, trois variétés de globules rouges : les grands, les moyens et les petits. Les grands ont un diamètre de 8 μ 5 à 9 μ, les moyens ont 7 μ 5, et les petits de 6 μ 5 à 6 μ de diamètre. Sur 100 globules rouges, il y a environ 75 globules moyens, 12,5 grands, et 12,5 petits. Il existe d'ailleurs des différences individuelles extrêmement marquées. En outre de ces globules, il y aurait dans le sang normal quelques *globules nains* dont les dimensions sont inférieures à 6 μ et quelques *globules géants* dont le diamètre dépasse 9 μ 5. (HAYEM. *Du sang et de ses altérations anatomiques*, p. 63.)

heures, on voit qu'un grand nombre de globules sont devenus sphériques, et que la plupart des globules restés discoïdes se montrent crénelés sur leurs bords, ou même hérissés de prolongements épineux. Ces *globules crénelés* n'existent pas à l'état normal dans le sang; mais un grand nombre de circonstances favorise leur formation: « ainsi il suffit de laisser la goutte de sang une demi-minute à l'air avant de la recouvrir d'une lamelle, pour que les globules crénelés et épineux soient très nombreux » (RANVIER) (1).

1° *Action de l'eau.* — L'eau, ajoutée à une préparation de sang, dissout rapidement l'hémoglobine et prend une teinte jaune. Sous son influence, le corps du globule se décolore et devient sphérique.

2° *Solutions salines.* — Un grand nombre de solutions salines étendues exercent la même action que l'eau ; d'autres, au contraire (chlorure de sodium, sulfate de soude, etc...), conservent les globules sans les altérer. On utilise cette propriété pour préparer les sérums artificiels.

3° *Alcool.* — L'alcool faible agit comme l'eau et dissout l'hémoglobine ; l'alcool absolu fixe les globules dans leur forme sans les décolorer.

4° *Éther.* — L'éther rend les globules sphériques et incolores, tandis que le liquide se colore en jaune.

5° *Réactifs fixateurs.* — L'*acide osmique* et les solutions de bichromates à 2 p. 100 fixent les globules rouges avec une énergie telle qu'on peut, ensuite, faire agir un agent chimique quelconque sans modifier la forme des globules.

6° *Réactifs colorants.* — Les solutions d'*éosine* ont une affinité spéciale pour les globules rouges et les colorent en *rouge brique.*

---

(1) Les globules rouges sont visqueux, élastiques et malléables. C'est à leur *viscosité* qu'il faut attribuer la propriété qu'ils ont de se mettre en pile tant dans les vaisseaux que dans le sang extrait de l'organisme. Quand on essaie de séparer deux globules rouges empilés, on voit que les éléments s'étirent plus ou moins, et une fois écartés, restent adhérents par une sorte de filament ténu qui ne tarde pas à se rompre. C'est ce filament que DOGIEL considérait comme formé par de la fibrine, mais qui, ainsi que l'ont montré WEBER et SUCHARD, est constitué par la substance elle-même du globule. Dès que le fil unissant les globules s'est rompu, ceux-ci, qui s'étaient étirés, reprennent leur forme et leurs dimensions primitives. C'est là, déjà, une preuve de leur grande élasticité et de leur malléabilité ; mais c'est dans la circulation elle-même que ces propriétés se manifestent dans toute leur intensité. On voit, en effet, les globules s'engager dans des capillaires trop étroits, s'effiler, s'étirer de mille manières, prendre la forme en bissac quand ils rencontrent un éperon vasculaire, et reprendre exactement leur forme discoïde quand ils pénètrent dans un vaisseau plus large.

7° *Dessiccation.* — La dessiccation *lente* altère les globules qui présentent l'aspect crénelé ; la dessiccation *brusque* fixe admirablement les globules dans leur forme. Pour obtenir de bonnes préparations, il faut chauffer une lame porte-objet à 60° ou 70° et y déposer une goutte de sang que l'on étale rapidement avec une aiguille promenée à plat sur le verre. La dessiccation est instantanée, les globules sont fixés dans leur forme et dans leurs dimensions ; leur dépression centrale est même conservée.

8° *Chaleur.* — L'action de la chaleur peut être étudiée soit à l'aide de la platine chauffante, soit à l'aide du procédé de la barre d'étain (RANVIER). On touche avec une barre d'étain, chauffée jusqu'à

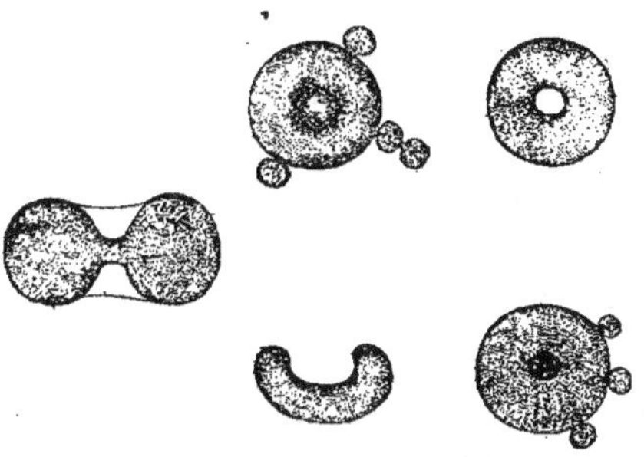

FIG. 95. — Action de la chaleur sur les globules rouges.

ce que son extrémité subisse un commencement de fusion, une lame de verre sur la face opposée de laquelle on a placé une goutte de sang. Il faut avoir soin d'établir le contact à l'endroit qui répond au centre de la goutte. Si on examine ensuite les différentes zones de la goutte en s'éloignant progressivement du centre, on trouve :

1° Au niveau du point touché, une zone transparente et incolore où on ne trouve que des débris de globules. Sous l'influence de la haute température produite par la barre d'étain, les globules paraissent s'être détruits et comme fondus.

2° Plus en dehors, les globules sont devenus incolores et sphériques ; plus en dehors encore, les globules sont sphériques, décolorés, mais ils émettent des boules sarcodiques isolées ou disposées en chaînes et réunies entre elles et au globule par des filaments. Les boules et les filaments sont constitués par une substance semblable à celle des globules. Au milieu des globules à boules sarcodiques, il s'en rencontre qui paraissent avoir un trou central. « En réalité, ce sont des globules en forme de calotte vus de face, la dépression centrale a été exagérée et le globule a pris la forme d'une cupule. D'autres globules présentent la forme d'haltères, c'est-à-dire de deux boules réunies par une tige. » (RANVIER.)

9° *Froid.* — La congélation, répétée à plusieurs reprises, amène la dissolution de l'hémoglobine dans le plasma. C'est même sur cette propriété qu'est basée la préparation de l'hémoglobine par la méthode de ROLLET.

10° *Électricité.* — Les courants faradiques et les décharges d'une bouteille de Leyde agissent comme le froid. Les courants continus n'agissent pas sur les globules, si ce n'est au voisinage des électrodes.

11° *Liquides de l'organisme.* — Les liquides de l'organisme, très riches en chlorure et en sulfate de sodium, ne les attaquent pas. Les liquides intestinaux les altèrent avec une grande énergie : le *suc gastrique* les brunit et les rend friables ; la *bile* les dissout sans laisser de traces ; l'*urine* rend les globules sphériques et les décolore (1).

Composition chimique. — Au point de vue chimique, le globule rouge est formé de deux substances albuminoïdes : l'une est une matière blanche, molle, granuleuse au microscope, insoluble dans l'eau (*globuline*) ; l'autre est cristallisable (*hémoglobine*) et n'est que très faiblement fixée par le globule.

---

(1) Le professeur Hayem résume comme il suit les altérations de forme et de couleur qui peuvent se produire dans une préparation de sang :

1° *État vésiculeux* : La transformation sphérique ou vésiculeuse des globules rouges peut se produire soit sous l'influence de l'humidité, soit même sous l'influence du traumatisme résultant d'une compression plus ou moins forte des globules. Elle présente deux variétés : dans la première variété les globules n'ont pas perdu leur matière colorante et sont devenus sphériques, ils paraissent alors plus petits et plus sombres que les globules discoïdes ; dans la seconde variété les globules sont devenus sphériques et ont perdu leur matière colorante. Si la disparition de cette dernière est complète, ils deviennent très difficilement perceptibles.

2° *État épineux* : L'état épineux est caractérisé par la production de pointes, d'épines à la surface des globules, soit discoïdes, soit ayant déjà subi la transformation vésiculeuse. Le globule peut prendre un aspect muriforme.

3° *Fragmentation* : La fragmentation des globules rouges se produit sous l'influence d'une pression forte exercée sur la lamelle. Chacun des fragments se transforme en une boule lisse ou épineuse, tantôt fortement colorée, le plus souvent pâle. La pression, au lieu de fragmenter les globules, peut les aplatir, les étaler, augmentant ainsi leurs diamètres et diminuant leur coloration. Cette modification a pu faire croire à l'existence de globules géants et décolorés.

4° *État crénelé* : Ce sont des globules qui présentent sur leurs bords de petites dents ou festons (HAYEM, *loc. cit.*, p 70).

Les globules contiennent aussi en petites quantités d'autres matières telles que la lécithine, la cholestérine, la nucléine et différents sels.

    Globuline.................................   12
    Hémoglobine...............................   85
    Sels......................................   3
                                              ————
                                               100

1. GLOBULINE. — La globuline forme le stroma des globules. DENIS, qui lui a donné le nom qu'elle porte, a indiqué le procédé suivant pour la retirer du sang d'oiseau. Le sang de poulet, préalablement défibriné, est mélangé avec son volume d'une solution de chlorure de sodium à 1/10. On l'abandonne pendant quelques heures en ayant soin de l'agiter de temps en temps. Les globules s'agglutinent et forment une masse visqueuse assez semblable à de l'empois. On divise ce magma visqueux en petits fragments qu'on lave, d'abord avec la solution de sel, puis avec de l'eau pure, tant que celle-ci se colore. Le résidu, épongé avec du papier filtre, se présente sous la forme d'une substance blanche, translucide, formée de fragments peu élastiques assez semblables à des lambeaux de chair ou à des membranes. C'est la *globuline* de DENIS.

Cette matière, *insoluble* dans l'eau pure, se gonfle sans se dissoudre dans le chlorure de sodium au 10e, en formant une sorte d'empois. Cette demi-dissolution est coagulée par l'eau, par l'alcool, par les alcalis et par les acides. Si, avant de faire agir la solution de sel, on fait bouillir la globuline avec de l'alcool, cette substance ne se dissout plus ; c'est la *globuline modifiée* de Denis. A l'état frais la globuline se dissout dans les acides et dans les alcalis très étendus ainsi que dans les cholates alcalins. Elle est à peine soluble dans l'acide chlorhydrique étendu, mais se dissout dans le plasma additionné d'une petite quantité de chloroforme, d'alcool ou d'éther (WURTZ).

2. HÉMOGLOBINE. — Cette substance cristallisable, appelée quelquefois hémato-globuline ou hémato-cristalline, constitue les 9/10 environ du poids des globules secs. Pour obtenir une préparation microscopique d'hémoglobine, on peut employer l'un des procédés suivants :

1er *procédé*. — On ouvre le vaisseau dorsal d'une sangsue officinale gorgée de sang depuis deux ou trois jours. On prend avec une pipette une goutte de lymphe que l'on dépose sur une lame. En conservant la préparation sous une cloche humide pendant quelque temps et en la laissant ensuite se dessécher bien lentement, on obtient des cristaux d'hémoglobine.

2e procédé. — On peut encore opérer de la manière suivante : on place une goutte de sang défibriné sur un porte-objet et on la laisse évaporer jusqu'à ce que les bords commencent à se dessécher ; on dépose ensuite, au centre, une goutte d'eau et on couvre d'une lamelle. Le liquide déborde, ainsi, au delà de l'anneau d'abord formé et les cristaux ne tardent pas à se montrer (WURTZ, *Chimie biologique*, p. 301).

Il existe un nombre considérable de méthodes chimiques pour obtenir l'hémoglobine pure ; nous ne les décrirons pas, nous contentant d'indiquer un procédé simple pour obtenir ce corps cristallisé. On place, dans une éprouvette, du sang de chien défibriné auquel on ajoute de l'éther jusqu'à ce que le sang ait perdu sa coloration vive et opaque pour prendre la transparence d'un sirop. On l'abandonne ensuite dans un endroit frais. Après un temps variable, le liquide s'est transformé en un magma de cristaux d'hémoglobine.

L'hémoglobine ne cristallise pas avec une égale facilité chez tous les animaux : on obtient très difficilement des cristaux avec le sang humain ; au contraire, l'hémoglobine du chien, du rat, du cochon Inde, de l'écureuil, du cheval cristallise avec une grande facilité.

Forme et composition des cristaux d'hémoglobine. — Les cristaux d'hémoglobine se présentent avec une forme variable suivant l'animal que l'on considère. Ceux du sang de *l'homme* sont des prismes à quatre pans et se représentent souvent sous forme de rectangles, ou de rhombes allongés. Les cristaux du sang de *chien* forment généralement des prismes à quatre pans ; ceux du sang de *chat* sont des tables rhomboïdales minces ou des prismes à quatre pans avec des faces terminales très obliques. Seuls les cristaux de *sang de dinde* paraissent appartenir au système régulier : ce sont des cubes rarement modifiés par des faces octaédriques. Les cristaux du sang *d'écureuil* apparaissent comme des tables hexagonales. L'hémoglobine du sang de *rat* ou de *cochon d'Inde* cristallise en tétraèdres ou en octaèdres orthorhombiques ; celle du sang *d'oie* en tables rhomboïdales minces : les uns et les autres cristaux appartiennent probablement au système du prisme orthorhombique (1).

(1) WURTZ. *Chimie biologique*, p. 302.

Le tableau suivant indique la composition de l'hémoglobine du chien d'après les analyses de Hoppe-Seyler :

Carbone.................................... 52 85
Hydrogène................................. 7 32
Azote...................................... 16 17
Oxygène.................................... 21 84
Soufre..................................... 0 39
Fer.. 0 43
                                          ______
                                            100

A l'état humide, l'hémoglobine se présente comme une masse pâteuse, rouge cinabre, qui séchée dans le vide, au-dessous de zéro, se transforme en une poudre rouge brique. Elle est *soluble* dans l'*eau*, sa solution aqueuse présente une réaction acide et peut être conservée assez longtemps sans altération, surtout quand elle est très étendue. Elle est également soluble dans les *solutions alcalines*. Elle est *insoluble* dans l'*éther*, l'*alcool*, la *benzine*, le *chloroforme*, le *sulfure de carbone*; mais se *dissout* très bien dans l'*urine*, les *solutions albumineuses*, les *sérosités*, la *bile*, l'eau *glycérinée*. Les *acides* décomposent ses solutions et produisent un précipité brun.

La propriété que possède l'hémoglobine de fixer l'*oxygène* et de l'abandonner dans certaines circonstances, représente le fait le plus intéressant de son histoire. Un gramme d'hémoglobine absorbe 1 gr. 3 d'oxygène, c'est-à-dire un peu plus que son poids, et son affinité pour ce gaz augmente avec la température jusqu'à 45° où elle cesse brusquement. L'hémoglobine oxygénée possède une coloration vermeille caractéristique du sang artériel. Une solution concentrée d'hémoglobine ne laisse passer que les rayons rouges du spectre ; une solution plus faible laisse passer les rayons jaunes et verts, ce qui nous explique la coloration verdâtre de la chlorose.

Examinée au spectroscope, l'hémoglobine oxygénée présente deux bandes d'absorption entre les lignes D et E du spectre. La première de ces lignes commence à droite de la ligne D, la seconde finit en deçà de E. Cette dernière est beaucoup plus large que la première. Lorsque l'hémoglobine oxygénée se trouve en présence d'un corps moins riche en oxygène, elle perd son oxygène. L'*hémoglobine réduite* présente un spectre différent de celui de l'oxy-hémoglobine et caractérisé par une *seule bande d'absorption*, aussi large que les deux précédentes, et située un peu à droite de la ligne D.

L'hémoglobine est susceptible de se combiner non seulement avec l'oxygène, mais encore avec d'autres gaz : *l'oxyde de carbone*, le *bioxyde d'azote*.

L'hémoglobine *oxycarbonée* est infiniment plus stable que l'hémoglobine oxygénée. Les agents réducteurs de cette dernière substance, l'action du vide, la putréfaction même, sont impuissants à détruire l'association de l'oxyde de carbone et de l'hémoglobine. Quand on traite du sang par l'oxyde de carbone, les globules deviennent cas-

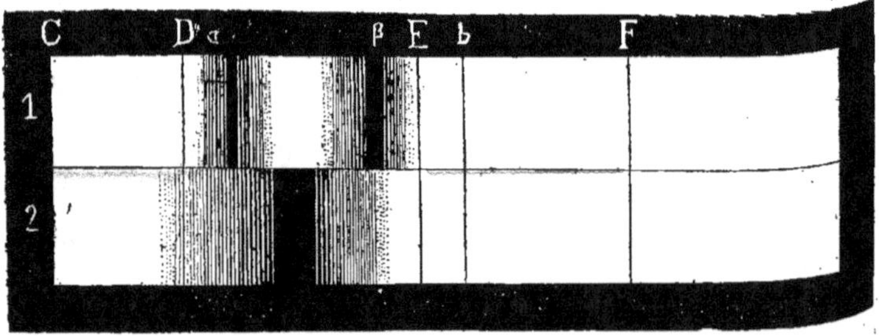

FIG. 96. — Examen spectroscopique du sang.

1. Spectre de l'oxy-hémoglobine. — 2. Spectre de l'hémoglobine réduite (d'après WURTZ).

sants, rouge cerise et n'absorbent plus l'oxygène. Examinée au spectroscope, l'hémoglobine oxycarbonée présente, comme l'oxy-hémoglobine, deux bandes d'absorption situées entre les lignes D et E du spectre ; mais la première bande est très petite, et toutes deux sont situées plus à droite que les bandes de l'oxy-hémoglobine. En outre, ces bandes ne sont pas modifiées par les agents réducteurs.

La combinaison de l'hémoglobine avec le *bioxyde d'azote* est encore plus stable que l'hémoglobine oxycarbonée. Son spectre présente les mêmes bandes d'absorption et résiste également aux agents réducteurs.

Quand on traite une goutte de sang par l'acide acétique et par le chlorure de sodium, il se produit un corps dérivé de l'hémoglobine, le *chlorhydrate d'hématine* qui sert en médecine légale à reconnaître les taches de sang.

Pour l'obtenir, il faut placer une goutte de sang sur une lame porte-objet et ajouter du chlorure de sodium et une goutte d'acide acétique.

On chauffe pendant quelques instants au-dessus d'une lampe à alcool jusqu'à ce qu'il commence à se former des bulles de gaz. On laisse refroidir et on examine au microscope les bords desséchés de la préparation. Les cristaux de chlorhydrate d'hématine sont encore connus sous le nom de *cristaux d'hémine* ou encore de cristaux de Teichmann, du nom de l'auteur qui les a découverts.

Ils se présentent, au microscope, sous l'aspect de *petits prismes rhombiques*, c'est-à-dire de corps qui, vus de face, ont la forme de parallélogrammes allongés. Leur *couleur* varie du jaune rougeâtre au brun sombre en passant par toutes les nuances intermédiaires. Cette nuance est généralement d'autant plus foncée que l'épaisseur des cristaux est plus considérable, mais l'ancienneté de la goutte de sang exerce aussi une influence. Leurs *dimensions* sont également variables : il en est qui atteignent $10\,\mu$ de longueur et même davantage ; d'autres ne dépassent pas $1\,\mu$; la largeur est généralement proportionnelle à la longueur ; cependant ces deux dimensions peuvent être égales, et, au lieu d'un parallélogramme, on a alors un *losange* parfait. Quelquefois chacune des extrémités du cristal est limitée par deux plans et la figure est ainsi celle d'un hexagone dont deux côtés sont démesurément allongés. Ces cristaux se groupent souvent, entre eux, de façon à former des croix ou des étoiles ; leur *forme*, leur *couleur* et ce *mode de groupement* sont absolument caractéristiques et il suffit de les avoir vus une fois pour les reconnaître ensuite facilement. Ils sont *insolubles* dans l'eau, l'alcool, l'éther, la *glycérine* et se conservent presque indéfiniment à l'air ; ils sont détruits par l'acide *sulfurique* et par la *potasse concentrée*. « Si au lieu d'une goutte de sang, comme nous l'avons supposé plus haut, il s'agit d'une tache, on la dissout dans un peu d'eau distillée, on porte le liquide rougeâtre, ainsi obtenu, sur une lame porte-objet, et on opère comme pour du sang frais (1). »

Richesse des globules rouges en hémoglobine. — A l'aide de l'hémochromomètre très simple et très exact de M. Malassez, on peut déterminer la richesse des globules en hémoglobine tout en n'employant qu'une très faible quantité de sang. Le principe de la méthode consiste à comparer à un *étalon coloré* une *épaisseur variable* de solution titrée de sang, et à déduire de cette épaisseur la valeur en hémoglobine.

(1) Vibert. Article Sang. Médecine légale, *Nouveau dictionnaire de médecine.*

L'hémoglobinimètre de M. MALASSEZ se compose :

1° D'une petite cuve à faces parallèles contenant une *solution étalon* colorée avec du picro-carminate ;

2° D'un petit vase prismatique en forme de coin dans lequel on met la *solution titrée de sang*.

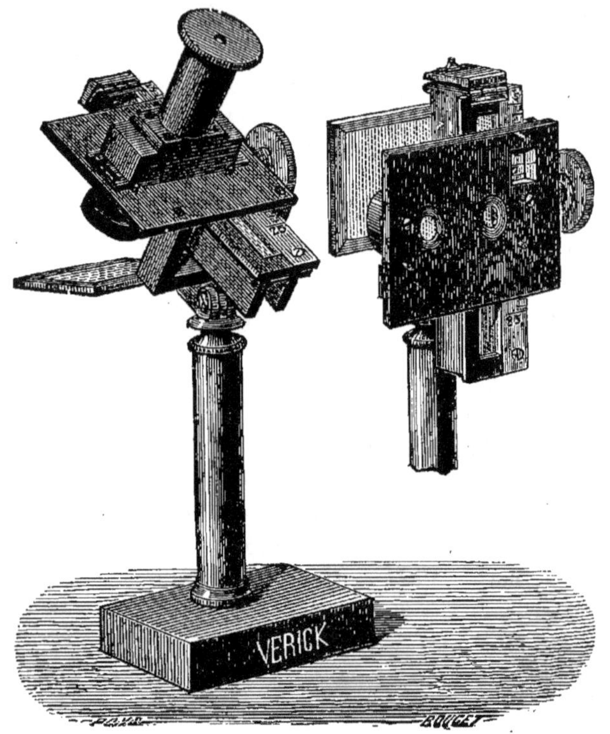

FIG. 97. — Hémochromomètre de MALASSEZ.

La *cuve étalon* et la *cuve prismatique* contenant le sang sont placées, à côté l'une de l'autre, devant deux petites fenêtres.

La *première* est fixée devant la fenêtre de droite ; la *seconde* est mobile devant la fenêtre de gauche à l'aide d'une crémaillère. En déplaçant cette cuve, on fait passer devant la fenêtre des épaisseurs variables de sang et on obtient une intensité de coloration plus ou moins forte. On peut donc trouver un point précis où l'intensité de coloration du mélange sanguin est égale à celle que donne la cuve étalon. En outre on a annexé à l'appareil un oculaire grossissant muni de deux prismes qui ramène les images des deux cuves sur la ligne médiane de façon à pouvoir les comparer exactement. Pour se servir de l'hémochromomètre du Dr MALASSEZ il faut :

1° Faire, au moyen du mélangeur Potain, une solution titrée de sang au 50e, au 100e ou au 200e, suivant la richesse présumée en hémoglobine. Comme il faut dissoudre l'hémoglobine dans le véhicule, on doit se servir d'*eau distillée* à la place du sérum artificiel.

2° Placer la solution sanguine, bien mélangée, dans la cuve prismatique.

3° Après avoir éclairé l'appareil, tourner le pignon qui commande la cuve prismatique jusqu'à ce que la teinte de la solution sanguine examinée à travers l'oculaire, égale celle de la solution étalon.

4° Lire le chiffre marqué sur l'échelle de la cuve prismatique. Ce chiffre indique la quantité d'hémoglobine pour 100 de sang quand le mélange est au 100e ; s'il est au 50e il faut diviser le chiffre par 2 et le multiplier par ce chiffre s'il est au 200e.

Quand on a fait le mélange au 100e, il faut multiplier le chiffre obtenu par 10 pour obtenir la quantité d'hémoglobine contenue dans 1 millimètre cube de sang. En divisant le poids d'hémoglobine contenue dans ce millimètre cube par le nombre des globules, on a la valeur moyenne d'un globule en hémoglobine. Ainsi, chez un homme ayant par millimètre cube 5,000,000 et 0 millig. 125 d'hémoglobine, la richesse d'un globule sera de 25 millionièmes de millionième de gramme. La valeur hémoglobique peut descendre à 10 millionièmes de millionième de gramme dans la chlorose (1).

(1) Avant d'abandonner l'étude des globules rouges du sang, nous devons faire connaître les recherches du professeur HAYEM sur les hématoblastes. « Les hématoblastes, qui ne sont autre chose que des globules rouges incomplètement développés, représentent des éléments normaux et constants du sang des vertébrés. Présentant des caractères histologiques particuliers et possédant des propriétés physiologiques spéciales, ils constituent une variété d'éléments et pour ainsi dire une troisième espèce de corpuscules du sang. » Ces éléments diffèrent suivant que l'on considère les vertébrés à globules nucléés ou les vertébrés à globules non nucléés.

A. *Vertébrés à globules sans noyau.* Ce sont de petits corpuscules extrêmement nets quoique fort délicats et pâles.

Leur forme est assez difficile à déterminer en raison de la vulnérabilité de ces éléments. Ils paraissent être discoïdes ou subglobuleux, mais dans les préparations faites à l'aide de l'acide osmique ils se rapprochent des globules rouges et semblent biconcaves. Examinés sans l'intervention d'aucun réactif, les hématoblastes sont parfaitement homogènes et à surface lisse ; ils ont un aspect colloïde ou légèrement vitreux et parfois une

§ 2. — **Globules blancs.**

Les globules blancs, appelés encore *cellules migatrices, leuco-cytes*, ne sont pas spéciaux au sang, comme le globule rouge, mais se montrent identiques, par tous leurs caractères, aux cellules de la lymphe.

Sur une préparation récente, ils ont une *forme* sphérique ; mais par suite de la manifestation d'une propriété (*activité amiboïde*) que nous étudierons plus loin en détail, ils ne tardent pas, après quelques minutes, à pousser des prolongements qui leur donnent les formes les plus variées.

Leurs *dimensions* sont extrêmement variables : chez l'homme

teinte jaunâtre ou verdâtre sensible. Le diamètre des hématoblastes est très variable : le plus petit hématoblaste qu'on puisse voir mesure $2\,\mu$, les plus grands peuvent atteindre $7\,\mu$, mais le diamètre moyen reste $3\,\mu$ à $3\,\mu\,5$. La structure des hématoblastes est identique à celle des globules rouges : c'est un stroma chargé d'hémoglobine, mais cette dernière, au lieu d'être en quantité fixe comme dans le globule rouge, est en quantité variable.

B. *Vertébrés à globules nucléés.* Chez la grenouille verte l'hématoblaste se présente sous la forme d'un disque presque homogène, en général allongé, s'étirant facilement, en pointes à l'une de ses extrémités ou aux deux, dans l'intérieur duquel on voit un noyau relativement volumineux, arrondi ou ovoïde. Les éléments les plus développés ont souvent une légère coloration jaunâtre, les autres paraissent complètement incolores. Le noyau présente des granulations régulièrement disposées et simulant une striation tantôt transversale tantôt longitudinale ; il est muni d'un gros nucléole placé habituellement au voisinage de l'un des pôles. Les hématoblastes du sang de la grenouille peuvent être facilement confondus avec les globules blancs du sang surtout avec ceux de la première variété (voyez plus loin). M. Hayem donne les caractères distinctifs suivants :

GLOBULES BLANCS	HÉMATOBLASTES
Forme sphérique.	Forme plus aplatie et plus allongée.
Protoplasma finement granuleux.	Noyau nucléolé moins volumineux contenant des granulations disposées d'une manière particulière, se colorant par la rosaniline moins vivement que celui des globules blancs.
Noyau homogène ou à peine nuageux remplissant presque complètement l'élément, se colorant d'une manière très intense par la rosaniline.	
Corps protoplasmique dépourvu en général de granulations brillantes.	Présence constante chez la rana temporaria de granulations placées au niveau des pôles du noyau. Corpuscule conservant à l'état sec sa forme et son volume, prenant un aspect vitreux et une teinte jaunâtre ; noyau presque indistinct.
Élément se réduisant à l'état sec en une mince pellicule, tout à fait incolore, contenant un gros noyau homogène. Éléments isolés dans les préparations.	Éléments ayant la plus grande tendance à se grouper pour former des amas plus ou moins considérables.

adulte ils ont de 8 à 9 μ ; mais leur volume est plus considérable chez le fœtus, chez qui il atteint 17 à 19 μ.

Leur *nombre* varie nécessairement suivant l'espèce que l'on considère : il est plus considérable chez les herbivores que chez les carnivores et, chez un même animal, il tend à augmenter dans les points du système vasculaire où la circulation est ralentie. Dans une goutte de sang de l'homme prise à l'extrémité du doigt et examinée avec le compte-globules du Dr MALASSEZ, on trouve que le nombre des globules blancs par millimètre cube de sang est de 8,000 en moyenne (MALASSEZ). Si l'on compare ce chiffre à celui des globules rouges, on voit qu'il existe 1 globule blanc pour 350 à 500 globules rouges.

Structure. — Considérés au point de vue de leur structure, les globules blancs représentent une véritable cellule et sont constitués par une *masse de protoplasma* pourvue *d'un noyau*.

1) *Protoplasma.* — La masse de protoplasma est *complètement nue*, elle n'est pas enfermée dans une membrane enveloppe comme l'avaient pensé les anciens auteurs. La formation des prolongements amiboïdes et l'examen direct de la cellule, qui ne présente pas le double contour caractéristique des membranes enveloppes, permettent d'écarter toute cuticule différente du protoplasma cellulaire. Chez la grenouille, le plus grand nombre des globules blancs est formé par un protoplasma *hyalin ;* mais il en existe d'autres, en petit nombre, dans lesquels on observe de grosses granulations brillantes parfaitement distinctes les unes des autres. Ces granulations ne présentent pas la même composition chimique dans tous les globules : dans quelques-uns elles se colorent en noir sous l'influence de l'acide osmique : ce sont des *granulations graisseuses ;* dans quelques autres, qui présentent un volume plus considérable, elles présentent des réactions remarquables. L'acide osmique ne les colore pas en brun, mais le picro-carminate les teint en brun orangé et l'éosine leur donne une coloration rouge brique qui ressemble à celle que prend l'hémoglobine sous l'influence de cette couleur. Ces globules, à *granulations éosinophiles d'Erlich*, ont été considérés comme jouant un rôle dans la formation des globules rouges ; mais on croit aujourd'hui que les granulations, colorées par l'éosine, ne sont pas formées par de l'hémoglobine et que le rôle globuligène de ces cellules est absolument hypothétique. Ces trois variétés de globules (*globules hyalins, globules à granulations graisseuses, globules à*

granulations éosinophiles) se retrouvent, en assez grand nombre, dans le sang de l'homme atteint de leucocythémie (1).

(1) En raison des nombreux travaux parus dans ces derniers temps, nous devons étudier les variétés et les classifications des globules blancs.

1º *Classification* d'HAYEM. On peut admettre dans le sang humain trois variétés de globules blancs :

a. La première variété comprend de très petits globules de forme sphérique finement granuleux. Ils présentent un noyau très volumineux remplissant presque tout l'élément et entouré d'une mince couche de protoplasma. Ils mesurent 6 à 7 μ de diamètre.

b. La seconde variété comprend la majorité des globules blancs : ce sont des éléments à protoplasma finement granuleux présentant, à leur centre, un noyau remarquable. Dans quelques globules ce noyau est en bissac, dans d'autres il présente des prolongements et des bourgeons extrêmement variés ; dans d'autres enfin il existe des noyaux multiples. Ce sont les globules de cette variété qui présentent la propriété amiboïde.

c. La troisième variété présente des caractères tout particuliers. Ils contiennent soit un noyau unique, soit deux noyaux distincts, soit encore un noyau en bissac. Le protoplasma est chargé de granulations habituellement jaunâtres et se teignant vivement par l'éosine. La nature de ces granulations n'est pas connue. A côté de ces granulations on trouve quelquefois des grains noirs comme du charbon (HAYEM).

En outre de ces variétés il existe, chez les ovipares et en particulier chez la grenouille, un grand nombre de globules qui paraissent appartenir à la première variété, mais qui présentent des caractères spéciaux. Ce sont des corpuscules sphériques, ayant les mêmes dimensions que ceux de la première variété, mais chargés de grosses granulations. La masse protoplasmique qui entoure le noyau est souvent colorée en jaune orangé par de l'hémoglobine. Le noyau, toujours unique et volumineux, remplit presque tout l'élément. (HAYEM. Du sang, p. 152.)

2º *Classification* d'ERLICH. Voici les différentes variétés de globules admises par Erlich et par ses élèves :

a. Lymphocytes : Ce sont les plus petits leucocytes avec gros noyau remplissant la presque totalité de l'élément. Ce noyau se colore vivement par les couleurs d'aniline. Cette variété, qui correspond à la première variété de la classification précédente, existe en grand nombre dans les ganglions, la rate, la moelle des os.

b. Leucocytes mononucléaires : Les leucocytes mononucléaires proprement dits se distinguent des lymphocytes par leurs plus grandes dimensions et par leur mode de coloration. Le protoplasma assez abondant se colore vivement par les couleurs basiques, le noyau unique ovale ou réniforme se distingue assez mal du protoplasma.

Ces deux premières variétés ne présentent pas de mouvements amiboïdes, elles ne sont qu'en petit nombre dans le sang, où on en trouve en moyenne 20 pour 100 des globules blancs.

c. Leucocytes polynucléaires : Les leucocytes polynucléaires représentent 70 à 75 p. 100 des leucocytes du sang. Ils répondent à la 2ᵉ variété de la classification précédente ; nous indiquerons un caractère qui n'a pas encore été mentionné. Les couleurs basiques d'aniline colorent les noyaux avec beaucoup d'intensité et elles ne teignent que très faiblement, souvent même pas du tout, le protoplasma.

d. Leucocytes granuleux : Cette variété (la 3º de la classification précédente) forme 5 p. 100 des globules blancs du sang. On peut distinguer chez l'homme trois espèces de leucocytes à granulations :

Leucocytes éosinophiles : les leucocytes éosinophiles sont caractérisés par des gra-

2) *Noyaux*. — Les noyaux sont invisibles dans les globules vivants des mammifères ; mais ils apparaissent sous l'influence de l'eau, de l'acide acétique, agents qui tuent la cellule et rendent le protoplasma transparent. Chez l'axolotl les noyaux des globules, dont le proto-

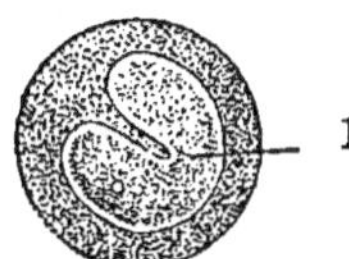

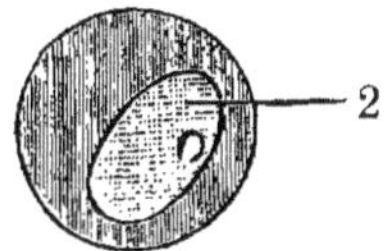

Fig. 98. — Cellules lymphatiques.

1. Noyau en bissac. — 2. Noyau ovalaire.

plasma est transparent, se laissent voir même pendant la vie avant l'action de tout réactif. Ce noyau présente les formes les plus variées : souvent on trouve plusieurs noyaux parfaitement distincts ; d'autres fois, c'est un noyau unique ayant la forme d'un boudin contourné en spirale de façon à simuler plusieurs noyaux ; enfin, on trouve des noyaux qui ont la forme d'un rein, etc... En général le noyau renferme un ou plusieurs nucléoles.

Mouvements amiboïdes. — Les globules blancs sont doués de mouvements comparables à ceux d'une amibe que l'on a désignés, pour ce motif, sous le nom de *mouvements amiboïdes*. Quand on examine, au microscope, un globule blanc, placé dans des conditions

nulations qui ne se colorent pas par les couleurs basiques mais qui prennent très vivement les couleurs acides et en particulier l'éosine.

Cellules d'Erlich : les cellules d'Erlich sont remplies par des granulations qui ne se colorent que par les couleurs basiques. Leur noyau ne prend pas la couleur et apparaît comme un espace clair. Ces cellules sont très rares, on les trouve surtout dans le tissu conjonctif pathologique et dans la lymphe de certains animaux, chez le rat par exemple.

Cellules neutrophiles : les granulations de ces leucocytes ne se colorent que par un mélange d'une couleur acide et d'une couleur basique.

En outre de ces leucocytes à granulations le sang de certaines espèces animales (lapin, cobaye) contient des leucocytes, à granulations, désignés sous le nom de leucocytes *pseudo-éosinophiles*. Ces cellules se rapprochent des cellules éosinophiles vraies en ce qu'elles prennent fortement l'éosine, mais les granulations sont plus petites, moins nombreuses et remplissent rarement toute la cellule. En outre les granulations fixent les couleurs basiques, ce que ne font jamais les granulations des cellules éosinophiles vraies.

convenables, on voit son protoplasma changer incessamment de forme et pousser des expansions, véritables pseudopodes dont il existe deux formes principales : les *pseudopodes en nappe* et les *pseudopodes en aiguille.*

1) *Pseudopodes en nappe.* — Les pseudopodes en nappe se présentent, le plus souvent, sous forme d'expansions membraniformes extrêmement minces souvent divisées en deux ou trois dents par

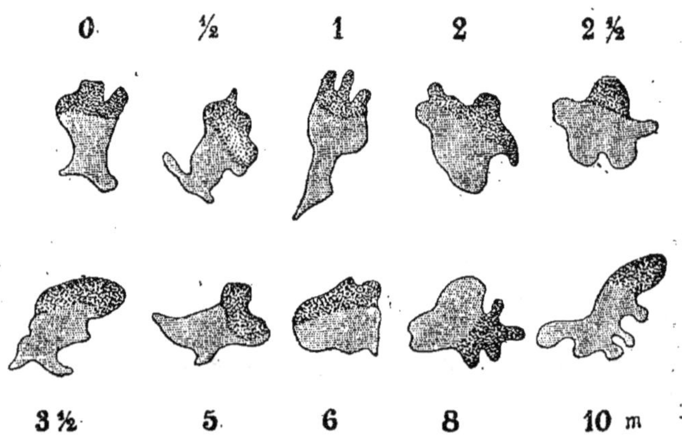

FIG. 99. — Mouvements amiboïdes.

Les chiffres indiquent en minutes le moment où le globule a été observé.

des échancrures plus ou moins profondes. Ces pseudopodes se modifient d'un instant à l'autre, leurs échancrures se déplacent, leur contour se transforme entièrement, enfin ils rentrent dans le corps cellulaire tandis que d'autres prolongements se produisent en d'autres points du globule. Une autre variété de pseudopode en nappe a été décrite par RANVIER : certains globules blancs s'étalent comme une boule de cire qu'on aplatirait fortement entre deux lames, et deviennent tellement minces qu'ils disparaissaient presque entièrement aux yeux de l'observateur.

2) *Pseudopodes en aiguille.* — Chez certains animaux, notamment chez le triton crêté, les pseudopodes se montrent sous forme de piquants semblables à des épines ou à des baguettes rigides et hyalines. Ce sont là des *pseudopodes en aiguille* (RENAUT).

La formation des pseudopodes peut se produire le globule blanc restant *immobile* ; mais, le plus souvent, le globule se déplace dans une direction déterminée par le mécanisme suivant. Lorsqu'un globule a poussé un prolongement qui adhère à la lame de verre, on voit le pseudopode se renfler de plus en plus, tandis que le corps cellulaire diminue et finit par disparaître. On dirait que le protoplasma du globule a coulé dans le pseudopode comme s'il était aspiré par ce dernier. Il se fait, ainsi, une véritable progression du globule à laquelle s'applique le nom de *mouvement amiboïde* et la cellule est dite une *cellule migratrice*.

La *chaleur* et l'*oxygène* sont les excitants naturels et nécessaires de l'activité amiboïde. Chez les animaux à sang froid, les mouvements amiboïdes se produisent à la température ordinaire et présentent un maximum d'intensité vers 40°; au delà les globules meurent et reviennent à la forme sphérique. Chez l'homme et chez les animaux à sang chaud, les pseudopodes ne commencent à se montrer qu'à une température de 25° C.

L'action de l'*oxygène* ou de l'*air* peut être observée d'une façon extrêmement simple : la préparation de lymphe, qui a servi à examiner les mouvements amiboïdes, est soigneusement bordée à la paraffine et abandonnée pendant trente-six heures. Si au bout de ce temps, on observe de nouveau les cellules lymphatiques, on voit que toutes sont revenues à la forme ronde et ne poussent plus de pseudopodes. Il suffit d'enlever la bordure de paraffine et de soulever la lamelle de manière à introduire un peu d'air pour voir les mouvements amiboïdes recommencer (RANVIER).

Grâce à l'activité amiboïde, les cellules migratrices cheminent dans les tissus en suivant une direction quelconque, traversent les parois vasculaires, s'insinuent entre les cellules des épithéliums les plus serrés et s'incorporent facilement les matières pulvérulentes.

Il existe un grand nombre d'expériences faites pour démontrer les propriétés migratrices des globules blancs; nous décrirons seulement celles qui, tout en étant démonstratives, nous paraissent faciles à répéter.

a. — Tailler un petit cylindre de moelle de sureau que l'on introduit dans le sac dorsal d'une grenouille. Retirer le cylindre au bout de 24 heures et le fixer par les vapeurs d'acide osmique. Couper perpendiculairement à la base du cylindre, et examiner dans l'eau. Pour rendre la préparation persistante, colorer au carmin aluné et monter dans la glycérine. Les cellules des couches superficielles présentent seules des expansions amiboïdes ; celles des parties centrales sont revenues à la forme ronde et ont subi la dégénérescence graisseuse; ce sont des éléments morts, analogues aux globules du pus. Cette expérience prouve que l'oxygène est nécessaire à l'activité amiboïde des cellules lymphatiques : là où ce gaz fait défaut (au centre du bâton de moelle), l'activité amiboïde s'arrête et la cellule meurt. (RANVIER. *Traité technique.*)

b. — L'absorption des matières pulvérulentes par les globules blancs représente une modalité de l'activité amiboïde que l'on observera dans l'expérience suivante. Triturer dans un peu d'eau, du vermillon ou du bleu d'aniline insoluble dans l'eau jusqu'à ce que la matière colorante soit réduite en poudre impalpable. Injecter, dans le sac dorsal de la grenouille, un centimètre cube d'eau à laquelle on a ajouté une petite quantité de la solution précédente (1). Au bout de quelques heures, les cellules lymphatiques du sac dorsal présentent des granulations de matière colorante (2).

Action des réactifs. — Nous étudierons les *altérations cadavériques*, avant d'examiner l'*action des réactifs* sur les globules blancs.

---

(1) Pour parler exactement, la matière colorante n'est pas en solution, mais en suspension.

(2) Ces derniers temps, on a étudié, sous le nom de *phagocytose*, une propriété spéciale d'un grand nombre de cellules qui paraissent capables d'englober et de détruire les corps étrangers et en particulier les microbes. Quels sont, parmi les globules blancs, ceux qui possèdent des propriétés phagocytaires ? Les lymphocytes, les leucocytes éosinophiles, et les cellules d'Ehrlich ne présentent jamais de corps étrangers ; au contraire, les leucocytes mononucléaires, les leucocytes polynucléaires et les leucocytes pseudo-éosinophiles en contiennent souvent. C'est donc à eux que paraît réservée la propriété phagocytaire. Voici comment M. METCHNIKOFF conçoit cette propriété : Les cellules phagocytaires englobent les microbes, de la même manière que les amibes avalent les corps étrangers, c'est-à-dire grâce à l'activité du protoplasma de la cellule. Il y a même une certaine sélection et les phagocytes, loin de dévorer indistinctement tous les microbes, choisissent certaines espèces et refusent d'absorber les autres. Cette sélection varie *suivant l'animal* auquel appartient le phagocyte et suivant l'*espèce microbienne* qui se trouve en contact avec la cellule. Que devient la bactérie absorbée par le leucocyte ? Il y a tout lieu de penser que le contenu cellulaire des phagocytes est un milieu impropre à la culture des bactéries, car elles y périssent le plus souvent. On peut comparer ce qui se passe alors à la digestion intra-cellulaire qui se produit chez un grand nombre de protozoaires se nourrissant de bactéries.

Quand on introduit des microbes dans un organisme, deux cas peuvent se présenter :

a. Si l'organisme est *réfractaire* il se fait une diapédèse abondante et les leucocytes s'accumulent dans le point d'inoculation.

b. Si l'organisme est *sensible à la bactérie inoculée*, l'exsudat est presque entièrement séreux et il n'y a que très peu de leucocytes.

1. *Altérations cadavériques.* — Les cellules lymphatiques abandonnées hors des vaisseaux présentent, après un laps de temps variable, des excroissances en forme de boules, qu'il ne faut pas confondre avec les pseudopodes. Ces boules, claires et homogènes, ne changent jamais de forme et ne rentrent jamais dans le globule qui les a produites. Leur apparition est un signe de mort de la cellule. Elles sont connues sous le nom d'*excroissances sarcodiques de* DUJARDIN.

2. *Action de l'eau.* — L'eau tue les globules et fait apparaître les noyaux. Si l'action est prolongée, le protoplasma de la cellule devient liquide. En cet état, le globule blanc est représenté par une vésicule pleine de liquide qui tient en suspension des granulations animées du mouvement Brownien.

3. *Action de l'iode.* — Les globules blancs, traités par la solution d'iode ioduré, se teignent en brun acajou. Cette réaction démontre la présence de la *matière glycogène* « qui est répandue d'une manière diffuse dans le corps cellulaire » (RANVIER). On peut obtenir cette coloration avec les globules fixés par l'acide osmique et par l'acide picrique.

4. *Action des alcalis et des acides.* — L'acide acétique fait apparaître les noyaux ; l'*ammoniaque*, la *soude*, la *potasse* les font disparaître.

5. *Action des matières colorantes.* — Quand les globules sont morts, les matières colorantes déterminent d'abord la coloration des noyaux, puis si leur action est énergique et prolongée, elles donnent au protoplasma une teinte d'autant plus foncée que leur solution est plus concentrée.

Origine des globules blancs. — Les globules blancs se reproduisent en suivant le mécanisme de la division directe. Il se produit un étranglement du noyau qui se resserre peu à peu et se transforme en deux masses unies par un pédicule. Ce pédicule continue à s'amincir et finit par se rompre, donnant ainsi naissance à deux noyaux. Bientôt cette cellule munie de deux noyaux, tend à se diviser par une sorte d'étirement en deux parties ; la portion intermédiaire s'étrangle, s'amincit peu à peu, se rompt ; au lieu d'une cellule lymphatique il en existe deux (RANVIER) (1).

(1) Cela n'est pas vrai pour tous les leucocytes et un certain nombre d'entre eux (les mononucléaires) se multiplient par le mécanisme de la karyokinèse.

§ 3. — **Granulations libres.**

Les granulations libres du sang peuvent être divisées en deux catégories :

1° *Les granulations graisseuses* qui se montrent sous la forme de globules d'une extrême petitesse (1 à 2 μ de diamètre). Elles sont extrêmement abondantes dans le sang des animaux à la mamelle.

2° *Granulations de nature indéterminée :* Ces granulations se montrent sous forme de corpuscules sphériques ou légèrement anguleux. D'après HAYEM la plupart de ces granulations proviennent de la désintégration des hématoblastes.

§ 4. — **Plasma sanguin.**

Abandonné, hors des vaisseaux, le sang se coagule et se divise en deux couches distinctes : un liquide albumineux de coloration jaune (*sérum*) et une masse d'un rouge foncé (*caillot*). Ce dernier est formé par les *éléments figurés* du sang emprisonnés dans un *réseau de fibrine*. Le sérum représente le plasma sanguin moins la fibrine.

Au point de vue purement histologique, la coagulation du sang est caractérisée par la formation d'un *réticulum* très délicat de *fibrine*. Cette formation a pour centre, les granulations libres du sang.

« Il est probable que ces granulations sont de petites masses de « fibrine et qu'elles sont des centres de la coagulation, de la même « façon qu'un cristal de sulfate de soude, plongé dans une solution « de même sel, est le point de départ de la cristallisation. Il serait « important de savoir si ces granulations existent dans le sang qui « circule dans les vaisseaux. Nous n'avons pu encore nous en assurer, « mais, comme on les voit dans le sang, au bout du temps si court « qu'il faut pour exécuter une préparation, il est probable que ce « sont là des éléments normaux du sang » (RANVIER) (1).

L'expérience de SCHAFER est très instructive à ce point de vue : un tube capillaire, à parois très minces, ayant été rempli de sang en piquant directement une artère de la grenouille, on place ce tube sur la platine du microscope, et on examine à un fort grossissement : « Au

(1) Le professeur HAYEM pense que les granulations d'où partent les filaments de fibrine représentent des débris d'hématoblastes.

début les globules rouges remplissent la lumière du tube. Au bout de quelques minutes, on voit que la coagulation s'est effectuée, et que la masse cylindrique, dans laquelle sont emprisonnés les globules, est séparée du verre par un espace transparent qui ne renferme aucun globule. Puis les globules blancs commencent à sortir du coagulum et nagent dans le sérum. En voyant l'activité des mouvements amiboïdes des globules, on serait tenté de leur attribuer la sortie de ces éléments anatomiques hors du caillot, mais ce n'est là qu'une fausse appa-

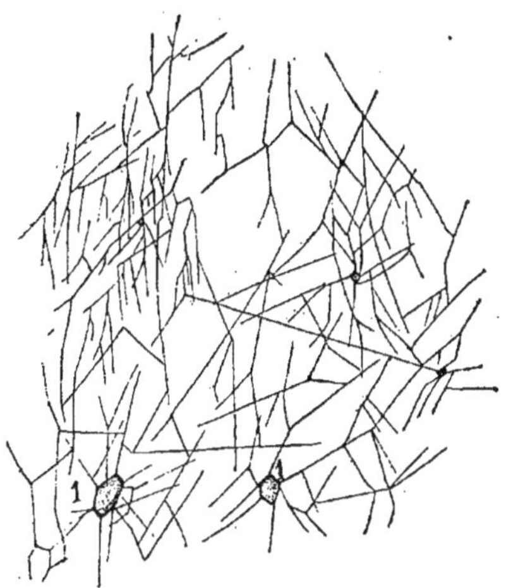

FIG. 100. — Réticulum de fibrine produit dans la coagulation du sang.

1, 1. Granulations libres centres de cette coagulation.

rence comme le démontre ce qui suit. Peu de temps (d'ordinaire quarante-cinq minutes) après le début de l'observation, les *globules rouges* commencent à présenter les mêmes phénomènes. Ils s'échappent, en si grand nombre, des bords toujours très nets du caillot, que le liquide en est bientôt rempli et que l'examen microscopique n'est plus possible. Si on enlève maintenant le tube de dessus la platine du microscope, et qu'on le place verticalement, on voit, au bout de quelque temps, les globules se déposer au fond en laissant au-dessus d'eux, un espace clair rempli de sérum. On serait disposé de considérer ce phénomène comme une dissolution de coagulum ; mais l'apparence est trompeuse, car si l'on chasse le contenu du capillaire, dans un verre de montre en soufflant fortement à l'une de ses extrémités, on voit le caillot sous la forme d'un mince cordon de fibrine flottant dans le liquide. Il ne s'agit donc pas d'une dissolution secondaire du caillot, mais de la simple contraction du réseau de fibrine dont les mailles deviennent progressivement trop étroites pour contenir le sérum et les globules emprisonnés dans le coagulum primitif (1), (2).

(1) Chez les enfants à la mamelle, le sang contient des granulations semblables à celles du chyle qui donnent au sérum un aspect lactescent.

(2) Burdon Sanderson. Laboratoire de physiologie.

CHAPITRE DEUXIÈME

SYSTÈME VASCULAIRE SANGUIN

CŒUR

Le cœur présente à étudier deux parties : le myocarde et les séreuses qui le tapissent.

§ 1. — Myocarde.

Le muscle cardiaque appartient à la catégorie des muscles striés, mais il mérite une étude spéciale grâce à ses propriétés physiologiques (*contraction rapide et involontaire*) et à une *structure un peu différente* de celle des muscles striés.

Fibres musculaires. — Les fibres musculaires du cœur, au lieu d'être disposées parallèlement les unes aux autres comme dans les muscles striés ordinaires et complètement indépendantes les unes des autres, se divisent et s'anastomosent de manière à former un *réseau*. A cette particularité importante, qui distingue le tissu du myocarde, viennent s'ajouter deux autres caractères également remarquables :

1º Le faisceau musculaire *ne possède pas de sarcolemme* et les auteurs, qui ont cru pouvoir admettre l'existence de cet élément, se sont laissé tromper par la présence d'éléments conjonctifs placés dans l'interstice des fibres.

2º La fibre musculaire plongée dans la potasse à 40 p. 100 se divise en segments, décrits pour la première fois par WEISMAN, qui représentent de *véritables cellules musculaires striées*. Chez la grenouille, les lézards, les amphibiens et les poissons, ces cellules sont *fusiformes*; chez l'homme et les mammifères elles ont, tantôt la forme d'un *prisme* simple ou encore d'un cylindre, tantôt la forme d'un prisme ramifié à ses extrémités. Ces cellules s'unissent bout à bout par des surfaces irrégulières au niveau desquelles le nitrate d'argent dessine des traits noirs, en escalier, désignés sous le nom de *traits scalariformes d'Eberth*. Cette action du nitrate d'argent montre qu'il existe, entre les cellules, une mince couche de *ciment*.

Chaque cellule est formée d'une masse de *substance striée* transversalement et longitudinalement au centre de laquelle on trouve un *noyau* entouré de *protoplasma granuleux*.

1) *Noyau*. — Le noyau est placé au centre de la cellule et vers le milieu de sa hauteur. Il n'est pas rare d'observer, dans le même élément, deux noyaux ; parfois même ces noyaux sont très rapprochés l'un de l'autre et comme tangents entre eux (RANVIER).

Ces noyaux sont arrondis, ovalaires, elliptiques, parfois en forme de rein. Le professeur RENAUT a montré que dans le cœur de l'homme avancé en âge, surtout quand le myocarde présente la lésion si fréquente à laquelle il a donné le nom de *dissociation segmentaire*, les noyaux des cellules du myocarde présentent des dimensions considérables et une configuration toute particulière. Ils sont parfois énormes et montrent, à leur surface, des expansions en une série de sens et des reliefs longitudinaux comparables à des empreintes. Ces reliefs font saillie à la surface des noyaux tandis que leurs intervalles sont creusés en gouttières et logent la substance contractile de la cellule musculaire. Ce sont là des *noyaux multiformes*.

2) *Protoplasma*. — Le protoplasma entoure le noyau et forme, au centre de la cellule, un amas en forme de fuseau. Il renferme un certain nombre de granulations graisseuses ainsi que des grains ambrés qui paraissent représenter des dérivés de l'hémoglobine. Le protoplasma n'est pas seulement limité au fuseau périnucléaire, il envoie des prolongements vers la périphérie de la cellule qui divisent la substance contractile en cylindres primitifs. Ces cylindres sont donc séparés et unis par de minces cloisons de protoplasma.

3) *Substance contractile*. — La substance contractile est striée en long et en travers comme celle des muscles striés ordinaires. Comme dans ces muscles chaque cylindre primitif se divise en *fibrilles* et chaque fibrille en *sarcous-éléments*. Sur une préparation de fibre cardiaque, moyennement tendue, on peut observer les *disques minces*, les *disques épais* et les *espaces clairs* se succédant avec le même ordre et avec les mêmes caractères que dans le muscle strié ordinaire. Si la fibre est fortement tendue les disques épais présentent une disposition spéciale signalée par RANVIER. Le disque épais est subdivisé en trois bandes parallèles séparées les unes des autres par deux bandes

claires intermédiaires. Il figure dans son ensemble un grain, c'est-à-dire que ses deux bords latéraux font saillie de chaque côté de la fibre sous forme de festons saillants en dehors. Inversement la bande claire est limitée latéralement par un contour légèrement excavé.

Tissu conjonctif du myocarde. — Les cellules musculaires que nous venons d'étudier isolées, se rangent en chaînes, ramifiées et anastomosées dans tous les sens, qu'on peut considérer comme les *faisceaux primitifs* du myocarde. Ces faisceaux s'unissent deux à deux, trois à trois et même davantage pour former des *faisceaux secondaires* autour desquels on trouve une disposition spéciale du tissu conjonctif décrite, pour la première fois, par le professeur RANVIER.

Chacun de ces faisceaux est entouré par une gaine conjonctive qui l'enveloppe complètement et se divise avec lui. Cette gaine est formée par des lames concentriques de tissu conjonctif lâche simplement appliquées les unes contre les autres et dans lesquelles on observe des faisceaux conjonctifs et des cellules conjonctives étalés concentriquement à la surface de la travée. Les cellules possèdent de nombreux prolongements qui les unissent les unes aux autres.

Les gaines des faisceaux secondaires s'adossent deux à deux ou trois à trois et limitent, par ce fait, des espaces présentant une configuration étoilée, qui ont été considérés par certains anatomistes comme des espaces lymphatiques. Ce sont les *fentes* ou *lacunes de Henle*. On se fondait pour admettre cette hypothèse sur l'expérience de SCHWEIGER-SEIDEL et de RANVIER consistant à faire une injection interstitielle, colorée, dans l'épaisseur du myocarde et à produire ainsi l'injection des troncs lymphatiques du cœur. Le professeur RENAUT fait remarquer que ce fait ne démontre pas la continuité des vaisseaux lymphatiques avec les fentes de HENLE, mais prouve simplement que les cellules endothéliales des lymphatiques offrent peu de résistance et se laissent forcer sous la moindre pression. D'ailleurs, contrairement à l'opinion d'EBERTH, les fentes de HENLE ne présentent pas de revêtement endothélial. Il faut donc considérer ces fentes, non pas comme des cavités lymphatiques vraies, analogues à celles que l'on observe autour des lobules pulmonaires de certains animaux, mais comme de simples espaces du tissu conjonctif qui représentent d'ailleurs un chemin de la lymphe (1).

(1) On trouve dans les fentes de Henle des faisceaux conjonctifs et des vaisseaux q les traversent.

Dans ces faisceaux secondaires du myocarde enveloppés et individualisés par ces *gaines fasciculantes* (RENAUT) se montrent des *faisceaux conjonctifs* entre-croisés dans toutes les directions bien qu'affectant une direction générale parallèle aux faisceaux. Au milieu d'eux se trouvent également des *cellules conjonctives* et des *cellules migratrices*. Les fibres musculaires du cœur sont donc plongées dans des espaces conjonctifs dans lesquels circule facilement la lymphe, seulement cette lymphe n'est pas celle des vaisseaux lymphatiques ou des capillaires, c'est celle des espaces du tissu conjonctif lâche (RENAUT)

Les *faisceaux secondaires*, que nous venons d'étudier, se rassemblent pour constituer des faisceaux de *deuxième*, de *troisième*, de *quatrième* ordre, etc... Ils sont séparés et unis par des *tractus fibreux* semblables à ceux des muscles ordinaires et en différant seulement en ce que leur densité n'augmente pas à mesure qu'on s'avance vers la surface.

Vaisseaux sanguins. — La circulation sanguine s'effectue d'une manière différente suivant que l'on considère le cœur de la *grenouille* ou le cœur des *mammifères* :

a. — Chez la *grenouille* et chez les *batraciens urodèles* il n'existe pas, dans l'épaisseur du myocarde, de vaisseau sanguin canaliculé. Les faisceaux musculaires interceptent des espaces caverneux où le sang pénètre directement, et dont ils ne sont séparés que par un endothélium. Le cœur de la grenouille est donc une *véritable éponge* dont les travées, formées par les fibres musculaires, se nourrissent par imbibition (1).

b. — Chez les *mammifères*, au contraire, le myocarde renferme des vaisseaux distincts. Les capillaires forment un réseau dont les mailles allongées, parallèles aux faisceaux musculaires, sont réunies par des branches courtes qui donnent à chaque maille l'aspect d'un parallélogramme. Quand les vaisseaux traversent les fentes de HENLE, ils sont revêtus, sur leur face externe, par des cellules plates du tissu conjonctif.

Lymphatiques. — Il n'y a pas de vaisseau lymphatique dans le myocarde de la grenouille, mais le cœur des mammifères en est abondamment pourvu.

(1) Le professeur LANNELONGUE a décrit, chez l'homme, une disposition spéciale de canaux veineux qui représentent un vestige de ce que l'on observe chez la grenouille. Ce sont des expansions caniculées rameuses qui s'enfoncent plus ou moins profondément dans l'épaisseur du myocarde et s'ouvrent directement dans les oreillettes.

On a cru pendant longtemps que les *racines des lymphatiques* du myocarde se trouvaient dans les fentes de Henle ou même plus profondément dans les mailles conjonctives qui séparent les fibres primitives. Le professeur RENAUT, qui a repris cette question, pense que les fentes de Henle n'étant point tapissées par l'endothélium caractéristique des lymphatiques ne sauraient être considérées comme des voies de la lymphe si ce n'est au seul titre d'espace du tissu *conjonctif*. D'après cet anatomiste tous les *capillaires lymphatiques* du myocarde se trouvent placés au-dessous du péricarde à la surface du cœur. Ce sont de gros capillaires bosselés, uniquement constitués par un endothélium découpé en jeu de patience, qui dessinent dans le tissu sous-endocardique un réseau, à mailles grossièrement quadrangulaires, continu sur toute la surface du cœur. De ce réseau partent quelques boyaux plus grêles qui pénètrent dans les interstices du myocarde où ils se terminent par des extrémités, fermées en cul-de-sac. Ainsi les lymphatiques du myocarde naissent, tout à fait à la surface du muscle, par des vaisseaux en cul-de-sac qui viennent s'ouvrir dans le réseau sous-péricardique. De ce dernier partent des lymphatiques collecteurs pourvus de parois propres.

Il était facile dans la théorie qui admettait la continuité des fentes de Henle avec les lymphatiques, d'expliquer la circulation lymphatique du myocarde ; avec la description nouvelle la difficulté n'est qu'apparente.

« Clos de toute part le réseau lymphatique sous-péricardique est cependant l'aboutissant principal de la lymphe des espaces interfasciculaires du myocarde. Tout d'abord le plasma liquide peut diffuser très aisément à travers la paroi des lymphatiques réduite à un simple plan endothélial. De leur côté on sait que les cellules migratrices se jouent absolument des barrières soit endothéliales soit épithéliales. » En outre les éléments de la lymphe peuvent passer directement des espaces interfasciculaires dans la cavité du péricarde par une foule de points que le professeur RENAUT désigne sous le nom de *points poreux*. Ce sont des points dans lesquels le tissu propre du péricarde se trouve dissocié par une multitude de cellules lymphatiques qui écartent les faisceaux fibreux pour passer dans la cavité péricardique (1).

Nerfs. — Les nerfs du muscle cardiaque émanent du système nerveux *ganglionnaire* et du système *cérébro-spinal* ; ils renferment

(1) RENAUT. *Traité d'Histologie pratique*, p. 719.

des *fibres de Remak* et des *fibres à myéline*, mais ces dernières sont en petite quantité, et perdent leur myéline bien avant d'atteindre le réseau terminal.

Ils présentent des dispositions spéciales suivant qu'on les étudie chez la *grenouille* ou chez les *mammifères*.

1. NERFS DE LA GRENOUILLE (1). — Le pneumogastrique fournit deux nerfs au cœur de la grenouille, l'un *antérieur* et l'autre *postérieur*. Tous deux, après avoir côtoyé les deux veines caves supérieures et le sinus veineux, pénètrent dans la cloison inter-auriculaire. Le *rameau antérieur*, plus grêle et plus long que le postérieur, se dirige horizontalement, d'arrière en avant, jusqu'au voisinage du bulbe aortique au niveau duquel il s'infléchit à angle droit et vient se terminer sur la ligne médiane de la paroi du ventricule au niveau de sa base. Le *rameau postérieur* suit un trajet rectiligne et va se perdre sur la ligne médiane de la paroi du ventricule, au niveau de sa base. Les deux nerfs envoient des branches, à la cloison, aux oreillettes, au bulbe aortique et au *lieu de diminuer ils grossissent* en s'approchant de leur *terminaison*. Les deux nerfs cardiaques s'anastomosent au niveau du sinus veineux ainsi qu'au voisinage de l'orifice auriculo-ventriculaire. A ces nerfs sont annexées des *cellules nerveuses* formant, par leur réunion, de véritables ganglions qui sont au nombre de trois :

1° Le *ganglion de Remak* est situé au niveau de l'embouchure de la veine cave inférieure, c'est-à-dire sur le sinus veineux.

2° Le *ganglion de Ludwig* est placé dans la cloison inter-auriculaire. Il est double, c'est-à-dire qu'il en existe deux situés, l'un sur le nerf cardiaque antérieur et l'autre sur le nerf cardiaque postérieur.

3° Le *ganglion de Bidder* est situé dans la cloison auriculo-ventriculaire gauche. Il est double comme le ganglion de Ludwig et chacun des amas est annexé à un nerf cardiaque.

Au delà des ganglions les fibres nerveuses pénètrent dans les ventricules, et il n'existe pas de cellule nerveuse annexée aux filets ventriculaires.

Telle est la disposition générale des nerfs et des ganglions dans le cœur de la grenouille, nous devons étudier maintenant les cellules contenues dans ces ganglions et la terminaison des fibres nerveuses dans les fibres du cœur.

(1) Cette description est empruntée à M. RANVIER. Appareils nerveux terminaux des muscles de la vie organique.

Cellules. — Il existe, dans les ganglions intra-cardiaques, deux espèces de cellules : les unes appartiennent au *système cérébro-spinal*, les autres au *système ganglionnaire* (RANVIER).

a. *Cellules cérébro-spinales*. — Ce sont des cellules bipolaires,

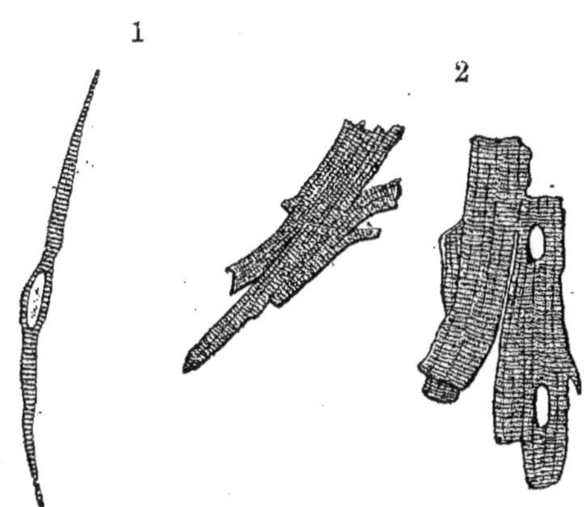

FIG. 101. — Cellules musculaires du cœur.
1. Grenouille. — 2. Mammifère.

fusiformes, ne possédant qu'un noyau. Elles sont placées dans l'épaisseur des travées nerveuses et abondent dans les ganglions de Bidder (RANVIER).

b. *Cellules sympathiques*. — On les trouve principalement dans les ganglions de REMAK et de LUDWIG ; elles sont placées à la périphérie des faisceaux nerveux auxquels elles semblent adhérer par un pédicule. Une capsule, dont la face interne est pourvue de noyaux et qui se continue sur le pédicule, entoure le corps cellulaire formé lui-même d'une masse granuleuse et d'un noyau volumineux. Le pédicule, formé d'une fibre nerveuse rectiligne, constitue le prolongement principal de la cellule qui, à un examen superficiel, paraît appartenir à la variété des cellules nerveuses unipolaires. Mais si l'on étudie, avec plus de soin, la partie du pédicule qui adhère au corps cellulaire on voit une fibre très mince s'enrouler, en spirale, autour du prolongement principal et se perdre dans le corps cellulaire. En réalité ce sont des cellules, à *fibres spirales*, dont la description détaillée a été donnée quand nous avons fait l'étude du grand sympathique.

Propriétés des ganglions cardiaques. — Les mouvements du cœur paraissent être sous la dépendance des ganglions intra-cardiaques, ce qui le prouve c'est que le cœur, arraché de la poitrine, continue à battre pendant un certain temps. En outre, si l'on coupe le cœur au-dessous du sillon auriculo-ventriculaire de façon à détacher le ventricule, on voit ce dernier, qui ne contient pas de ganglion, s'arrêter aussitôt tandis que les oreillettes continuent leurs mouvements. Ces ganglions paraissent d'ailleurs avoir une fonction différente.

1° Si l'on place une ligature sur le sinus veineux du cœur de la grenouille les mouvements s'arrêtent, mais si en même temps ou coupe le cœur au-dessus du sillon auriculo-ventriculaire de façon à laisser le ganglion de BIDDER adhérent au ventricule, ce dernier reprend ses mouvements. L'excitation des cellules du sinus veineux (ganglion de REMAK) arrête donc les mouvements du cœur.

2° Si l'on sectionne un cœur de grenouille au-dessus du sillon auriculo-ventriculaire le ventricule, muni du ganglion de BIDDER, bat énergiquement, mais les battements diminuent peu à peu de fréquence, augmentent d'amplitude et cessent complètement après un certain temps. Si alors on excite, avec une aiguille, le ganglion de BIDDER les mouvements recommencent pour s'arrêter bientôt. Cette expérience montre que les ganglions de BIDDER ne suffisent pas pour assurer les mouvements du ventricule, « il leur manque une excitation qui leur venait des oreillettes (ganglions de REMAK et de LUDWIG) et que l'on peut remplacer, l'expérience le prouve, par un excitant artificiel. Il semble que les cellules nerveuses de ces ganglions accumulent l'excitation qui leur est communiquée et la distribuent ensuite suivant les besoins de l'organe qu'elles dirigent.

On vient de voir que ce sont les cellules ganglionnaires des oreillettes qui envoient aux cellules ganglionnaires du ventricule l'excitation qui leur est nécessaire. Elles sont donc les agents de l'automatisme du cœur, et cependant quand on les excite, elles produisent l'arrêt de cet organe. Il y a là un paradoxe qui conduirait à supposer qu'il existe dans les oreillettes des *cellules excitatrices* et des *cellules d'arrêt*. Mais comme rien dans l'observation histologique, ne vient légitimer une pareille hypothèse, on peut en concevoir une autre et supposer que certaines de ces cellules excitées trop énergiquement agissent sur les autres de manière à déterminer des phénomènes d'inhibition (RANVIER).

2) Nerfs du cœur des primates. — Chez le singe et chez l'homme, le plexus cardiaque antérieur et le plexus cardiaque postérieur envoient des fibres grêles et nombreuses qui se dirigent vers les oreillettes au niveau de la veine cave inférieure et des veines pulmonaires. Ces filets traversent le péricarde et forment un plexus qui s'étend jusque dans l'épaisseur des oreillettes. Ils présentent deux amas de cellules nerveuses situés : l'un au niveau de la *veine cave;* l'autre au niveau des *veines pulmonaires.*

En outre, les plexus coronaires envoient des fibres qui traversent le péricarde et s'enfoncent dans les ventricules. A ces fibres se trouve annexé un troisième amas ganglionnaire situé au voisinage du *sillon auriculo-ventriculaire* et empiétant sur le tiers supérieur du ventricule.

Cellules. — Ainsi que l'a montré M. Vignal (1), auquel on doit un travail extrêmement précis sur les ganglions du cœur des mammifères, il existe, dans ces ganglions, deux espèces de cellules :

1° Les unes *unipolaires* rattachées à une fibre nerveuse par un branchement en T.

2° Les autres *multipolaires*, abondantes surtout dans les ganglions des oreillettes tandis que les premières se montrent dans le troisième amas ganglionnaire. De l'aveu même de M. Vignal il est impossible de dire lesquelles de ces cellules appartiennent au système sympathique ou au système cérébro-spinal.

Il n'en est pas de même si l'on considère les ganglions du cœur du lapin : chez cet animal, en effet, les *cellules sympathiques* ne possèdent pas de prolongement en spirale comme celles du cœur de la grenouille, mais elles sont nettement caractérisées par la présence de *deux noyaux* (Vignal).

3) Réseau terminal. — Les plexus nerveux et les ganglions, que nous venons de décrire, ne constituent pas un appareil nerveux terminal. Les fibres nerveuses qui s'enfoncent dans l'épaisseur du muscle cardiaque forment, à la surface des faisceaux du cœur, un plexus à mailles allongées qui envoie, dans l'intérieur même de ces faisceaux, d'autres fibres plus fines. Ces fibres forment un second réseau dont les mailles, allongées, présentent les dimensions d'une cellule musculaire; mais, au lieu de contenir les cellules dans leurs mailles, les

(1) Vignal. *Archives de physiologie*, 1881.

travées de ce réseau *semblent les traverser* suivant leur longueur (LANGERHANS, RANVIER).

§ 2. — Péricarde.

Le péricarde comprend, comme toute membrane séreuse, deux couches distinctes : l'*endothélium péricardique*, et la *membrane fibreuse péricardique*.

1° **Endothélium** : *L'endothélium du péricarde* varie considérablement d'une espèce à l'autre, tant dans les dimensions que dans le groupement des cellules. LACROIX qui a étudié cette question dans le laboratoire du professeur RENAUT, décrit plusieurs types d'endothélium péricardique, mais il est probable qu'il en existe d'avantage (RENAUT).

Voici les résultats obtenus par LACROIX chez différents animaux :

a. *Grenouille.* — Chez la grenouille les deux feuillets du péricarde sont tapissés par une assise de cellules dont la disposition est extrêmement curieuse. Ce sont de grandes cellules, découpées en jeu de patience, qui émettent des prolongements plus ou moins longs, très souvent recourbés en crosse et qui embrassent dans leur concavité les prolongements des cellules voisines enroulés en sens inverse. Cet enchevêtrement des cellules qui paraît assurer la solidité et peut-être l'extensibilité du revêtement endothélial, leur a fait donner le nom de *cellules amplexiformes* (RENAUT et LACROIX). Les *noyaux* de ces cellules sont placés irrégulièrement, soit dans un prolongement, soit au centre de la cellule.

b. *Rat.* — L'endothélium du péricarde du rat diffère suivant que l'on considère le péricarde pariétal ou le péricarde viscéral.

L'endothélium du *feuillet pariétal* (1) est formé par des cellules polygonales, larges, à bords légèrement sinueux ; l'endothélium du *feuillet viscéral* présente des cellules semblables ; mais, en certains points, ces cellules se modifient. Elles prennent la configuration en *jeu de patience* et émettent des *prolongements contournés* qui, tout en étant moins compliqués, rappellent les prolongements des cellules amplexiformes de la grenouille. Ce sont les *cellules semiamplexiformes* de LACROIX et RENAUT. Les *noyaux* des cellules du péricarde du rat sont placés, tantôt au centre de la cellule, tantôt à côté d'une ligne du ciment intercellulaire. Dans ce dernier cas, le

_____
(1) Le feuillet pariétal présente des trous comme l'épiploon perforé du lapin.

noyau de la cellule voisine est également situé sur le côté de la même ligne de ciment. Ce sont deux noyaux géminés.

c. *Cobaye.* — L'endothélium péricardique du cochon d'Inde ressemble à celui du rat, mais il offre, dans certains points du feuillet pariétal, des groupements de cellules qui ressemblent à des *rosettes.* « Au niveau de ces points les cellules endothéliales sont ordonnées comme les pétales d'une fleur radiée autour d'un point central tout petit, marqué en noir par le nitrate d'argent, ou plus souvent encore autour d'un trou borgne » (1).

Très souvent les *noyaux* de ces cellules sont placés de chaque côté des lignes de ciment, de telle sorte que les noyaux de deux cellules voisines paraissent couplés ou géminés.

d. *Bœuf.* — Le péricarde du bœuf est tapissé par de petites cellules polygonales qui prennent, sur certains points du feuillet pariétal, un aspect *mûriforme.* Ce sont des îlots, arrondis, formés de cellules régulièrement polyédriques tassées les unes contre les autres. Ces îlots sont entourés par des cellules endothéliales curvilignes qui les isolent, plus ou moins, des régions voisines.

e. *Homme.* — Chez l'homme les cellules sont petites, régulières, polygonales. En certains points cependant du feuillet pariétal on peut observer la disposition en *rosette.* Chez l'homme avancé en âge, les cellules endothéliales du péricarde viscéral, ne sont pas toujours aplaties, elles peuvent prendre une *certaine épaisseur* et devenir cubiques (LACROIX).

2º Membrane conjonctive. — La membrane conjonctive présente à étudier une *membrane vitrée* qui la sépare de l'endothélium et la *couche conjonctive* elle-même.

a. MEMBRANE VITRÉE. — C'est une couche hyaline sans structure, plus épaisse sur le feuillet viscéral que sur le feuillet pariétal, qui sépare l'endothélium péricardique de la membrane conjonctive (2).

b. COUCHE CONJONCTIVE. — La couche conjonctive présente une structure un peu différente dans le feuillet pariétal et dans le feuillet viscéral.

Feuillet pariétal. — D'après LACROIX et RENAUT il faut distinguer deux types de feuillet pariétal suivant qu'il s'agit de grands ou de petits animaux.

(1) RENAUT. *Traité pratique d'histologie,* p. 723.
(2) Cette couche a été découverte par LACROIX dans le laboratoire du professeur RENAUT.

1° Chez les animaux tels que le rat et le cochon d'Inde, le feuillet pariétal présente une structure identique à celle du mésentère ou de l'épiploon. C'est une membrane fibreuse, tapissée sur ses deux faces par un revêtement endothélial, l'un péricardique, l'autre pleural. L'analogie de ce feuillet avec l'épiploon est telle que le feuillet pariétal présente, chez le rat, un commencement de fenétration se montrant sous forme de petits orifices siégeant sur les parties latérales et en arrière et faisant communiquer la cavité pleurale avec la cavité péricardique (LACROIX).

2° Chez les animaux de plus grande taille le *feuillet pariétal* du péricarde est doublé par un *sac fibreux* (1).

Chez ces animaux, le feuillet pariétal proprement dit, est formé de *faisceaux conjonctifs* et de *réseaux élastiques*. Les *faisceaux conjonctifs*, accolés en nombre plus ou moins considérable, suivent d'abord un trajet rectiligne puis s'écartent en marchant isolément et vont se joindre à d'autres faisceaux. Les *fibres élastiques* forment un premier réseau à mailles ovalaires au-dessous de la membrane vitrée; plus profondément elles constituent plusieurs réseaux à mailles plus allongées.

Le sac *fibreux* du péricarde paraît intimement uni au feuillet pariétal, cependant il est facile de voir, sur les coupes transversales, qu'il est distinct de ce feuillet dont il est séparé, par places, par des amas de vésicules adipeuses. Les *faisceaux conjonctifs*, qui entrent dans sa composition, forment des trousseaux fibreux dont la direction générale est indiquée par le poids du cœur. On trouve, dans les espaces très étroits qui les séparent, des *cellules fixes* dont les noyaux présentent des crêtes d'empreinte. Les *fibres élastiques* du sac fibreux sont volumineuses et elles se montrent d'autant plus nombreuses qu'on s'avance vers la face externe.

Feuillet viscéral. — Le feuillet viscéral du péricarde des grands mammifères comprend plusieurs couches plus ou moins distinctes:

1° La *membrane vitrée* sous-endothéliale.

2° Une *assise pseudo-cornéenne* formée de deux plans superposés à angles très aigus de faisceaux conjonctifs rigides et d'une finesse extrême (RENAÛT).

3° Une *limitante élastique* comparable à celle des artères.

---

(1) Chez la grenouille, qui est un animal de petite taille, le sac fibreux existe également.

4° Le *feuillet fibreux* proprement dit formé de *faisceaux conjonctifs* volumineux, de *cellules conjonctives* et de *fibres élastiques*.

5° Le tissu *conjonctif lâche sous-péricardique*

§ 3. — Endocarde.

On donne le nom d'endocarde à la séreuse qui tapisse les cavités des deux cœurs. Il y aurait donc un endocarde veineux et un endocarde artériel (BOUILLAUD, SAPPEY). L'endocarde du *cœur gauche* descend, en quelque sorte, des veines pulmonaires et de l'aorte pour se répandre sur la face interne de l'oreillette et du ventricule gauches. Au niveau de l'orifice aortique et de l'orifice mitral, il concourt à la formation des valvules. L'endocarde du *cœur droit*, qui semble venir des veines caves et de l'artère pulmonaire, présente les

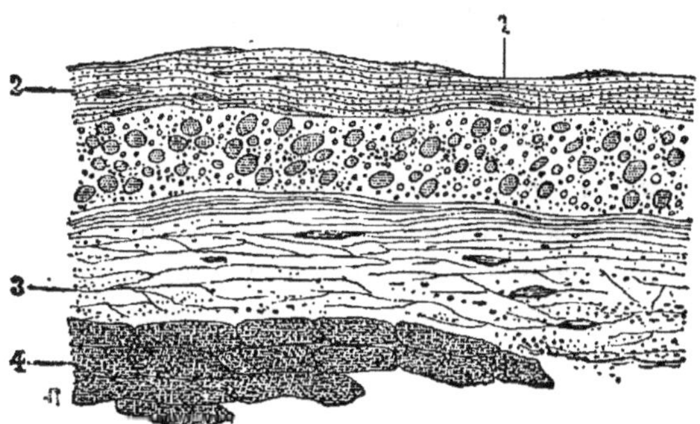

FIG. 102. — Endocarde.

1. Cellules endothéliales.
2. Couche connective lamelleuse.
3. Tissu fibreux.
4. Faisceaux musculaires du cœur.

mêmes dispositions. D'après d'autres auteurs qui considèrent le cœur comme un renflement veineux, l'endocarde représenterait un prolongement de la *tunique interne des veines*. Quoi qu'il en soit, cette membrane est intimement unie au tissu musculaire, elle revêt les colonnes charnues, les cordages, et s'enfonce dans les aréoles.

L'endocarde est plus épais dans les oreillettes que dans les ventricules, il atteint son maximum d'épaisseur dans le cœur droit. C'est une membrane fort mince, transparente, qui offre dans l'oreillette droite un aspect bien intéressant : à ce niveau, elle mesure près d'un millimètre d'épaisseur et présente une teinte jaune et une résistance assez grande. On peut la séparer de la couche musculaire sous-jacente, tandis que dans les ventricules, elle se déchire sitôt qu'on veut en arracher un lambeau. Sa solidité et son élasticité sont assez considérables pour permettre à l'oreillette de faire l'usage d'un réservoir sanguin.

Au point de vue de sa structure, l'endocarde présente trois couches distinctes :

1° Une COUCHE ENDOTHÉLIALE, formée par une seule assise de cellules aplaties, polygonales, renfermant chacune un noyau.

2° Une COUCHE CONJONCTIVE LAMELLEUSE dans laquelle on trouve :

a. — Des *fibres élastiques* et des *faisceaux conjonctifs* ayant une direction générale parallèle à la surface.

b. — Des *cellules plates* du tissu conjonctif.

c. — Des *cellules musculaires lisses*.

3° Une COUCHE FIBRO-ÉLASTIQUE formée de tissu conjonctif ordinaire et de nombreuses fibres élastiques. Cette couche se continue, sans ligne de démarcation tranchée, avec le tissu conjonctif qui sépare les fibres musculaires du cœur.

Les divers éléments qui entrent dans la constitution de l'endocarde n'existent pas, dans les mêmes proportions, sur tous les points de la séreuse. Dans le *cœur gauche*, les *fibres musculaires lisses* de la deuxième couche sont infiniment plus nombreuses que dans le *cœur droit*. Les *fibres élastiques* de la troisième couche, abondantes dans les oreillettes, se réduisent au minimum dans les ventricules.

C'est dans la couche fibro-élastique que se distribuent les vaisseaux et les nerfs : les *capillaires sanguins* et les *lymphatiques* y forment un réseau très serré. Ces derniers communiquent avec les vaisseaux péricardiques au niveau de la pointe et au niveau de la cloison.

Les *filets nerveux sous-endocardiques* viennent d'un nerf sensitif découvert chez le lapin par CYON. Ce nerf, probablement enfermé dans le pneumogastrique chez l'homme, commence en haut du cou par l'union de deux racines qui se détachent du pneumogastrique et du laryngé supérieur. Il descend le long de la carotide, entre le pneumogastrique et le filet cervical du grand sympathique, et pénètre dans le cœur par sa base. Les fibres du nerf de CYON ne sont pas contenues dans le pneumogastrique dès la sortie du crâne, mais lui viennent du grand sympathique. Ce nerf, d'après la théorie de CYON, est dépresseur de la circulation. La galvanisation du bout périphérique abaisse la tension du sang dans les artères et ralentit le pouls cardiaque. A l'état normal, les rameaux sous-endocardiques de ce nerf sont excités, et le cœur règle lui-même ses mouvements suivant les obstacles qu'il a à vaincre. D'après MAREY, les faits observés par CYON sont exacts, mais l'interprétation est erronée. Un nerf, qui agirait en diminuant la tension, augmenterait le nombre des pulsations. Le nerf de CYON produit une action réflexe sur le pneumogastrique qui ralentit d'abord les mouvements cardiaques ; la diminution de tension est la conséquence de ce ralentissement.

En outre des éléments que nous venons de décrire on rencontre, au-dessous de l'endocarde, dans la profondeur de la couche fibro-élastique, un réseau cellulaire connu sous le nom de *réseau de Purkinje*. Ce réseau qui n'existe que chez quelques animaux (bœuf, mouton, porc) et qu'on *ne trouve pas chez l'homme*, est constitué par des fibres blanchâtres anastomosées entre elles. Traitées par la potasse à 40 p. 100, ces fibres de Purkinje se laissent dissocier en un certain nombre de blocs représentant de *véritables cellules polyédriques* dont le centre, constitué par un protoplasma granuleux, renferme un, ou, le plus souvent, deux noyaux. La périphérie de ces cellules présente des stries longitudinales et transversales qui existent sur toutes leurs faces. La signification des fibres et des cellules de Purkinje devient évidente si l'on considère que ces fibres ne sont pas isolées sous l'endocarde et se continuent avec les faisceaux du myocarde. « Les faisceaux musculaires striés des mammifères, en voie de développement, sont formés d'un cylindre de protoplasma contenant des noyaux et dont la surface est occupée par la substance striée. Telle est, ainsi que nous venons de le voir, la constitution des cellules de Purkinje : elles représentent des fibres cardiaques embryonnaires » (1).

§ 4. — Valvules.

Les valvules du cœur, pouvant être considérées comme un repli de l'endocarde dont les lèvres seraient unies par du tissu fibreux, nous trouverons, dans toute valvule, trois couches distinctes :

(1) RANVIER. *Traité technique.*

1° Une couche de tissu *conjonctif lamelleux* tapissée sur sa face libre par une *assise de cellules endothéliales.* Cette couche présente une structure différente de celle de la couche correspondante de l'endocarde en ce qu'elle ne contient pas de *fibres lisses.* Elle renferme un *réseau de fibres élastiques* d'autant plus riche et plus serré qu'on s'avance vers les parties profondes.

2° Une couche *fibro-élastique* provenant des zones fibreuses des orifices, et se confondant avec les faisceaux tendineux des muscles papillaires.

3° Une couche de tissu *conjonctif lamelleux* semblable à la première et tapissée également, sur l'autre face de la valvule, par un *endothélium.*

Dans les valvules sigmoïdes la *couche lamelleuse de la face ventriculaire* est beaucoup plus épaisse que la *couche lamelleuse de la face artérielle,* cette disposition est commandée par la direction du courant sanguin qui frotte sur la face ventriculaire.

Les *valvules auriculo-ventriculaires* présentent, sur leur *face supérieure,* une couche *lamelleuse épaisse* contre laquelle frotte le sang et, sur leur *face inférieure,* une couche semblable. *beaucoup plus mince.* Au niveau de cette dernière on trouve des saillies formées par le relief des cordages tendineux. Ces saillies ont la structure de véritables tendons.

Vaisseaux sanguins. — Dans son travail sur les *vaisseaux des valvules du cœur chez l'homme à l'état normal et à l'état pathologique* (1) M. DARIER est arrivé aux conclusions suivantes :

A l'état normal les *valvules sigmoïdes* de l'homme adulte, ne renferment jamais de vaisseau. Chez l'homme qui a dépassé l'âge de deux ans, il n'existe jamais de vaisseau dans la portion fibro-élastique des *valvules auriculo-ventriculaires,* la portion charnue seule en contient. Il faut établir soigneusement ce que l'on entend par portion charnue des valvules « et faire une distinction entre les valves de l'orifice tricuspide et celles de l'orifice mitral. Les premières sont membraneuses, chez l'homme, dans toute leur étendue à partir de leur insertion à l'anneau fibreux. Les fibres musculaires, auriculaires et ventriculaires sont limitées, du côté de la valvule, par

(1) *Archives de physiologie,* 16 août 1888.

un bord net parfaitement régulier ; le tissu musculaire est pourvu d'un réseau vasculaire abondant, mais nettement limité aussi et *n'envoyant jamais de branches dans le repli valvulaire*. La valvule mitrale se compose de deux valves ; la *gauche plus petite* répond absolument au même type que les valves de la tricuspide. Il ne reste donc que la *grande valve de la mitrale*, dite aussi valve aortique, à laquelle s'applique la division en portion musculeuse et portion membraneuse. Mais dans quelle mesure ? Il existe constamment, à la partie supérieure de la valve aortique, une région dans laquelle s'avance le tissu musculaire. Cette portion charnue contient toûjours et *dans toute son étendue des vaisseaux* qui se remplissent facilement dans les injections du cœur. Chez l'adulte la hauteur totale de la grande valve de la mitrale comptée depuis l'anneau fibreux jusqu'au bord libre varie de 22 à 26 millimètres, soit en moyenne 24 millimètres. La hauteur de la portion charnue ne compte pas plus de 3 à 5 millimètres. Nous voyons donc que cette portion comprend environ la 6e partie de la hauteur de la valvule. Il s'agit là d'une disposition constante : la portion charnue, qui est en même temps vasculaire, n'occupe qu'une minime étendue de la hauteur de la valve, et on ne voit jamais de vaisseau s'étendre dans la portion fibro-élastique et surtout s'avancer près du bord libre où se localisent de préférence les lésions pathologiques.

Le réseau vasculaire de la portion musculeuse de la grande valve de la mitrale *constitue donc à lui seul tout ce que nous pouvons désigner, à proprement parler, comme vaisseaux des valvules.* Ce réseau est alimenté par un ou deux ramuscules artériels qui naissent de la coronaire gauche très près de son origine, ou plus souvent encore, de la branche de bifurcation de cette artère, qui contourne l'oreillette droite et fait partie du cercle artériel horizontal du cœur. La disposition des branches du réseau n'a rien de constant ; sur plusieurs cœurs examinés par M. DARIER, on peut voir de deux à quatre rameaux, de grosseur inégale, venir se distribuer isolément entre les fibres musculaires qu'elles nourrissent et s'anastomoser avec un rameau voisin. Quelquefois deux de ces rameaux forment une arcade dont partent les artérioles qui se résolvent en capillaires. Il peut y avoir 4 ou 5 troncs principaux ; parfois, au contraire, on n'a sous les yeux qu'un lacis de canaux très fins, tous presque d'égal calibre, sans qu'on puisse dire combien de branches ont traversé l'anneau fibreux d'insertion de la valvule. Examinés sur une coupe, ces vaisseaux ont la structure habituelle et se distinguent en artères, veines et capillaires (1).

Telle est la disposition des vaisseaux dans les valvules du cœur de l'homme adulte ; mais, chez *l'enfant nouveau-né*, il existe quelques différences. Les *sigmoïdes* ne contiennent toujours pas de vaisseau, les *valvules auriculo-ventriculaires* (mitrale et tricuspide) sont toutes formées d'une *portion charnue* et d'une *portion membraneuse*. La *portion charnue contient des vaisseaux*, mais elle ne dépasse pas la moitié de la hauteur de ces valvules et n'atteint jamais leur quart inférieur, par conséquent « la partie voisine du bord libre où siègent de préférence les hématomes valvulaires est entièrement dépourvue de vaisseaux » (DARIER) (2).

(1) A l'état pathologique, on peut trouver des vaisseaux dans toute l'étendue des valvules. Ces vaisseaux paraissent résulter d'une néoformation déterminée par le processus inflammatoire (DARIER).

(2) Chez les animaux la disposition des vaisseaux des valvules est un peu différente. En général, les sigmoïdes ne sont pas vasculaires, au contraire, les valvules auriculo-ventriculaires contiennent des vaisseaux dans leur portion charnue et dans leur portion membraneuse.

CHAPITRE TROISIÈME

VAISSEAUX SANGUINS

§ 1. — **Artères**.

Les artères sont formées de trois tuniques, distinguées, d'après leur situation, en *tunique interne, tunique moyenne* et *tunique externe*.

La prédominance du tissu élastique ou musculaire dans la tunique

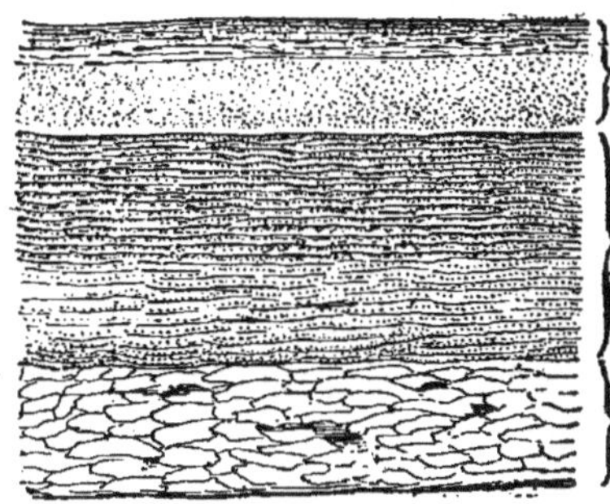

FIG. 103. — Coupe d'une artère du type élastique.

moyenne a fait classer les artères en deux groupes : artères du *type élastique* et artères du *type musculaire*.

ARTÈRES DU TYPE ÉLASTIQUE

Les plus grosses artères de l'économie appartiennent au type élastique (aorte, tronc de l'artère pulmonaire, carotide). Elles sont caractérisées par la présence de *lames élastiques*, dans la tunique moyenne.

Tunique interne. — La tunique interne, désignée encore sous le nom de tunique de BICHAT, a été décrite pour la première fois par cet illustre anatomiste, qui la considérait comme « la *membrane* *commune du système à sang rouge.* J'appelle ainsi celle qui tapisse les artères, le côté gauche du cœur et les veines pulmonaires. On la dissèque avec facilité sur ces deux derniers organes. Pour l'avoir isolée sur les artères, il faut intéresser, par une section circulaire très superficielle, le plan fibreux (1) externe, renverser ce plan de bas en haut et couche par couche, on arrive alors à cette membrane interne, laquelle adhère très peu à la précédente, et peut s'en détacher, sous forme de canal, dans une grande étendue. Elle en est distincte : 1o par son extrême ténuité et par la transparence qui en résulte ; 2o par sa couleur blanche ; car elle ne paraît jaune que parce qu'elle est appliquée sur la précédente ; 3o par le défaut absolu de fibres. Elle est lisse et à tissu uniforme comme les membranes séreuses ainsi qu'on peut s'en assurer en l'examinant contre le jour. Au reste, elle diffère essentiellement de ces membranes par l'espèce de fragilité qui la caractérise ; elle se rompt et se déchire au moindre effort dirigé sur elle. Toute la résistance des artères réside dans leur tunique fibreuse » (2). Telle est la description que BICHAT donne de la tunique interne et il ajoute quelques lignes plus bas : « Quelle est la nature de cette membrane commune ? Je l'ignore entièrement. On ne peut la classer dans aucun système. Elle forme un tissu à part dans l'économie, tissu qui a des caractères propres. »

Aujourd'hui les progrès de la technique histologique ont permis de résoudre le problème soulevé par BICHAT et de déterminer exactement quels sont les éléments qui entrent dans la composition de la couche interne des artères.

L'endartère, comme la désignent encore quelques auteurs, présente trois couches distinctes : la *couche endothéliale*, la *couche muqueuse* et la *couche striée.*

A. La COUCHE ENDOTHÉLIALE est formée d'une seule assise de cellules polygonales à bords rectilignes, allongées dans le sens de l'axe du vaisseau. Ces cellules, d'une minceur extrême, sont disposées de telle sorte que l'extrémité de l'une vient se placer dans l'angle laissé libre par l'accolement de deux d'entre elles. Leur *noyau*, ovalaire, est allongé suivant l'axe de la cellule (3).

(1) Par tunique fibreuse des artères, BICHAT désigne l'ensemble de la tunique moyenne et de la tunique externe.

(2) BICHAT. *Anatomie générale*, p. 134.

(3) D'après le professeur RENAUT l'endothélium ne repose pas directement sur le

B. La Couche interne ou muqueuse présente à considérer, deux étages : un *étage interne* et un *étage externe*, confinant à la troisième couche de l'endartère.

L'*étage interne* est constitué par deux ou trois assises de cellules aplaties parallèlement à la surface du vaisseau et présentant des prolongements, arborisés, membraniformes ou filiformes s'intriquant, les uns dans les autres, de manière à fournir l'apparence d'un réseau continu (1).

Ces cellules sont plongées dans une *substance fondamentale* hyaline et transparente comme du verre extrêmement élastique.

L'*étage externe* se fond insensiblement avec la couche précédente : on y trouve des *cellules rameuses* disposées dans tous les sens et formant, par leurs expansions protoplasmiques anastomosées, un réseau infiniment plus régulier que celui de l'étage interne (2). Entre ces cellules se trouve une trame connective constituée par des *fibres*, d'une finesse extrême, de longueur indéterminée, qui filent dans tous les plans en formant une sorte de dentelle. Ces fibres, en outre de leur finesse extrême, présentent des caractères spéciaux : « Elles sont légèrement *granuleuses* et se teignent en rose pâle par les solutions faibles *d'éosine*, elles se gonflent légèrement sous l'influence de *l'acide formique*, mais sans pâlir comme les plus minces faisceaux connectifs le font sous l'action de ce réactif même très dilué. Dans les préparations faites par la *méthode de l'or*, ces fibres sont légèrement colorées en bleu ardoisé, caractère qui les distingue des réseaux élastiques qui, dans ces conditions, restent incolores. Le *nitrate d'argent* qui réserve en blanc les fibres élastiques, les colore en brun. Enfin il

couches de l'endartère, mais il en est séparé par une mince couche, hyaline, sans structure qui représente la membrane vitrée de l'artère.

(1) Parmi ces prolongements, quelques-uns au lieu de rejoindre leurs similaires se terminent par des bourgeons libres. Cette particularité a conduit certains anatomistes (VIALLETON, RENAUT) à considérer ces cellules comme des cellules connectives en voie de formation embryonnaire. « Le processus de végétation secondaire qui, dans tout le tissu conjonctif, fait que les cellules embryonnaires, primitivement arrondies et toutes semblables les unes aux autres, émettent des prolongements plus ou moins rameux qui arrivent à concourir entre eux pour former un réseau continu ou des éléments de ce réseau, est donc ici saisi pour ainsi dire sur le fait, et montre le système anastomotique des cellules connectives en instance de formation » (VIALLETON). Voyez le *Développement du tissu conjonctif.*

(2) Quand on imprègne l'endartère avec l'argent, on détermine l'apparition de figures stellaires connues sous le nom de *figures de* LANGHANS. Ces figures ne sont autre chose que les images négatives, réservées en blanc, des cellules rameuses.

s'agit de fibres de toute longueur, croisées en treillis et non bifurquées. Pour toutes ces raisons, nous devons considérer de telles fibres élastiques comme très différentes des fibres élastiques et, en même temps, comme des faisceaux du tissu conjonctif qui ont pris des caractères particuliers pour s'adapter à une fonction spéciale, celle d'un soutènement élastique permettant néanmoins une certaine laxité à l'ensemble de la formation » (VIALLETON) (1).

En outre de ces éléments, on trouve dans la partie externe de cette couche des *cellules lymphatiques* qui ne se montrent jamais dans l'étage interne de l'endartère. Chez les sujets âgés de plus de 16 ans il y a, à côté des cellules lymphatiques, un certain nombre de *globules rouges* (STROGANOW), dont la présence serait due à l'endartérite chronique déformante, qui, plus ou moins atténuée, existe toujours dans l'aorte de l'homme à partir de cet âge (VIALLETON).

C. La COUCHE STRIÉE s'étend de la couche muqueuse située en dedans, à la tunique moyenne située en dehors. Elle paraît striée suivant la longueur du vaisseau et se trouve constituée par une *production élastique* limitant des espaces dans lesquels sont placés des *cellules rameuses* et des *leucocytes*.

La *production élastique* de cette couche est constituée par une *série de lames* qui paraissent, sur les coupes, formées de fibres et de grains d'une très grande finesse, plongées dans une *substance fondamentale transparente*. Ces lames concentriques à la lumière du vaisseau, ne sont pas simplement comparables aux feuillets d'une main de papier roulée en tube et dont on aurait affronté les bords ; mais elles sont unies, les unes aux autres, par des lames élastiques obliques qui, s'étendant d'une lame à l'autre, donnent au système élastique la disposition de ce que M. RANVIER appelle un système de tentes. Dans l'intervalle des lames principales on trouve un *réseau élastique* plus fin ainsi que des *cellules migratrices* et les *cellules plates* bien décrites par M. RENAUT.

Parmi ces cellules les unes représentent des *cellules connectives* ordinaires, les autres se montrent sous forme de *grandes cellules munies d'expansions rameuses* qui les unissent les unes aux autres. Il existe deux variétés de ces expansions : les unes s'arborisent

---

(1) Cette structure, qui dénote un développement plus avancé que celui de l'étage interne, a conduit RENAUT et VIALLETON à désigner cet étage sous le nom de production muqueuse de l'endartère.

à la manière des expansions protoplasmiques des cellules connectives ; les autres ont la forme de longues fibres qui s'étendent au loin dans divers sens. Certaines cellules, enfin, ne présentent que deux prolongements principaux, se poursuivant en ligne droite au-dessus et au-dessous du noyau, qui occupe un renflement fusiforme de l'élément. Ces cellules sont formées de *deux parties* distinctes.

1° Le *centre* est constitué par un fuseau de *protoplasma granuleux* qui entoure le noyau. Il peut y avoir deux noyaux dans une même cellule.

2° L'*écorce* présente des *stries longitudinales* d'une régularité et d'une netteté parfaites, qui divisent le protoplasma en baguettes cylindriques tout à fait comparables aux cylindres primitifs des cellules musculaires.

La ressemblance de ces éléments avec les cellules musculaires lisses a conduit M. RENAUT à les considérer comme des *éléments contractiles établissant un terme de passage entre la cellule connective et la cellule musculaire parfaite.*

Tunique moyenne. — La tunique moyenne, la plus épaisse des trois tuniques, présente une couleur jaunâtre et une fragilité qui fait qu'elle s'écrase sous la moindre pression et se déchire sous la ligature. Elle est composée de *lames et de fibres élastiques* anastomosées entre elles et limitant des mailles dans lesquelles sont contenues *des cellules musculaires,* ainsi que les *éléments du tissu conjonctif.*

1) *Lames élastiques.* — Les lames élastiques se montrent sous la forme de membranes offrant des pertes de substance, et des fibres élastiques appliquées et soudées contre leurs faces. Elles ne représentent pas des tubes simplement emboîtés les uns dans les autres, mais s'anastomosent, entre elles, au moyen de lamelles obliques, en formant un système continu. Le nombre des lames est en raison directe du calibre, des artères, dans l'aorte de l'homme on a compté jusqu'à 50 lames. Du côté de la tunique interne, la tunique moyenne est limitée par une lame élastique, plus épaisse, qui a reçu le nom de *lame élastique interne.* Les fibres élastiques de la tunique interne viennent se souder à la face interne de cette lame ; les fibres de la tunique moyenne se fixent à sa face externe (1).

(1) Des différentes lames de la tunique moyenne se détachent des fibres élastiques qui vont former un réseau dans les mailles circonscrites par ces lames.

Ainsi que l'a montré VIALLETON, la lame élastique interne n'est jamais continue et présente des *lacunes* à travers lesquelles la couche striée de l'endartère se continue avec la tunique moyenne. Cette pénétration, surtout marquée chez le bœuf et chez le veau, existe également dans les artères de l'homme.

2) *Cellules musculaires.* — Les cellules musculaires lisses ont

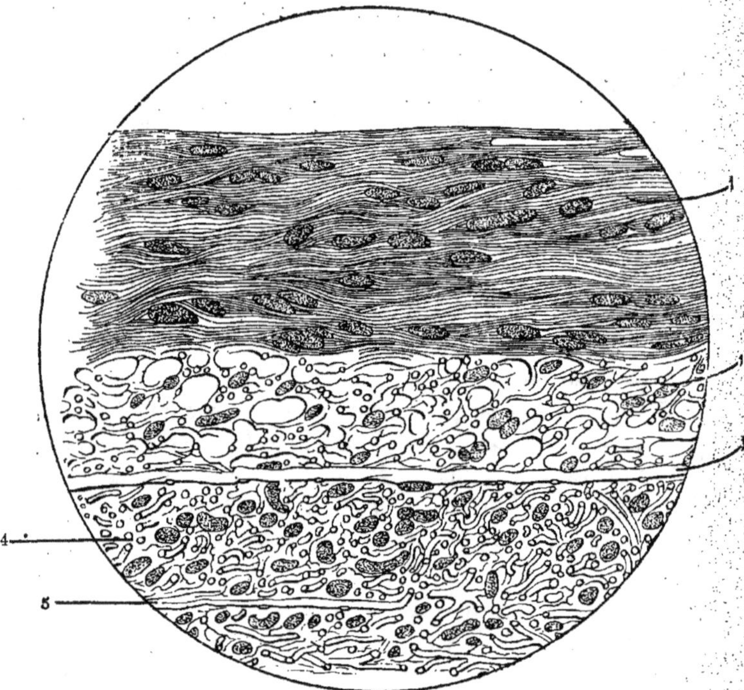

FIG. 104. — Coupe de l'aorte.

1. Portion interne de l'endartère. 3. Lame élastique interne.
2. Portion externe de cette même tunique. 4, 5. Éléments de la tunique moyenne.

une direction transversale, c'est-à-dire perpendiculaire à l'axe du vaisseau. Ces cellules sont courtes, striées en long et possèdent des prolongements extrêmement irréguliers. Leurs faces présentent des crêtes d'empreinte produites par le moulage des éléments voisins. Au centre on trouve un ou deux noyaux en forme de bâtonnets. Certaines artères ou segments d'artères ne contiennent pas de fibres musculaires dans leur tunique moyenne : la portion de l'aorte de l'homme située immédiatement au-dessus de l'insertion des sigmoïdes et l'aorte de la baleine se trouvent dans ce cas (LEYDIG, EBERTH).

3) *Tissu conjonctif.* — En outre des cellules musculaires lisses on trouve dans les mailles circonscrites par le réseau élastique, des

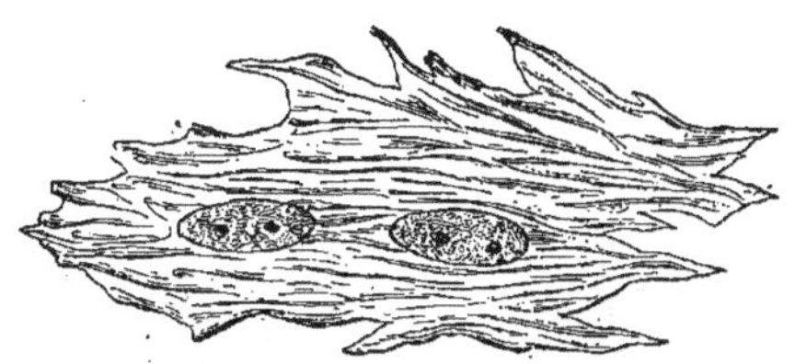

FIG. 105. — Cellule musculaire de la tunique moyenne de l'aorte.

fibres conjonctives onduleuses, des *cellules plates* et des *leuco-cytes.* Ce sont ces faisceaux et ces cellules que certains histologistes ont pris pour de la substance amorphe. Le tissu conjonctif est d'autant plus développé que le sujet est plus avancé en âge.

Tunique externe. — La tunique externe, désignée encore sous les noms de *tunique celluleuse* et de *tunique adventice,* n'a pas de limites bien tranchées, en dehors, car elle se confond insensiblement avec le tissu conjonctif voisin ; en dedans, elle est limitée par la plus externe des lames élastiques. Elle est formée par du tissu *conjonctif lâche* dont les éléments (faisceaux conjonctifs, fibres élastiques, cellules) affectent une direction longitudinale. Cette tunique renferme des *vaisseaux* et des *nerfs* que nous étudierons plus loin.

ARTÈRES DU TYPE MUSCULAIRE

Les artères des membres appartiennent au type musculaire :

Les tuniques *interne* et *externe* de ces artères ne diffèrent pas sensiblement de celles des artères élastiques. Nous devons signaler cependant que :

1° La *tunique interne* de la splénique, de la rénale, des cérébrales, de l'hépatique et de quelques autres artères renferme des *fibres lisses* situées principalement aux points de division de ces vaisseaux.

2° La *tunique externe* de la fémorale renferme également quelques fibres lisses.

C'est la *tunique moyenne* qui caractérise ce type : sur une coupe longitudinale, et à un faible grossissement, elle semble uniquement formée de cellules musculaires lisses transversales. A un plus fort grossissement, on voit que les *cellules musculaires* sont placées dans les mailles d'un *réseau de grosses fibres élastiques*. A côté

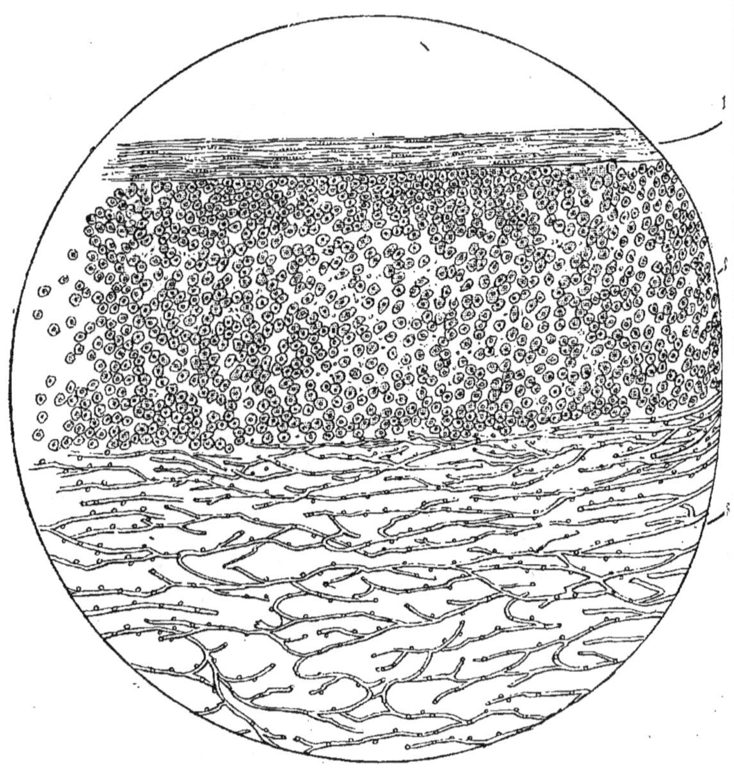

FIG. 106. — Artère du type musculaire.

1. Tunique interne. — 2. Tunique moyenne. — 3. Tunique externe.

d'elles on trouve des *faisceaux et des cellules connectives.* Du côté de la tunique interne, la tunique moyenne est toujours limitée par la *lame élastique interne.*

ARTÉRIOLES

Les artérioles présentent les trois tuniques des artères dans leur plus grande simplicité :

A. **Tunique interne.** — Elle est réduite à la *couche endothéliale*.

B. **Tunique moyenne**. — La tunique moyenne des artérioles présente deux couches : la *lame élastique interne* et une *couche musculaire*.

La *lame élastique interne* se présente sur une coupe transversale comme un feston : « La lame élastique interne comme toutes les parties « formées de substance élastique, n'a qu'une élasticité limitée, et lors- « qu'elle est comprimée par la couche musculaire disposée en anneau, il « arrive que la limite inférieure de son élasticité est dépassée et que, « pour contenir dans l'espace restreint qui lui est réservé, elle doit « se replier sur elle-même. C'est pour cela que, sur une coupe trans- « versale elle apparaît comme un feston, tandis que sur les vues « longitudinales des petites artères, les plis qu'elle a pris sous l'in- « fluence de la rétraction musculaire donnent lieu à l'apparence de « stries longitudinales » (1).

Les *cellules musculaires* sont disposées en couche simple et continue sur tout le pourtour du petit vaisseau artériel. Elles sont enroulées en *hélice* tournant autour de l'artériole.

C. **Tunique externe**. — Elle est formée par les éléments du tissu conjonctif lâche.

VAISSEAUX ET NERFS DES ARTÈRES

A. **Vaisseaux**. — Les artères sont munies de vaisseaux qui pénè- trent dans l'adventice et forment un réseau à mailles irrégulières. Chez l'homme, les *vasa vasorum* ne pénètrent ni dans la tunique moyenne ni dans l'interne. Chez certains animaux (veau, baleine) les parties externes de la tunique moyenne possèdent des vaisseaux.

B. **Nerfs**. — Les nerfs des parois artérielles sont formés par des faisceaux de fibres de Remak qui pénètrent dans l'adventice avec les vaisseaux nourriciers. Ces fibres s'anastomosent, dans son épaisseur, et forment des plexus aux points nodaux desquels se trouvent des cellules ganglionnaires. De ce plexus partent des fibres, plus fines, qui pénètrent dans la tunique moyenne. Il est probable qu'elles se mettent en rapport avec les cellules musculaires, mais on ignore leur mode de terminaison.

(1) RANVIER. *Traité technique.*

2. — **Veines**.

Les veines présentent des variations de structure qui sont plus nombreuses, encore, que celles des artères. Chez un même sujet, deux veines, de même nom, ne présentent jamais une structure identique et, pour la même veine, la structure varie souvent avec les points que l'on considère.

Les auteurs ne s'entendent pas sur le *nombre des tuniques des* veines. Comme il n'y a pas de limite tranchée entre la tunique externe et la tunique moyenne, la distinction de trois tuniques est arbitaire. Cependant, pour la facilité de l'étude, nous conserverons cette division des parois veineuses. « Il convient de considérer comme *tunique* « *moyenne*, toute la partie de la veine qui contient des *fibres muscu-* « *laires :* nous dirons que les veines qui n'ont pas de fibres muscu- « laires (sinus de la dure-mère, sous-clavière, veines de la rétine) « n'ont pas de tunique moyenne » (CORNIL et RANVIER).

Tunique interne. — La tunique interne est plus mince que celle des artères. Elle présente une structure plus simple ; on peut y distinguer :

a. — Une couche *endothéliale* continue. Les cellules, qui la constituent, sont moins longues et plus larges que celles des artères, de telle sorte qu'elles prennent la forme des polygones irréguliers. Dans certaines veines telles que la splénique et les veines de la moelle des os, l'endothélium devient sinueux, rappelant celui des vaisseaux lymphatiques.

b. — Une *couche conjonctive* formée de *cellules plates,* de *faisceaux connectifs*, et de *fibres élastiques fines* affectant une direction longitudinale.

Tunique moyenne. — La tunique moyenne est séparée de l'interne par un réseau de grosses fibres élastiques qui représente la *lame élastique interne* des artères. De ce réseau partent des fibres qui s'avancent jusqu'à la périphérie de la veine, en formant un lacis dont les mailles sont comblées par des *cellules musculaires* et par des *faisceaux connectifs*. Les cellules musculaires ont une direction longitudinale ou transversale suivant les veines que l'on considère. On trouve souvent une *couche longitudinale* et une *couche transversale*.

D'après la disposition des cellules musculaires, EBERTH a classé les veines comme il suit :

I. *Veines non musculaires.* — Ces veines sont constituées par un *endothélium* reposant sur du *tissu conjonctif* (dure-mère, os, rétine, placenta maternel).

II. *Veines musculaires.* — a. — Avec un plan de fibres longitudinales (*utérus gravide, sus-hépatique*).

b. — Avec un plan de fibres circulaires (*fémorale, jugulaire, etc.*).

c. — Avec deux plans de fibres : un longitudinal (externe), l'autre circulaire (interne) (*cave inférieure, porte*).

d. — Avec trois plans de fibres : un (moyen) circulaire ; deux (externe et interne) longitudinaux (*mésentérique ; ombilicale*).

Tunique externe. — Elle est formée par du *tissu conjonctif* qui se continue avec le tissu cellulaire voisin.

Les parois des veines, plus minces que celles des artères, offrent moins de résistance, plus de souplesse et s'affaissent lorsqu'elles sont vides de sang.

Les *vaisseaux* se ramifient dans la tunique *externe* et dans la tunique *moyenne*. Cette disposition explique la grande fréquence de l'inflammation des veines.

Nous donnerons, ici, quelques détails sur la structure de certaines veines.

a. *Sinus de la dure-mère.* — Les parois des sinus sont formées par le *tissu fibreux* de la dure-mère tapissé par la *tunique interne* des veines. Ces sinus sont traversés par des tractus fibreux, allant d'une paroi à l'autre et recouverts également par la tunique interne.

b. *Jugulaire.* — La couche musculaire de la jugulaire interne est très peu épaisse. On trouve deux ou trois rangées de cellules musculaires disposées en petits faisceaux.

c. *Fémorale.* — Les fibres musculaires affectent également une direction transversale, mais elles sont infiniment plus nombreuses.

d. *Veine cave inférieure.* — Au-dessous de la tunique interne on trouve des *fibres circulaires* et, plus en dehors, une couche, plus épaisse, de *fibres longitudinales* (1).

(1) Le professeur RENAUT, considérant la musculature plus ou moins puissante des veines, divise ces vaisseaux en : *veines du type propulsif* qui paraissent jouer un rôle dans la propulsion du sang, et *veines du type réceptif*, dépourvues de cellules musculaires, qui semblent constituer des conduits inertes.

VEINULES

Entre les veinules et les artérioles il y a des différences qui portent sur l'*endothélium*, sur la *lame élastique interne*, et sur les *cellules musculaires*.

L'*endothélium* est formé de cellules moins allongées mais plus larges.

La *lame élastique interne* a disparu et est remplacée par un réseau de grosses fibres élastiques.

Les *cellules musculaires*, très obliques à l'axe du vaisseau, ne forment pas une couche continue autour des veinules, elles sont peu nombreuses et disséminées.

VALVULES DES VEINES

Les valvules présentent à étudier :

1° Une portion centrale ou *squelette de la valvule* constitué par du tissu *conjonctif* mêlé de *fibres élastiques*. Au niveau de la base de la valvule cette couche renferme quelques *cellules musculaires lisses*.

2° Une couche *sous-endothéliale externe* extrêmement mince et offrant la structure de la tunique interne des veines. Le *revêtement endothélial* qui tapisse la face libre de cette couche, est constitué par des cellules losangiques dont le grand diamètre est *transversal*.

3° Une couche *sous-endothéliale interne* (confinant à la lumière du vaisseau) formée par la continuation de la tunique interne de la veine. Le *revêtement endothélial*, qui tapisse la face libre de cette couche est constitué par des cellules losangiques dont le grand diamètre est *dans le sens de l'axe du vaisseau*, comme si le sang qui frotte sur cette face influait sur la forme des cellules (RANVIER).

§ 3. — Capillaires.

On décrit, sous le nom de *capillaires*, les vaisseaux dépourvus de fibres musculaires qui sont intermédiaires aux artères et aux veines.

Structure. — Considérés au point de vue de leur structure ces vaisseaux présentent à considérer trois couches distinctes : une couche endothéliale, une *membrane propre* et une *couche périvas-culaire.*

1° *Couche endothéliale :* Cette couche est formée par des cellules plates extrêmement minces, losangiques, allongées dans le sens de l'axe du vaisseau et beaucoup plus étroites que celles des artérioles. Ainsi que le démontrent les imprégnations au nitrate d'argent, ces cellules sont unies par des traits de ciment au niveau desquels on trouve, par places, des taches noires arrondies ou de petits cercles limités par la ligne noire d'imprégnation. Les plus grands de ces cercles sont désignés sous le nom de *stigmates,* les plus petits sous le nom de *stomates.* A quoi correspondent ces figures ? D'après certains auteurs elles répondraient à des ouvertures fixes par lesquelles s'échapperaient les globules dans le phénomène de la diapédèse. D'après M. Ranvier et la plupart des histologistes modernes, le plus grand nombre de ces cercles répond à des flocons d'albumine coagulés par le nitrate d'argent; le plus petit nombre représente non pas des solutions de conti-nuité préformées, il n'en existe pas dans les parois des vaisseaux, mais des *orifices accidentels* produits par la migration des globules blancs.

Dans les imprégnations d'argent bien réussies, on trouve de petites aires bien limitées par l'argent et ne contenant pas de noyau. Ce sont les *fragments intercalaires* qui représentent des fragments indé-pendants laissés, de distance en distance, dans la division en cellules du tube protoplasmique qui formait primitivement le capillaire.

La couche endothéliale est formée, dans le plus grand nombre des capillaires, par des cellules soudées au moyen d'un ciment ; mais, dans certains réseaux, elle prend, par suite de l'adaptation à une fonction déterminée, une disposition spéciale très marquée dans les capillaires du foie et du glomérule de Malpighi (Renaut, Ranvier, Hortolès). Dans ces vaisseaux l'endothélium est formé par une *couche de proto-plasma non divisée en cellules dans laquelle se trouvent semés des noyaux.* Ce sont des capillaires qui ont conservé leurs caractères embryonnaires et se trouvent réduits à un tube protoplasmique.

2° *Membrane propre :* La deuxième couche est représentée par une *membrane amorphe,* hyaline, qui double en dehors l'endothélium capillaire. Cette membrane, extrêmement ténue, est mise en doute par un certain nombre d'auteurs.

3° *Couche rameuse périvasculaire :* La troisième couche, qui n'existe que sur les gros capillaires, est formée par des *cellules plates* appliquées sur la face externe des capillaires et anastomosées par leurs prolongements, qui entourent le vaisseau. C'est à cette

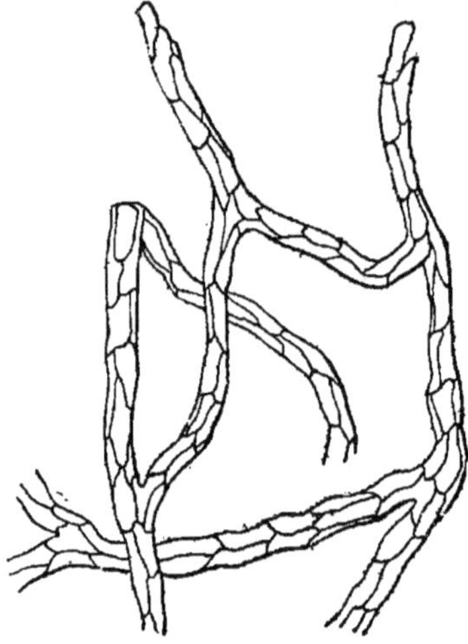

FIG. 107. — Cellules endothéliales des capillaires sanguins.

couche qu'EBERTH a donné le nom de *périthélium*, parce qu'il pensait que cette formation répondait à une gaine lymphatique (1).

Réseaux capillaires. — Les capillaires semblent dériver des artères par simplification des artérioles auxquelles ils font suite ; mais on ne trouve pas d'intermédiaires entre les veines et le système capillaire. Les capillaires s'ouvrent *directement dans des veinules d'un diamètre beaucoup plus considérable qui se terminent en cul-de-sac*. Au point où un capillaire doit se jeter dans une veinule, celle-ci présente d'habitude une légère dilatation, ou plutôt la veinule conservant son calibre jusqu'à son extrémité, le capillaire vient s'y ouvrir de telle sorte qu'en ce point il y a entre les deux vaisseaux une différence notable de diamètre comme dans ces appareils en verre soufflé où un tube est soudé par son extrémité à un tube beaucoup plus large.

La *forme des mailles* d'un réseau capillaire varie avec l'organe que l'on considère. Pour un même organe elle est constante, de telle sorte

(1) Dans les ganglions lymphatiques la paroi capillaire est doublée d'une couche de tissu réticulé.

qu'à la simple inspection des réseaux vasculaires il est possible de reconnaître le tissu ou l'organe dont ils font partie. L'étude détaillée des réseaux capillaires sera faite avec chaque organe ou chaque tissu.

Quant à la *richesse* du réseau, elle est en raison directe, non pas du volume de l'organe, mais de *l'activité de sa fonction.*

Circulation capillaire. — Si nous examinons la circulation chez un animal vivant (poumon ou mésentère de la grenouille), nous distinguerons dans un vaisseau capillaire, une *couche centrale* et une *couche périphérique* (1). La *couche centrale* est douée d'un maximum de rapidité ; la *couche périphérique*, celle qui est en contact avec les parois, présente des globules qui marchent beaucoup plus lentement. Dans certaines circonstances, ces globules s'arrêtent et adhèrent à la paroi. A l'état normal, la circulation est si rapide qu'il est impossible de distinguer les globules. Il se produit, dans le courant sanguin, des irrégularités dues à la réplétion de certains réseaux capillaires, et à la contraction des veinules et des artérioles. Ces irrégularités consistent dans l'*arrêt* ou dans le *changement de direction* du courant sanguin.

Lorsque l'on ralentit artificiellement la circulation, par exemple au moyen d'une injection de curare, on peut remarquer que les globules *changent de forme* et *sortent* quelquefois des vaisseaux.

Les *changements* de forme des *globules rouges* sont entièrement passifs. C'est, tantôt la difficulté du passage à travers un capillaire trop étroit, tantôt la rencontre d'un éperon vasculaire qui les produisent.

Au contraire, les *globules blancs* éprouvent des *changements* qui sont dus à *leurs propriétés actives.* Lorsqu'un globule blanc circule librement, il reste sphérique, mais si, par hasard, il vient à rencontrer la paroi vasculaire, il adhère à cette paroi par des prolongements qui poussent au niveau du point irrité. Dans ce cas, le globule peut être détaché et repris par la circulation ; mais il arrive, souvent, que le globule reste adhérent. On le voit, alors, diminuer de volume, tandis qu'à l'extérieur du capillaire, sur la face opposée de la paroi, apparaît un point et bientôt une masse essentiellement amiboïde. C'est le globule qui se glisse entre les cellules endothéliales du capillaire. La différence d'activité, des parties extra et intra-capillaires du

(1) Voyez, pour la Technique de cette observation, le nouveau guide pratique de Technique microscopique de René Boneval. Maloine, éditeur.

globule, résulte de la présence, à l'extérieur, d'un excès d'oxygène. Nous savons que les mouvements amiboïdes sont exagérés par ce gaz. Le phénomène s'accentuant de plus en plus, le globule blanc peut sortir du vaisseau *(c'est le phénomène de la diapédèse)*.

Les *globules rouges* émigrent quelquefois, mais par un mécanisme tout autre. Tandis que les globules blancs écartent, par leur activité propre, les cellules endothéliales des vaisseaux, les globules rouges, incapables de cette activité, s'insinuent à travers les stomates creusés par les cellules lymphatiques et sortent des vaisseaux.

La diapédèse des globules rouges est donc la conséquence de la sortie des globules blancs et ne se produira que lorsque la diapédèse de ces derniers aura été très intense.

La *diapédèse modérée* est un phénomène physiologique, mais quand elle est exagérée, par exemple sous l'*influence de l'inflammation*, elle aboutit à la production d'un produit pathologique, *le pus*. Mais de ce que les cellules lymphatiques peuvent sortir des capillaires pour constituer des cellules du pus, en résulte-t-il que *toutes les cellules du pus* proviennent de la diapédèse ? Le professeur RANVIER pense qu'une partie seulement vient du sang et que l'autre partie provient de la transformation des *clasmatocytes* (1). Sous l'influence de l'irritation les clasmatocytes se transforment en leucocytes qui prolifèrent d'une façon extrêmement active. « Je ne veux pas nier, dit le professeur RANVIER, que dans la péritonite expérimentale produite par une injection de nitrate d'argent, une partie des cellules lymphatiques ou cellules du pus que l'on trouve dans la sérosité du péritoine et dans les interstices de l'épiploon, provienne directement des vaisseaux par diapédèse ; mais il me paraît hors de doute qu'il en vient aussi beaucoup, peut-être davantage des clasmatocytes, qui, sous l'influence de l'irritation, reviennent à l'état embryonnaire et prolifèrent. »

(1) V. la description de ces éléments, p. 64.

CHAPITRE QUATRIÈME

SYSTÈME LYMPHATIQUE

Le système lymphatique comprend : la *lymphe*, les *vaisseaux lymphatiques*, les *ganglions* et un certain nombre d'*organes lymphoïdes*.

§ 1. — Lymphe.

La lymphe est un liquide coagulable dont la *couleur* varie : A peine *opaline*, dans l'état de jeûne, elle devient *aussi blanche que du lait* pendant la digestion. La présence de *globules rouges* du sang peut lui donner une *teinte rosée*.

Comme elle remplit les voies lymphatiques et qu'elle imbibe tous les tissus, elle existe en *quantité* considérable dans l'organisme. Krause évalue sa quantité totale à un tiers ou à un quart du poids total du corps. C'est un liquide *alcalin*, de *saveur* un peu salée, *inodore*, à moins qu'il s'agisse du chyle qui, à froid, possède une odeur spermatique et à chaud une odeur de corps gras.

Sa *composition chimique* varie considérablement : Le tableau suivant indique les principes contenus dans ce liquide (1) :

Principes minéraux.	Eau.
	Chlorure de sodium.
	Chlorure de potassium.
	Carbonate de soude.
	Carbonate de potasse.
	Carbonate de chaux.
	Phosphates.
	Sulfates de potasse et de soude.
Principes organiques.	Urée.
	Glycose.
	Corps gras.
	Albumine et plasmine.
	Peptone.
	Hématosine.

(1) Arloing *Cours élémentaire d'anatomie générale.*

Au point de vue histologique la lymphe présente à étudier deux parties distinctes :

1° Des *globules blancs* que nous avons étudiés quand nous avons fait l'histoire du sang.

2° Des *granulations* qui n'existent qu'en très petit nombre dans la lymphe des vaisseaux, mais qu'on trouve en très grande abondance dans la lymphe des chylifères, quand on la recueille pendant la digestion. Ces granulations, fort petites, sont animées d'un mouvement brownien très vif. Elles sont formées, comme l'a montré A. MULLER, par une *goutte de graisse* enfermée dans une *enveloppe de nature albuminoïde*.

§ 2. — Troncs lymphatiques musclés.

Les gros troncs lymphatiques (canal thoracique, canaux afférents et efférents des ganglions) sont des vaisseaux, à parois minces, présentant, de distance en distance, des replis ou *valvules* disposées par paires. Chacune de ces valvules ressemble à une des valvules sigmoïdes du cœur.

Au-dessus de chaque paire de valvules le vaisseau présente un renflement désigné sous le nom de *renflement supra-valvulaire;* nous verrons plus loin, que ce renflement a une signification physiologique autre que celle du reste du vaisseau.

Les parois des gros troncs lymphatiques sont formées de trois tuniques : une *tunique interne,* une *tunique moyenne* et une *tunique externe.*

A. Tunique interne. — Elle est limitée, du côté de la lumière du vaisseau, par une couche de *cellules endothéliales* différentes des cellules des veines en ce que leurs bords ne sont pas rectilignes, mais présentent des ondulations et des irrégularités qui les font ressembler aux pièces d'un jeu de patience ou à une feuille de chêne. Leur noyau fait saillie dans la lumière du vaisseau, ce qui, avec l'irrégularité des bords de la cellule, constitue un caractère important de l'endothélium lymphatique.

La face *interne* des valvules présente un épithélium semblable, mais les cellules de la face *externe* sont polygonales et ont des bords rectilignes. Au-dessous de la couche endothéliale, on trouve un réseau de fibres élastiques très fines (*réseau sous-endothélial*) dont la direction est longitudinale.

B. **Tunique moyenne**. — La tunique moyenne est essentiellement musculaire; elle est formée de plusieurs rangées de *fibres lisses* isolées, ou groupées en faisceaux, présentant des directions *longitudinale, transversale* ou *oblique* et logées dans les mailles d'un réseau élastique (1).

Les cellules musculaires ont une direction générale *transversale*. Cependant la plupart d'entre elles sont un peu *obliques* à l'axe du vaisseau. « Cette obliquité des fibres musculaires est encore bien plus

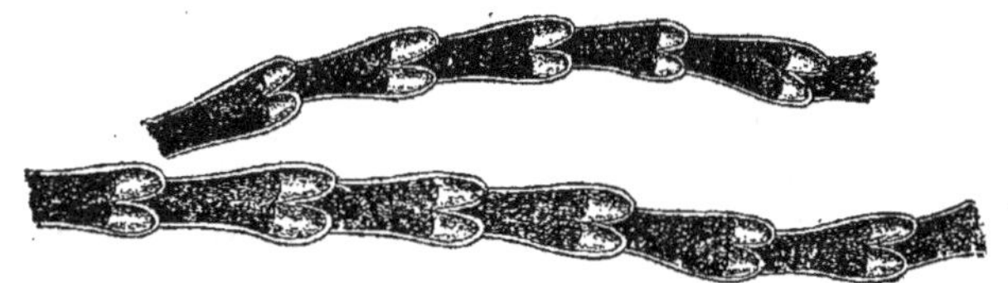

FIG. 108. — Valvules des troncs lymphatiques.

« marquée dans les *renflements supra-valvulaires* où, en s'entre-
« croisant les unes avec les autres, elles forment un lacis, comparable,
« jusqu'à un certain point, au réseau des fibres musculaires du cœur.
« Cette analogie vient naturellement à l'esprit de l'observateur; le
« renflement supra-valvulaire paraît être, en effet, une *poche contrac-*
« *tile* destinée à chasser la lymphe qui s'y est accumulée, au moment
« de la fermeture des valvules (2). »

C. **Tunique externe** (adventice). — Ses limites ne sont pas très bien marquées : en dedans, elle se continue avec le tissu conjonctif de la tunique moyenne; en dehors, elle se confond avec le tissu conjonctif ambiant. Elle est formée de tissu conjonctif lâche dont les faisceaux affectent, plus particulièrement, une direction longitudinale. Dans les mailles de ce tissu, on trouve parfois (dans le canal thoracique) des fibres musculaires lisses. Les cellules adipeuses s'y montrent en plus ou moins grand nombre.

(1) On trouve, à côté des cellules musculaires, quelques faisceaux connectifs.
(2) Ce fait est d'autant plus évident que chez certains animaux (grenouille), la lymphe est mise en circulation par des poches contractiles spéciales connues sous le nom de *cœurs lymphatiques*. Ces cœurs manquent chez les mammifères et il sont suppléés par la musculature des renflements supra-valvulaires.

C'est dans cette tunique que se trouvent les vaisseaux et les nerfs :
Les *vaisseaux* y forment un plexus à mailles allongées suivant l'axe du canal.

Il est certain que les vaisseaux lymphatiques reçoivent dés *nerfs,* mais la science possède peu de données certaines à cet égard (1).

§ 3. — Capillaires, fentes, gaines, sacs lymphatiques.

I. — CAPILLAIRES LYMPHATIQUES. — Les capillaires lympha-tiques sont représentés par des vaisseaux analogues aux capillaires sanguins, mais beaucoup plus irréguliers quant à leur calibre. On peut, à ce point de vue, distinguer deux variétés de capillaires lym-phatiques :

1° Les capillaires lymphatiques, qui se trouvent dans un *tissu con-jonctif extrêmement lâche,* comme celui de l'intestin, présentent des bosselures, des inégalités, qui leur donnent les formes les plus fantas-tiques. En outre, comme ces capillaires offrent de nombreux bour-geons terminés en cul-de-sac et affectant des formes variées (doigt de gant, ampoules closes, renflement en massue, étirement en pointe), comme d'autre part ils s'anastomosent et se divisent de mille manières, on comprend que le réseau qu'ils dessinent échappe à toute descrip-tion, même schématique.

2° A ces capillaires multiformes, font habituellement suite des vais-seaux, mieux calibrés, mais présentant cependant, de loin en loin, des dilatations et des rétrécissements brusques.

Ces deux variétés de capillaires présentent une structure iden-tique : ils sont *uniquement constitués* par une assise de cellules endothéliales du type lymphatique (cellules découpées sur les bords en forme de feuilles de chêne ou de pièces d'un jeu de patience).

(1) A côté des gros vaisseaux lymphatiques munis de valvules et musclés, il en existe d'autres qui présentent encore des *valvules,* mais qui sont entièrement *dépourvus de fibres musculaires.*

Ces vaisseaux sont constitués par un *revêtement endothélial* lymphatique et par une *charpente connective* renfermant des *réseaux élastiques* orientés suivant l'axe du vaisseau. Ainsi que le fait remarquer le professeur RENAUT, les faisceaux conjonctifs qui forment leur paroi se continuent en dehors avec les faisceaux du tissu conjonctif ambiant de telle sorte que les *espaces interfasciculaires de la paroi lymphatique sont absolument.continus avec les espaces conjonctifs ambiants ;* il en résulte que, dans toute sa longueur, ce vaisseau peut être librement abordé jusqu'au voisinage immédiat de son endothélium par le liquide des espaces interorganiques et par les cellules migratrices en voie de marche dans le tissu conjonctif. (RENAUT.)

II. — **Fentes lymphatiques.** — Dans les organes, formés par du tissu *conjonctif tassé ou modelé*, les capillaires lymphatiques, pressés entre les faisceaux conjonctifs disposés parallèlement, prennent l'aspect de *fentes étroites* qui, sur une coupe transversale, apparaissent comme une étoile ou comme un triangle. Ces fentes sont tapissées par une assise de cellules endothéliales dont on aperçoit les *noyaux faisant saillie* à l'intérieur de la fente.

III. — **Gaines lymphatiques.** — On désigne sous le nom de

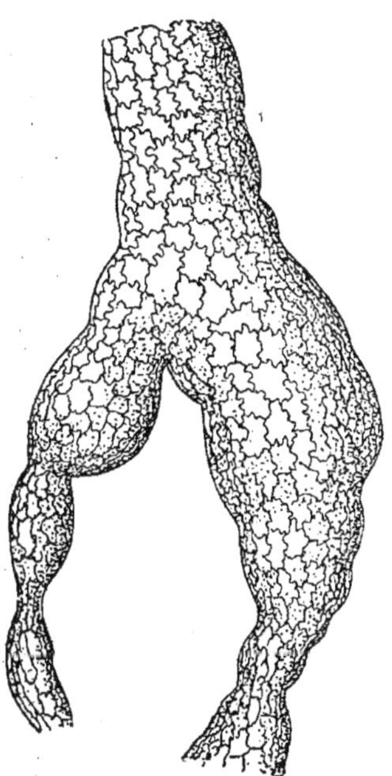

FIG. 109. — Endothélium sinueux des vaisseaux lymphatiques.

gaines lymphatiques, des gaines qui entourent les vaisseaux sanguins de certains animaux. Cette production se montre avec une grande netteté autour des vaisseaux du *mésentère de la grenouille* et autour des rameaux de l'*artère pulmonaire du bœuf*.

Ces gaines sont constituées sur le type des *membranes séreuses* et présentent, comme elles, deux feuillets : un *feuillet viscéral ou vasculaire*, formé par une assise de cellules endothéliales du type lymphatique moulées sur la face externe du vaisseau; un *feuillet pariétal* limitant, en dehors, la gaine lymphatique. La face interne

de ce feuillet, dont la charpente est constituée par une trame conjonctive délicate, est tapissée par un *endothélium sinueux*. Entre les
deux feuillets, se trouve un *espace cloisonné de mille manières
par des tractus fibreux* qui s'étendent du feuillet pariétal au feuillet
viscéral. Ces tractus fibreux sont tapissés par des cellules endothéliales.

Quand une veine et une artère sont accolées, la gaine périvasculaire est commune aux deux vaisseaux ; quand elles se séparent, la
gaine se divise pour constituer une gaine spéciale à chacun des vaisseaux.

IV. — SACS LYMPHATIQUES. — Les sacs lymphatiques sont disposés vis-à-vis des portions d'organe comme les gaines lymphatiques
vis-à-vis des vaisseaux. RENAUT et PIERRET ont montré que les
lobules composés du poumon du bœuf sont séparés par des espaces
cloisonnés par de minces tractus conjonctifs qui sont revêtus par une
assise endothéliale du type lymphatique. De ces sacs lymphatiques
périlobulaires, partent des lymphatiques collecteurs qui vont se jeter
dans les lymphatiques du pédicule des lobules.

Chez la grenouille, le système lymphatique est représenté par de
grands sacs lymphatiques qui occupent, chez cet animal, la place
du tissu cellulaire sous-cutané (*sacs lymphatiques sous-cutanés*)
et du tissu conjonctif rétro-péritonéal (*grande citerne rétro-péritonéale*). Il existe en outre un *sac rétro-lingual* et un *sac péri-
œsophagien*. Tous ces sacs communiquant les uns avec les autres,
sont tapissés par un endothélium sinueux du type lymphatique. Ils
communiquent en outre avec les rares capillaires lymphatiques que
l'on trouve, chez la grenouille, aux extrémités des membres et avec
les gaines périvasculaires (1).

(1) Chez cet animal, il n'existe donc pas de lymphatiques musclés, destinés à assurer
la progression de la lymphe, ils sont remplacés par quatre poches contractiles (*cœurs
lymphatiques*) situées chacune à la racine d'un membre.

Ces cœurs sont constitués par des faisceaux musculaires, striés, *pourvus de sarcolemme*,
mais *ramifiés* à la façon des fibres du cœur. Ils sont tapissés intérieurement par une
couche conjonctive que revêt une assise endothéliale du type lymphatique.

Quand on pousse une injection dans le cœur lymphatique, on voit la matière passer
dans les veines. Ces organes paraissent donc avoir pour fonction de faire passer la
lymphe dans le système veineux.

§ 4. — Origines des vaisseaux lymphatiques.

Il est généralement admis par les histologistes modernes que les vaisseaux lymphatiques naissent du tissu conjonctif. Tout en reconnaissant cette origine, les auteurs ont été réduits à émettre des hypothèses correspondant à leur manière d'envisager le tissu conjonctif.

1) THÉORIE DES CELLULES PLASMATIQUES. — D'après VIRCHOW, l'auteur de cette théorie, les cellules du tissu conjontif sont creuses ainsi que les prolongements qui les unissent. Ce réseau cellulaire forme un ensemble de canaux communiquant avec les voies lymphatiques dont il représente les origines.

2) THÉORIE DE RECKLINGHAUSEN. — Dans cette théorie on admet que le tissu conjonctif est parcouru par un système de canaux plexiformes contre les parois desquels sont appliquées les cellules du tissu conjonctif. Ces *canaux du suc* représentent les racines des capillaires lymphatiques.

3) THÉORIE DE BICHAT ET DE RANVIER. — M. RANVIER pense que ces canaux du suc n'existent pas. « C'est entre les faisceaux con-
« nectifs, dans la vaste cavité qu'ils cloisonnent, que se fait la circu-
« lation des sucs nutritifs, et non dans des canalicules auxquels la
« plupart des histologistes ont cru, mais que personne n'a jamais
« vus. Suivant nous, c'est dans cette cavité cloisonnée du tissu con-
« jonctif qu'il faut chercher l'origine des voies lymphatiques. »

Cette hypothèse de M. RANVIER, conforme aux idées de BICHAT sur le tissu conjonctif, est celle qui, tout en satisfaisant le mieux l'esprit, repose sur un plus grand nombre de faits ; cependant un certain nombre de questions, soulevées par cette théorie, restent encore obscures. Nous allons examiner successivement comment les capillaires communiquent avec les *mailles du tissu conjonctif* ainsi qu'avec les *cavités séreuses.*

1° *Les capillaires lymphatiques communiquent-ils avec les mailles du tissu conjonctif?* Il est difficile d'admettre que les extrémités des vaisseaux lymphatiques s'*ouvrent largement* dans les fentes qui séparent les faisceaux conjonctifs, bien que certains auteurs aient prétendu avoir injecté les lymphatiques en poussant une injection interstitielle dans le tissu conjonctif. Les auteurs qui croient que les extrémités radiculaires des lymphatiques sont fermées, admettent l'existence de *stomates* ou de *stigmates* dont on ne peut pas démontrer l'existence d'une façon précise. D'ailleurs l'existence d'ouvertures quelconques n'est pas indispensable et les phénomènes d'osmose et de diapédèse n'ont pas de peine à se produire à travers la paroi si délicate des capillaires lymphatiques. Les extrémités radiculaires des lymphatiques sont *closes* et se trouvent « plongées dans les espaces du tissu conjonctif à la façon des dyaliseurs. A travers leur paroi, le plasma lymphatique diffuse des espaces dans les canaux au fur et à mesure de sa formation. Les cellules lymphatiques interstitielles, encore suffisamment chargées d'oxygène pour conserver leur activité, se rassemblent autour des capillaires lymphatiques, puis percent par leurs mouvements amiboïdes et sur une foule de points, l'endothélium découpé en jeu de patience dont en tant que barrière elles se jouent véritablement ». (RENAUT.)

2° *Existe-t-il des communications entre les lymphatiques et les cavités séreuses?* — L'expérience célèbre de RECKLINGHAUSEN montre d'une façon indiscutable qu'il existe des communications entre les cavités séreuses et les vaisseaux lymphatiques (1). « Chez un lapin tué par hémorrhagie, la cavité abdominale est ouverte. La veine cave, l'aorte et l'œsophage sont pris dans une ligature commune qui passe autour de la colonne vertébrale. Le lapin est ensuite coupé en deux moitiés, par le travers, au-dessous du diaphragme. La moitié thoracique est suspendue la tête en bas, au moyen de trois à quatre ficelles passées dans les téguments, de manière que la concavité péritonéale du diaphragme soit disposée comme une coupe. On y verse une certaine quantité de bleu de Prusse dissous dans l'eau et, en faisant la respiration artificielle au moyen d'une canule que l'on a préalablement introduite dans la trachée, on imprime au diaphragme des mouvements alternatifs d'élévation ou d'abaissement. Lorsque cette manœuvre a été pratiquée pendant quelques minutes, la face péritonéale du diaphragme est lavée pour enlever le bleu en excès, puis on y verse de l'alcool pour fixer les

---

(1) L'expérience que nous indiquons a été modifiée par LUDWIG et par SCHWEIGGER-SEIDEL. Voici l'expérience primitive de RECKLINGHAUSEN : on fixe, à l'état d'extension, le centre tendineux sur un anneau de liège, la face péritonéale étant tournée en haut. On verse du lait sur cette face et on peut constater, après quelques instants, que les lymphatiques sont remplis de globules de lait.

éléments et pour rendre le bleu insoluble. Le centre phrénique est ensuite détaché et examiné à plat (1). Cette préparation montre que le bleu de Prusse a pénétré par *des fentes* qui existent entre les faisceaux du *centre phrénique et s'est engagé dans le réseau lymphatique qui se trouve complètement injecté.*

Pour saisir la valeur de l'expérience de RECKLINGHAUSEN, il faut étudier, dans ses détails, la structure du centre phrénique du lapin. C'est, en réalité, un tendon plat recouvert en haut par la plèvre et par le tissu sous-pleural, en bas par le péritoine.

a) CENTRE TENDINEUX. — Le *centre tendineux proprement dit* est constitué par deux plans superposés de fibres tendineuses. Le *plan, qui confine à la plèvre*, est formé de fibres paraboliques concentriques ; celui *qui confine au péritoine* est constitué par des fibres radiées. Ces fibres radiées, groupées en petits tendons, limitent les fentes allongées qui s'injectent dans l'expérience de RECKLINGHAUSEN, ce sont des *fentes lymphatiques*. En certains points ces fentes sont traversées obliquement par de *petits faisceaux* qui se dégagent d'un tendon pour aller se confondre avec le tendon du côté opposé.

b) PLÈVRE ET TISSU SOUS-PLEURAL. — Au-dessus des fibres paraboliques se trouve le tissu sous-pleural et la plèvre. La plèvre est formée par une mince couche de *tissu conjonctif* revêtue par une assise *endothéliale* régulière ; le tissu conjonctif sous-pleural est parcouru par un riche réseau lymphatique qui *communique librement avec les fentes* de la couche radiée.

c) PÉRITOINE ET TISSU SOUS-PÉRITONÉAL. — Au-dessous de la couche radiée se trouvent des faisceaux conjonctifs qui, en s'accolant et en se séparant tour à tour, forment un réseau semblable à celui du grand épiploon. Les mailles de ce réseau sont occupées par des cellules lymphatiques surtout abondantes au voisinage des vaisseaux sanguins.

C'est sur la face péritonéale du centre phrénique qu'on trouve les orifices des conduits décrits par RANVIER sous le nom de *puits lymphatiques*. Ces puits, situés au niveau des fentes de la couche radiée, font communiquer les fentes avec la cavité péritonéale. Quand on les observe sur le centre phrénique, monté à plat, *l'orifice du puits* se présente sous forme d'une *lacune circulaire ou arron-*

____

(1) RANVIER. *Traité technique.*

die, bordée par une rangée de petites *cellules rondes*. Le puits s'enfonce dans l'épaisseur du centre phrénique sous forme d'un *entonnoir* s'ouvrant dans une fente lymphatique. Tout le long de son trajet il est tapissé par une couche de petites cellules rondes semblables à celles qui bordent l'orifice, de telle sorte qu'il ressemble à une glande en tube. Du côté du péritoine, l'orifice du puits lymphatique est fermé par de *petites cellules* formant, au niveau de l'endothélium péritonéal, des îlots figurés si peu solides, qu'il suffit du plus petit courant liquide pour les déplacer.

« En résumé, dit le professeur RANVIER, il y a, sur la face péritonéale du centre phrénique, des orifices bouchés par des cellules molles d'une autre nature que les cellules endothéliales et arrangées d'une autre façon. Ces cellules sont des cellules lymphatiques. Elles se trouvent disposées à l'orifice de canaux ou de puits dont la paroi est elle-même garnie d'une rangée de cellules semblables. Les puits du centre phrénique établissent une communication directe entre la cavité péritonéale et les fentes lymphatiques. Ces dernières communiquent avec le réseau lymphatique sous-pleural (1).

§ 5. — **Ganglions lymphatiques.**

On donne le nom de ganglions lymphatiques à des masses de consistance molle, que l'on trouve sur le trajet des voies lymphatiques.

Leur *forme* varie non seulement d'un animal à l'autre, mais encore chez un même animal. Cependant ils se rapprochent tous de la forme du rein. Leur *hile*, représenté par une dépression parallèle au grand axe du ganglion, donne passage aux *vaisseaux sanguins* et aux *lymphatiques efférents*. Les lymphatiques *afférents* pénètrent dans le ganglion par sa *surface*.

Leur *volume* est extrêmement variable : le plus grand nombre présente les dimensions d'une olive, mais il existe des ganglions tellement petits qu'ils ne deviennent visibles que quand ils s'hypertrophient sous l'influence d'un processus morbide.

Leur *couleur* change avec la région : les ganglions qui reçoi-

(1) Chez la grenouille les communications entre les lymphatiques et la cavité péritonéale sont constituées par des orifices creusés dans la membrane rétro-péritonéale et conduisant dans la grande citerne lymphatique.

vent les lymphatiques des membres sont rouges ; ceux du mésentère, rosés à l'état de jeûne, deviennent blancs pendant la digestion ; ceux du foie sont jaunâtres ; ceux du poumon sont noirs.

Leur *consistance* peut être comparée à celle que présente un cartilage ramolli.

La *structure* des ganglions n'est bien connue que depuis la découverte des procédés de la technique moderne. Leur aspect granulé les avait fait d'abord prendre pour des glandes, leur injection par les absorbants fit croire qu'il s'agissait d'un simple enroulement des vaisseaux lymphatiques. L'existence d'un tissu propre, soupçonnée par BICHAT, fut démontrée par BRUKE et par DONDERS. Enfin KÖLLIKER et RANVIER ont achevé de débrouiller la structure des ganglions.

Quand on fait une coupe d'un ganglion, on voit qu'il est composé d'une substance *ganglionnaire* limitée par une *capsule*.

Capsule. — La capsule entoure complètement le ganglion et envoie des *prolongements* qui cloisonnent la substance ganglionnaire.

La *capsule* proprement dite est constituée par des *faisceaux fibreux* entrecroisés et comprenant, entre eux, des *cellules plates* du tissu conjonctif et de fins réseaux de *fibres élastiques*. Chez un certain nombre d'animaux, le bœuf (HIS), la souris (BRUKE), le cheval (RENAUT), la capsule renferme dans ses couches profondes, un nombre plus ou moins considérable de *fibres musculaires lisses* (1).

Les *prolongements* capsulaires pénètrent dans la substance ganglionnaire, et se portent d'abord dans une direction rayonnée, puis forment un réseau irrégulier dans la partie centrale du ganglion. Ces prolongements possèdent une structure identique à celle de la capsule proprement dite.

Substance ganglionnaire. — La substance ganglionnaire est divisée en masses distinctes par les prolongements de la capsule.

Chacune de ces masses représente un *follicule clos* entouré de son *sinus*, de telle sorte qu'un ganglion lymphatique peut être considéré comme un amas de follicules clos. Il faut signaler avec soin la forme de ces follicules qui, longtemps méconnue, a été la cause de la confusion qui règne dans la plupart des descriptions des ganglions

____

(1) La capsule des ganglions de l'homme n'en contient pas.

lymphatiques. Ces follicules, arrondis au niveau de la surface, envoient, vers le hile du ganglion, un ou plusieurs prolongements qui se tordent, se contournent et forment un lacis de cordons anastomosés. Ce sont les *cordons folliculaires* (1).

En réalité, les cordons folliculaires appartiennent aux follicules dont ils ne sont que les prolongements centraux. Nous désignerons, avec M. RANVIER, le follicule ainsi compris sous le nom de *système folliculaire.*

Ainsi, chaque loge limitée par les prolongements capsulaires, pré-

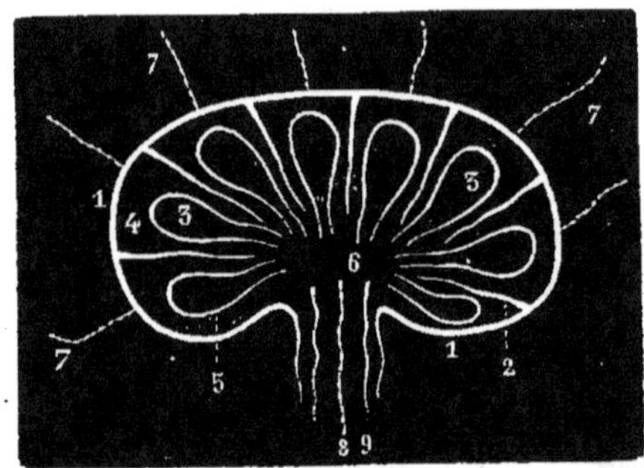

FIG. 110. — Schéma pour montrer la structure d'un ganglion lymphatique.

1. Capsule.
2. Prolongements capsulaires.
3. Follicules.
4. Sinus.
5. Cordons folliculaires.
6. Système caverneux.
7. Lymphatiques afférents.
8. Lymphatiques efférents.
9. Vaisseaux.

sente : 1° Au centre, un *follicule* piriforme dont la queue se prolonge vers le hile du ganglion, sous forme d'un cordon qui se divise et s'anastomose avec les prolongements similaires des follicules voisins de façon à former un réseau compliqué.

2° Entre la portion piriforme du follicule et les prolongements capsulaires, se trouve un espace qui représente le *sinus du follicule*. Vers le hile, les sinus des follicules accompagnent les cordons folliculaires, se divisent et s'anastomosent comme eux, de façon à constituer un véritable *système caverneux.*

(1) La division et les anastomoses des cordons folliculaires n'ont pas été signalées dans le schéma afin de ne pas compliquer la figure. Les cordons folliculaires ont été représentés comme simples.

Cette description nous permettra de comprendre la coupe d'un ganglion lymphatique.

Sur une coupe parallèle au grand axe du ganglion et perpendiculaire à la surface, on peut distinguer deux substances différentes :

1° Une substance *corticale* molle, pulpeuse, d'un blanc mat. Cette substance est formée par la partie arrondie des follicules et par leurs sinus ;

2° Une substance *médullaire* ou centrale formée par les prolongements des follicules (cordons folliculaires) et par leurs sinus (système caverneux). Cette substance est spongieuse et rouge, lorsque le ganglion est gorgé de sang, jaunâtre quand il en est privé.

Étudions maintenant, en détail, les *systèmes folliculaires* et le *système caverneux.*

I. — Systèmes folliculaires. — Les systèmes folliculaires sont

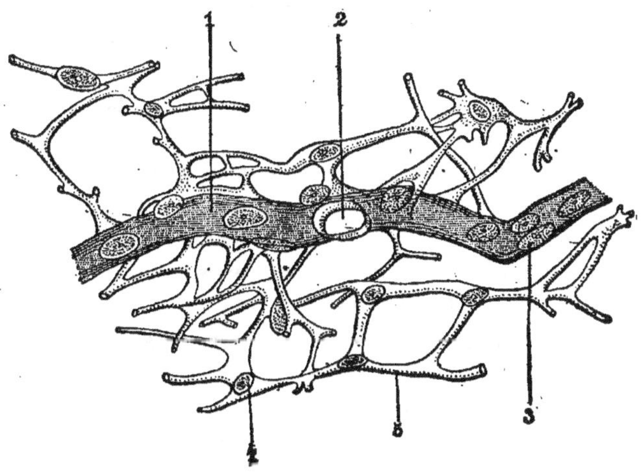

FIG. 111. — Tissu réticulé (d'après RANVIER).

1. Capillaire.
2. Lumière d'un capillaire collatéral.
3. Noyaux.
4. Cellules plates appliquées contre les travées.
5. Travées conjonctives.

composés, comme nous l'avons dit plus haut, par les *follicules* et par les *cordons folliculaires* dont nous avons indiqué la disposition générale. Il nous reste à faire connaître la structure fine de ces différentes parties. Quand on examine une coupe de ganglion lymphatique simplement fixée par l'alcool et colorée par le picro-carmin, les follicules apparaissent comme un amas de cellules lymphatiques occupant toute la masse folliculaire sans laisser aucun vide. Mais si, à l'aide d'un pinceau, on chasse les cellules lymphatiques, on reconnaît bientôt que ces cellules ne sont pas en contact, mais se trouvent placées dans les mailles d'un réseau extrêmement délicat formé par une variété de tissu conjonctif, le *tissu réticulé*.

A l'aide d'un bon objectif on voit que ce tissu est formé par des *fibrilles conjonctives*, extrêmement minces, qui forment un réseau non pas en s'anastomosant ou en se fondant les unes avec les autres, mais en s'accolant simplement pour se séparer ensuite exactement comme les faisceaux qui constituent le réticulum du grand épiploon. La seule différence qui existe entre le réticulum des follicules et celui du grand épiploon, c'est que ce dernier se fait sur un seul plan tandis que le premier se fait suivant tous les plans. En outre toutes les fibres et fibrilles sont revêtues par un *endothélium* dont les cellules se moulent sur les travées comme les cellules endothéliales se moulent sur les travées du grand épiploon.

A la surface du follicule le tissu réticulé se dispose tangentiellement de façon à constituer une surface revêtue par un endothélium continu qui sépare le follicule du sinus et du système caverneux.

II. — SINUS ET SYSTÈME CAVERNEUX. — Le sinus et le système caverneux constituent les *voies de circulation de la lymphe* qu'ils reçoivent par l'entremise des vaisseaux lymphatiques, lesquels s'ouvrent largement dans leur cavité.

On désigne plus spécialement sous le nom de *sinus* l'espace qui sépare la capsule de la partie arrondie des follicules, tandis qu'on réserve le nom de *système caverneux* à l'espace qui sépare les parties latérales des follicules et les cordons folliculaires des prolongements capsulaires. Toutes ces parties ont d'ailleurs la même signification anatomique et physiologique. Le système caverneux constituant une série des conduits présente à étudier des parois et une cavité.

L'une des parois est formée par le *follicule* et par les *cordons folliculaires*, elle est tapissée par un *endothélium continu*; l'autre paroi est constituée par la *capsule*, et par ses prolongements elle présente également un *revêtement endothélial*.

La cavité des conduits n'est pas libre; mais elle se trouve *cloisonnée, de mille manières*, par un réseau de travées étendues et anastomosées dans tous les plans et reliant la paroi folliculaire à la paroi capsulaire. Ce réseau présente une structure identique à celui des follicules, ses faisceaux se continuent d'ailleurs avec les faisceaux du follicule. Il faut cependant signaler certains détails qui établissent une distinction entre le tissu réticulé des sinus et celui des follicules :

1° Les travées du réticulum caverneux sont plus épaisses que celles du follicule ;

2° Les mailles sont plus larges ;

3° La vascularisation du follicule est différente de celle du système caverneux.

Sur une coupe, pratiquée après l'action de l'alcool, les mailles du réticulum caverneux sont comblées par des cellules lymphatiques qui se dégagent plus facilement que celles des follicules par un traitement au pinceau même léger. Si l'on pousse une injection sous la capsule d'un ganglion, le liquide chasse les cellules lymphatiques, et les mailles du réticulum caverneux deviennent libres et facilement observables, sans qu'il soit nécessaire de recourir au pinceau (1).

§ 6. — Cellules lymphatiques. Circulation des ganglions.

I. — CELLULES LYMPHATIQUES. — Les cellules, qui remplissent les mailles du tissu réticulé, tant au niveau des follicules qu'au niveau du système caverneux, sont identiques aux cellules lymphatiques du sang (2). Il faut seulement faire remarquer que les petites cellules à gros noyau et à protoplasma peu abondant dominent, tandis que les globules à granulations se montrent en moins grande abondance. La moitié à peu près de ces cellules présentent des mouvements amiboïdes, les autres sont dépourvues de toute motilité.

Un autre caractère important, c'est qu'un certain nombre de ces cellules présentent des figures de karyokinèse (FLEMMING), ce qui semble indiquer que les ganglions lymphatiques représentent un centre de multiplication des leucocytes (3).

(1) On vient de voir que le système caverneux se trouve cloisonné par du tissu réticulé. Dans certains ganglions du mouton (ganglions parotidiens et sous-maxillaires), la cavité du sinus est tout à fait libre de cloisons et ne présente que quelques travées conjonctives. C'est une sorte de cavité dont les parois sont tapissées par un endothélium du type lymphatique.

(2) Voyez p. 272.

(3) Il faut donc admettre deux modes de reproduction des cellules lymphatiques : par segmentation indirecte et par segmentation directe.

Le professeur RENAUT a décrit sous le nom de *cellules vacuo-laires* des éléments que l'on peut observer au milieu des cellules endothéliales qui tapissent les travées du système caverneux. Ce sont des cellules formées d'une masse de protoplasma criblée de vacuoles et contenant un ou plusieurs noyaux. Le volume de ces cellules dépasse de beaucoup celui des cellules lymphatiques. Tout porte à croire que les cellules vacuolaires représentent des cellules lympha-tiques modifiées.

II. — CIRCULATION SANGUINE. — Les vaisseaux sanguins pénètrent dans les ganglions au niveau du hile où ils se divisent. Chacune des branches de bifurcation suit ensuite une des grosses travées de la charpente en se divisant et en se subdivisant comme elle. Un certain nombre de petites artérioles et de veinules se dégagent de ces vaisseaux, traversent les conduits caverneux en suivant une des grosses travées du tissu réticulé, et se jettent dans le réseau capillaire du follicule.

Ce réseau a une configuration caractéristique : tous les capillaires qui le constituent se dirigent vers le centre du follicule, de sorte que leur ensemble dessine une figure radiée. De nombreuses anastomoses faisant communiquer les vaisseaux entre eux, enveloppent la substance folliculaire d'un réseau extrêmement riche.

III. — CIRCULATION LYMPHATIQUE. — La lymphe conduite par les lymphatiques afférents (1) chemine dans les sinus et dans le système caverneux en progressant vers le hile d'où elle ressort bientôt pour s'engager dans les lymphatiques efférents. Durant ce trajet, le cours de la lymphe éprouve une sorte de ralentissement qui devient presque une sorte de stase dans les conduits du système caverneux. Comme, à ce moment, les globules se trouvent en contact intime avec les cordons folliculaires, organes extrêmement riches en vaisseaux et par conséquent en oxygène, leur activité amiboïde se réveille et elles pénètrent dans les follicules (2). C'est là que se fait la multiplication et le rajeunissement des cellules de la lymphe.

(1) Nous avons vu que ces vaisseaux s'ouvrent dans les sinus après avoir traversé la capsule.

(2 Comme nous l'avons indiqué plus haut, les cellules lymphatiques ont tendance à gagner les milieux riches en oxygène. Voyez p. 275.

§ 7. — Rate.

La rate présente à étudier une *capsule fibreuse* et un *paren-chyme*.

Capsule fibreuse. — La capsule fibreuse est représentée par une membrane demi-transparente, assez mince, mais très résistante. Elle est constituée par des *faisceaux conjonctifs* entremêlés de *cellules plates* et d'un *riche réseau élastique*. Chez certains animaux, comme par exemple le mouton, le chien, le hérisson, ces éléments sont accompagnés par un grand nombre de *fibres musculaires lisses*. Par sa face profonde la capsule fibreuse donne naissance à deux sortes de prolongements :

1° Au niveau du *hile* un certain nombre de prolongements pénètrent dans l'intérieur de l'organe en formant, autour des vaisseaux, des gaines qui les accompagnent jusque dans leurs ramifications les plus ténues. Ces gaines sont plus épaisses sur les artères que sur les veines ;

2° Sur toute la *périphérie de la rate* la capsule envoie, dans l'épaisseur de l'organe, une quantité considérable de prolongements ; c'est le système des *travées* et des *trabécules*. Ce système, peu développé chez les animaux de petite taille, devient extrêmement important chez les grands mammifères. Il est constitué par des faisceaux fibreux, d'inégales dimensions, qui se détachent de la face interne de la capsule et traversent le tissu splénique, dans tous les sens, en se divisant et s'anastomosant. Le plus grand nombre de ces travées et trabécules va se fixer sur les gaines qui accompagnent les vaisseaux. Il y a donc, dans l'épaisseur de la rate, un véritable réseau fibreux dans les mailles duquel se trouvent compris les éléments qui entrent dans la constitution du parenchyme splénique.

Parenchyme. — Le parenchyme de la rate est constitué par une substance rouge désignée sous le nom de *pulpe splénique*, au milieu de laquelle on trouve un grand nombre de *corpuscules* rappelant la disposition des follicules clos de l'intestin. Ce sont les *corpuscules* de la rate ou de MALPIGHI.

A. PULPE SPLÉNIQUE. — La pulpe splénique est constituée par une substance rouge, très molle, remplissant les aréoles que laissent entre eux les trabécules. Elle est essentiellement formée par deux éléments : les *vaisseaux* et le *tissu splénique* proprement dit.

Les vaisseaux seront décrits plus loin, nous ne nous occuperons pour l'instant, que du *tissu propre* de la rate. Ce tissu est formé par un *réticulum conjonctif* à mailles larges, possédant la même structure que le tissu réticulé des ganglions. Les *travées* de ce réticulum s'insèrent, d'une part, aux trabécules envoyés par la capsule dans le sein de la pulpe splénique; d'autre part, aux corpuscules de Malpighi (1).

Les *mailles* sont remplies d'éléments cellulaires dont on peut distinguer plusieurs espèces :

1° Des *globules blancs* identiques à ceux de la lymphe ;

2° Des *cellules* plus grandes que les globules blancs et renfermant plusieurs noyaux ;

3° Des *cellules* légèrement teintées en jaune ;

4° Des *globules rouges libres*.

B. CORPUSCULES DE MALPIGHI. — Les corpuscules de la rate ou de Malpighi sont représentés par des *amas sphériques*, mesurant de 0^{mm},2 à 0^{mm},7 de diamètre, situés sur le *trajet des artères*, principalement au niveau des points de bifurcation. Ils sont toujours unis à un rameau artériel, mais ils se trouvent appliqués, tantôt directement sur le côté d'un petit vaisseau, tantôt dans l'angle de séparation de deux vaisseaux, tantôt enfin ils paraissent comme pédiculés. Dans ce cas l'artère traverse le corpuscule et cette disposition est la règle chez l'homme en ce sens que les artères *traversent*, en général, une portion du corpuscule, tantôt sa partie centrale, tantôt sa partie périphérique (KÖLLIKER). Ces corpuscules sont disséminés dans toute l'étendue de la rate et existent en nombre considérable. Pour ce qui est de leur *structure intime*, les corpuscules de Malpighi sont formés, comme les *follicules clos*, par du tissu conjonctif réticulé dont les mailles sont remplies par des cellules lymphatiques et par des globules rouges.

Les corpuscules de Malpighi possèdent un *réseau capillaire* analogue à celui des follicules clos.

VAISSEAUX SANGUINS. — Les rapports des vaisseaux avec les éléments que nous venons de décrire sont encore un sujet de discussion. *L'artère splénique* se divise, au niveau du hile de la rate, en cinq ou six branches qui pénètrent isolément dans la glande et

____

(1) Les travées et les trabécules possèdent une structure semblable à celle de la capsule.

irriguent une région distincte. Chacune de ces branches se divise en une touffe d'artérioles terminales, qu'on a appelées penicilli, autour desquelles sont disposés les corpuscules de Malpighi. L'artériole qui est en rapport avec un corpuscule de Malpighi, lui fournit le réseau capillaire serré dont nous avons parlé.

On n'est pas d'accord sur le mode de connexion des artérioles de la pulpe avec les veinules. Nous classerons en trois groupes les hypothèses émises à ce sujet.

1° Les artérioles se continuent directement avec les veinules (BILLROTH, SCHWEIGGER-SEIDEL). D'après ces auteurs, l'abouchement des artérioles et des veinules se ferait directement sans intermédiaires.

2° Il existe un réseau capillaire intermédiaire (AXEL-KEY). C'est la disposition qu'on observe dans tous les organes.

3° Les artérioles s'ouvrent dans les aréoles limitées par les travées conjonctives de la rate et le sang, circulant dans une sorte de *système lacunaire*, baigne directement les éléments de la pulpe splénique. Le retour dans la circulation s'effectue par de nombreux orifices des veines qui communiquent directement avec les lacunes.

Les artères et les veines sont entourées de gaines fibreuses issues de la face profonde de la capsule. Elles cheminent d'abord côte à côte et se séparent lorsqu'elles ont atteint 0^{mm},4 de diamètre.

Les petites veines, situées dans la pulpe splénique, présentent une structure spéciale : leurs parois sont uniquement formées par du tissu conjonctif réticulé, condensé, tapissé, du côté de la lumière vasculaire, par une cellule épithéliale fusiforme qui a souvent son noyau appliqué contre une de ses faces et faisant saillie dans la cavité de la veine.

Lymphatiques. — Les lymphatiques sont assez nombreux à la périphérie de l'organe. Les lymphatiques profonds sont plus rares ; on ne connaît pas leurs rapports avec le tissu réticulé.

Nerfs. — On y trouve des fibres à myéline et des fibres de Remak dont la terminaison est inconnue.

§ 8. — Amygdales.

Les amygdales ne sont autre chose que des amas de follicules clos et de tissu réticulé unis, ensemble, par une enveloppe commune. Sur une coupe pratiquée sur cet organe perpendiculairement à la surface on trouve :

1o Une *muqueuse* constituée sur le type de la muqueuse buccale et formée par un *épithélium pavimenteux stratifié* et par une *couche conjonctive* sous-épithéliale.

2o Des *follicules clos*, rangés régulièrement au-dessous de la muqueuse, la soulevant et formant des saillies, séparées par des dépressions, connues sous le nom de *cryptes de l'amygdale*. On voit, quelquefois, le canal excréteur d'une *glande muqueuse*, située dans le *tissu conjonctif sous-amygdalien*, venir s'ouvrir au fond d'une de ces cryptes. Les follicules et le tissu conjonctif, dans lequel ils sont plongés, ont la même structure que le tissu réticulé des ganglions lymphatiques.

A l'état normal la circulation de l'amygdale est peu active ; mais, quand cet organe est enflammé, elle prend une certaine importance et son ablation peut déterminer une hémorrhagie sérieuse.

CHAPITRE CINQUIÈME

APPAREIL DIGESTIF

§ 1. — **Muqueuse buccale.**

La tunique muqueuse, qui tapisse la cavité buccale, est une membrane d'une épaisseur assez considérable, rouge, hérissée de papilles nombreuses et d'orifices glandulaires. Très adhérente aux os, au niveau des gencives et du palais, elle est doublée, en certains points, d'une couche conjonctive sous-muqueuse, dans laquelle sont placées des glandes acineuses qui manquent dans la muqueuse des gencives et des joues, si l'on ne tient pas compte des glandes qui accompagnent le canal de Sténon. La muqueuse palatine ne renferme pas de glandes à sa partie antérieure ; à sa partie postérieure, elle en présente une couche très épaisse.

Épithélium. — L'épithélium de la muqueuse buccale est *pavimenteux stratifié*. Il mesure 250 μ d'épaisseur et forme une pellicule transparente blanchâtre, assez souple, mais peu résistante et peu élastique ; la macération ou l'action de l'eau bouillante et de l'acide acétique la détache par larges plaques.

Il présente à étudier trois zones distinctes : une *zone superficielle*, une *zone moyenne* et une *zone profonde*.

1) ZONE SUPERFICIELLE. — Les cellules *superficielles* se montrent sous forme de plaques polygonales, larges et minces, au milieu desquelles se trouve un noyau ovalaire également aplati. Le protoplasma cellulaire est parsemé de fines granulations qui abondent principalement au voisinage du noyau. Sur les faces de ces cellules, on voit des lignes irrégulières qui représentent l'empreinte des cellules voisines.

2) ZONE MOYENNE. — Les cellules de la couche *moyenne* sont disposées sur plusieurs plans ou assises. Ce sont des *cellules polyédriques*, pourvues d'un gros noyau et présentant, sur leurs bords,

les *fines dentelures* qui indiquent l'existence de filaments d'union analogues à ceux des cellules de l'épiderme (1).

3) ZONE PROFONDE. — Enfin les cellules de la couche profonde sont *cylindriques* et implantées perpendiculairement à la surface du derme. Elles présentent tous les signes de la multiplication cellulaire et paraissent destinées à renouveler les autres couches de l'épithélium

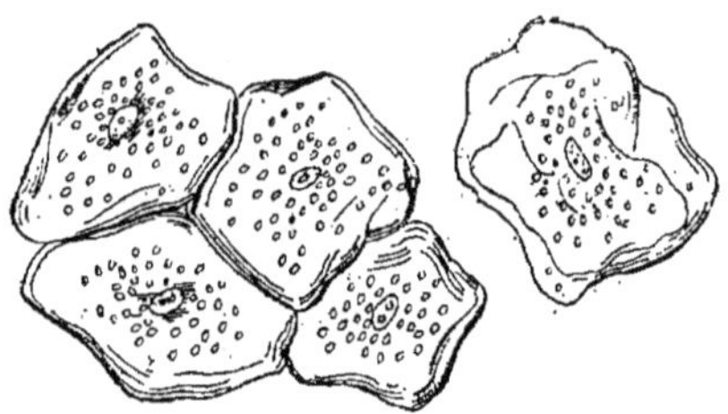

FIG. 112. — Cellules superficielles de la muqueuse buccale.

buccal. De là le nom de *couche génératrice* qui lui a été donné par certains auteurs.

Derme. — Séparé de l'épithélium par une *membrane basale* extrêmement mince, le derme est formé par un feutrage de *fibres conjonctives* et de *fibres élastiques* entre-croisées dans tous les sens. Il est extrêmement dense au niveau des papilles et de la surface, beaucoup plus lâche dans les couches profondes où il se continue, sans ligne de démarcation bien tranchée, avec le tissu conjonctif sous-muqueux (2). C'est dans cette dernière couche que se trouvent placées les glandes.

A l'exception de quelques *follicules sébacés* (3), qui existent sur le bord libre des lèvres, toutes les glandes appartiennent à la variété des *glandes acineuses* et se montrent, soit dans leur forme simple, soit dans leur forme composée (en grappe). Les *culs-de-sac* glandulaires sont tapissés par des *cellules muqueuses* (4); les *conduits excréteurs les plus fins*, qui leur font suite, présentent une seule assise de cellules cylindriques; les *conduits plus volumineux* sont revêtus par un épithélium cylindrique stratifié; enfin, le revêtement épithélial du *tube excréteur principal* est pavimenteux stra-

(1) Voyez la description de ces éléments au chapitre de la peau.
(2) La surface du derme est hérissée de papilles plus ou moins nombreuses suivant les régions.
(3) Voyez structure de la peau.
(4) Voyez la description des glandes salivaires.

tilié. Nous retrouverons d'ailleurs ces glandes dans la muqueuse linguale.

Les *vaisseaux sanguins* et *lymphatiques* forment deux réseaux situés l'un dans la sous-muqueuse, l'autre dans le derme.

Les *nerfs* se terminent soit par des *corpuscules de Meissner*, soit par des *terminaisons libres intra-épithéliales* (1).

§ 2. — **Muqueuse de la langue.**

La muqueuse linguale commence au niveau des gencives, se réfléchit pour tapisser la face inférieure de la langue, la partie horizontale et verticale de sa face supérieure, puis se continue avec la muqueuse de l'épiglotte et du pharynx.

Son *épaisseur* est extrêmement variable ; elle est beaucoup plus mince au niveau de la face inférieure de la langue que sur la face supérieure ; sur les bords elle est plus épaisse que sur la face inférieure.

Sa *consistance* diffère aussi suivant les différents points de sa surface. Elle est surtout marquée sur le tiers moyen de la face supérieure ; sur les bords et sur la face inférieure elle se laisse facilement déchirer.

Sa *coloration* générale est d'un blanc rosé plus pâle sur la partie moyenne de la face supérieure, plus rouge sur les bords. Cette coloration varie énormément suivant l'activité de la nutrition : plus la nutrition est active, les repas rapprochés, plus la coloration rouge se manifeste ; si, au contraire, l'alimentation languit, la muqueuse se couvre d'une couche blanche d'épithélium de sa partie médiane vers les bords.

Papilles. — La muqueuse de la face dorsale de la langue présente une série d'élevures, connues sous le nom de papilles, qui se présentent sous cinq formes principales : les papilles *caliciformes*, les papilles *fongiformes*, les papilles *corolliformes*, les papilles *hémisphériques*, et les papilles *foliées*.

1) PAPILLES CALICIFORMES. — Les papilles caliciformes sont les plus importantes et les plus volumineuses. Leur nom vient de ce qu'elles sont logées dans une sorte de dépression de la muqueuse linguale qui forme une sorte de calice. Elles ont la forme d'un cône

(1) Voyez les terminaisons nerveuses de la peau.

tronqué dont le sommet adhérerait à la muqueuse linguale et dont la base serait au même niveau que la surface du calice. Cette base n'est pas lisse, on peut y distinguer à la loupe de petites saillies désignées sous le nom de papilles hémisphériques. La surface de la papille est séparée du calice par un fossé, elle est entièrement lisse.

Ces papilles, au nombre de 14 ou 15, siègent au niveau de la région postérieure de la langue où elles forment un V ouvert en avant et désigné sous le nom de V lingual. Le sommet du V est occupé par une papille plus volumineuse que les autres et qui est remarquable en ce que les bords du calice la débordent sous forme d'un bourrelet circulaire en constituant une espèce de cul-de-sac que

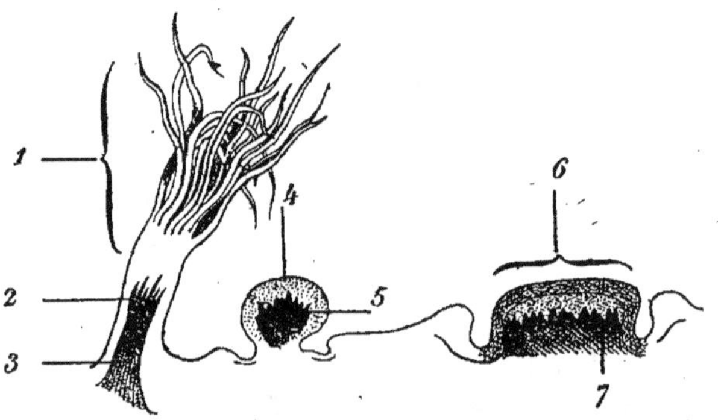

Fig. 113. — Papilles de la muqueuse linguale.

1. Papille corolliforme. Revêtement épithélial.
2, 3. Partie conjonctive de cette papille.
4. Papille fongiforme. Revêtement épithélial.
5. Portion conjonctive.
6. Papille caliciforme.
7. Portion conjonctive de cette papille.

Morgagni avait désigné sous le nom de *foramen cæcum* ou trou borgne.

2) Papilles fongiformes. — Les papilles fongiformes sont beaucoup moins volumineuses, mais beaucoup plus nombreuses que celles munies d'un calice. Elles ont la forme de massues dont la partie renflée serait libre. Leur surface est encore parsemée de papilles hémisphériques, ce qui leur donne l'apparence d'une pomme de pin ; elles se font remarquer, au milieu des autres papilles, par leur coloration *rouge vif*.

Ces papilles siègent au niveau de la *pointe* et sur les *bords* de la langue. On en trouve encore, mais en moins grand nombre, sur le reste de la face dorsale.

3) PAPILLES COROLLIFORMES. — Les papilles corolliformes se font remarquer par leur extrême irrégularité de forme. Elles sont formées de deux parties : une partie *principale* cylindrique, ou conique, en forme de crête et une partie *accessoire* constituée par des prolongements épithéliaux, situés les uns au centre les autres à la périphérie. Ceux du centre sont droits comme des piquants ; ceux de la périphérie sont infléchis et incurvés soit dans un sens, soit dans l'autre.

Ces papilles, en nombre incalculable, forment sur toute la partie de la langue qui est située en dehors du V une sorte de gazon touffu. Il en existe encore quelques-unes en arrière du V lingual, mais elles sont plus petites que celles des régions antérieures de la langue.

4) PAPILLES HÉMISPHÉRIQUES. — Les papilles hémisphériques ou lenticulaires sont les plus petites de toutes les papilles de la langue. On les rencontre sur toute la surface de la langue aussi bien à sa face dorsale qu'à sa face inférieure. Leur nom indique assez bien leur forme pour qu'il soit inutile d'insister ; parfois elles sont percées d'un trou borgne au niveau de leur centre.

5) PAPILLES FOLIÉES. — Les papilles foliées sont représentées par de *petits plis verticaux* séparés les uns des autres par des sillons. Ces papilles siègent sur les bords de la langue, elles sont *rudimentaires chez l'homme*, mais prennent une grande importance chez certains animaux. Chez le lapin, par exemple, les papilles foliées forment une sorte d'appareil se montrant, de chaque côté de la base de la langue, sous forme d'un disque ovale rosé, à peine saillant et sur lequel on distingue, à l'œil nu ou à la loupe, une série de crêtes parallèles qui rappellent celles de la pulpe du doigt. Ces papilles renferment les bourgeons du goût.

Structure. — Considérée au point de vue de sa structure, la muqueuse linguale présente à étudier : un *épithélium* ; un *derme* ; des *glandes* ; des *vaisseaux* et des *nerfs*.

Épithélium lingual. — L'épithélium lingual est formé de trois couches de cellules :

1° Une *couche profonde*, formée de cellules prismatiques offrant tous les phénomènes de la multiplication cellulaire ; c'est la *couche génératrice* ;

2° Une *couche moyenne* formée par plusieurs assises de cellules polyédriques munies de filaments d'union ;

3° Une *couche superficielle* de cellules aplaties et lamellaires.

Toutes ces cellules possèdent un noyau ; mais on ne trouve, dans l'épithélium de l'homme, ni *éléidine* ni *graisse*.

Derme. — Le derme ressemble à celui de la muqueuse buccale, il faut noter seulement qu'au niveau de la portion, comprise entre les papilles caliciformes et l'épiglotte, il renferme un très grand nombre de follicules clos (1).

Glandes. — Les glandes occupent trois régions principales :

1° A la *face inférieure* de la langue, il existe deux groupes de glandes situées dans l'épaisseur des muscles : l'un de ces groupes est postérieur, l'autre antérieur. Ce dernier est situé à un centimètre en arrière de la pointe de la langue, il porte le nom de *glande de Blandin* ou de *Nühn* ;

2° A la face *dorsale*, il existe un grand nombre de glandes *sous-muqueuses*, qui forment, sur les bords de la langue, un fer à cheval ouvert en avant ;

3° Également à la *face dorsale*, on trouve, en outre des glandes sous-muqueuses, des glandes situées dans l'épaisseur du derme.

Toutes ces glandes, qui appartiennent au groupe des *glandes acineuses*, peuvent être classées en deux grandes catégories :

a) Les unes, tapissées par des *cellules claires muqueuses*, sécrètent un liquide contenant de la mucine ; ce sont les glandes intra-musculaires et sous-muqueuses. Elles présentent une structure identique à celle des *glandes salivaires muqueuses*.

b) Les autres, tapissées par des *cellules séreuses*, sécrètent un liquide aqueux contenant une grande quantité d'albumine. Ce sont les glandes *intra-dermiques* auxquelles on a donné le nom de *glandes du goût*, parce que, leur conduit excréteur venant s'ouvrir au fond des sillons qui limitent les papilles caliciformes, le liquide qu'elles produisent paraît destiné à balayer les substances sapides qui ont imprégné les bourgeons, afin de permettre à la sensation suivante de se faire sentir avec toute sa pureté.

Nerfs. — Les nerfs sensitifs, qui se distribuent à la muqueuse

(1) Le derme est séparé de l'épithélium par une membrane basale extrêmement mince et hyaline.

buccale, se terminent, soit dans l'épaisseur de l'épithélium par des *extrémités libres* (1), soit dans des corps spéciaux, les *bourgeons du goût* qui sont spéciaux à la langue.

§ 3. — Pharynx.

Les parois du pharynx sont constituées par quatre couches :

1° Une *couche fibro-celluleuse* adhérente aux muscles et peu résistante ;

2° Une *couche musculaire* (constricteurs et élévateurs) ;

3° Une *couche conjonctive sous-muqueuse*. Cette couche renferme des *glandes muqueuses*, en *grappe,* semblables à celles de la cavité buccale ;

4° Une *muqueuse* dont l'aspect varie suivant la région que l'on envisage. Dans la portion, située au-dessus du bord libre du voile du palais, elle est plus foncée et plus vasculaire que les parties environnantes. De nombreux sillons, la parcourant d'avant en arrière, lui donnent un aspect anfractueux et forment des plis qui ressemblent à autant de circonvolutions. A ce niveau, elle peut atteindre une épaisseur de 3 à 4 millim. C'est la *portion respiratoire* du pharynx.

La partie située au-dessous de ce bord est la *portion digestive,* elle est infiniment plus mince.

Épithélium. — L'épithélium est variable suivant les régions. Il est *vibratile stratifié* dans la *portion respiratoire* et *pavimenteux stratifié,* dans la *région digestive.*

Derme. — Le derme, dépourvu de papilles dans la région respiratoire, en présente un assez grand nombre dans la région digestive. Il est constitué par des faisceaux de tissu conjonctif entre-croisés dans toutes les directions et par des fibres élastiques plus nombreuses que dans la muqueuse linguale.

On trouve, dans son épaisseur, de nombreux *follicules clos* qui se présentent soit *isolément* (follicules solitaires), soit *réunis en groupe* à la façon des amygdales. C'est au voisinage des trompes et à la partie médiane de la muqueuse que sont placés les amas de follicules désignés sous le nom d'*amygdale pharyngienne.*

(1) Voyez les *organes des sens.*

§ 4. — Œsophage.

L'œsophage est un canal musculo-membraneux destiné à transporter les aliments du pharynx dans l'estomac. Ses parois comprennent trois couches :

a) Une *couche musculaire*, possédant deux plans de fibres : le *plan superficiel*, très épais et coloré en rouge foncé, est constitué par des *fibres longitudinales* ; le *plan profond*, pâle et mince, est formé de *fibres circulaires* disposées en anneaux parallèles ou entre-croisés à angles aigus. A la partie supérieure de l'œsophage, chez l'homme, ces deux plans musculaires sont formés de *fibres striées*.

A la partie inférieure les fibres striées sont remplacées par des fibres lisses (1).

Chez certains mammifères, parmi lesquels il faut citer le lapin, la tunique musculaire de l'œsophage présente des *fibres striées dans toute son étendue* (2). En outre la tunique musculaire de l'œso-

(1) Les fibres longitudinales ne sont pas rigoureusement parallèles à l'axe de l'œsophage, elles lui sont plus ou moins obliques, du moins dans la partie supérieure de cet organe. Près du cardia, les deux plans (circulaire et longitudinal) se montrent plus nettement distincts l'un de l'autre et la direction des fibres longitudinales est alors parfaitement parallèle à l'axe de l'œsophage.

(2) Les auteurs qui s'occupent de l'anatomie descriptive du muscle de l'œsophage décrivent avec soin les différents faisceaux de cet organe ainsi que leurs origines. Les détails qui suivent sont empruntés au mémoire de Gillette. Le muscle de l'œsophage comprend deux variétés de fibres : les *fibres propres* et les *fibres accessoires*.

1° *Fibres propres.* — Les fibres propres comprennent deux plans de fibres à direction réciproquement perpendiculaires.

a) Un plan profond de *fibres circulaires*. — Ces fibres forment des anneaux horizontaux et parallèles à la partie supérieure de l'œsophage ; elles sont obliques et s'entre-croisent à la partie moyenne et redeviennent horizontales à la partie inférieure.

b) Un plan superficiel de *fibres longitudinales*. — Ce plan, beaucoup plus épais que le précédent, est formé de fibres qui s'insèrent par un tendon (ligament antérieur de l'œsophage) à la partie postérieure et aux parties latérales du cartilage cricoïde. De là les fibres s'étalent pour envelopper le conduit œsophagien. Les fibres issues de la partie antérieure du ligament descendent verticalement et forment les fibres longitudinales antérieures de l'œsophage, les fibres nées des parties latérales contournent le conduit et vont s'entre-croiser sur la partie postérieure du conduit.

2° *Fibres accessoires.* — Ces fibres constituent de véritables petits muscles accessoires ; nous citerons : les fibres trachéo-œsophagiennes qui vont de la trachée à l'œsophage ; les fibres broncho-œsophagiennes qui naissent de la bronche gauche ; les fibres aortico-œsophagiennes ; les fibres médiastino-œsophagiennes et enfin les fibres phréno-œsophagiennes.

phage de cet animal présente trois couches : une couche de fibres annulaires comprise entre deux plans de fibres longitudinales.

b) Une *couche conjonctive sous-muqueuse* formée de tissu conjonctif lâche intimement uni à la tunique musculeuse. C'est dans cette couche que se trouvent des *glandes muqueuses*, en grappe, semblables à celles du pharynx, mais plus espacées.

Ces glandes sécrètent le mucus qui lubrifie l'intérieur du canal œsophagien et facilite le glissement du bol alimentaire (1) :

c) Une *muqueuse*, épaisse de 0mm,8 à 1 millim., qui présente, dans la plus grande partie de son étendue, une coloration d'un blanc mat et prend, au niveau de l'extrémité inférieure, une teinte rouge due au développement des veines très multipliées en ce point. A la surface de la muqueuse, on trouve de petites saillies produites par le relief des glandes.

Épithélium. — L'épithélium, qui tapisse la muqueuse œsophagienne, est *pavimenteux, stratifié*. Il est entièrement semblable à l'épithélium buccal et ne renferme pas de couche cornée chez l'homme. Cependant, chez certains animaux (rat), il contient de l'éléidine et présente une couche cornée analogue à celle de la peau (RANVIER).

Derme. — Le derme est muni de nombreuses papilles qui restent, pour la plupart, enfouies dans l'épithélium. Cependant on rencontre, en certains points, de longues papilles dont le sommet, mousse et surmonté de papilles secondaires (*papilles composées*), fait saillie à la surface de la muqueuse (2).

A sa face profonde, il est doublé d'une couche de fibres lisses, la *musculeuse de la muqueuse* qui le sépare du tissu conjonctif sous-muqueux. Cette couche est formée, à la partie supérieure de l'œsophage, d'un seul plan de fibres affectant une direction longitudinale ; à la partie inférieure, d'un plan externe de fibres longitudinales et d'un plan interne de fibres circulaires.

Nerfs de l'œsophage. — Les nerfs de l'œsophage proviennent des pneumogastriques et se terminent dans les *fibres lisses*, par des *taches motrices* identiques à celles que l'on observe dans les fibres

______

(1) Dans certaines régions de l'œsophage du chien les glandes sont tellement rapprochées qu'elles forment une couche continue.

(2) Dans certains cas les papilles peuvent prendre de grandes dimensions et ressembler à de véritables verrues.

lisses des autres organes et, *dans les fibres striées,* par des *plaques motrices* semblables a celles des muscles striés du tronc. Il faut seulement faire remarquer que ces plaques présentent des *dimensions considérables* et qu'elles se *montrent en tel nombre* qu'il ne serait pas impossible qu'un faisceau primitif présentât plusieurs plaques motrices. On peut concevoir, en effet, que deux tubes nerveux provenant l'un du pneumogastrique droit, l'autre du pneumogastrique gauche, puissent donner des terminaisons à *un même faisceau musculaire* et c'est ainsi que s'établirait la synergie des deux nerfs (Ranvier).

On sait qu'il existe dans la tunique musculaire de l'œsophage un *plexus nerveux* analogue au plexus myentérique d'Auerbach (1), plexus ayant la forme d'un réseau aux points nodaux duquel se trouvent des *cellules nerveuses* (2). Il y a lieu de se demander quels rapports les tubes du pneumogastrique, destinés aux plaques motrices, affectent avec ce réseau et avec les cellules qu'il renferme. « Tantôt un tube à myéline traverse un ganglion, continue son trajet au delà, se divise et se subdivise, toujours au niveau des étranglements annulaires, et émet enfin des branches qui vont se terminer dans les éminences motrices. D'autres fois on voit un tube nerveux longer simplement un ganglion et recevoir, avant d'atteindre la plaque motrice, un filet nerveux sans myéline issu de ce ganglion, qui se soude à lui au niveau d'un étranglement annulaire. Il y a là une disposition analogue à celles des tubes en T des ganglions spinaux, mais avec cette différence qu'une des branches, celle qui vient de la cellule nerveuse, ne renferme pas de myéline. Cette disposition présente un grand intérêt, car elle montre que « les impressions sensitives qui atteignent le plexus peuvent être transmises directement aux fibres motrices, et que l'incitation motrice venue par les branches œsophagiennes du pneumogastrique peut être modifiée sous l'influence de l'activité des cellules ganglionnaires » (Ranvier).

Propriétés du muscle œsophagien. — Avant d'étudier la phy-

(1) Voyez les nerfs de l'intestin grêle, p. 368.

(2) Le plexus de l'œsophage diffère du plexus myentérique par les caractères suivants :

a) Le plexus œsophagien contient des fibres à myéline tandis que le plexus myentérique n'en renferme pas ;

b) Il a des amas de cellules ganglionnaires plus grands que ceux de l'intestin ;

c) Enfin ses mailles sont beaucoup plus larges.

siologie des nerfs de l'œsophage il est indispensable de déterminer *les propriétés* du muscle œsophagien lui-même. Quand on soumet un fragment de la partie moyenne de l'œsophage à l'excitation faradique, on constate que ce muscle se contracte comme les *muscles striés blancs du lapin.* « La ligne ascensionnelle de la courbe, inscrite par le myographe, est brusque comme celle d'un muscle blanc et, quand le courant n'est pas trop fort, la ligne du tétanos présente une série d'ondulations. La décontraction est brusque. »

Si l'on prend un fragment de la partie inférieure de l'œsophage du chat (uniquement constitué par des fibres lisses), les choses se passent autrement. Pour le faire contracter et pour le mettre en tétanos il faut des courants bien plus énergiques. « Une rupture isolée du courant produit une secousse assez prolongée qui se traduit par une ascension oblique et par une descente beaucoup plus oblique encore. Le courant tétanisant produit une contraction progressive qui s'accentue très lentement jusqu'à son maximum ; après la cessation de l'excitation, le muscle se décontracte avec une lenteur extrême. » C'est une forme de tétanos propre aux muscles à fibres lisses. Un phénomène qu'il faut signaler, c'est que les contractions s'affaiblissent à mesure que l'organe se refroidit ; il faut *le réchauffer* si on veut observer les mouvements plus longtemps (RANVIER).

Rôle des nerfs de l'œsophage. — On a beaucoup discuté sur le *rôle* des nerfs de l'œsophage et on a fait de nombreuses expériences pour expliquer le *mécanisme de la déglutition.*

1º THÉORIE DE MARSHAL HALL. — D'après ce physiologiste, les mouvements de l'œsophage sont déterminés par l'excitation directe du bol alimentaire. Cette théorie n'est pas soutenable, car elle a contre elle l'expérience qui consiste à déterminer des mouvements péristaltiques de l'œsophage, *à vide,* en comprimant la base de la langue. En outre si le bol alimentaire agissait simplement comme un corps étranger, il devrait déterminer la contraction des fibres musculaires *au-dessus* et *au-dessous* de lui. Or la contraction se fait uniquement au-dessus de lui et la tunique œsophagienne est complètement relâchée au-dessous.

2º THÉORIE DE VOLKMANN. — Un des premiers, VOLKMANN établit que l'excitation du pneumogastrique (nerf de l'œsophage) fait contracter cet organe *dans toute sa longueur* si elle est produite par une seule rupture du courant, et qu'elle amène le tétanos *de tout l'organe* quand on fait usage de courants à interruptions fréquentes. « Or il est clair que, dans ces conditions, le jeu du tube œsophagien *ne peut en rien déterminer la translation* du bol alimentaire dans un sens ou dans l'autre et n'a par conséquent rien d'analogue au mouvement de la déglutition. Il y a donc là un véritable paradoxe : l'excitation d'un nerf moteur ne produisant pas les phénomènes fonctionnels que ce nerf détermine à l'état physiologique. VOLKMANN, frappé par cette expérience, soutient que le pneumogastrique n'est pour rien dans le mouvement de la déglutition. Il explique alors les mouvements péristaltiques involontaires de l'œsophage par une sorte d'*association aux mouvements volontaires du pharynx*. On peut lui opposer : 1° que contrairement à ses expériences la *section du pneumogastrique arrête le mouvement de déglutition œsophagienne*; 2° que les mouvements peuvent commencer *en un point quelconque de l'organe* et ne sont aucunement associés à ceux du pharynx (RANVIER).

3° THÉORIE DE WILD. — Cette théorie est une modification de la théorie générale des réflexes. La contraction du pharynx, qui se produit sous l'influence du bol alimentaire, excite le centre nerveux réflexe de cet organe qui communique au centre réflexe de l'œsophage une excitabilité exagérée le rendant sensible à des excitations d'ordinaire insuffisantes et provoque ainsi les mouvements péristaltiques. En d'autres termes, la propagation de l'excitation se fait en partie par incitation successive des centres nerveux, en partie par voie réflexe (RANVIER).

4° THÉORIE DE MOSSO. — Pour ce physiologiste, la déglutition œsophagienne n'est qu'un *mouvement réflexe* qui reconnaît pour cause une irritation mécanique du pharynx. Cette irritation se transmet par les nerfs sensitifs à un centre réflexe situé dans la moelle allongée, centre d'où partent une série d'excitations qui produisent une série coordonnée de mouvements dans l'œsophage. La direction constante de ces mouvements fait supposer l'existence d'un mécanisme qui, pour une irritation donnée, excite d'abord les nerfs de la partie supérieure et ensuite seulement ceux de la partie inférieure. Comme on le voit, MOSSO admet la théorie de WILD qu'il perfectionne et pour la démonstration de laquelle il apporte une série d'expériences qu'il nous est impossible de rapporter dans ce livre élémentaire (1).

(1) Voyez RANVIER. *Loc. cit.*

C'est à la théorie de WILD modifiée par MOSSO que RANVIER propose de donner le nom de *Théorie du clavier central*. Voici quelles sont les objections faites à cette théorie :

a) Les mouvements de déglutition ne commencent nécessairement pas au pharynx et une boule ayant été introduite dans l'œsophage par une boutonnière, ils peuvent commencer seulement *au niveau de cette boule elle-même.*

b) Quand on introduit une boule dans l'œsophage et qu'on la maintient en place au moyen d'une tige, il se fait au-dessus de la boule une contraction persistante *qui ne se propage pas au reste de l'œsophage.* On ne comprend pas pourquoi certaines cellules du clavier étant mises en jeu, celles qui correspondent à des touches inférieures n'entrent pas en activité.

c) Lorsque les deux pneumogastriques sont excités de façon à produire le tétanos de l'œsophage, une boule introduite dans l'œsophage est entraînée par les mouvements péristaltiques *comme si l'œsophage était dans son état physiologique.* Il est difficile de comprendre qu'une action nerveuse aussi délicate que celle que suppose le clavier central et dans laquelle les fibres pneumogastriques jouent un rôle important, puisse se produire, ces deux nerfs étant soumis à un courant d'induction d'une intensité aussi grande.

d) Enfin RANVIER a montré que le mouvement péristaltique *une fois commencé* se continue dans tout l'œsophage, alors même quel'on *sectionne brusquement* les deux nerfs pneumogastriques.

5° THÉORIE DE RANVIER. — Il est vraisemblable que le pneumogastrique *joue un rôle* dans le mécanisme de la déglutition puisque la section des deux nerfs empêche ce phénomène de se produire, mais *il ne suffit pas* pour régler les mouvements coordonnés de l'œsophage. Il faut y ajouter l'action du *plexus œsophagien* qui, lui non plus, ne suffit pas tout seul à produire la déglutition. On peut supposer qu'une première excitation est transmise par le pneumogastrique aux cellules du plexus œsophagien et que la suite de la déglutition est sous la dépendance de ces cellules qui se transmettent l'excitation en agissant les unes sur les autres de haut en bas. C'est une sorte de *clavier périphérique* dont l'existence paraît d'autant plus probable que les organes de la vie organique possèdent généralement en eux-mêmes les centres nerveux qui déterminent leurs mouvements. D'ailleurs RANVIER propose cette explication comme une hypothèse moins mauvaise que les autres et il ajoute : « Nous n'avons pas encore une bonne théorie des mouvements de l'œsophage. Celle que je propose, si elle est plus en rapport que les autres avec les résultats de l'expérience, n'est pas cependant à l'abri de toute critique. »

§ 5. — Estomac.

L'estomac présente à considérer quatre tuniques : 1° une *tunique séreuse* formée par deux lames du péritoine dont la partie moyenne adhère aux faces de l'organe.

2° Une *tunique musculeuse* comprenant trois plans de fibres : un plan de *fibres obliques*, un plan de *fibres circulaires* et un plan de *fibres longitudinales*. Ces couches ne présentent aucun intérêt au point de vue histologique.

3° Une *couche conjonctive sous-muqueuse* qui adhère intimement aux plans musculaires, mais qui, très peu unie à la muqueuse, permet à cette membrane de glisser sur la musculeuse. C'est cette laxité qui permet la formation des plis que l'on trouve dans l'estomac à l'état de vacuité. Elle sert de support aux vaisseaux et aux nerfs destinés à la muqueuse de l'estomac.

4° Une *muqueuse* qui s'étend sur toute la surface de l'estomac, du cardia au pylore, en tapissant seulement la face supérieure de la valvule pylorique.

Son *épaisseur* est plus considérable au niveau de la *région pylorique* qu'en tous les autres points de l'organe. Dans cette région, elle mesure un millim. et demi à 2 millim. d'épaisseur. Au niveau de la *grosse tubérosité*, elle se réduit à son minimum et mesure un demi-millimètre seulement.

Sa *coloration* varie suivant le moment où on la considère : *rosée* et turgescente *pendant la digestion*, elle s'affaisse et *pâlit* quand l'estomac est *vide* et inactif. Elle présente, alors, une coloration *blanc cendré* que l'on a comparée à celle des circonvolutions cérébrales.

Sa *consistance* est très variable : à l'état frais, elle possède une certaine *fermeté*, mais elle se *ramollit* avec une rapidité extrême, et vingt-quatre heures après la mort, moment où l'on fait les nécropsies de l'homme, elle est détruite en grande partie. D'ailleurs sa *consis-*

tance est différente suivant la région que l'on considère : au niveau de la région œsophagienne et de la grosse tubérosité elle est plus molle, plus mince, moins résistante que dans la région pylorique et que dans la petite tubérosité.

Sa *face interne* présente, à l'état de vacuité, de nombreux plis dont la direction générale est celle du cardia et du pylore. En outre de ces plis principaux, il en est d'autres qui croisent les précédents sous des incidences variées et offrent une irrégularité extrème. Lorsque l'estomac est distendu, ces plis disparaissent entièrement (1), mais, même alors, si on examine la surface gastrique avec une loupe,

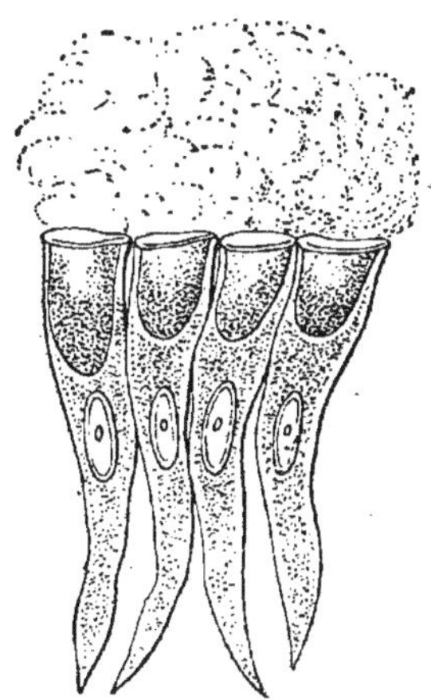

FIG. 114. — Cellules caliciformes de l'estomac de la grenouille.

1. Partie granuleuse. — 2. Calice. — 3. Bouchon de mucus.

on observe des sillons circulaires qui la divisent en *petits mamelons criblés d'orifices glandulaires*. La muqueuse de l'estomac est entièrement dépourvue de *villosités* et de *papilles* (2), elle est entièrement tapissée par une *couche de mucus*.

Structure histologique. — Au point de vue histologique, la muqueuse de l'estomac présente à étudier : un *épithélium*, un *derme* et *des glandes*.

(1) Les plis résultent de ce que la muqueuse subit un retrait moindre que la tunique musculeuse. Quand l'estomac est vide la muqueuse, trop grande pour recouvrir exactement la musculeuse, ne peut s'étaler sans former les plis dont nous avons parlé.
(2) On a signalé la présence de quelques papilles au voisinage du pylore.

Épithélium. — L'épithélium de la muqueuse gastrique est formé par une seule assise de cellules cylindriques modifiées en vue de la sécrétion du mucus. Ce sont des cellules cylindriques ou cylindro-coniques qui présentent à considérer deux parties :

a) Une *extrémité profonde* effilée renfermant un *protoplasma granuleux* au sein duquel se trouve le *noyau* légèrement aplati.

b) Une *extrémité périphérique* claire ne prenant pas les matières colorantes et ayant la forme d'un calice. Cette partie de la cellule laisse souvent échapper, par son extrémité libre, un bouchon de mucus.

Ce sont des *cellules muqueuses caliciformes* dont le rôle est de sécréter le mucus.

« Leur produit de sécrétion forme une paroi muqueuse, continue,
« qui soustrait complètement les cellules épithéliales elles-mêmes,
« ainsi que les tissus qu'elles revêtent, à l'action du suc gastrique »
(RANVIER).

L'aspect des cellules caliciformes change lorsqu'on les excite pour les faire sécréter ; nous étudierons plus loin les phénomènes qui se produisent dans ces circonstances. Nous ferons remarquer seulement que ces modifications ainsi que les altérations qui se produisent après la mort chez l'homme ont fait donner de ces cellules les descriptions les plus disparates (1).

Derme. — Le derme est séparé de l'épithélium par une *membrane basale* au-dessous de laquelle se trouve un réseau capillaire extrêmement riche. Il est formé par des faisceaux conjonctifs très minces, par quelques rares fibres élastiques et par des cellules connectives étoilées. En certains points se trouvent des amas de cellules migratrices.

Du côté de la sous-muqueuse il est limité par une couche musculaire lisse, la *musculosa mucosæ* qui comprend deux plans de fibres : un *plan externe* de fibres *longitudinales* et un *plan interne* de fibres *circulaires*. De ce plan interne partent des fibres musculaires qui s'élèvent dans la muqueuse et entourent les glandes de corbeilles de fibres lisses qui arrivent jusqu'au voisinage de la membrane basale. On conçoit le rôle actif que doivent jouer ces fibres dans l'excrétion des produits sécrétés par les glandes gastriques.

On trouve dans le derme de la muqueuse gastrique, principalement

(1) Voyez la description des cellules muqueuses caliciformes, p. 36.

dans la région du pylore et chez les jeunes sujets, des *follicules clos solitaires* identiques par leur situation, leur forme et leur structure, aux follicules clos isolés de l'intestin grêle (1).

Glandes gastriques. — Si nous faisons exception de la région du cardia, qui n'est que la continuation de l'œsophage et possède des glandes en grappe situées dans la sous-muqueuse et semblables à celles de cet organe, nous distinguerons, dans l'estomac, deux espèces de glandes :

a) Les glandes du grand cul-de-sac ;

b) Les glandes de la région pylorique.

Glandes du grand cul-de-sac. — Les glandes du grand cul-de-sac se présentent sous la forme de glandes en tubes ramifiés. Elles s'ouvrent, à la surface de la muqueuse gastrique, par un *col rétréci* au fond de dépressions coniques en forme d'*entonnoir* qu'on peut voir à la loupe sur toute la surface de la muqueuse gastrique. Après un court trajet pendant lequel il reste simple et cylindrique, le tube glandulaire se divise en un certain nombre de digitations (3, 4 ou même davantage) qui s'enfoncent jusqu'à la musculeuse de la muqueuse. Les parois de ces digitations ne sont pas lisses mais présentent des bosselures irrégulièrement distribuées sur toute la longueur des divisions glandulaires.

La lumière des glandes du grand cul-de-sac est extrêmement étroite.

ÉPITHÉLIUM DES GLANDES DU GRAND CUL-DE-SAC. — Il n'est pas d'épithélium glandulaire qui ait donné lieu à des travaux aussi nombreux et aussi contradictoires que celui des glandes du grand cul-do-sac de l'estomac.

L'épithélium des *dépressions coniques*, qui servent de tubes excréteurs aux glandes, est formé par une seule variété de cellules absolument semblables, quant à leur forme et quant à leur structure, aux cellules muqueuses du revêtement de l'estomac.

A partir du collet jusqu'au fond du tube glandulaire l'épithélium se compose de deux sortes de cellules.

1º Les *cellules principales,* désignées encore sous le nom de *cellules adélomorphes* parce que leurs contours sont peu nets et mal limités. Ce sont des cellules prismatiques, claires, possédant un noyau peu volumineux situé à la base de la cellule. Ces éléments, peu nom-

(1) Voyez la description de ces organes, p. 864.

breux au niveau du collet de la glande, remplissent tout le fond du tube jusqu'à la lumière glandulaire qu'elles limitent par leur extrémité interne.

2° Les *cellules bordantes*, désignées encore sous le nom de *cellules de revêtement* ou de *cellules délomorphes*, en vertu de la netteté de leurs contours. Ce sont des cellules globuleuses

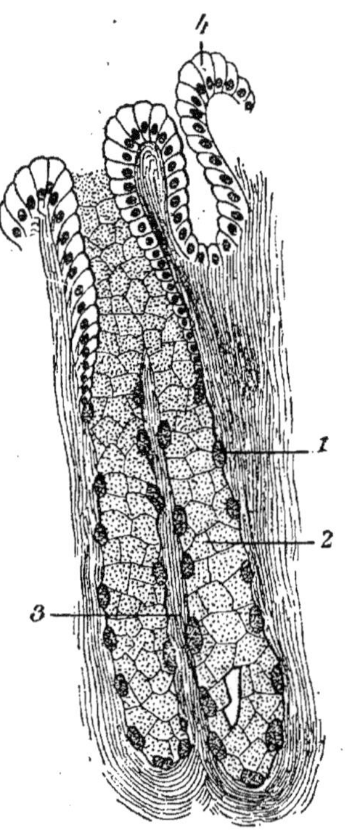

FIG. 115. — Glandes du grand cul-de-sac.

1. Cellule délomorphe. — 2. Cellules adélomorphes. — 3. Tissu interglandulaire. — 4. Épithélium de revêtement.

extrêmement nombreuses au niveau du collet où elles forment une couche presque continue, mais plus rares dans le fond de la glande où elles sont rejetées contre la paroi propre de la glande en dehors des cellules principales. Elles déterminent à ce niveau par leur saillie cet aspect bosselé, moniliforme, des glandes du grand cul-de-sac de l'estomac. Elles ont un protoplasma très réfringent, chargé de grosses granulations et contiennent un petit noyau logé au centre de la cellule. Contrairement aux cellules principales, qui prennent mal les matières colorantes, les cellules bordantes offrent des réactions histo-chimiques importantes : l'acide osmique les colore en brun, l'hématoxyline en violet intense, le bleu de quinoléine leur donne une coloration bleu céleste extrêmement belle.

L'aspect des cellules des glandes du grand cul-de-sac se modifie d'ailleurs suivant que l'estomac se trouve à l'état de repos ou à l'état d'activité. A l'état de repos les cellules principales présentent de très fines granulations qui sont répandues dans tout le corps de la cellule

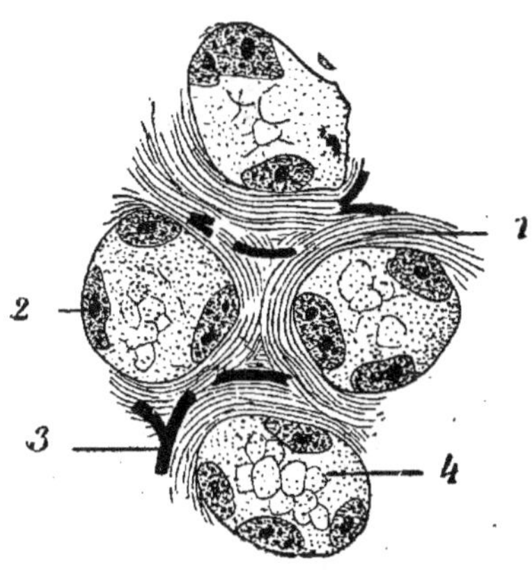

FIG. 116. — Coupe transversale des glandes du grand cul-de-sac.
1. Tissu interglandulaire. — 2. Cellule délomorphe. — 3. Vaisseaux. — 4. Cellules adélomorphes.

ou se trouvent localisées à leur partie externe chez certaines espèces animales. A l'état d'activité ces granulations disparaissent complètement. Les cellules bordantes qui, à l'état de repos, sont gonflées et présentent un réticulum assez net, s'affaissent et perdent leur aspect réticulé pendant la digestion.

Glandes de la région pylorique. — Les glandes de la région pylorique sont des glandes en tubes ramifiés dont les culs-de-sac se contournent et se pelotonnent dans l'espace restreint où ils sont logés. Le tissu conjonctif, qui sépare les tubes, est plus abondant que celui qui entoure les glandes du grand cul-de-sac qui se touchent et ne laissent, pour ainsi dire, pas d'espaces libres entre elles. Il n'est pas rare de trouver des amas de *cellules migratrices* dans les mailles de ces cloisons conjonctives.

Le *tube excréteur* des glandes pyloriques, à la fois long et large, est tapissé par des cellules identiques à celles du revêtement de la muqueuse gastrique.

Le *tube sécréteur* est tapissé par des cellules prismatiques claires ayant leurs noyaux rejetés vers leurs bases. Si l'on traite ces cellules par l'acide osmique, on voit apparaître, sur quelques glandes et entre les cellules claires, quelques éléments isolés qui se teignent en noir sous l'influence de l'osmium (NUSSBAUM).

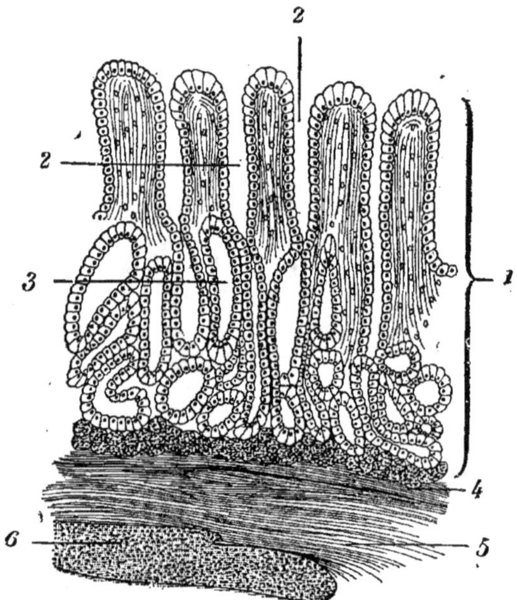

FIG. 117. — Muqueuse de l'estomac, région du pylore, d'après Schenck.

1. Muqueuse. — 2. Lumières glandulaires. — 3. Coupe d'un tube glandulaire. 4. Musculaire de la muqueuse. — 5. Couche conjonctive sous-muqueuse. — 6. Faisceau de la tunique musculaire.

La structure des glandes du pylore présente des variations considérables dans la série animale : ainsi, chez le *lapin* les glandes, très longues et glomérulées, possèdent des cellules épithéliales semblables aux *cellules principales* des glandes du grand cul-de-sac (1).

(1) Le derme est presque entièrement rempli par les glandes.

Chez les *Batraciens*, les glandes de la région pylorique sont tapissées par des cellules *franchement muqueuses*.

Chez le *chien*, l'épithélium glandulaire est formé de cellules cylindriques hautes, dont le noyau est refoulé à la base. Ces cellules produisant de la pepsine, contrairement à l'opinion de KÖLLIKER, qui les regarde comme des glandes à mucus, diffèrent cependant, par leurs réactions histo-chimiques, des cellules à pepsine. On doit les considérer comme des cellules mixtes correspondant, en même temps, aux cellules *délomorphes* et aux cellules *adélomorphes* des glandes à pepsine. (RANVIER.)

Tandis que, chez l'homme, les glandes pyloriques sont situées dans le derme de la muqueuse gastrique, chez certains animaux (chien), outre les glandes intra-muqueuses, on trouve des glandes dont le tube traverse la musculeuse de la muqueuse et va former un glomérule dans le tissu conjonctif sous-jacent. Ces « *glandes pyloriques accessoires* » occupent, dans la région pylorique, la place que les glandes de Brünner occupent dans le duodénum. Elles diffèrent cependant de ces dernières, par leur configuration générale et par leur structure : la lumière de leur conduit excréteur est beaucoup plus large ; leur glomérule ressemble à celui des glandes sudoripares ; mais, au lieu d'être formé d'un tube seul, il est constitué par un tube ramifié et enroulé ; leurs cellules présentent les mêmes caractères que les cellules des glandes pyloriques principales ou intra-muqueuses. (RANVIER. Cours du Collège de France, 1884.)

Physiologie des glandes de l'estomac. — Les histologistes ne sont pas d'accord sur la signification physiologique des deux espèces de cellules sécrétantes. On peut classer en trois grandes catégories les opinions qui ont eu cours dans la science.

1° *Les cellules principales sécrètent la pepsine et les cellules de revêtement sécrètent l'acide.* — C'est l'opinion soutenue par HEYDENHAIN et par ses élèves. Voici quels sont les arguments invoqués en faveur de cette théorie :

a) Les glandes de la *région pylorique* dont les cellules correspondent aux cellules principales du grand cul-de-sac fournissent un produit de sécrétion contenant de la pepsine mais ne renfermant pas d'acide.

b) L'*acide chlorhydrique* est exclusivement formé dans les régions où existent des cellules bordantes et c'est au niveau du collet des glandes où les cellules abondent que l'acidité est à son maximum.

c) Quand on examine au microscope et sur la platine chauffante des glandes isolées placées dans de l'acide chlorhydrique dilué, on voit les cellules principales se dissoudre rapidement, tandis que les cellules bordantes s'éclaircissent mais résistent longtemps à la dissolution. Ce sont évidemment les parties *les plus riches en pepsine* qui sont digérées les premières.

d) La partie profonde de la muqueuse, qui loge le fond des glandes où les cellules principales abondent, fournit par macération dans l'acide chlorhydrique dilué, un suc gastrique plus actif que celui qui est fourni par la macération des parties superficielles de la muqueuse.

e) Chez l'embryon les cellules bordantes se montrent plus tôt que les cellules principales et ce n'est que quand ces dernières sont formées que la pepsine apparaît dans le suc gastrique.

Il a d'ailleurs été impossible à tous les auteurs, qui se sont occupés de la question, de démontrer directement l'existence de l'acide chlorhydrique dans les glandes de la muqueuse gastrique.

Par contre, LANGLEY considère les fines granulations, que l'on observe dans les cellules principales, comme des granulations *pepsinogènes* ou *zymogènes*, qui décroissent en nombre et en volume pendant la période d'activité glandulaire. Ces granulations étant destinées à donner naissance à la pepsine, leur masse est nécessairement plus considérable avant que pendant ou après la digestion.

2º Les *cellules principales sécrètent la pepsine.* C'est, on le voit, la théorie inverse de la précédente. Elle a été établie par NUSSBAUM qui s'est appuyé sur ce fait, à savoir que les *ferments* du pancréas, des glandes salivaires et de l'estomac *se colorent en noir par l'acide osmique.* Si l'on fait agir ce réactif sur les glandes du grand cul-de-sac on voit que les *cellules de revêtement* se colorent en *noir* tandis que les *cellules principales* restent *incolores.* De plus, chez le fœtus, la coloration noire ne se produit qu'à partir du moment où il est possible d'isoler chimiquement le ferment. En outre, si l'on extrait le ferment par la glycérine avant de faire agir l'acide osmique, les cellules bordantes ne se colorent plus. NUSSBAUM a montré que certaines cellules des *glandes pyloriques* se coloraient en noir par l'osmium et devaient être considérées, par conséquent, comme correspondant aux cellules de revêtement.

3° La *distinction des deux variétés de cellules n'a que peu d'importance au point de vue de la sécrétion :* On peut faire remarquer que parmi les vertébrés, certains mammifères seuls possèdent les deux espèces de cellules : chez les oiseaux, les reptiles, les chéloniens et les batraciens on ne distingue qu'une seule espèce de cellule qui possède des caractères mixtes et répond aux deux variétés de cellules que l'on trouve dans les glandes à pepsine des mammifères (1). Malgré cette particularité, la digestion s'effectue, chez ces animaux, avec une grande énergie aussi, si l'on trouve des différences de structure dans les glandes gastriques, il n'y a pas lieu cependant, dans l'état actuel de la science, de conclure à des différences physiologiques (2).

D'ailleurs on croit aujourd'hui que les cellules, quelles qu'elles soient, qui président à la formation de l'acide chlorhydrique ne donnent pas cet acide à *l'état de liberté* mais fournissent seulement les *matériaux chlorurés* destinés à sa formation. En effet, les couches profondes de la muqueuse ne présentent jamais une réaction acide, mais se montrent extrêmement riches en chlorure de sodium.

Vaisseaux sanguins. — Les artérioles du tissu conjonctif sous-muqueux, se divisent en un très grand nombre de capillaires qui pénètrent la muqueuse et forment deux réseaux.

a) L'un de ces réseaux est profond et enveloppe de ses mailles, extrêmement serrées, les *glandes* et les *follicules clos.*

b) L'autre est *superficiel,* placé immédiatement au-dessous de la membrane basale.

Ces deux réseaux sont extrêmement riches ce qui s'explique facilement si l'on songe à la grande *activité* de la muqueuse gastrique.

Vaisseaux lymphatiques. — *Les lymphatiques* forment trois réseaux :

1° Un *réseau superficiel* situé au-dessous de l'épithélium ;

2° Un *réseau sous-glandulaire* placé entre le fond des glandes et la musculaire de la muqueuse ;

---

(1) M. RENAUT désigne les glandes gastriques qui contiennent deux espèces de cellules sous le nom de *glandes mucopeptiques* et les glandes qui ne renferment qu'une variété, sous le nom de *glandes holopeptiques.*

(2) Certains auteurs ont même pensé que les cellules principales et les cellules de revêtement, loin d'être des éléments spécifiques, ne représentaient que les différentes formes d'un même élément à différents stades de développement.

3º Un système de *canaux verticaux* parallèles aux tubes glandulaires et unissant les deux autres réseaux.

Du réseau sous-glandulaire partent des lymphatiques qui vont se jeter dans les lymphatiques munis de valvules de la sous-muqueuse.

Les *nerfs* forment, dans l'épaisseur de l'estomac, deux plexus bien connus : le plexus de MEISSNER et le plexus D'AUERBACH que nous étudierons quand nous ferons l'histoire des nerfs de l'intestin (1).

§ 6. — Intestin grêle.

L'intestin grêle est formé de quatre tuniques superposées qui sont, de dehors en dedans : une *tunique séreuse*, une *tunique musculeuse*, une *tunique celluleuse* et une *tunique muqueuse*.

Tunique séreuse. — La tunique séreuse est formée par le péritoine ; les dispositions, qu'elle affecte vis-à-vis de l'intestin, sont étudiées en anatomie descriptive. Nous dirons, seulement, qu'elle est très adhérente au niveau du bord libre et des faces de l'intestin et qu'à mesure qu'on se rapproche du bord mésentérique, elle ne lui est unie que par du tissu cellulaire très lâche.

Tunique musculeuse. — Elle comprend deux plans de fibres lisses :

1º Un plan *externe de fibres longitudinales* formé de faisceaux aplatis, très minces, séparés par de petits intervalles ;

2º Un plan *interne de fibres circulaires* dont les faisceaux, moins larges mais plus épais, forment une couche qui est le double, en épaisseur, du plan précédent.

Tunique sous-muqueuse. — La sous-muqueuse présente de grandes analogies avec la sous-muqueuse de l'estomac. Elle est cependant plus résistante, plus adhérente à la musculeuse, mais elle offre la même structure histologique.

Tunique muqueuse. — La muqueuse de l'intestin grêle diffère

(1) On a beaucoup discuté sur la terminaison des nerfs dans la muqueuse gastrique. Certains auteurs ont décrit des *plexus périglandulaires* d'où partiraient des fibres nerveuses pénétrant dans les glandes et se terminant *dans les cellules par un renflement en bouton*. D'autres histologistes ont admis l'existence de fibrilles nerveuses pénétrant l'épithélium de la muqueuse et se terminant, *entre les cellules*, par des extrémités libres renflées en bouton. Enfin on a décrit, dans la région du cardia, des amas de *cellules nerveuses* indépendantes des plexus de Meissner et d'Auerbach et comparables aux ganglions du cœur. Tout cela a besoin d'être vérifié.

de celle de l'estomac par plusieurs caractères : Sa *coloration*, rosée dans son tiers supérieur, devient blanc cendré dans ses deux tiers inférieurs. Elle est *plus épaisse*, mais *moins résistante* que la muqueuse gastrique ; en outre elle est couverte de *prolongements* qui sont de deux sortes.

a) Les *valvules conniventes* qui représentent des plis complets et permanents de la muqueuse intestinale. Ces valvules commencent à se montrer dans la deuxième portion du duodénum et s'échelonnent ensuite dans toute la longueur de l'intestin grêle. Leur *nombre* est de 8 à 900, leur *longueur* atteint 7 à 8 millim. Sur une coupe d'une valvule, on trouve au centre la tunique celluleuse et sur les deux faces les parties constituantes de la muqueuse que nous allons décrire dans un instant.

b) Les *villosités* qui se montrent sur toute la surface de la muqueuse intestinale, aussi bien sur les valvules que sur les dépressions qui les séparent. Elles se présentent sous deux formes : les *villosités lamelliformes* situées dans la première portion du duodénum et les *villosités coniques* situées dans le reste de l'intestin grêle. Elles mesurent de 0^{mm},5 à 1 millim. de longueur.

Au point de vue histologique la muqueuse de l'intestin grêle présente à étudier : un *épithélium*, un *derme*, des *glandes*, des *villosités* et des *vaisseaux*.

ÉPITHÉLIUM. — Le revêtement épithélial de l'intestin grêle est formé par un épithélium simple qui présente deux variétés de cellules : des *cellules cylindriques* et des *cellules caliciformes*.

a) *Cellules cylindriques.* — Les cellules cylindriques ont été minutieusement décrites quand nous avons fait l'histoire du tissu épithélial (1). Nous devons ajouter que, d'après un certain nombre d'histologistes, l'extrémité profonde de chaque cellule est bordée par un plateau différent du plateau de l'extrémité interne de la cellule en ce qu'il ne présente pas de stries. Tous ces *plateaux basaux* forment une ligne continue qui double la membrane vitrée de l'intestin. Pendant la digestion ces cellules contiennent, d'après certains auteurs, des *globules graisseux*, ce qui fait croire que les cellules cylindriques absorbent une grande partie des globules graisseux de l'émulsion intestinale.

(1) Voyez p. 34.

b) Cellules caliciformes. — Les cellules caliciformes de l'intestin diffèrent peu des cellules du revêtement de la muqueuse gastrique. Comme ces cellules, elles présentent à considérer deux parties :

1º Une *partie profonde* effilée contenant du protoplasma granuleux et le noyau.

2º Une partie périphérique remplie de mucigène et dont la forme est un peu spéciale. La cellule commence par une partie rétrécie constituant une sorte de *col* très court, puis se renfle en un *ventre*

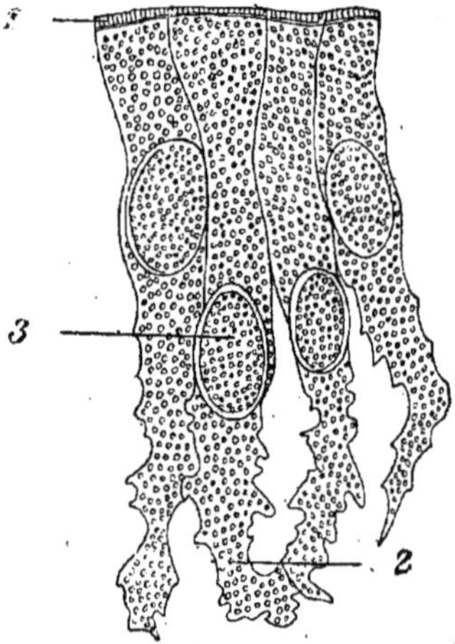

FIG. 118. — Cellules cylindriques de l'intestin.

1. Plateau.
2. Extrémité profonde de la cellule.
3. Noyau.

arrondi qui se continue par sa partie profonde avec la portion effilée. Le col de ces cellules, examiné sur une coupe perpendiculaire à la surface de la muqueuse de l'intestin, répond à la ligne des plateaux des cellules cylindriques. Quand on observe la muqueuse à plat, ces cellules vues de face présentent deux cercles concentriques : le *cercle interne* est petit et répond au col de la cellule ; le *cercle externe* est plus grand et répond au ventre de la cellule.

Entre les pieds des cellules cylindriques et des cellules caliciformes on rencontre des éléments arrondis plus petits sur la nature desquels on n'est pas fixé. Pour certains auteurs ce sont des *cellules de remplacement*, pour d'autres ce sont simplement des *cellules migratrices*.

DERME. — Le derme de la muqueuse intestinale est séparé de l'épithélium par une *membrane vitrée*. Il est formé par un tissu, différant du tissu conjonctif ordinaire, en ce qu'il est infiltré, dans sa couche interne, de cellules lymphatiques. Ces cellules doivent cependant être distinguées des globules blancs. Elles ont un diamètre beaucoup plus considérable et se comportent différemment vis-à-vis des réactifs, ce sont les *cellules lymphoïdes* de RANVIER.

Le derme est limité, du côté de la sous-muqueuse, par la *musculeuse de la muqueuse*, qui est formée d'un plan externe de fibres longitudinales et d'un plan interne de fibres circulaires.

GLANDES. — On trouve, dans l'intestin grêle, deux espèces de glandes : Des glandes en grappe qui n'existent, chez l'homme, que dans le duodénum (*glandes de Brünner*), et des glandes en tubes simples qui existent dans tout l'intestin (*glandes de Lieberkühn*).

a) *Glandes de* BRUNNER.—Les glandes de BRUNNER forment une couche continue et très serrée dans la portion du duodénum qui s'étend du pylore à l'embouchure du canal cholédoque; dans le reste du duodénum elles sont plus rares. Si l'on considère les rapports des glandes de BRUNNER avec les différentes couches de l'intestin, on peut avec le professeur RENAUT les diviser en deux groupes superposés (1). L'un de ces groupes est situé immédiatement en dedans de la muscularis mucosæ et, *par conséquent*, occupe la *partie profonde* de la muqueuse intestinale; l'autre est placé *en dehors* de cette même musculeuse de la muqueuse *dans le tissu conjonctif sous-muqueux* et se trouve limité en dehors par les fibres annulaires de l'intestin. Le *groupe interne* se réduit à un simple rang de glandes; le *groupe externe* est infiniment plus important et plus fourni.

Pour un grand nombre d'anatomistes, les glandes de BRUNNER appartiennent à la variété des glandes acineuses composées, ou en grappe; mais si l'on examine des coupes de l'intestin pratiquées sous des incidences variables, on peut se convaincre qu'il ne s'agit pas de grains glanduleux arrondis, mais de *culs-de-sac, allongés en doigt de gant, et ramifiés*. Ces tubes ne sont pas rectilignes, mais ils se *contournent* de mille manières pour se loger dans l'espace restreint où ils se trouvent placés (2).

Chez l'homme la *partie sécrétante* des glandes de Brünner est

(1) *Progrès médical*, 7 juin 1879.

(2) Les glandes de Brünner sont séparées par des fibres conjonctives entremêlées de fibres lisses venues de la musculeuse de la muqueuse. Ces fibres paraissent jouer un rôle dans l'excrétion du produit sécrété.

tapissée par des *cellules muqueuses* franches, analogues à celles que l'on trouve dans la sublinguale. Un certain nombre de ces cellules contient des granulations graisseuses.

Le *tube excréteur* est tapissé par des cellules semblables mais beaucoup plus petites (1).

La structure des glandes de Brünner varie considérablement avec les animaux que l'on considère : chez le *chien*, les acini sont tapissés par un épithélium qui diffère de celui des glandes salivaires muqueuses, par un *réticulum protoplasmique plus serré* et par la présence d'un *épaississement cuticulaire* qui limite le bord de la cellule.

Chez le *lapin*, il existe trois espèces d'acini : 1° les uns possèdent une lumière centrale très étroite, circonscrite par des cellules muqueuses *(acini muqueux)* ; 2° d'autres acini présentent des cellules pyramidales, plus petites, dont la moitié externe (basale) renferme du protoplasma homogène ainsi que le noyau, et la moitié interne contient de grosses et *nombreuses granulations (acini séreux)* ; 3° la troisième espèce d'acini est formée par la combinaison des deux variétés précédentes ; on trouve une portion de cul-de-sac tapissée par des *cellules muqueuses* et une autre portion tapissée par des *cellules séreuses* ou à ferment *(acini mixtes)*.

Chez *le rat*, les glandes de BRUNNER sont entièrement tapissées de *cellules granuleuses* analogues à celles de la parotide.

Chez la *grenouille* les glandes de BRUNNER font entièrement défaut.

Ces quelques exemples suffisent pour montrer l'extrême variabilité de structure des glandes de Brünner (2).

b) Glandes de Lieberkühn. — Ce sont des glandes *tubuleuses en doigt de gant*, rarement divisées, et tapissées par un épithélium qui diffère peu de celui du revêtement de l'intestin (3). Leur lumière, très étroite, est tapissée par les deux variétés de cellules que nous avons trouvées à la surface de la muqueuse intestinale.

1° Les *cellules cylindriques* existent dans toute la longueur de la glande. Le plateau dont est munie leur extrémité libre forme la limite de la lumière glandulaire.

---

(1) Le tube excréteur des glandes de Brünner, au lieu de s'ouvrir à la surface de la muqueuse du duodénum, peut, par exception, déboucher dans une glande de Lieberkühn.

(2) RANVIER. Cours du Collège de France (inédit).

(3) Ces glandes mesurent 3 à 5 μ de longueur et 7 μ de largeur.

2° Les *cellules caliciformes* abondent *au niveau du col* et font entièrement défaut *au niveau du fond* de la glande (chez le chien).

Ces deux variétés de cellules ne diffèrent pas, quant à leur structure des cellules du revêtement intestinal ; elles ne sont pas cependant entièrement cylindriques, leur extrémité périphérique est légèrement incurvée, leur plateau est plus mince et leur volume moins considérable.

VILLOSITÉS. — Au delà de la surface, le derme de la muqueuse se prolonge sous forme de villosités. Ces prolongements prennent soit la forme arrondie, soit la forme lamelleuse.

D'après des recherches récentes on trouve, immédiatement au-dessous de l'*épithélium*, une *membrane conjonctive* fenêtrée présentant, dans son épaisseur, un réseau capillaire.

Le tissu conjonctif, qui constitue la charpente de la villosité, diffère entièrement de celui du derme de la muqueuse ; il est uniquement constitué par des *cellules étoilées* anastomosées entre elles par leurs prolongements ; c'est le tissu *cytogène de* KÖLLIKER.

Outre ces cellules on trouve, dans la villosité, des *fibres musculaires lisses* représentant des prolongements de la musculeuse de la muqueuse. La richesse de la villosité en fibres lisses varie avec les animaux, mais elle est en général considérable. La direction de ces fibres est parallèle à l'axe des villosités ; aussi leur contraction a pour résultat de raccourcir ces villosités. Certains auteurs ont décrit, outre ces *fibres longitudinales*, des fibres à direction transversale.

VAISSEAUX SANGUINS. — Les artérioles de la couche conjonctive sous-muqueuse, traversent la musculeuse de la muqueuse et pénètrent dans la couche des glandes de Lieberkühn. Là elles fournissent un réseau capillaire, très riche, qui enveloppe les *glandes* et les *follicules clos*. Une autre partie pénètre dans les villosités et va former, au-dessous de l'épithélium, dans l'*épaisseur même de la membrane fenêtrée*, un réseau capillaire serré qui se déverse dans une ou deux veines placées au centre de la villosité et terminées en cul-de-sac.

VAISSEAUX LYMPHATIQUES. — La muqueuse de l'intestin renferme des *follicules clos* et des *vaisseaux lymphatiques*.

1° *Follicules clos.* — Les follicules clos peuvent être *solitaires* ou réunis en groupes de façon à constituer les amas connus sous le nom de *plaques de Peyer*.

a) *Follicules clos solitaires.* — Les follicules solitaires se montrent dans toute l'étendue de l'intestin grêle et du gros intestin (1). Ils se présentent comme des *masses blanches* visibles à l'œil nu, situées dans les parties profondes de la muqueuse et dans les régions superficielles de la sous-muqueuse. A leur niveau la musculeuse de la muqueuse est interrompue.

Ils ont la forme générale d'une gourde et offrent à considérer une *tête*, un *corps* et un *col*.

La *tête*, habituellement plus petite que le reste du follicule, fait saillie à la surface de la muqueuse dans le fond d'une dépression désignée par quelques auteurs sous le nom de *calice périfolliculaire* (2). Pour constituer ce calice, la muqueuse de l'intestin se réfléchit sur les côtés de la tête du follicule et la recouvre comme le prépuce recouvre le gland.

La tête du follicule est directement tapissée par l'*épithélium intestinal* dont elle n'est séparée que par la membrane fenêtrée de l'intestin. Cet épithélium présente quelques particularités qui méritent de nous arrêter un instant. Uniquement formé par *des cellules cylindriques à plateau, sans aucun mélange de cellules caliciformes*, il offre, *sur les côtés de la tête du follicule,* une multitude de trous qui entament et fenêtrent les cellules, ainsi que leurs plateaux, en leur donnant les configurations les plus bizarres. Ces orifices paraissent produits par le passage des cellules lymphatiques qui se portent des follicules vers la cavité de l'intestin.

Les plis de la muqueuse intestinale, qui constituent le calice du follicule, contiennent *des glandes de Lieberkühn*, et leur épithélium est formé par les *deux variétés* de cellules épithéliales de l'intestin (cellules cylindriques et cellules caliciformes).

Le *corps* du follicule, continu avec la tête par l'intermédiaire du col, est généralement arrondi et se trouve placé dans la partie profonde de la muqueuse et dans la région superficielle de la sous-muqueuse. Il est entouré par un *sinus lymphatique* dans lequel se jettent les vaisseaux lymphatiques de la muqueuse et de la sous-

---

(1) On les observe également dans une foule d'autres organes ; dans l'estomac, l'œsophage, le pharynx, la base de la langue, la partie supérieure du voile du palais, la conjonctive ; les follicules siègent dans la partie profonde de la muqueuse, ils ont des sinus très rudimentaires.

(2) C'est cette dépression que les anciens auteurs considéraient comme le conduit excréteur de ce qu'ils appelaient les glandes folliculeuses.

muqueuse. Les lymphatiques *des villosités* apportent la lymphe dans ce sinus dont ils représentent les *vaisseaux afférents ;* les lymphatiques de la *sous-muqueuse* forment ses *vaisseaux efférents*. Le sinus, cloisonné par de minces travées fibreuses, étendues du follicule aux parties voisines de la muqueuse de l'intestin, est tapissé par un *endothélium* du type lymphatique.

La structure des follicules clos solitaires est identique à celle de la partie arrondie des follicules des ganglions lymphatiques. C'est une masse de tissu réticulé dont les mailles sont comblées par des cellules lymphatiques. La *circulation sanguine* et la *circulation lymphatique* se font comme dans les ganglions.

b) Plaques de Peyer. — Les plaques de Peyer sont constituées par la réunion de follicules semblables aux follicules clos solitaires, mais moins volumineux. Suivant l'étendue de la plaque, on compte un nombre de follicules qui peut varier de 5 à 50 et même davantage. La disposition des follicules d'une plaque est identique à celle des follicules clos solitaires : chacun d'eux paraît logé au fond d'un calice dont les parois sont formées par un soulèvement de la muqueuse de l'intestin. Il n'existe pas de glande de Lieberkühn et de villosité au niveau du sommet même du follicule, mais les replis du calice en renferment comme le reste de la muqueuse intestinale.

La structure des follicules clos agminés ne diffère pas de celle des follicules clos solitaires.

Vaisseaux lymphatiques. — Les vaisseaux lymphatiques naissent au niveau des villosités de l'intestin grêle. Chaque villosité est le centre d'origine d'un vaisseau lymphatique ou chylifère qui en occupe assez exactement la partie axiale.

Ce chylifère naît vers le sommet de la villosité par une *extrémité terminée en cul-de-sac* et renflée en ampoule, puis il descend vers la sous-muqueuse en passant entre les glandes de LIEBERKUHN. Il n'est pas rare d'observer, au niveau de l'ampoule terminale, un certain nombre de diverticules latéraux également terminés en cæcum. Chez certains animaux, il peut y avoir plusieurs chylifères dans une villosité ; ceux-ci se terminent alors isolément ou sont réunis par une branche recourbée en anse qui occupe le sommet de la villosité. Au niveau des follicules clos, les chylifères s'unissent aux sinus de ces follicules dont ils constituent les vaisseaux afférents. Traversant ensuite la musculeuse de la muqueuse, ils se rendent dans un réseau formé de capillaires variqueux et situé dans la couche conjonctive sous-muqueuse. De ce réseau naissent de véritables troncs lymphatiques, pourvus de valvules, qui traversent les tuniques de l'intestin et se rendent dans le réseau lymphatique sous-péritonéal.

Le lymphatique central de la villosité (*chylifère*) et les capillaires du réseau sous-muqueux sont uniquement formés d'une couche de cellules endothéliales, à bords dentelés, découpés en forme de jeu de patience. La structure des troncs lymphatiques, munis de valvules, a été déjà étudiée. Il faut seulement remarquer que l'endothélium n'y présente pas la forme caractéristique des épithéliums lymphatiques : les cellules sont allongées suivant l'axe du vaisseau et ne possèdent que peu de dentelures sur leurs bords. Cette différence du revêtement épithélial des capillaires des villosités et des troncs lymphatiques du mésentère paraît tenir à ce que, dans la villosité, l'épithélium formant seul la paroi du lymphatique, il est nécessaire qu'il existe une union plus intime des cellules endothéliales.

§ 7. — Gros intestin.

Les parois du gros intestin sont constituées par quatre tuniques : une *tunique séreuse ;* une *tunique musculeuse ;* une *couche sous-muqueuse* et une *muqueuse :*

Tunique séreuse. — La tunique *séreuse* ne diffère pas de celle de l'intestin grêle.

Tunique musculeuse. — La tunique *musculeuse* est formée de deux plans de fibres lisses : un *externe longitudinal* et un *interne circulaire.*

1. Les *fibres longitudinales* ne forment pas une couche continue autour de l'intestin. Elles sont réunies en trois faisceaux séparés qui constituent les bandelettes du gros intestin.

2. Les *fibres circulaires* forment, comme dans l'intestin grêle, une couche continue plus mince que la couche de fibres longitudinales. Sur le rectum leur développement n'est pas uniforme et cette couche, qui est extrêmement réduite au niveau de l'ampoule rectale, s'épaissit au-dessous pour former le sphincter interne.

Couche sous-muqueuse. — La *couche sous-muqueuse* présente la même disposition et la même structure que celle de l'intestin grêle.

Tunique muqueuse. — La *tunique muqueuse* est *plus épaisse et plus résistante* que celle de l'intestin grêle. Elle présente une coloration *blanc cendré* et est entièrement dépourvue de valvules conniventes et de villosités.

Le *revêtement épithélial* est semblable à celui de la muqueuse de l'intestin grêle.

Le *derme* contient des glandes de Lieberkühn et des *follicules clos solitaires* très volumineux. Il est séparé de la sous-muqueuse par une *musculeuse de la muqueuse* dont la disposition est semblable à celle de la couche homologue de l'intestin grêle.

Appendice iléo-cæcal. — L'appendice iléo-cæcal présente des parois extrêmement épaisses, surtout si on les compare à la cavité centrale qui est très réduite. On y observe les mêmes couches que dans les parois du cæcum ; il faut seulement faire remarquer *l'abondance des follicules clos*, qui se montrent en si grand nombre que certains anatomistes ont pu dire que la muqueuse de l'appendice iléo-cæcal représentait une vaste plaque de Peyer.

Région anale. — L'anus se compose essentiellement d'un *appareil musculaire* et d'une *tunique de revêtement* mi-partie muqueuse, mi-partie cutanée.

1. APPAREIL MUSCULAIRE. — L'appareil musculaire comprend : le *sphincter interne* formé par un épaississement de la couche circulaire de l'intestin ; le *sphincter externe* constitué par des fibres musculaires striées ; les *fibres longitudinales* placées entre les deux sphincters et appartenant les unes aux fibres longitudinales du rectum (fibres lisses), les autres au releveur de l'anus (fibres striées).

2. REVÊTEMENT MUQUEUX ET CUTANÉ. — Quand on examine la face interne du conduit anal, on voit cinq ou six replis en forme de nids de pigeon désignés, depuis MORGAGNI, sous le nom de *valvules semi-lunaires*. Au niveau des points où les parties latérales de ces valvules se continuent avec les parties correspondantes des valvules voisines, on observe des saillies longitudinales désignées par Morgagni sous le nom de *colonnes du rectum*. Ces saillies sont déterminées par un épaississement des fibres longitudinales de la musculeuse de la muqueuse qui se réunissent en faisceaux et soulèvent la muqueuse.

Ces quelques considérations sur l'aspect intérieur de l'anus étaient nécessaires pour indiquer d'une façon précise les régions de ce conduit où se produisent des variations de structure. Une ligne passant par le bord libre des valvules semi-lunaires divise le revêtement de l'anus en deux parties :

a) *Une région supérieure située* au-dessus de cette ligne et s'étendant dans le rectum sur une étendue de 9 millim. environ.

L'épithélium qui tapisse cette région varie de forme suivant les parties que l'on considère. Sur les colonnes de MORGAGNI il est *pavimenteux stratifié* avec cellules superficielles semblables à celles du vagin. Il n'y a ni les cellules cornées, ni les cellules crénelées de l'épiderme. Dans l'intervalle des colonnes de MORGAGNI, l'épithélium est *cylindrique.*

Le *derme* présente, dans la partie la plus élevée de cette région, quelques *glandes en tubes* semblables à celles du gros intestin, ainsi que des *follicules clos* de petit volume. Dans les parties à épithélium pavimenteux stratifié on observe quelques *papilles* de petit volume.

b) Une *région inférieure* située au-dessous de la précédente. On voit, dans cette région, l'*épithélium* se transformer en *épiderme corné vrai,* et cette transformation s'est déjà effectuée sur la face externe des valvules semi-lunaires. Plus bas le derme présente des *papilles,* des *glandes sébacées* volumineuses annexées à des *poils* et de grosses *glandes sudoripares.* C'est un véritable derme cutané.

§ 8. — Nerfs de l'intestin.

Les nerfs de l'intestin proviennent du grand sympathique par l'intermédiaire des trois plexus solaire, lombo-aortique et hypogastrique. Ils gagnent le bord mésentérique de l'intestin, après s'être divisés et anastomosés en un premier réseau au-dessous du péritoine. Ils traversent, ensuite, la couche des fibres longitudinales et vont former entre cette couche et la couche des fibres circulaires un plexus connu sous le nom de *plexus myentérique* ou d'*Auerbach.* De ce plexus partent un certain nombre de rameaux qui traversent la couche des fibres circulaires et se rendent dans la couche conjonctive sous-muqueuse où ils se divisent et s'anastomosent pour constituer le *plexus de Meissner.*

Il existe donc, dans l'épaisseur des tuniques de l'intestin, deux plexus : le plexus d'*Auerbach*, situé entre les deux tuniques musculaires, et le *plexus de Meissner*, placé dans la couche conjonctive sous-muqueuse.

Plexus d'Auerbach. — Le plexus myentérique ou d'Auerbach, situé entre les deux tuniques musculaires, est disposé sur un seul plan parallèle aux tuniques de l'intestin. Il est constitué par des faisceaux aplatis de *fibres de Remak* (1) qui s'unissent entre eux (à la manière des fibres de Remak, v. p. 149) en formant un réseau dont les mailles présentent une configuration et des dimensions très variables. De ce plexus de premier ordre partent des filets plus fins qui vont former dans l'intérieur même de ses mailles un plexus de second ordre.

Considéré au point de vue de sa structure, le plexus myentérique présente à considérer trois parties : les *travées du plexus*, des *cellules nerveuses* annexées à ces travées, et des *fibres terminales*.

1° *Travées du plexus*. — Les travées du plexus sont constituées, comme les fibres de Remak, par un nombre considérable de fibrilles primitives unies par une matière granuleuse dans laquelle se montrent des noyaux. Au niveau des ramifications et des anastomoses, ces fibrilles se séparent et passent d'un faisceau à l'autre, mais jamais elles ne se divisent et ne s'unissent à la manière des capillaires, de telle sorte que, bien que les faisceaux s'anatomosent continuellement, chaque fibrille conserve son individualité.

2° *Cellules nerveuses*. — Les cellules nerveuses occupent les points d'entre-croisement ou nœuds du plexus où elles forment des petits ganglions nerveux. Chez certains animaux (rat, grenouille), elles se montrent même isolément et non réunies en amas, entre les fibres des travées.

Ce sont des cellules *étoilées, triangulaires* ou *fusiformes* qui diffèrent considérablement des cellules des ganglions de la chaîne du sympathique. Tandis que ces derniers éléments possèdent, parmi leurs prolongements, un seul *prolongement long* destiné à devenir une *fibre de Remak* et par conséquent ayant le rôle du prolongement cylindre-axile, les cellules du plexus d'Auerbach offrent une foule de prolongements qui paraissent avoir tous les *mêmes caractères* et représenter des *prolongements nerveux*. Ces prolongements

(1) Il existe également quelques tubes nerveux à myéline.

naissent de la cellule, soit au niveau de ses pôles (cellules fusiformes), soit au niveau de ses angles (cellules triangulaires et cellules étoilées). Tout près de leur origine ils sont granuleux, mais ils ne tardent pas à se ramifier et ils prennent alors un aspect fibrillaire. Ils paraissent se comporter de trois manières différentes : .

a) Certains prolongements, après avoir suivi un trajet plus ou moins long, vont s'unir aux travées du plexus d'Auerbach qu'ils contribuent à former.

b) D'autres s'unissent à des prolongements similaires venus des cellules voisines.

c) Enfin il en est qui se divisent et se subdivisent de façon à donner les fibres terminales dont nous allons parler (1).

3° *Fibres terminales.* — Des travées du plexus partent des fibres variqueuses qui, réunies à la troisième variété des prolongements cellulaires, vont former, dans l'épaisseur des tuniques musculaires de l'intestin, un *plexus intra-musculaire* qui enveloppe les cellules musculaires lisses. De ce plexus se dégagent des fibres qui se terminent librement par une extrémité renflée en bouton au voisinage d'une fibre lisse (2).

Plexus de Meissner. — Le plexus de MEISSNER occupe toute l'épaisseur de la couche conjonctive sous-muqueuse où il forme plusieurs plans reliés, entre eux, par des anastomoses. Il est composé de *travées fines* et *arrondies*, et d'un nombre considérable de *cellules nerveuses*. Celles-ci sont volumineuses et globuleuses ; les unes sont placées sur les côtés des travées, les autres se trouvent logées dans l'intérieur des nœuds ou à leur surface.

Le plexus de Meissner est uni au plexus d'Auerbach par de nombreuses branches perpendiculaires.

Les *fibres terminales* qui s'en dégagent se portent du côté de la muqueuse, et se rendent :

a) Les unes, dans la musculaire de la muqueuse, dans l'épaisseur de laquelle elles forment un plexus intra-musculaire très délicat.

b) Les autres traversent la musculaire de la muqueuse et vont former, dans l'enveloppe connective des glandes, un plexus glandulaire, à mailles serrées, entièrement dépourvu de cellules nerveuses.

(1) RAMON Y CAYAL. *Nota sobre il plexo d'Auerbach de la Rana.* Trabajos del Laboratorio de Histologia de la facultad de Medicina de Barcelona, febrero de 1892.

(2) Voyez terminaisons nerveuses dans les fibres musculaires lisses, p. 251.

c) De ces plexus glandulaires partent des fibres qui pénètrent dans les villosités et forment, dans leur épaisseur et à leur surface, un réseau à mailles allongées, qui donne des fibres terminales aux éléments musculaires et aux vaisseaux (1).

(1) Il existe de petits troncs nerveux indépendants des plexus de Meissner et d'Auerbach, qui forment, autour des artères et dans leurs tuniques, des plexus élégants qui ne communiquent avec les grands plexus de l'intestin, que par quelques anastomoses.

CHAPITRE SIXIÈME

DENTS

Considérées au point de vue de leur configuration générale, les dents présentent : une partie libre ou *couronne* qui fait saillie au-dessus

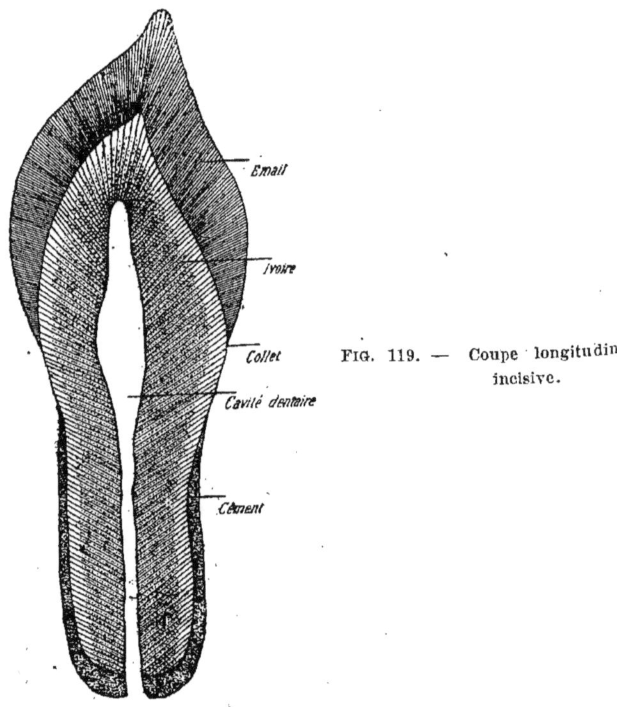

FIG. 119. — Coupe longitudinale d'une incisive.

de la gencive et une partie enfoncée dans l'alvéole désignée sous le nom de *racine* et séparée de la précédente par un rétrécissement qui constitue le *collet* de la dent. En outre, elles sont creusées d'une cavité, *cavité dentaire*, qui loge une papille vasculo-nerveuse formée par un tissu très délicat, la *pulpe dentaire*.

Structure. — Au point de vue de sa structure intime, l'organe dentaire, arrivé à son complet développement, présente à considérer deux groupes de tissus : les tissus durs et les tissus mous.

1) *Tissus durs.* — Les tissus durs, qui forment [la dent proprement dite, sont au nombre de trois : l'*émail*, l'*ivoire* et le *cément*.

2) *Tissus mous.* — Les tissus mous sont représentés par la *pulpe* dentaire et par le *périoste alvéolo-dentaire.*

Émail. — L'émail recouvre la couronne à laquelle il forme un revêtement dont l'épaisseur atteint son maximum au niveau des tubercules et décroît progressivement en avançant vers le collet où il se termine par un bord aminci. Sa *face interne* se trouve immédiatement appliquée sur l'ivoire auquel il adhère sans interposition d'aucune autre substance ; sa *face externe* n'est pas nue à la surface de la dent, mais se trouve recouverte d'une autre substance, en couche mince, la *cuticule de l'émail.*

La *couleur* de l'émail varie depuis le jaune jusqu'au blanc mat ; mais cette coloration paraît être empruntée à l'ivoire, car l'émail est essentiellement transparent.

Sa *dureté* est considérable ; c'est le plus dur des tissus qui entrent dans la composition de la dent. Il fait feu au briquet et use la lime qui essaye de l'attaquer ; seul l'émail, ainsi que le prouve l'usure réciproque des couronnes dentaires, a la propriété de l'user. Sa *composition chimique* indique une proportion considérable de matières inorganiques pour une très faible quantité de matières organiques.

Matières inorganiques (principalement phosphate de chaux·
avec traces de fluorure de calcium)..................... 95
Matières organiques................................... 5

Les *acides*, même faibles, attaquent l'émail, c'est même là que réside le phénomène initial de la carie dentaire.

Il est constitué par des fibres, appelées fibres ou *prismes* de l'émail, juxtaposées et formant une seule couche continue dans toute l'étendue du chapeau de l'émail, de telle sorte que l'épaisseur de ce chapeau indique la longueur des prismes. Ceux-ci atteignent leurs plus grandes dimensions sur la face triturante de la dent et se réduisent au minimum au niveau du collet. Ce sont le plus souvent des prismes à cinq ou six pans, présentant des stries obscures, transversales, distantes les unes des autres de 3 à 4 μ. Leur *trajet* s'étend, comme nous l'avons indiqué plus haut, de l'ivoire à la cuticule de l'émail ; mais il n'est pas rectiligne et décrit des inflexions latérales qui s'exagèrent, dans certains cas de maladie, au point de devenir des spires véritables.

Ces prismes sont unis entre eux d'une manière très intime et cela sans aucune substance intermédiaire appréciable. On rencontre dans l'épaisseur de l'émail deux sortes de cavités.

1° Des vacuoles en forme de lacunes, de fentes, situées dans les

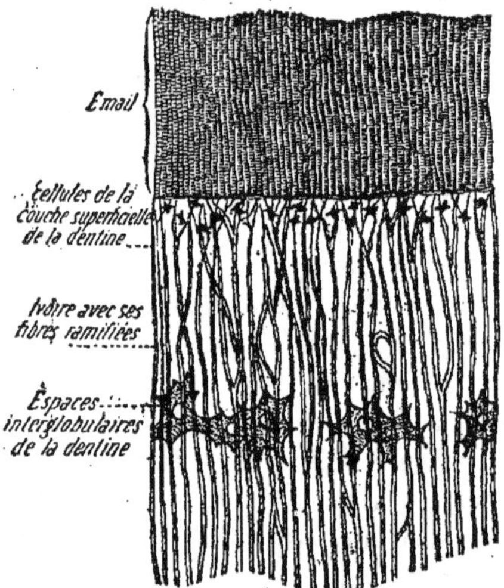

FIG. 120. — Coupe perpendiculaire d'une dent, comprenant l'émail et une portion de l'ivoire.

zones externe et moyenne de l'émail. Elles paraissent constituer une altération pathologique.

2° Des prolongements que les canalicules de l'ivoire envoient dans les couches profondes et dont nous parlerons plus loin.

La *cuticule de l'émail* est une pellicule amorphe mesurant environ 1 μ. Elle adhère intimement à l'émail et présente aux agents chimiques une résistance qui en fait un excellent moyen de protection. Elle ne s'altère aucunement dans l'eau, même bouillante, ni dans les acides concentrés. Les alcalis concentrés et chauds la gonflent sans la désagréger.

Ivoire. — L'ivoire ou dentine est une substance blanche légèrement teintée de jaune dont la dureté, inférieure à celle de l'émail, se trouve cependant supérieure à celle des os et du cément. Elle forme la plus grande partie de la dent et se trouve en rapport, par sa *face interne*, avec la pulpe dentaire, par sa *face externe* avec l'émail au niveau de la couronne et avec le *cément* au niveau de la racine. Ainsi, à l'état normal, la dentine ne se montre nulle part à l'extérieur.

Au point de vue *chimique* la dentine présente la composition suivante :

Substances organiques...................... 29

Substances inorganiques.................... 71

Sa *structure* intime permet de lui distinguer deux éléments : la *substance fondamentale* et les *canalicules* qui la traversent.

1) La *substance fondamentale* est une matière homogène, transparente, à peine finement granuleuse. Elle se montre dans toutes les parties de l'ivoire, mais dans des proportions différentes. Elle est moins abondante dans la couronne que dans la racine et vers la cavité dentaire que dans les portions extérieures qui touchent à l'émail et au cément. Sur la coupe transversale d'une couronne saine, cette substance paraît formée de couches parallèles et concentriques et cette disposition stratifiée, très apparente quand on fait agir un acide faible, se traduit par des lignes parallèles désignées par OWEN sous le nom de *lignes de contour* (MAGITOT). On trouve dans l'épaisseur de la dentine des zones composées de *globules* de dentine séparées par les espaces interglobulaires de Czermak. Ces globes mesurent en général de 10 à 30 μ de diamètre, mais ils sont souvent plus petits. Les espaces interglobulaires, qui les séparent, représentent des lacunes à parois rentrantes, arrondies, limitées par les saillies des globes. Ils forment quelquefois, à la périphérie de la dentine, une couche continue désignée sous le nom de *zone des globes de la dentine* qui est considérée par certains auteurs comme un état pathologique.

2) Les *canalicules* de l'ivoire, découverts par LEUWENHOEK en 1673, sont des tubes microscopiques dont le diamètre varie suivant la région où on les considère. Assez larges au voisinage de la cavité dentaire, où ils mesurent 5 μ environ, ils deviennent extrêmement grêles dans les couches superficielles de la dent. Le *trajet* de ces canalicules est très intéressant à étudier : ils prennent leur *origine* par un orifice qui s'ouvre dans la cavité dentaire à la surface de la pulpe et s'irradient ensuite du centre à la périphérie en suivant un trajet dont la direction générale est représentée par une ligne perpendiculaire à la cavité de la pulpe aussi bien qu'à la surface externe de

la dent. Arrivés dans les régions externes de la dentine, dans la couche sous-jacente à l'émail ou au cément, ces canalicules se *terminent* dans une série de lacunes ou de vacuoles désignées sous le nom de *réseau anastomotique* des canalicules dentaires, et qu'il ne faut pas confondre, comme l'ont fait certains auteurs, avec les espaces interglobulaires de Czermak. Pour ce qui concerne l'émail, on voit partir du réseau anastomotique, qui lui est sous-jacent, des ramifications qui pénètrent dans les vacuoles propres de la couche profonde de ce tissu.

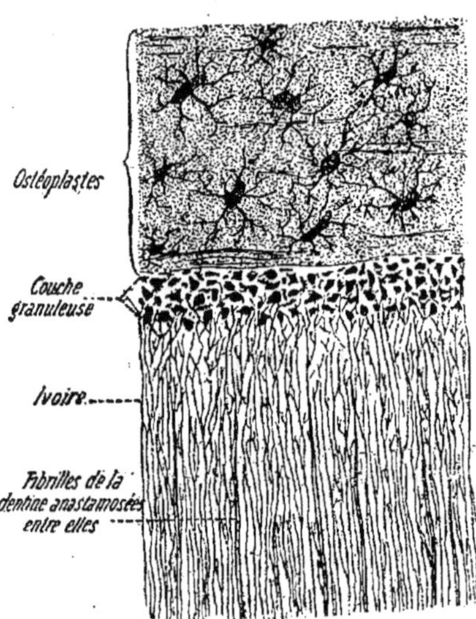

Fig. 121. — Coupe d'une dent, comprenant le cément et une portion de l'ivoire.

Ces conduits de communication ont été découverts par Tomes sous le nom duquel ils sont parfois désignés. Telles sont l'origine, la direction générale et la terminaison des canalicules de la dentine ; nous devons maintenant insister sur certaines particularités que présente leur trajet. Ces canalicules ne sont pas rectilignes ; ils décrivent plusieurs séries d'*ondulations* et offrent de nombreuses *ramifications* et *anastomoses*. Chaque canalicule décrit, en général, deux ou trois grandes courbes et un nombre plus considérable de petites (Kölliker); les *anastomoses* présentent les formes les plus variées dont la figure annexée à cette description donnera une excellente idée.

Les canalicules de l'ivoire présentent à étudier une *paroi propre* et un contenu, les *fibres de la dentine*.

a) *Paroi propre*. — La paroi propre se présente sous la forme d'une *cuticule*, qu'il est facile de mettre en évidence par des procédés chimiques. Lorsqu'on fait macérer l'ivoire dans un acide ou dans un alcali, on trouve la substance fondamentale en voie de dissolution, tandis que les parois des canalicules dentaires sont demeurées intactes et faciles à isoler sous forme de gaines connues sous le nom de *gaines* de Neumann. Il faut avouer cependant qu'un grand nombre d'auteurs ne veulent pas admettre l'existence de la paroi propre des canalicules de la dentine. Pour eux ces canalicules seraient simplement limités par la substance fondamentale de l'ivoire.

b) *Fibres de la dentine*. — Ces fibres, découvertes par TOMES, remplissent entièrement les canalicules de la dentine, se divisent et s'anastomosent comme ces canalicules. Elles sont amorphes, molles et transparentes à l'état frais, et destructibles par la dessiccation, de sorte que les canalicules, à l'état de vacuité, se remplissent d'air et apparaissent noirs sous le microscope (MAGITOT). Du côté de la pulpe dentaire elles se continuent avec des cellules spéciales que nous décrirons sous le nom de *cellules de la dentine* et dont elles représentent de véritables prolongements.

Cément. — Le cément est une couche de tissu osseux qui commence au niveau du collet par un bord aminci empiétant légèrement sur l'émail et qui se prolonge sur les racines aux extrémités desquelles il atteint son maximum d'épaisseur.

Il est *opaque* et jaunâtre, et présente la même *consistance* et la même *composition chimique* que le tissu osseux. Au point de vue de sa *structure*, il présente à considérer : une *substance fondamentale* et des *ostéoplastes*.

1) La *substance fondamentale* est parsemée de granulations calcaires. Dans les couches épaisses de cément, elle est disposée en lamelles concentriques comme dans le tissu osseux véritable. Au voisinage du collet, à l'endroit où le cément empiète sur l'émail, elle ne contient pas d'ostéoplastes et se montre extrêmement mince, transparente et friable (MAGITOT). En aucun point le *cément des dents de l'homme* ne renferme de canaux de Havers.

2) Les *ostéoplastes* disposés d'une façon extrêmement irrégulière, présentent de grandes dimensions et sont pourvus de nombreux canalicules qui s'unissent entre eux. Les canalicules les plus voisins de l'ivoire s'ouvrent dans le *réseau anastomotique*, et établissent ainsi

des communications entre les canalicules de l'ivoire et les ostéoplastes.

Pulpe dentaire. — La pulpe dentaire est représentée par un tissu mou, rougeâtre, exactement appliqué contre les parois de la cavité dentaire qu'elle remplit entièrement.

Elle est constituée par un tissu *conjonctif délicat* dans lequel se distribuent un nombre considérable de *capillaires* et de *nerfs*. Sur toute l'étendue de la surface de la pulpe se trouve une rangée, unique mais continue, de cellules spéciales auxquelles on a donné le nom de *cellules de la dentine* (1). Ces éléments ont un corps cellulaire allongé dont le grand diamètre perpendiculaire à la surface de la pulpe, mesure $0^{mm},02$, tandis que leur diamètre transversal atteint à peine $0^{mm},003$. Leur protoplasma est finement granuleux et très pâle ; il renferme un noyau ovoïde, volumineux, placé habituellement au niveau de l'extrémité de la cellule qui confine à la pulpe dentaire.

Par leur extrémité qui confine à l'ivoire, les cellules donnent naissance à des prolongements qui pénètrent dans les canalicules de l'ivoire et forment les fibres de la dentine ; par les parties latérales et par leur extrémité qui regarde la pulpe, elles fournissent des prolongements qui vont s'anastomoser avec les prolongements des cellules étoilées que l'on trouve dans la pulpe dentaire surtout dans les parties superficielles de cette pulpe.

Périoste alvéolo-dentaire. — Le périoste alvéolo-dentaire est constitué par une couche conjonctive qui sépare la racine de la dent de la paroi alvéolaire. Cette couche qui adhère, d'une part, à la paroi alvéolaire, d'autre part à la dent, ne joue pas le rôle du périoste, mais peut être considérée comme un ligament, le *ligament alvéolo-dentaire*, unissant le maxillaire à la dent. Sur différents points de ce ligament se montrent chez l'adulte des *amas de cellules épithéliales*, vestiges de la formation épithéliale qui a présidé à la formation de la dent. Ces *amas épithéliaux paradentaires* jouent un rôle considérable dans la formation des tumeurs du maxillaire (MALASSEZ).

______

(1) Ces cellules sont incluses dans une couche de matière transparente finement grenue que certains auteurs ont décrite comme une membrane, *membrana præformativa* de la pulpe.

CHAPITRE SEPTIÈME

GLANDES SALIVAIRES

Les glandes salivaires proprement dites (*parotide, sous-maxillaire, sublinguale*) appartiennent à la classe des glandes en grappe, mais, si elles possèdent une *forme* à peu près identique, leur *structure fine* varie considérablement.

Comme toute glande un peu volumineuse, les glandes salivaires présentent à considérer une *charpente fibreuse* et un *parenchyme glandulaire*.

CHARPENTE FIBREUSE. — La charpente fibreuse forme autour des glandes une enveloppe plus ou moins résistante qui envoie dans l'épaisseur de la glande des cloisons qui séparent les lobes et les lobules glandulaires.

PARENCHYME GLANDULAIRE. — Le parenchyme glandulaire est constitué par des acini variables de forme et de volume. Ils mesurent en général de 30 à 60 μ. Chaque acinus est muni d'un conduit excréteur qui, se réunissant à des conduits excréteurs semblables, débouche dans un canal plus important, le canal lobulaire. Les différents canaux lobulaires s'unissent pour former le canal excréteur de la glande.

Comme toute glande acineuse, les glandes salivaires présentent à considérer une partie sécrétante (acini) et une partie excrétante (tube excréteur).

Partie sécrétante. — Les culs-de-sac glandulaires ont la forme de tubes allongés, renflés en massue à leur extrémité libre. Leurs dimensions varient suivant que l'on considère les *acini séreux* ou les *acini muqueux*. Les premiers sont relativement volumineux et présentent une lumière centrale large ; les seconds sont plus petits, et possèdent une lumière centrale très étroite.

Considérés au point de vue de leur structure, les acini présentent à étudier : une *paroi propre* et des *cellules épithéliales glandulaires*.

PAROI PROPRE. — La membrane propre se montre, sur la coupe d'un cul-de-sac glandulaire, sous la forme d'un liséré très mince, d'aspect homogène, dans l'épaisseur duquel on peut quelquefois distinguer un ou plusieurs noyaux. Si, au lieu de l'examiner sur une coupe, on traite un fragment de glande par les réactifs dissociateurs (alcool au tiers, sérum iodé, etc.), on constate qu'elle est formée de *grandes cellules* aplaties, d'une minceur extrême, qui sont unies par leurs bords et présentent, au niveau de leur face interne, une série de dépressions séparées par des crêtes qui s'insinuent entre les éléments

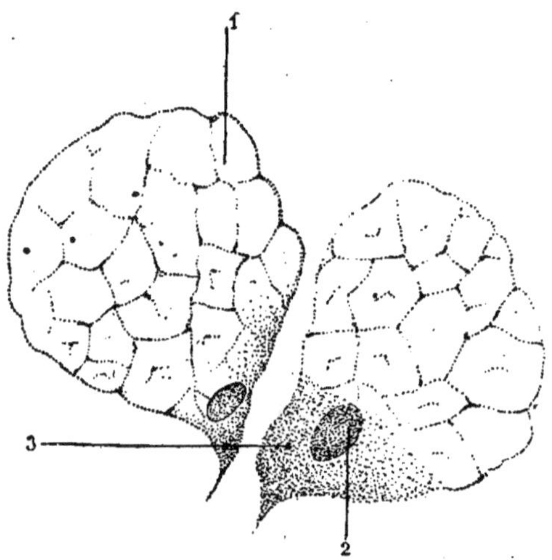

FIG. 122. — Cellules d'une glande salivaire muqueuse.

1. Réticulum protoplasmique circonscrivant des mailles dans lesquelles se trouve renfermée la matière sécrétée par la cellule. — 2. Noyau. — 3. Couche de protoplasma périnucléaire.

sécréteurs du cul-de-sac. Ces dépressions représentent l'empreinte des cellules épithéliales qui y sont logées comme dans un panier. Ce sont les *cellules en panier de F. Boll.*

CELLULES ÉPITHÉLIALES. — Immédiatement en dedans de la membrane propre se trouvent une ou plusieurs couches de cellules épithéliales qui forment l'élément essentiel de la glande et se montrent sous deux formes différentes : la cellule *muqueuse* et la cellule *séreuse.*

Cellule muqueuse. — La cellule muqueuse des glandes salivaires présente des dimensions assez considérables. Claire et transparente, elle se colore à peine sous l'action des réactifs (1). Elle offre une extrémité *périphérique* effilée qui se trouve en rapport avec la membrane propre du cul-de-sac glandulaire et s'imbrique avec la partie correspondante des autres cellules ; et une extrémité *profonde* arrondie qui confine à la lumière glandulaire. Nous avons déjà indiqué la constitution intime d'une cellule salivaire muqueuse, nous avons vu qu'elle était formée :

a. — A la *périphérie*, d'une mince couche de protoplasma condensé.

b. — Au *centre*, d'un réticulum, formé par des rubans de protoplasma, dans les mailles duquel se trouve une matière transparente ne prenant pas les matières colorantes, le *mucigène*.

c. — *Autour du noyau*, d'une masse de protoplasma granuleux dans laquelle se jettent les travées de protoplasma.

Le *mucigène* et le *réticulum protoplasmique* occupent, dans une cellule muqueuse au repos, le corps cellulaire, tout entier, sauf l'*extrémité effilée* qui est remplie par le *noyau* et par la *couche granuleuse* de protoplasma périnucléaire.

Cellule séreuse. — La cellule séreuse est encore appelée cellule albumineuse ou à ferment. Plus petite que la cellule muqueuse, elle est *farcie* de *granulations* logées dans un réticulum protoplasmique. L'abondance de ces granulations est telle qu'elle masque complètement le *noyau* placé habituellement au centre de la cellule. On considère ces granulations comme destinées à produire le ferment de la salive, la ptyaline. Contrairement aux cellules muqueuses, les cellules à ferment se *teignent vivement* sous l'influence des matières colorantes.

Conduits excréteurs. — Les conduits excréteurs sont formés par une *membrane propre* renforcée, à l'*extérieur*, par du *tissu conjonctif* et tapissée, à l'*intérieur*, par des *cellules épithéliales*.

La *membrane propre* se continue avec la paroi propre des culs-

---

(1) On peut colorer le mucigène en noir en employant l'une des méthodes indiquées par Ranvier :

a) On expose la membrane rétrolinguale de la grenouille, recouverte d'un fragment de papier d'étain, aux vapeurs d'acide osmique. Chose étrange, l'acide osmique qui ne colore pas le mucigène le teint en brun en présence de l'étain.

b) On expose cette même membrane aux vapeurs d'acide perruthénique qui colore le mucigène des glandes muqueuses en noir.

de-sac qui lui donnent naissance ; elle possède un aspect identique et une structure qui ne diffère, en rien, de celle que nous avons indiquée.

La couche *externe de tissu conjonctif* présente des faisceaux qui ont une direction sensiblement parallèle à celle du conduit qu'ils contribuent à former. Elle possède un grand nombre de cellules connectives ; mais, ce qui frappe principalement, c'est la richesse du réseau élastique. Dans le canal de Wharton les fibres élastiques forment même deux couches distinctes, l'une transversale, l'autre longitudinale.

L'*épithélium* offre des caractères qui varient avec le calibre des conduits excréteurs.

a) Dans les *très petits canaux*, qui font suite aux culs-de-sac, il est formé de cellules aplaties, à contour polygonal, qui deviennent d'autant plus hautes qu'on pénètre plus avant dans des conduits plus volumineux.

b) Dans les *canaux plus gros*, formés par la réunion de plusieurs acini, on trouve une rangée de *cellules cylindriques* qui méritent d'être étudiées avec soin. Le *noyau*, de forme ovalaire, est situé au voisinage de la base de la cellule ; le *protoplasma* présente des *stries*, très régulières, parallèles au grand axe de l'élément.

La place que ces stries occupent dans la cellule varie avec l'animal que l'on considère. Tantôt elles sont limitées à la partie basale et s'étendent entre la membrane propre et le noyau ; tantôt la striation se poursuit jusqu'à la lumière de l'acinus et semble se perdre, à ce niveau, sur une couche homogène, formant, au bord libre de la cellule, une sorte de cuticule.

Ces stries de l'épithélium des canaux excréteurs ont donné naissance à bien des hypothèses. Pflüger les a considérées comme des fibrilles, très fines, variqueuses représentant des divisions nerveuses terminales. D'après RANVIER, « cette disposition indique la présence de parties contractiles, qui agiraient activément pour favoriser l'excrétion. Ce rôle paraît d'autant plus utile que, sur les conduits des glandes salivaires, depuis les plus fins jusqu'au canal de Sténon (1), il n'existe pas une seule fibre musculaire » (RANVIER).

(1) Les gros conduits des glandes salivaires présentent la structure suivante.

Le **canal de Sténon** comprend trois couches :

Classification des glandes salivaires.

Les histologistes, se fondant sur la présence des cellules séreuses ou des cellules muqueuses, ont divisé les glandes salivaires en trois groupes.

a) GLANDES SÉREUSES. — Tous les culs-de-sac de cette variété de glandes à laquelle appartient la *parotide* de l'homme et des mammifères, renferment des cellules séreuses. La structure des glandes salivaires séreuses répond à la description générale que nous avons donnée plus haut. Il faut seulement signaler la *longueur considérable des culs-de-sac glandulaires*, parfois contournés à la manière des tubuli contorti du rein, qui fait, de la parotide, un terme de passage entre les glandes en grappe et les glandes en tube. En outre, on tronve, dans le tissu conjonctif interlobulaire, un grand nombre de cellules adipeuses qui ne se montrent pas dans les autres glandes salivaires.

b) GLANDES MUQUEUSES PURES. — Entièrement formée de cellules *muqueuses*, cette variété glandulaire ne se montre pas chez l'homme. Il faut signaler, dans ce groupe, la *rétrolinguale du cochon d'Inde*.

c) GLANDES MIXTES. — Les acini des glandes mixtes possèdent deux espèces de cellules :

1° Des *cellules muqueuses* qui occupent le centre de l'acinus.

2° Des *cellules séreuses* qui tapissent le fond des culs-de-sac glandulaires où elles constituent une sorte de calotte. Sur une coupe, perpendiculaire à la lumière du cul-de-sac, ces cellules se montrent sous forme de croissants connus depuis longtemps sous le nom de *croissants de Gianuzzi*.

a) Une *couche externe* cellulo-fibreuse se continuant avec le tissu conjonctif du voisinage.

b) Une *tunique propre* formée par du tissu conjonctif entremêlé de fibres élastiques.

c) Enfin une *couche épithéliale* séparée de la précédente par une *membrane basale*. Cette couche comprend deux assises de cellules, les unes superficielles, les autres profondes. Les cellules profondes sont polyédriques, les cellules superficielles sont cylindriques et striées.

Le **canal de Wharton** diffère du canal de Sténon par la présence de *fibres musculaires lisses* dans l'épaisseur de la deuxième couche.

La *sous-maxillaire* et la *sublinguale* de l'homme représentent des glandes mixtes (1).

Mécanisme de la sécrétion.

Pour étudier le mécanisme de la sécrétion, au point de vue histologique, il convient de prendre tout d'abord une glande extrêmement simple telle qu'une cellule caliciforme qui représente une glande muqueuse mono-cellulaire.

A. Modifications des cellules muqueuses caliciformes.

Si l'on excite des cellules caliciformes par un procédé quelconque (électricité, corps étranger, etc.) on voit, au bout d'un certain temps, le protoplasma s'accroître et s'avancer dans l'intérieur de la cellule ; le

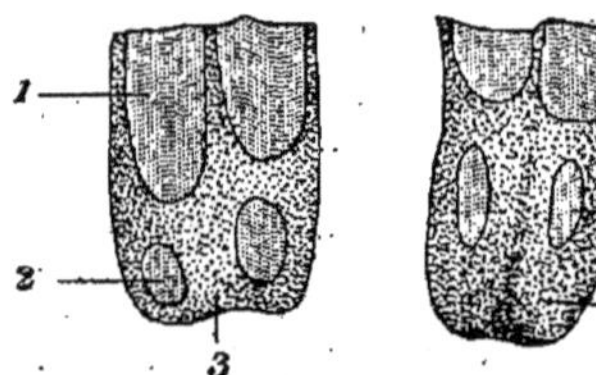

Fig. 123. — Schéma pour montrer la modification des cellules caliciformes pendant la sécrétion.

1. Cupule renfermant du mucigène. — 2. Noyau. — 3. Extrémité profonde de la cellule
Les cellules de droite ont été excitées.

noyau, qui était primitivement refoulé au fond de l'élément, se gonfle, suit la progression du protoplasma et occupe bientôt la partie moyenne de la cellule. En même temps, le mucigène étant expulsé, la cavité du calice diminue. Tel est l'aspect général d'une cellule caliciforme excitée ; mais, si, au moyen de procédés techniques que nous n'avons pas à étudier ici, on pousse plus loin l'analyse, on remarque que ce ne sont pas les seuls phénomènes qui se produisent pendant la sécrétion du mucus. Au sein, même, des travées protoplasmiques apparaissent des *vacuoles* remplies d'un liquide transparent tenant en dissolution

(1) La terminaison des nerfs dans les glandes salivaires est mal connue. D'après les travaux les plus récents, on serait porté à croire que les fibres nerveuses, après avoir formé un riche plexus en plein tissu glandulaire, se termineraient par des fibres terminales renflées en bouton, soit entre les cellules glandulaires, soit dans l'intérieur même de ces cellules.

des sels, mais ne renfermant pas traces de matières albuminoïdes. Ces vacuoles, sous l'influence de l'excitation, changent de volume et de forme; elles apparaissent et disparaissent de telle sorte que leur contenu semble se répandre dans le mucigène pour former le mucus. La sécrétion des cellules caliciformes se compose donc de deux séries de phénomènes contemporains :

a) Accroissement du protoplasma de la base et expulsion du mucigène transformé en mucus.

b) Formation de vacuoles qui paraissent se rompre dans l'intérieur même de la cellule et déverser le long des travées protoplasmiques le liquide qu'elles renfermaient. Ce liquide se mêle au mucigène et en entraîne une partie.

B. Modifications survenues dans les cellules muqueuses des glandes salivaires.— Quand on examine la coupe d'une glande

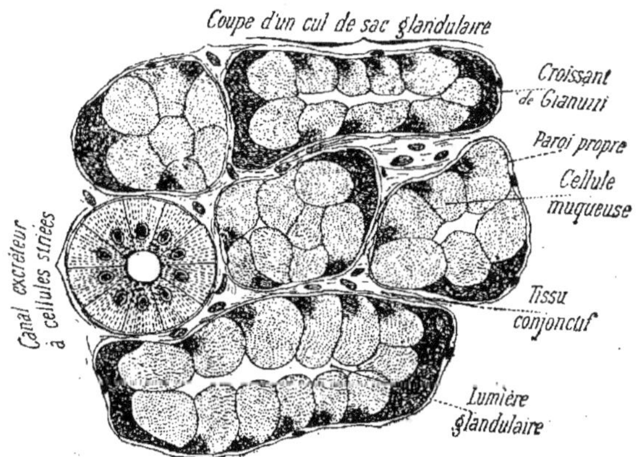

Fig. 124. — Glande mixte : les cellules muqueuses sont claires et les cellules séreuses foncées forment des croissants connus sous le nom de croissants de Gianuzzi.

salivaire muqueuse, fixée après une longue excitation, on constate les faits suivants :

1° Le *protoplasma* de la partie basale s'est étendu dans l'intérieur de la cellule tandis que la *portion muqueuse*, claire, de celle-ci a diminué ou même a complètement disparu.

2° Le *noyau* d'aplati est devenu sphérique. N'éprouvant plus la pression du mucigène, à la base de la cellule, il s'est en quelque sorte gonflé, et s'est déplacé pour occuper le centre de la cellule.

3° Il s'est formé des vacuoles dans l'épaisseur des travées protoplasmiques.

Comme on le voit, le mécanisme de la sécrétion est le même dans les cellules des glandes salivaires muqueuses et dans les cellules caliciformes.

C. MODIFICATIONS DES CELLULES SÉREUSES. — Les cellules des glandes séreuses, soumises à un fort courant d'induction se comportent de la manière suivante :

1° La cellule tout entière diminue de hauteur, de telle sorte que la lumière glandulaire devient plus apparente.

2° Les granulations disparaissent et le noyau devient visible ;

3° Il se forme des vacuoles dans l'intérieur du protoplasma.

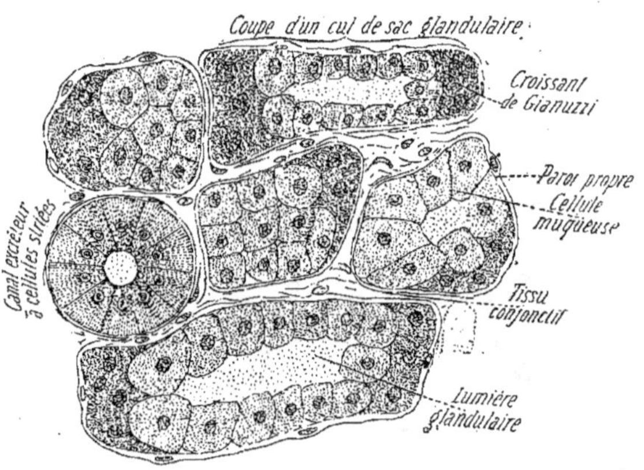

FIG. 125. — Glande sous-maxillaire excitée. (Figure de démonstration.)

Les cellules des croissants de Gianuzzi de la sous-maxillaire se comportent comme les cellules séreuses. On ne peut donc admettre l'opinion soutenue par certains histologistes, à savoir que les croissants de Gianuzzi représentent des centres de prolifération cellulaire destinés à remplacer les cellules gonflées de mucus et expulsées pendant la sécrétion. Voici les principales raisons qui font admettre cette manière de voir :

1° Les cellules muqueuses ne sont pas expulsées pendant la sécrétion.

2° Il existe des glandes muqueuses pures, sans croissants de Gianuzzi.

3° Jamais on n'observe de figure karyokinétique dans les noyaux de ces cellules.

CHAPITRE HUITIÈME

PANCRÉAS

Le pancréas est une *glande en grappe* qui ressemble tellement aux glandes salivaires que les anciens auteurs ne jugeaient pas nécessaire d'en faire une étude spéciale. Il doit être écarté du groupe de ces dernières pour plusieurs motifs :

a) La structure du pancréas est fixe dans la série animale, tandis que celle des glandes salivaires varie avec chaque animal.

b) La structure des conduits excréteurs est différente : dans les conduits des glandes salivaires, on trouve un épithélium cylindrique strié ; dans le pancréas, on ne trouve pas d'épithélium strié.

c) La composition chimique du suc pancréatique ne ressemble en rien à la salive.

d) Enfin les cellules glandulaires diffèrent considérablement de celles des glandes salivaires.

Le pancréas n'est pas entouré par une *capsule conjonctive* comme la rate et le foie ; il est seulement enveloppé par une mince couche de tissu conjonctif qui s'insinue dans l'épaisseur de la glande sous forme de cloisons séparant des lobules facilement isolables les uns des autres. Chacun de ces lobules est appendu à un canal excréteur qui se ramifie et donne une foule de petits canalicules auxquels font suite les acini sécréteurs. Sur une coupe transversale, le lobule peut être figuré schématiquement de la façon suivante : au centre, la coupe du canal excréteur ; autour de lui, la masse des acini et, enveloppant le tout, une bande de tissu conjonctif. Étudions les parties constitutives du pancréas : les *culs-de-sac sécréteurs*, les *conduits excréteurs*, les *vaisseaux* et les *nerfs*.

Culs-de-sac sécréteurs. — Les acini sont allongés comme ceux de la parotide, ce qui a même fait classer ces glandes parmi les glandes en tubes. Ils sont constitués par une *paroi propre* à la face interne de laquelle se trouvent appliquées des *cellules glandulaires*.

La *paroi propre* est formée de cellules en panier de F. Boll (1).

Les *cellules glandulaires* se présentent sous deux formes parfaitement distinctes ; les *cellules sécrétoires* proprement dites et les *cellules centro-acineuses* de LANGERHANS.

a) CELLULES SÉCRÉTOIRES. — Les cellules sécrétoires se montrent sous la forme d'éléments prismatiques dans lesquels on peut distinguer deux parties.

Une *partie externe* (par rapport au centre de l'acinus), homogène et transparente, marquée de stries extrêmement fines. Cette zone se colore vivement par le carmin et loge un gros noyau arrondi et nucléolé (2).

Une *partie interne* farcie de grosses granulations qui paraissent être constituées par une substance destinée à produire le ferment pancréatique. Cette substance porte le nom de zymogène.

L'importance de ces deux zones varie suivant l'état d'activité de la glande : à jeun, elles se trouvent sensiblement égales ; pendant la digestion, c'est-à-dire au moment de la production du suc pancréatique, les granulations diminuent et par suite le segment clair s'étend aux dépens du segment foncé (HEYDENHAIN).

Les rapports, que les cellules sécrétoires affectent avec la lumière glandulaire doivent être soigneusement observés ; dans le *fond du cul-de-sac*, elles sont disposées sur une seule couche et leur face interne est *en rapport avec la lumière glandulaire ;* au voisinage de *l'union du conduit excréteur avec la partie sécrétante,* cette face interne se trouve séparée de la lumière par les *cellules centro-acineuses* que nous décrirons plus loin.

b) CELLULES CENTRO-ACINEUSES. — Les éléments centro-acineux de LANGERHANS sont représentés par des cellules plates de forme irrégulièrement losangique. L'une de leurs faces est lisse et rectiligne, elle limite la lumière glandulaire ; l'autre présente des crêtes d'empreinte et des dépressions dans lesquelles pénètre la partie interne des cellules sécrétoires. Ces cellules abondent au point où un canalicule excréteur se continue avec un acinus : aussi la plupart des auteurs les ont considérées comme appartenant aux conduits excréteurs dont l'épithélium, par une disposition bizarre, au lieu de s'arrêter au com-

---

(1) Voyez Glandes salivaires.

(2) Ce noyau est situé dans la zone claire, très près de la ligne qui la sépare de la zone granuleuse.

mencement de l'acinus, se prolongerait dans sa cavité, séparant ainsi un certain nombre de cellules sécrétoires de la lumière glandulaire.

Conduits excréteurs. — 1° *Disposition générale.* — Les glandes acineuses sont habituellement considérées comme formées par une agglomération de vésicules ou acini tapissés par l'épithélium sécréteur et dont la cavité communique avec un petit conduit excréteur. Les petits conduits excréteurs des différents acini s'unissent pour constituer des conduits plus volumineux qui se jettent dans le canal excréteur principal de la glande.

Si cette théorie est exacte, les cellules glandulaires ne pourraient sécréter que par celle de leurs faces qui borde la lumière du conduit, les autres faces étant unies par un ciment plus ou moins résistant.

En pratiquant des injections dans les conduits de certaines glandes, LANGERHANS démontra, il y a déjà fort longtemps, que du canal central des culs-de-sac glandulaires partent des canalicules extrêmement fins qui s'engagent entre les cellules épithéliales et se terminent par de petites dilatations piriformes. Le produit sécrété par les cellules serait d'abord versé dans *les conduits intercellulaires* par l'entremise desquels il se rendrait dans la lumière centrale de l'acinus.

SAVIOTTI, étudiant les conduits du pancréas, a cru reconnaître que la lumière centrale du cul-de-sac envoie, entre les cellules glandulaires, des ramifications extrêmement ténues formant un *réseau de canalicules intercellulaires* dont chaque maille embrasse une cellule. Il y aurait là une disposition analogue à celle des canalicules biliaires intralobulaires du foie.

Certains auteurs ayant prétendu que les canalicules intercellulaires constituaient un produit artificiel déterminé par la pression de la matière injectée, il était indispensable de vérifier les résultats énoncés plus haut en employant une autre méthode (1).

En appliquant la méthode de coloration rapide de GOLGI modifiée, RAMÓN Y CAJAL est arrivé aux conclusions suivantes : le produit de sécrétion accumulé dans les conduits glandulaires se colore en noir, de telle sorte que ces conduits et leurs arborisations se trouvent exactement dessinés. Quand l'imprégnation est bien réussie, on voit partir

---

(1) C'est ce qu'ont fait BOHM et OPPEL pour les canalicules biliaires ; FUSARI Y PANASCI pour les glandes séreuses de la langue ; VAN GEHUTCHEN pour les glandes de Bowman de la muqueuse olfactive. Ces auteurs ont employé la méthode de coloration de GOLGI ou une de ses modifications.

d'un gros tube excréteur, soit à angle droit, soit à angle aigu, les petits conduits destinés à des acini différents. Chacun de ces petits conduits, après s'être divisé dichotomiquement un certain nombre de fois, suit l'axe d'un cul-de-sac glandulaire et se termine au niveau des cellules du fond du cul-de-sac, par une extrémité arrondie parfois bifurquée. Ce petit conduit donne naissance, dans toute son étendue, à un nombre considérable de canalicules qui s'engagent entre les cellules glandulaires et se terminent par des dilatations ampullaires sans toutefois dépasser la ligne qui sépare la portion granuleuse de la portion claire des cellules pancréatiques. De chacun de ces canalicules se dégagent des diverticules courts et arrondis qui paraissent pénétrer dans le protoplasma même des cellules glandulaires. Comme il n'existe pas d'anastomoses entre les canalicules intercellulaires, on ne saurait admettre le réseau de Saviotti (1).

2º *Structure des conduits excréteurs.* — Les conduits excré-

(1) Voici la méthode rapide de Golgi modifiée par Ramón y Cajal que cet auteur désigne sous le nom de méthode d'imprégnation double. Elle consiste a faire agir sur les pièces deux bains successifs de la solution bichromate-osmique et de nitrate d'argent. On durcit une pièce dans le mélange suivant :

> Solution de bichromate de potassse à 3 p. 100................ 20 parties.
> Solution d'acide osmique à 1 p. 100........................ 5 parties.

Après un séjour de 24 à 48 heures dans cette solution, on la porte dans une solution de nitrate d'argent à 0,25 p. 100 où elle reste 24 heures. Immédiatement, sans enlever le nitrate d'argent qui l'imprègne, on porte la pièce dans un nouveau mélange moins riche en acide osmique :

> Solution de bichromate à 3 p. 100......................... 20 parties.
> Solution d'acide osmique à 1 p. 100....................... 2 parties.

et en dernier lieu on la soumet pendant un jour à l'action d'un bain d'argent à 0,75 p. 100

Il faut faire remarquer que les coupes imprégnées par la méthode lente (voyez page 173) ou par la méthode rapide de Golgi doivent être montées dans le baume, *mais ne supportent pas de lamelle.* Cet inconvénient a poussé Greppin à chercher une méthode permettant d'obtenir des préparations durables même sous un couvre-objet. Cet auteur fixe les pièces dans le liquide de Müller qu'il renouvelle tous les jours pendant la première semaine, puis seulement tous les huit jours pendant cinq ou six semaines. On les porte alors dans une solution de nitrate d'argent ayant déjà servi (à 0,75 p. 100 ou plus faible) d'où on les retire au bout de dix minutes pour les placer pendant 24 à 36 heures dans une solution fraîche à 0,75 p. 100. Les coupes, faites au moyen de la congélation, sont lavées à l'eau distillée puis portées dans une solution d'acide bromhydrique à 10 p. 100. Elles sont ensuite lavées à l'eau distillée où on les laisse quelque temps, puis portées dans l'alcool. On les monte ensuite dans le baume. Sous l'influence de l'acide bromhydrique les précipités de chromate d'argent se sont transformés en bromure d'argent qui est blanc, mais si l'on expose de semblables coupes à la lumière solaire (pendant 25 à 30 minutes) le bromure d'argent devient noir et l'imprégnation est produite

teurs sont formés d'une tunique conjonctive externe et d'une couche épithéliale.

COUCHE CONJONCTIVE. — La tunique conjonctive, très épaisse au niveau des gros conduits excréteurs s'amincit progressivement à mesure qu'on s'avance vers des conduits plus fins. Au niveau des canalicules les plus fins, elle est tellement réduite qu'il est à peine possible de la distinguer du revêtement épithélial. Elle est formée de faisceaux conjonctifs à directions variées, mais en général circulaires. En aucun point elle ne renferme de fibres musculaires.

Elle mesure 1 millim. d'épaisseur dans le canal de Wirsung et présente, dans son épaisseur, des *glandes en grappe* tapissées par des cellules muqueuses.

COUCHE ÉPITHÉLIALE. — La couche épithéliale est constituée par une seule assise de *cellules cylindriques* à protoplasma réfringent et à noyau ovalaire. Dans les plus gros conduits, ces cellules sont régulières et implantées perpendiculairement à l'axe du conduit; dans les conduits de deuxième et de troisième ordre, elles s'étalent, s'aplatissent, se déforment de telle sorte que leurs noyaux ne forment plus une couche régulière concentrique à la lumière glandulaire, mais paraissent irrégulièrement disséminés. Enfin, dans les plus petits conduits, l'épithélium est complètement plat et souvent il suffit d'une seule cellule pour tapisser le pourtour de la lumière glandulaire. Le noyau, devenu globuleux, fait seul une saillie appréciable.

Vaisseaux sanguins. — Le réseau capillaire est très riche et facile à injecter. Dans chaque lobule il forme un véritable bouquet dont la tige est représentée par une artériole et par une veinule. D'après Heydenhain, les culs-de-sac glandulaires ne seraient pas complètement entourés de capillaires et plusieurs parties resteraient à une assez grande distance des vaisseaux.

Nerfs du pancréas. — D'après la description que nous empruntons à S. Ramón y Cajal, deux éléments entrent dans la composition de l'appareil nerveux du pancréas, à savoir des *cellules nerveuses* spéciales et des *fibres de Remak*. Ces dernières proviennent en grande partie d'un ganglion sympathique assez volumineux qui appartient en propre au pancréas (1).

CELLULES NERVEUSES. — Les cellules nerveuses se montrent

____

(1) Ramón y Cajal y Claudio Sala. Terminacion de los nervios y tubos glandulaires del pancreas de los vertebrados. Barcelona, 1891.

en grand nombre dans toute l'étendue du pancréas, au niveau des espaces qui séparent les acini. Il existe, en outre, des cellules qui se trouvent annexées aux parois des vaisseaux intrapancréatiques.

Le *corps cellulaire* est habituellement *triangulaire* et présente trois prolongements divergents qui se divisent à angle aigu, donnant ainsi naissance à de nombreuses ramifications secondaires. Il n'est pas rare d'observer des *cellules étoilées* avec quatre prolongements divergents et des *cellules fusiformes.*

Que deviennent les prolongements des cellules nerveuses du pancréas ? Le plus grand nombre, après s'être divisé et subdivisé et s'être ainsi réduit à de fins rameaux variqueux, forme des plexus nerveux périacineux dont les fibres les plus fines entourent le côté externe des cellules glandulaires. Des fibres périacineuses partent des fibrilles extrêmement minces qui pénètrent dans le ciment qui unit et sépare les éléments épithéliaux et s'y terminent librement par une extrémité renflée en bouton. Cette disposition à été déjà signalée par Retzius, et par d'autres histologistes dans les glandes salivaires (1).

Les prolongements des cellules annexées aux vaisseaux forment un plexus concentrique à la lumière vasculaire. De ce plexus périvasculaire partent des fibres extrêmement fines et variqueuses qui pénètrent entre les fibres musculaires lisses et se terminent par une extrémité renflée en bouton soit entre ces fibres, soit à leur surface même.

Quelle est la signification physiologique des nombreux prolongements de la cellule sympathique du pancréas ? Il y a lieu de se demander si, parmi ces prolongements, il en est un qui représente un prolongement cylindre-axile analogue à celui des cellules du système cérébro-spinal, ou si tous les prolongements doivent être considérés comme des prolongements cylindre-axiles ou nerveux. C'est cette dernière opinion qui paraît la plus vraisemblable et « il est permis de considérer cette cellule comme une cellule nerveuse spéciale dont tous les prolongements ou presque tous les prolongements possèdent la signification de prolongements nerveux, contrairement aux cellules,

---

(1) Ramón y Cajal signale encore des prolongements anastomotiques mettant en relation des cellules voisines. Mais on se montrera très réservé à ce sujet, si l'on veut bien se souvenir que les cellules des centres nerveux des vertébrés ne sont jamais anastomosées entre elles (Kölliker, Van Gehutchen, His, Forel, Cajal) et que chez les nvertébrés il n'y a pas non plus d'anastomoses. (*Retzius.*)

de la chaîne sympathique qui ont deux espèces de prolongements : un *prolongement long*, ou fibre de Remak, destiné aux viscères (1) et des *prolongements courts* comparables aux prolongements protoplasmiques des cellules cérébro-spinales et destinés à établir des relations par contact, entre les cellules voisines d'un ganglion »,

Fibres nerveuses. — Il existe deux variétés de fibres nerveuses (2) :

1° Les fibres nerveuses constituées par les *prolongements des cellules nerveuses* pancréatiques et qui forment, comme nous l'avons déjà indiqué, les plexus péri-acineux et les plexus périvasculaires.

2° Les fibres nerveuses venues des *nerfs sympathiques* qui pénètrent dans le pancréas avec les vaisseaux. Ces nerfs se ramifient entre les lobules et concourent à la formation des plexus péri-acineux.

Dans l'état actuel de la question, il est impossible de dire si ces nerfs se terminent d'une façon différente des précédents, et on ne peut même indiquer comment ils se mettent en relation avec les cellules nerveuses du pancréas.

« En résumé: 1° Les fibres nerveuses du pancréas forment des plexus péri-acineux desquels se dégagent des fibres fines et variqueuses qui traversent la membrane propre et se terminent librement entre les cellules sécrétantes comme Retzius, Fusari y Panasci, Arnsein, Cuccati, Marinesco, etc. l'ont montré pour d'autres glandes.

« 2° La plus grande partie des fibres de ces plexus proviennent des prolongements de cellules nerveuses spéciales qu'on pourrait appeler, pour les différencier des cellules de la chaîne sympathique, *cellules sympathiques viscérales.*

« 3° Il est probable que des cellules semblables se trouvent dans toutes les glandes et que les cellules du plexus d'Auerbach et celles décrites par Drasch et par Ramón y Cajal dans les villosités intestinales des mammifères présentent les mêmes caractères » (3).

---

(1) Ce prolongement est l'analogue du prolongement cylindre-axile des cellules cérébro-spinales.

(2) Y a-t-il des fibres nerveuses à myéline dans le pancréas ? La plupart des auteurs décrivent un certain nombre de fibres pourvues d'une gaine de myéline.

(3) La question des nerfs a été fort discutée ; voici les principales opinions émises par les histologistes :

Krause mentionne deux espèces de fibres nerveuses : des *fibres à myéline*, probablement sensitives, qui se terminent chez le chat dans de petits corpuscules de Pacini ; des *fibres*

CHAPITRE NEUVIÈME

FOIE

Le foie est une glande volumineuse que les auteurs ne parviennent pas à placer, d'une façon précise, dans une catégorie des glandes connues. Pour quelques-uns, en effet, cet organe possède une structure bien différente de celle des glandes ordinaires et on ne trouve pas de parenchyme semblable dans l'économie ; pour d'autres, c'est une glande en tube composée. La première opinion est celle des partisans de la structure *lobulaire* du foie, la seconde est défendue par un grand nombre d'auteurs allemands et par quelques auteurs français parmi lesquels il faut citer le Dr SABOURIN, qui soutient énergiquement cette thèse dans son remarquable travail sur la *glande biliaire de l'homme.*

§ I. — **Disposition lobulaire du foie.**

C'est sur l'étude du foie du porc que repose la théorie de la *structure lobulaire* du parenchyme hépatique.

Le foie de cet animal se compose d'une foule de petites masses appendues comme des grains de raisin aux rameaux d'origine des veines sus-hépatiques. Ces masses constituent des *lobules.*

La *forme* de ces lobules est celle d'une sphère ou d'un ovoïde ; plus souvent ils figurent un polyèdre par suite des pressions qu'ils exercent les uns sur les autres ; leurs *dimensions* varient de 1 millim.

sans myéline, destinées aux vaisseaux de la glande. En outre, KRAUSE signale l'existence de cellules nerveuses intra-glandulaires.

PFLUEGER et d'autres histologistes admettent l'union intime des fibres nerveuses terminales soit avec le protoplasma, soit avec le noyau des cellules sécrétantes.

RETZIUS décrit dans les glandes séreuses de la langue des plexus péri-acineux d'où partent des fibres qui se terminent entre les cellules glandulaires, sans toutefois s'unir au protoplasma.

pour le diamètre transversal à 1 millim. 5 et 2 millim. pour le diamètre longitudinal; leur *nombre* est considérable, on en compte cinq cents dans un centimètre cube et onze à douze cent mille dans la masse totale du foie (SAPPEY).

Leur *couleur* est très variable : chez un animal mort depuis peu de temps, le centre du lobule est rouge, la périphérie est d'un jaune rougeâtre. Cette différence de coloration dépend de la distribution inégale du sang au centre et à la périphérie du lobule.

Les lobules ayant la forme de polyèdres allongés présentent à considérer : un *axe central* formé par une ramification terminale d'une veine sus-hépatique; une *base*, un *sommet*, une *face externe* (1).

1° **Axe du lobule.** — L'axe du lobule est formé par un rameau de la veine sus-hépatique. Afin d'expliquer les rapports des lobules avec les veines sus-hépatiques, on a l'habitude de les comparer à des feuilles reposant sur leur pétiole : l'arbre qui porte ces feuilles n'étant autre chose que la veine sus-hépatique ramifiée et le pétiole correspondant à une petite veinule émanée de cette veine hépatique. C'est cette veinule qui constitue l'axe central du lobule ou la *veine intra-lobulaire*. Elle naît à une distance variable du sommet du lobule, par des racines dont le nombre varie énormément, traverse ensuite le lobule, du sommet à la base, en recevant les capillaires sanguins, et se jette, presque au sortir du lobule, dans une veine collectrice de premier ordre désignée par KIERNAN sous le nom de veine sublobulaire. « Ces veines sublobulaires rampent entre *les bases* des lobules pour recevoir les veines centrales et se collectent elles-mêmes en troncs plus volumineux qui, de convergence en convergence, finissent par constituer les grosses veines sus-hépatiques de moins en moins nombreuses jusqu'à leur embouchure dans la veine cave » (SABOURIN).

2° **Sommet et base**. — Le *sommet* du lobule répond à l'extrémité terminale de la veine intralobulaire; sa *base* est en connexion avec les veines sublobulaires.

3° **Face externe.** — Chaque lobule est séparé des lobules voisins par une *capsule de tissu conjonctif* qu'on voit très bien sur une coupe perpendiculaire à l'axe du lobule. Sur une de ces coupes,

(1) Le foie est entouré par une capsule conjonctive, la capsule de Glisson, composée comme toutes les membranes fibreuses par les éléments du tissu conjonctif (faisceaux connectifs, cellules conjonctives, fibres élastiques).

les lobules se montrent sous forme d'espaces polygonaux ayant 4, 5 ou 6 côtés séparés par des angles mousses et enveloppés de tissu conjonctif. Au point de convergence de trois lobules, on trouve un espace triangulaire où le tissu conjonctif se montre en plus grande abondance : cet espace est connu sous le nom *d'espace porte* ou encore *d'espace de Kiernan*. Chaque lobule est entouré de 5 ou

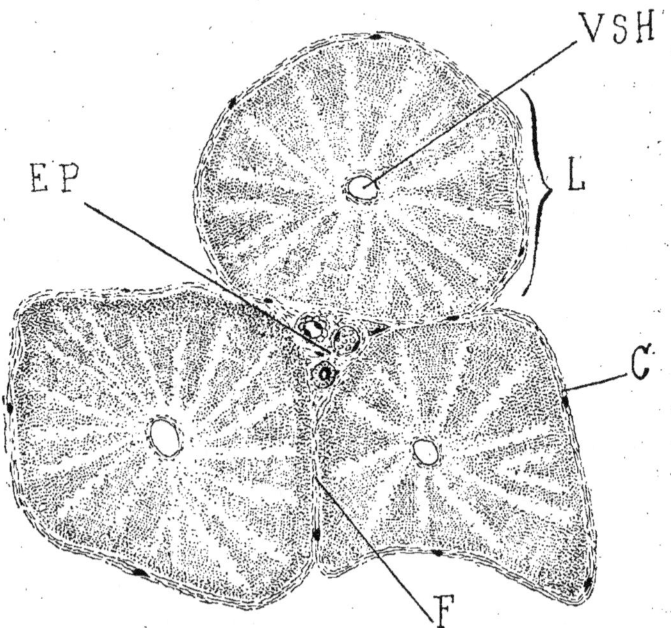

FIG. 126. — Coupe schématique perpendiculaire à l'axe de trois lobules.

L. Lobule.
C. Capsule conjonctive.
E. P. Espace porte.
F. Fissure de Kiernan.

6 *espaces portes* reliés entre eux par des fentes étroites, remplies de *travées* de tissu conjonctif, que l'on désigne habituellement sous le nom de *fissures* de Kiernan. Outre le tissu conjonctif de la capsule du lobule, on trouve dans les espaces de Kiernan :

1º La coupe transversale d'une ou deux *artérioles* fournies par l'artère hépatique. Il est facile de reconnaître ces artérioles aux caractères suivants : leur *lumière*, presque fermée, ne contient pas de globules sanguins ; les cellules *endothéliales* de la tunique interne font une saillie assez marquée dans la lumière de l'artère ; en dehors se trouve la *lame élastique interne plissée* et comme festonnée, et, plus en dehors encore, on voit la *tunique musculaire* transversale.

2° La coupe d'une ou plusieurs *veinules* fournies par les branches de la veine porte. Leur *lumière*, plus considérable que celle des artérioles, se trouve le plus souvent comblée par des globules emprisonnés dans un réseau de fibrine. Il *n'existe pas de lame élastique interne*, et, presque immédiatement en dehors de l'endothélium, on trouve la *tunique musculaire* à fibres transversales entremêlées d'un *réseau élastique*.

3° La coupe d'un ou plusieurs *canalicules biliaires*, émanant du canal hépatique, qu'on distinguera des vaisseaux aux caractères suivants : leur *lumière* est très nette et vide ; elle est limitée par une assise de *cellules épithéliales cylindriques basses* ou cubiques munies, au niveau de leur extrémité libre, d'un plateau cuticulaire. Le protoplasma de ces cellules renferme un grand nombre de granulations disposées en séries linéaires. Immédiatement en dehors de cet épithélium, on trouve une *membrane amorphe* contre la face externe de laquelle se trouvent appliquées des *cellules plates* du tissu conjonctif.

4° Enfin on y trouve des *lymphatiques* dont la lumière anguleuse et étoilée se reconnaît très facilement au milieu des autres conduits

Les canaux biliaires et les branches de la veine porte, contenus dans les espaces de Kiernan, émettent des ramifications plus grêles qui cheminent à la périphérie du lobule dans les fissures de Kiernan et plongent ensuite dans le lobule à l'état de capillaires.

Éléments du lobule hépatique. — Le lobule hépatique, dont nous venons d'étudier la surface, est constitué par plusieurs éléments que nous allons décrire maintenant :

1° Par des *capillaires sanguins* qui forment à eux seuls la charpente du lobule ;

2° Par des *cellules glandulaires*, les cellules hépatiques ;

3° Par des *conduits glandulaires*, les canalicules hépatiques.

1° CAPILLAIRES SANGUINS. — Si nous plaçons en première ligne les capillaires sanguins, c'est que ces vaisseaux jouent dans la théorie du lobule hépatique un rôle considérable. Ils commandent l'arrangement des cellules glandulaires, et, contrairement à ce que l'on observe dans les autres glandes, ils règlent la distribution des canalicules excréteurs qui ne jouent qu'un rôle secondaire. « L'épithélium du foie, au lieu d'être « déposé dans des cavités en cul-de-sac acineuses ou tubuleuses, li- « mitées par une membrane propre, se trouve comme coulé dans les « mailles d'un riche réseau capillaire ; on dirait que l'arbre cholé- « doque s'est ouvert à l'extrémité de ses branches et a laissé échapper « les cellules glandulaires qui se sont répandues librement dans les « mailles de ce réseau. »

Étudions d'abord la disposition des capillaires sur une *coupe trans- versale* du lobule. Au centre d'un pareil lobule, on voit la coupe transversale d'une veine toujours béante et assez considérable qui re- présente, comme nous l'avons indiqué, un rameau des *veines sus-hépa- tiques* traversant le lobule, du sommet à la base ; c'est la *veine intralobulaire* de Kiernan. Les capillaires, issus de cette veine,

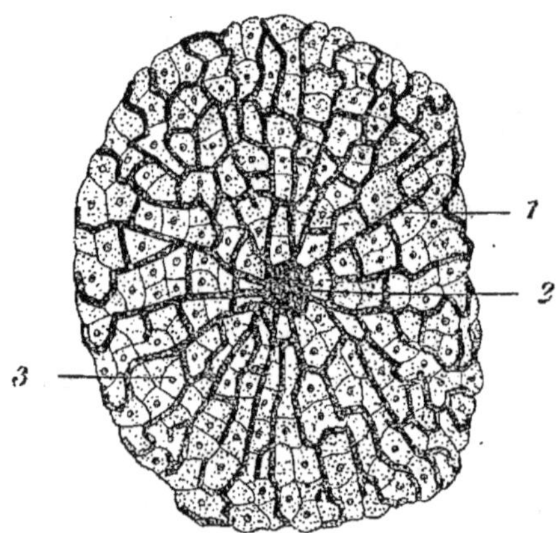

FIG. 127. — Circulation du lobule hépatique.

1. Capillaires intralobulaires. — 2. Veine centrale. — 3. Cellules.

s'étendent en divergeant vers la périphérie du lobule, à la manière des rayons d'une roue *(vaisseaux radiés)*, dont la coupe de la veine intralobulaire représenterait le noyau. Arrivés au niveau des es- paces et des fissures de Kiernan, ces capillaires se jettent dans les branches de la veine porte, de telle sorte qu'une branche de cette veine recevra les capillaires des trois portions des lobules qui limitent l'espace porte. Ce n'est donc pas la veine porte qui, dans la théorie du lobule hépatique, donne à ce lobule son individualité, mais bien la veine intralobulaire. Les capillaires ne marchent pas directement et sans se diviser vers la surface du lobule ; ils présentent, dans leur trajet, de nombreuses bifurcations dichotomiques et des anastomoses transversales et obliques, aussi le réseau se trouve-t-il aussi serré à la périphérie qu'au centre du lobule. Les mailles, qu'il limite, mesurent $0^{mm},015$ à $0^{mm},4$ et offrent, dans les portions centrales du lobule, une forme allongée, parallèlement à l'axe des capillaires et, dans les parties périphériques, une forme arrondie ou polygonale.

Tel est l'aspect du réseau capillaire sur une coupe transversale du lobule ; examinons maintenant sa disposition sur une coupe *parallèle à son grand axe*. En étudiant le pédicule ou l'axe du lobule, nous avons déjà fait connaître la disposition générale de la veine intralobulaire ; nous avons vu que cette veine prenait son origine à une certaine distance du sommet du lobule, qu'elle traversait ce dernier et se jetait au niveau de sa base dans une branche de la veine hépatique. Il faut ajouter quelques détails relatifs à l'abouchement des capillaires dans cette veine :

1° Au niveau de son origine, la veine intralobulaire présente une extrémité, fermée en cul-de-sac, dans laquelle viennent se jeter les capillaires sous des incidences variables. Ces capillaires se dirigent en divergeant comme les poils d'un pinceau, vers tous les points du sommet du lobule.

2° Sur tout le reste de son étendue, les capillaires naissent de la veine centrale, perpendiculairement à sa direction, et se dirigent parallèlement les uns aux autres, et perpendiculairement à la veine centrale, vers la périphérie du lobule. Sur les coupes longitudinales, comme sur les coupes transversales, on peut observer de nombreuses anastomoses qui unissent les capillaires dans tous les sens.

Pour terminer l'étude des capillaires du lobule, il nous reste à faire connaître leur structure intime. Ainsi que l'a montré RANVIER (1), ces capillaires sont constitués par une *fine lame de protoplasma granuleux non divisée en cellules* et parsemée de noyaux, allongés suivant l'axe du vaisseau, et faisant une saillie relativement grande dans la lumière. Cette structure, qui est celle des capillaires embryonnaires, favorise, à un très haut degré, les phénomènes d'osmose et d'endosmose (2).

(1) RANVIER. Cours d'anatomie générale professé au Collège de France.
(2) Voyez la structure des capillaires, et le glomérule de Malpighi.

2º CELLULES HÉPATIQUES. — Les cellules hépatiques occupent les mailles du réseau capillaire dans lesquelles elles affectent les dispositions suivantes: sur une coupe transversale du lobule, elles se présentent sous forme de séries rayonnées comptant, dans leur grand diamètre parallèle à celui des capillaires, trois ou quatre cellules placées bout à bout tandis qu'on ne trouve qu'une seule cellule d'épaisseur. Sur les coupes longitudinales on voit que l'épaisseur de chacune de ces rangées de cellules n'est égale qu'à celle d'une seule cellule et que ces rangées s'unissent, entre elles, en se conformant aux anastomoses des capillaires. En d'autres termes, les cellules hépatiques se montrent sous la forme de séries simples anastomosées en un réseau dont le moule est représenté par les mailles limitées par le réseau capillaire.

On isole facilement les cellules hépatiques en raclant la surface de section d'un foie quelques heures après la mort. Elles se présentent alors sous la *forme* de petits blocs polyédriques, ayant un nombre de faces extrêmement variable, et mesurant 18 μ à 26 μ. Si elles proviennent d'un animal saigné, leurs faces sont entièrement planes; dans le cas contraire les arêtes de la cellule présentent l'empreinte des capillaires sanguins sous forme de gouttières longitudinales. Chacune de ces gouttières n'entoure qu'une faible portion du capillaire et, sur les coupes perpendiculaires au vaisseau, on peut constater qu'il faut 3, 4, 5, 6 et parfois même 9 cellules pour l'envelopper entièrement.

Considérée au point de vue de sa *structure intime* la cellule hépatique est constituée de la façon suivante : à la *périphérie*, la cellule est formée par une lame de protoplasma condensé sans qu'il soit possible de retrouver la *membrane enveloppe* décrite par les anciens anatomistes. De la face interne de cette lame partent des travées protoplasmiques qui se dirigent et s'anastomosent dans tous les sens en convergeant toutefois vers le centre de la cellule où elles se jettent dans une couche de protoplasma qui entoure le *noyau*. Celui-ci, volumineux, arrondi, mesure 6 μ environ. Il est très fréquent de trouver deux noyaux au lieu d'un. La cellule hépatique est une *véritable éponge* dont le système caverneux, limité par des travées protoplasmiques, est rempli par une substance spéciale désignée sous le nom de *glycogène* (1). D'autre part les travées protoplasmiques

(1) En outre du glycogène les mailles de la cellule hépatique renferment une substance moins réfringente, ne se teignant pas par l'iode, et dont on ignore la composition et les fonctions.

ne sont pas homogènes, et renferment un certain nombre de granulations que nous allons étudier.

1°. *Glycogène.* — La matière glycogène, découverte dans le foie par CL. BERNARD, est caractérisée par la coloration *rouge brun acajou* qu'elle prend lorsqu'on colore les cellules hépatiques avec le *sérum iodé.* Elle existe dans la cellule non pas sous forme de *granulations* comme le pensait cet illustre physiologiste, mais à l'état demi-liquide. C'est une substance de consistance gommeuse répandue dans les mailles de la cellule hépatique et susceptible de s'échapper par simple diffusion.

2° *Granulations.* — Il existe deux variétés de granulations dans les travées protoplasmiques :

a) *Des granulations pigmentaires*, de couleur brune ou bien jaunâtre possédant les réactions caractéristiques des pigments biliaires. Ces granulations sont peu nombreuses en dehors de l'état pathologique.

b) *Des gouttelettes graisseuses*, solubles dans l'éther et colorables en noir par l'acide osmique. Ces gouttelettes, qui se montrent à l'état normal dans le foie de l'homme, peuvent prendre une grande importance dans certaines conditions physiologiques, par exemple, chez les animaux alimentés avec des matières grasses et chez les femelles en état de lactation. Chez ces dernières, la graisse n'envahit pas tout le lobule, mais se localise dans les cellules qui entourent la veine centrale (RANVIER).

3° CANALICULES BILIAIRES. — En outre des capillaires sanguins et des cellules hépatiques, on trouve, dans l'intérieur du lobule, un réseau de canalicules excréteurs dont nous devons étudier la *disposition générale* et la *structure.*

1) *Disposition générale des canalicules.* — Ils naissent, entre les cellules hépatiques, par des extrémités libres terminées en cæcum et cheminent ensuite entre les cellules en suivant leurs *faces* à égale distance des gouttières qui reçoivent les capillaires sanguins. Leur direction générale est radiée, c'est-à-dire qu'ils se dirigent du centre à la périphérie du lobule ; mais ils sont unis par deux séries d'anastomoses : les unes, *transversales*, unissent les canalicules sur un même plan ; les autres, *longitudinales*, font communiquer un plan situé au-dessous avec un plan situé au-dessus. Ces anastomoses longent invariablement les faces de la cellule, de telle sorte que chaque cellule

est située dans une maille du réseau biliaire et se trouve encadrée de deux cercles de capillaires biliaires perpendiculaires l'un à l'autre. Il résulte de la situation des canalicules au milieu des faces de la cellule :

a) Qu'ils sont toujours limités par deux cellules adossées ;

b) Qu'ils ne se trouvent jamais en rapport avec les capillaires sanguins, lesquels *suivent les arêtes des cellules.*

Au niveau de la périphérie du lobule, les canalicules biliaires se jettent dans les conduits biliaires interlobulaires.

2) *Structure des canalicules.* — Telle est la disposition des canalicules biliaires, il nous reste à faire connaître leur structure intime. Trois opinions ont eu cours dans la science :

a) Les canalicules biliaires ont une *paroi propre* constituée par une membrane extrêmement mince, hyaline, indépendante des cellules hépatiques.

b) Les capillaires biliaires ont une *paroi propre* formée par un *endothélium* semblable à celui des capillaires sanguins.

c) Ces deux opinions sont abandonnées aujourd'hui et on admet que les canalicules biliaires *n'ont pas de paroi propre* et sont simplement limités par les cellules hépatiques. Les auteurs qui admettent l'existence d'un *ciment* destiné à unir les cellules du foie, modifient légèrement cette troisième théorie en ce sens qu'ils pensent que les canalicules sont creusés dans le ciment intercellulaire. La facilité avec laquelle on isole les cellules du foie nous conduit à penser que ces éléments sont simplement juxtaposés et que si le ciment existe il ne doit pas être très solide et très abondant.

Voici comment il faut comprendre la structure des capillaires biliaires : Les conduits lobulaires, que nous avons trouvés accolés aux rameaux de la veine porte dans les espaces de Kiernan, envoient des ramifications dans les fissures de Kiernan qui se divisent et s'anastomosent en formant un réseau périlobulaire. Comme nous l'avons déjà vu, les branches de ce réseau sont constituées par une membrane propre hyaline tapissée, à l'intérieur, par un *épithélium cubique* et renforcée, à l'extérieur, par des *cellules connectives.*

De ce réseau partent des canaux qui se dirigent vers la périphérie du lobule. A mesure qu'ils s'en approchent, *la paroi propre et les cellules connectives disparaissent* tandis que les *cellules épithéliales s'aplatissent* au point de se transformer en un véritable *endothélium.* Jamais ces cellules ne dépassent la première rangée des cellules glandulaires du lobule. Au delà, la paroi des capillaires biliaires n'est plus représentée que par des cellules hépatiques qui offrent une légère condensation du protoplasma au niveau de ces conduits.

§ 2. — Théorie du foie glande tubulée ou du lobule biliaire.

On peut appliquer au foie de l'homme la description des *éléments anatomiques* qui entrent dans la composition du foie du porc ; mais on commettrait une erreur considérable si l'on croyait que leur agencement est identique et se manifeste sous forme de lobules dépendants du réseau sanguin. « *Chez l'homme, en effet, les* « *interstices ou fissures interlobulaires ne sont pas tou-* « *jours nettement délimités. Souvent ils sont purement* « *imaginaires, effacés qu'ils sont par suite de la fusion de* « *la substance des lobules voisins. Il n'en est pas de même des* « *espaces de Kiernan qui persistent avec leurs caractères* (1). » On y reconnaît très bien au milieu du tissu conjonctif qui les remplit, les *canaux biliaires*, les *rameaux de la veine porte* et les *branches de l'artère hépatique*. En réunissant ces espaces au moyen de *lignes fictives*, on circonscrit le lobule au centre duquel on ne tarde pas à découvrir la veine intra-lobulaire sous l'aspect d'un orifice stellaire.

Ainsi le lobule hépatique n'existe pas dans le foie de l'homme ; pour le construire, il faut diviser le parenchyme hépatique confondu en une seule masse, par des *lignes imaginaires* réunissant les espaces de Kiernan. Or, que représentent ces espaces ? Avant d'aller plus loin, nous devons rappeler ce que l'on entend par une glande tubuleuse. La glande la plus simple est constituée par un seul tube qui vient s'ouvrir à la surface d'un organe. Lorsque la glande se complique, le nombre des tubes augmente, chacun d'eux donnant naissance à un conduit qui va se jeter dans un canal excréteur plus volumineux. L'ensemble des tubes dont les canalicules excréteurs se réunissent pour former un canal un peu volumineux constitue une masse lobulée à laquelle on donne le nom de *lobule glandulaire*. Les conduits de ces lobules se jettent dans un

____
(1) Charcot. Leçons sur les maladies du foie et des reins, p. 8.

canal excréteur commun qui vient s'ouvrir à la surface d'une muqueuse. Si nous ajoutons que les canaux excréteurs sont accompagnés dans leur trajet par les vaisseaux et par les nerfs de la glande, il nous sera facile de comprendre la signification des espaces de Kiernan.

Ces espaces représentent les *points que suivent les conduits excréteurs du foie* accompagnés de leurs vaisseaux, et de leurs nerfs. C'est donc *autour d'eux* que nous devons grouper les *lobules de la glande biliaire*. Les lobules biliaires ont la forme d'une pyramide triangulaire se présentant, sur une coupe, sous la forme d'un triangle

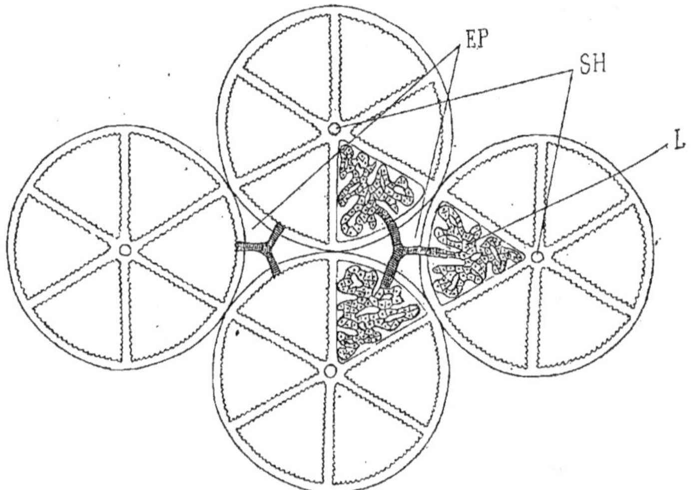

Fig. 128. — Schéma du lobule biliaire (d'après Sabourin).

EP. Espaces de Kiernan. — SH. Veines centrales. — L. Un segment du lobule biliaire.

au centre duquel se trouve un espace de Kiernan. Leurs *bords* sont limités par des lignes qui unissent les veines intralobulaires et leurs angles par les orifices de ces veines.

Chaque lobule se compose de quatre segments dont trois, seulement, sont visibles sur une coupe transversale. La forme de ces segments est celle d'une pyramide triangulaire dont le sommet répond à la veine sus-hépatique et dont la base est en rapport avec l'espace de Kiernan. Schématiquement, on peut regarder chacun de ces segments lobulaires comme « formés d'un système glandulaire sous la dépen- « dance d'un conduit biliaire excréteur qui le pénètre par sa base et

« représente son pédicule. Dans cette hypothèse chacun d'eux mérite
« le nom d'*acinus biliaire*. Dans sa conception la plus simple cet
« acinus est composé d'un tube glandulaire épithélial contourné et
« anastomosé, dont les sinuosités et les anastomoses laissent entre
« elles des mailles qui contiennent les capillaires sanguins du lobule.

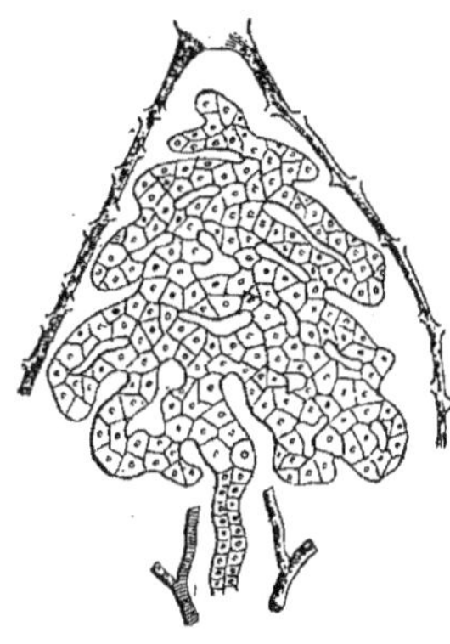

FIG. 129. — Schéma de l'acinus biliaire
(d'après SABOURIN).

« A la base de l'acinus le tube se continue à plein canal avec l'une
« des dernières ramifications des voies biliaires, et cette continuité n'est
« marquée probablement que par un changement de forme et de
« nature des épithéliums. A ce pédicule biliaire de l'acinus sont
« accolées les branches terminales de la *veine porte* et de l'*artère
« hépatique*, qui, aussitôt, se perdent dans le réseau capillaire de
« l'acinus. Le sang de ce système est recueilli à la périphérie par les
« racines vasculaires principales des veines sus-hépatiques intralo-
« bulaires ».

Ainsi que le fait remarquer SABOURIN, auquel nous avons emprunté
cette description, le lobule biliaire peut être comparé au lobule
pulmonaire. Comme le lobule pulmonaire, il présente à son centre un
canal excréteur (conduit biliaire comparé à la bronche), accompagné
d'une artère nourricière (artère hépatique comparée aux artères
bronchiques), un vaisseau fonctionnel (veine porte comparée à
l'artère pulmonaire). A sa périphérie, rampent les veines efférentes
(veines sus-hépatiques), de même que les veines pulmonaires suivent
la périphérie du lobule pulmonaire.

Pour compléter cette étude, indiquons rapidement les raisons qui militent en faveur du lobule biliaire et de la disposition tubulaire des segments de ce lobule.

1) Le **lobule biliaire** ou **lobule interverti** repose sur l'existence de certains états pathologiques et sur l'anatomie comparée.

a) États pathologiques. — Deux processus pathologiques peuvent rendre apparentes les limites des segments lobulaires et du lobule biliaire lui-même.

L'un a pour siège le réseau des veines sus-hépatiques et dissocie tous ces segments par suite d'une formation pathologique le long des lignes qui marquent le contour des lobules et des acini biliaires. Cette production pathologique peut être, *soit du tissu conjonctif* (cirrhoses cardiaques, etc.), *soit de la graisse* (cirrhoses graisseuses à localisation sus-hépatique, etc.), *soit du pigment* (certains foies de leucocythémiques, de cancéreux, etc.).

L'autre processus, au lieu de marquer la périphérie du lobule, rend le centre plus apparent au détriment de la périphérie. C'est l'*hépatite nodulaire* qui représente le type le plus parfait de ces lésions : Quand on examine une coupe d'un pareil foie « le grand fait qui frappe l'œil est le bouleversement complet de l'ordination classique du parenchyme du foie : le lobule hépatique n'existe plus, les trabécules sécrétantes sont groupées en boules, en nodules de volume variable, arrondis ou triangulaires avec tendance à la lobulisation. Dans ces nodules les trabécules centrales sont hypertrophiées et les cellules périphériques atrophiées et aplaties forment comme une enveloppe écailleuse à la masse centrale, ainsi que cela se voit dans les bulbes de certaines plantes de la famille des liliacées. Il est facile de constater qu'au centre de l'immense majorité de ces lobules, il y a un territoire porto-biliaire simple ou ramifié, c'est-à-dire un département du système excréteur biliaire avec ses satellites, artère hépatique et veine porte. Tous ces nodules ont donc pour centre un espace de Kiernan et leur périphérie est limitée par des travées cellulaires atrophiées et aplaties, en un mot ce sont des *lobules intervertis*.

b) Anatomie comparée. — Un fait qui démontre que le lobule biliaire n'est pas un produit de l'imagination ou d'un processus pathologique, c'est que chez le *phoque* les *lobules biliaires sont intervertis* à l'état normal et *parfaitement encapsulés*.

2) La **structure tubuleuse** de l'acinus du lobule biliaire repose sur l'anatomie pathologique, sur l'embryogénie et sur l'anatomie comparée.

1) *Anatomie pathologique*. — Dans certains états pathologiques on observe, dans le foie, un groupement des cellules hépatiques sous forme de cylindres rappelant la configuration des glandes tubuleuses. (adénomes).

2) *Embryogénie*. — Chez l'embryon et même chez l'enfant nouveau-né, le foie ne présente pas traces de lobules, et se montre sous forme d'une glande en tube ramifiée.

3) *Anatomie comparée*. — Enfin le foie des poissons, des reptiles et des oiseaux présente une texture tubuleuse pendant toute la durée de l'existence.

§ 3. — Voies biliaires.

Canal hépatique. — Le canal hépatique se compose d'un *épithélium* et d'une *tunique conjonctive*, renfermant, dans son épaisseur, des *glandes* en doigt de gant.

L'*épithélium* est formé par une seule couche de cellules cylindriques très allongées. Du côté de la lumière du canal, ces cellules présentent un *plateau*, mince et strié, différant peu de celui des éléments épithéliaux de l'intestin; du côté de la couche conjonctive, elles se terminent par une extrémité effilée.

La *charpente* du canal hépatique est formée uniquement de *tissu conjonctif*. Les faisceaux sont dirigés, parallèlement à son axe et comprennent, entre eux, des cellules conjonctives et des fibres élastiques qui forment un réseau à mailles allongées. Au-dessous de l'épithélium, il se fait une condensation du tissu conjonctif et on voit, à ce niveau, une couche serrée au milieu de laquelle on distingue très bien les noyaux des cellules plates. C'est là une *couche limitante* intermédiaire entre les membranes basales et les membranes conjonctives. On trouve encore quelques *fibres musculaires lisses*, longitudinales, dans les couches profondes de la charpente du canal hépatique de l'homme.

Les *glandes* représentent des dépressions en doigt de gant. Elles sont tapissées par un épithéliun cylindrique semblable à celui de la surface du canal et ne paraissent avoir aucune signification physiologique.

Vésicule biliaire. — La vésicule biliaire est formée de trois tuniques qui sont, en allant de dedans en dehors : une tunique *muqueuse*, une tunique *musculeuse* et une tunique *fibreuse*. Cette dernière est tapissée par le péritoine.

a) *Muqueuse*. — La muqueuse de la vésicule biliaire est remarquable par le grand nombre de *villosités* qui hérissent sa surface libre. Toutes appartiennent à la classe des villosités lamelliformes; mais leur direction est si variée et leur nombre si considérable qu'elles s'anastomosent fréquemment et circonscrivent des aréoles de formes variables.

Son *épithélium* est constitué par une seule assise de cellules cylindriques entièrement semblables à celles qui tapissent le canal hépatique. Son *derme* est formé de *tissu conjonctif* délicat. On trouve, dans ses mailles, des *cellules migratrices* et des *cellules plates*. Les *glandes* du canal hépatique se poursuivent dans la vésicule biliaire, mais elles sont moins nombreuses et peu développées.

b) *Musculeuse*. — La musculeuse est formée de *fibres lisses entre-croisées dans toutes les directions*. Ces fibres se disposent, près du col, en une sorte de sphincter.

c) *Tunique fibreuse*. — Elle est constituée par un tissu conjonctif qui ne diffère pas du tissu conjonctif ordinaire.

Les *nerfs* de la vésicule biliaire sont uniquement formés de fibres de Remak. Ils constituent, dans la couche conjonctive sous-séreuse, un *plexus principal*, à mailles irrégulières, auquel sont annexées des *cellules ganglionnaires* situées à la surface des travées. De ce plexus partent trois ordres de branches :

1° Les unes vont aux *vaisseaux* dans les tuniques desquels elles pénètrent ;

2° Les autres pénètrent dans la *musculeuse* et se terminent probablement à la surface des cellules musculaires ;

3° La troisième variété de fibres arrive jusque dans la *muqueuse* où elle forme un plexus, à mailles larges, auquel sont annexées des *cellules ganglionnaires*. De ce plexus partent des fibres qui arrivent jusqu'à l'épithélium. Les rapports de ces fibres avec les cellules épithéliales n'ont pas été entièrement élucidés (RANVIER).

Canal cystique et canal cholédoque. — Le canal cystique est formé :

a) D'une tunique interne *muqueuse*, possédant de très belles glandes acineuses muqueuses. Son épithélium et son derme ressemblent à celui de la vésicule biliaire.

b) D'une tunique *moyenne musculaire,* dans laquelle les fibres lisses revêtent une disposition plexiforme.

c) D'une tunique *externe* formée par du *tissu fibreux.*

Le canal *cholédoque* possède une structure identique; ses parois présentent cependant une épaisseur beaucoup plus considérable.

CHAPITRE DIXIÈME

APPAREIL RESPIRATOIRE

CONDUITS AÉRIFÈRES

§ 1. — Muqueuse des fosses nasales.

Il faut étudier la muqueuse des fosses nasales dans deux régions différentes : dans la *région respiratoire*, et dans la *région olfactive proprement dite*. Cette dernière région sera étudiée avec les organes des sens.

La muqueuse de la région respiratoire présente des caractères différents, suivant qu'on l'examine dans le *vestibule* ou dans les *fosses nasales elles-mêmes*.

1) *Vestibule*. — Dans le vestibule, elle présente tous les caractères de la peau : son épithélium est pavimenteux stratifié ; son derme renferme un grand nombre de glandes sébacées et de follicules pileux (1).

2) *Fosses nasales*. — La portion respiratoire de la muqueuse des fosses nasales, désignée encore sous le nom de membrane de Schneider, constitue une membrane dont l'épaisseur, assez considérable dans la cavité des fosses nasales, diminue sensiblement dans les sinus.

L'*épithélium* est vibratile stratifié, il renferme, dans les sinus, un certain nombre de *cellules caliciformes*.

Le *derme* constitué par du tissu conjonctif ordinaire et séparé de l'épithélium par une basale, contient un nombre considérable de glandes en grappes. Cès glandes sont tapissées par des *cellules muqueuses* (2), elles abondent au voisinage du cartilage de la cloison et du cornet inférieur, et sont plus rares dans les cavités et les sinus.

(1) Les poils du vestibule sont quelquefois appelés *vibrisses*.

(2) D'après un certain nombre d'auteurs, les glandes de la muqueuse olfactive contiennent un certain nombre de cellules séreuses. Ce seraient par conséquent des glandes mixtes.

Il en existe cependant quelques-unes dans le sinus ethmoïdal, dans le sinus sphénoïdal et dans le sinus maxillaire.

§ 2. — Larynx.

Le larynx présente à considérer une charpente et une membrane muqueuse.

CHARPENTE. — Elle comprend les cartilages thyroïde, cricoïde et aryténoïde, formés de cartilage hyalin ; et les cartilages épiglottique et de Santorini, constitués par du cartilage élastique. Chez l'enfant, tous ces cartilages sont formés par du tissu cartilagineux hyalin.

MUQUEUSE. — La muqueuse présente une *coloration* rosée sur toute l'étendue du larynx, sauf au niveau des cordes vocales inférieures où elle prend une teinte *blanche nacrée*. Elle est *lisse* et ne présente d'aspérités que sur les deux faces de l'épiglotte. Son *épaisseur* varie avec la région que l'on considère : COYNE donne, comme dimensions, 300 μ au niveau de la corde vocale supérieure ; 150 μ au niveau de la corde vocale inférieure et 700 μ dans la portion sous-glottique.

Elle répond *par sa face externe* à une membrane fibro-celluleuse qui la sépare des cartilages et des muscles. Son *adhérence* varie énormément :

1° Dans le *vestibule* elle adhère intimement à la face de l'épiglotte et des replis aryténo-épiglottiques qui regarde la cavité du larynx. Elle est, au contraire, peu adhérente et doublée d'une couche cellulaire lâche sur la face de ces parties qui regarde en dehors de la cavité du larynx. C'est ce tissu qui s'infiltre de sérosité dans l'œdème de la glotte.

2° Dans le *ventricule*, l'adhérence est intime ainsi que sur les *cordes vocales supérieures*. En avant, dans *l'angle rentrant du thyroïde*, l'adhérence est beaucoup plus faible ; il y a, en ce point, une petite masse de tissu cellulo-adipeux qui remplit cet angle dans les interstices des insertions musculaires et ligamenteuses.

3° Au niveau de la *corde vocale inférieure*, la muqueuse adhère intimement au niveau des faces, mais elle est assez lâchement unie au niveau du bord libre. Il existe, en ce point, un tissu conjonctif très fin qui est susceptible de s'infiltrer.

4° Dans le *segment sous-glottique*, l'adhérence de la muqueuse aux tissus sous-jacents est intime.

Épithélium. — L'épithélium est *vibratile stratifié* (1) en certains points, *pavimenteux* dans d'autres. Il est *pavimenteux stratifié* sur les deux faces de l'épiglotte et sur les cordes vocales inférieures; dans les autres parties du larynx, y compris le ventricule, il est *vibratile stratifié*.

Chez l'enfant nouveau-né, la face postérieure de l'épiglotte est tapissée par un épithélium cilié dont les cils disparaissent plus tard.

Derme. — Au-dessous de l'épithélium, on trouve une *membrane basale* qui limite le chorion de la muqueuse. Celui-ci est entièrement dépourvu de *papilles*, sauf au niveau des *cordes vocales* inférieures où il en existe un assez grand nombre. Il est formé de deux couches :

a) Une couche superficielle formée de tissu réticulé (2);

b) Une couche profonde constituée par du tissu fibro-élastique.

Dans la première couche, mais seulement au niveau du ventricule, on trouve un certain nombre de *follicules clos*.

Glandes. — La couche sous-muqueuse contient des glandes en grappe dont les *culs-de-sac* sont tapissés par des *cellules muqueuses* et les *conduits excréteurs* par des *cellules cylindriques*. Ces glandes forment trois groupes distincts :

1) *Glandes épiglottiques*. — Les plus grosses se trouvent au niveau de la face postérieure de l'épiglotte où elles font saillie sur la muqueuse.

2) *Glandes aryténoïdiennes*. — Au niveau des cartilages aryténoïdes ces glandes sont disposées au-devant des cartilages comme les deux branches d'un L majuscule. La branche verticale longe les cartilages aryténoïdes dans toute leur hauteur; la branche horizontale répond à leur base.

3) *Glandes de la corde vocale inférieure*. — On trouve encore deux groupes de glandes situés, l'un au-dessus, l'autre au-dessous des cordes vocales inférieures ; ces deux groupes ont leurs conduits dirigés vers les cordes vocales.

Leur conduit excréteur s'ouvre à la surface de la muqueuse, par des orifices assez volumineux pour être visibles à l'œil nu.

---

(1) Parmi les cellules vibratiles se trouvent mêlées des cellules caliciformes.
(2) Voyez la structure des ganglions lymphatiques.

§ 3. — **Trachée**.

La trachée est la partie du conduit aérifère qui s'étend du larynx aux bronches.

CHARPENTE. — La charpente de la trachée est constituée par quinze ou vingt arceaux cartilagineux (cartilage hyalin), placés les uns au-dessus des autres, et unis par du tissu fibreux. Ces arceaux sont complétés, en arrière, par des *fibres musculaires lisses* qui s'insèrent aux deux extrémités des arceaux.

MUQUEUSE. — Elle est plissée longitudinalement et est entièrement dépourvue de papilles.

Épithélium. — Son épithélium, *vibratile stratifié*, mesure 0^mm,1 d'épaisseur. Il renferme un certain nombre des *cellules caliciformes* intercalées entre les cellules à cils vibratiles.

Derme. — Le derme est formé de *tissu conjonctif* infiltré de globules blancs à la manière du tissu lymphoïde. Il est limité, du côté de l'épithélium, par une *membrane basale* hyaline, sur laquelle sont implantées les cellules épithéliales. Du côté de la couche conjonctive sous-muqueuse, le derme de la trachée est doublé d'une couche longitudinale de *fibres élastiques*.

La *couche conjonctive* sous-muqueuse renferme des glandes acineuses semblables à celles du larynx. Au niveau de la partie antérieure et des parties latérales de la trachée, elles forment une couche continue. Au niveau de la partie postérieure, elles sont disposées sur plusieurs couches, *soit en avant, soit en arrière*, soit *dans l'épaisseur même de la couche musculaire*. Ces glandes représentent des *glandes muqueuses* pures.

§ 4. — **Bronches**.

Les bronches, considérées au point de vue de leur structure, peuvent être divisées en trois groupes : un premier groupe comprend les grosses bronches dont la partie postérieure est aplatie comme la trachée ; le second, plus étendu, comprend toutes les bronches cylindriques dont le diamètre est supérieur à 1 millim. ; le troisième est formé par les divisions bronchiques dont le diamètre est inférieur à 1 millim. (1).

Elles se composent, comme la trachée, d'une *tunique externe fibreuse*, d'une *tunique musculaire* et d'une *muqueuse*.

1. *Tunique externe.* — La tunique externe est formée de faisceaux fibreux disposés en faisceaux longitudinaux et en faisceaux transversaux. Elle contient, dans son épaisseur, des arceaux incomplets de cartilage hyalin qui forment des anneaux dans les premières grosses bronches mais qui diminuent bientôt d'étendue pour ne plus former que des plaques disposées plus ou moins concentriquement autour de la bronche.

2. La *couche des fibres musculaires lisses* est disposée d'une manière différente suivant que l'on considère les premières grosses bronches ou les bronches plus éloignées. Dans les premières, les fibres lisses sont placées comme dans la trachée ; dans les secondes, elles forment de petits faisceaux circulaires connus sous le nom de *muscles de Reissessen*. Dans une division bronchique mesurant 4 millim. cette couche a une épaisseur de 100 μ; dans une bronche de 2 millim. elle mesure encore 50 μ.

3. La *couche muqueuse* présente une structure identique à la couche correspondante de la trachée.

---

(1) Ce troisième groupe comprend les bronches sus-lobulaires et intra-lobulaires qui seront étudiées avec le poumon.

CHAPITRE ONZIÈME

POUMON

Si on examine la face externe du poumon, on constate que les lobes pulmonaires sont parcourus par une série de lignes circonscrivant des polygones ayant 1 centim. de diamètre environ. Ces lignes correspondent à des interstices celluleux qui séparent une série de petites masses, du volume d'un demi-centimètre cube environ, ayant, à la périphérie du poumon, la forme d'une pyramide dont la base correspond aux polygones de la surface et dont le sommet regarde le centre de l'organe. Chacune de ces petites pyramides répond à un *lobule pulmonaire*. Dans les parties centrales, la forme de ces lobules devient irrégulière en raison des pressions qu'ils exercent les uns sur les autres. Le *volume* des lobules est très petit chez l'enfant, plus considérable chez l'adulte et atteint chez le vieillard ses plus grandes dimensions. Il est plus petit dans les parties centrales qu'à la surface du poumon.

§ 1. — Description du lobule pulmonaire.

I. Configuration extérieure. — Si nous prenons un lobule sous-pleural dont la *forme pyramidale* simplifiera notre description, nous voyons que chacun de ces lobules présente à considérer : une face *extèrne*, une *base* et un *sommet*.

1) FACE EXTERNE. — Chaque lobule est séparé des lobules voisins par une *capsule de tissu conjonctif* très évidente sur une coupe transversale du lobule, surtout si l'on examine le poumon du bœuf ; chez les autres animaux et chez l'homme cette capsule est moins distincte. Sur une pareille coupe les lobules se présentent sous forme d'espaces polygonaux ayant, en général, quatre côtés séparés par des angles mousses. Dans le tissu conjonctif qui les entoure, on trouve la coupe des branches des *veines pulmonaires* et d'un certain nombre de *lymphatiques* et de *nerfs*.

2) Base. — La base du lobule répond au *tissu conjonctif sous-pleural* et ne présente rien d'intéressant.

3) Sommet. — Le sommet est dirigé vers le centre du poumon et se continue avec un *pédicule* auquel il semble être suspendu, à tel point qu'on pourrait appliquer au lobule la comparaison que Kiernan a donnée pour le foie. On peut, en effet, comparer les lobules à des feuilles reposant sur leur pétiole, l'arbre qui porte ces feuilles n'étant autre chose que les ramifications bronchiques et le pétiole correspondant à la petite bronche du lobule.

Ce pédicule est formé par une *division bronchique*, par un *rameau de l'artère pulmonaire*, par des *rameaux des artères et des veines bronchiques*, par des *filets nerveux* et par des *lymphatiques*.

a) *Bronche.* — La petite division bronchique porte le nom de bronche sus-lobulaire et mesure en moyenne 0^mm,5 à 1^mm de diamètre. Le calibre de ce conduit est régulièrement cylindrique.

b) *Rameaux de l'artère pulmonaire* et des *veines pulmonaires.* — Le rameau de l'artère pulmonaire, qui accompagne la bronche sus-lobulaire, ne lui donne aucun ramuscule, cette artère étant entièrement destinée aux alvéoles et à la fonction respiratoire.

A côté du rameau artériel on trouve une branche de la *veine pulmonaire*, mais « tandis que la bronche et l'artère vont pénétrer, avec la gaine conjonctive, dans le lobule en un point qu'on peut appeler le hile du lobule, la veine se détachant à l'angle droit du pédicule va gagner la périphérie du lobule et se ramifier à sa surface dans l'épaisseur de la gaine conjonctive périlobulaire » (1).

c) *Artère et veine bronchiques.* — Les *artères bronchiques* se distribuent aux bronches de tous les calibres, jusqu'au niveau des bronches sus-lobulaires dans lesquelles elles s'épuisent sans pénétrer dans le lobule.

Les *veines bronchiques* ont un territoire beaucoup plus restreint. Elles n'étendent pas leurs ramifications au delà des grosses bronches et de leurs premières divisions, aussi les artérioles bronchiques, qui accompagnent la petite bronche du pédicule n'ont pas de veinules correspondantes. Ces veinules sont remplacées par des ramuscules que la *veine pulmonaire* abandonne à la bronche avant de se détacher

(1) Joffroy. *Des différentes formes de la broncho-pneumonie*, p. 110.

du pédicule pour gagner l'espace périlobulaire. Nous reviendrons, plus loin, sur cette disposition importante de ces ramuscules que LEFORT a décrits sous le nom de veines broncho-pulmonaires.

d) Lymphatiques et nerfs. — Le pédicule du lobule renferme, en outre, un certain nombre de *lymphatiques* et de *nerfs*. Ces derniers sont constitués par des fibres de Remak anastomosées en un plexus, à mailles allongées, aux points nodaux duquel se trouvent des cellules ganglionnaires (1) et par des fibres à myéline.

Les différents organes du pédicule sont entourés d'une *gaine de tissu conjonctif lâche* qui les unit intimement et les sépare.

II. **Topographie du lobule pulmonaire.** — D'après la description de RINDFLEISH et de CHARCOT, la bronche sus-lobulaire du pédicule

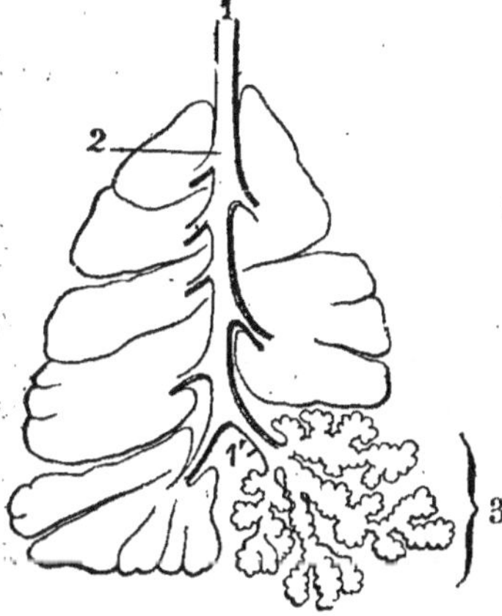

FIG. 130. — Schème pour montrer la configuration du lobule pulmonaire.

1. Bronche sus-lobulaire.
2. Bronche intralobulaire.
1'. Bronche acineuse.
3. Acinus pulmonaire.

s'enfonce dans le lobule et chemine, suivant l'axe de ce dernier, depuis le sommet jusqu'au voisinage de la base où elle se termine en se bifurquant. Dans ce trajet la *bronche sus-lobulaire*, devenue *bronche intralobulaire*, donne naissance à des branches latérales alternantes, bronchioles intralobulaires de second ordre qui peuvent se diviser un certain nombre de fois, mais qui, finalement, se terminent par des conduits très courts désignés sous le nom de *bronches*

---

(1) Les nerfs viennent du pneumogastrique et du grand sympathique. Les rameaux du pneumogastrique sont destinés aux bronches ; les rameaux du grand sympathique se perdent dans les parois des artères. Chez la grenouille on observe, lorsqu'on examine le poumon à plat, des fibres nerveuses à myéline excessivement belles.

acineuses conduisant chacune dans un groupe d'alvéoles dont l'ensemble constitue un *acinus pulmonaire.* Si nous nous en rapportons à ce schème, voici comment il conviendra de figurer et d'interpréter une *coupe transversale* du lobule. La coupe figure un polygone dans lequel il convient de distinguer trois parties : une *partie centrale,* une *partie périphérique* et une *zone moyenne.*

1º La *partie centrale,* désignée par CHARCOT sous le nom d'*espace intralobulaire,* comprend la coupe de la *bronche intralobulaire* et de l'*artère pulmonaire* engainées dans une *gangue de tissu conjonctif.*

2º La partie périphérique ou *espace périlobulaire* est formée par le *tissu conjonctif périlobulaire* au milieu duquel on distingue la coupe transversale des *veinules pulmonaires, de vaisseaux lymphatiques et de nerfs.*

3º La zone moyenne ou intermédiaire est constituée par le tissu pulmonaire proprement dit, elle mérite donc, ainsi que l'a indiqué le professeur GRANCHER, le nom d'*espace alvéolaire.*

Si la distribution de la bronche intralobulaire est telle que l'indique le schème de RINDFLEISCH et de CHARCOT, c'est-à-dire si cette bronche *ne se bifurque qu'au niveau de la base du lobule,* près de sa terminaison et fournit simplement, dans son trajet, de très fines branches collatérales, on ne trouvera, au centre de chaque lobule, *qu'un seul espace intralobulaire.*

Dans son travail remarquable sur l'anatomie topographique du lobule, M. le professeur GRANCHER a montré que le schème de RINDFLEISCH devait être modifié comme il suit : la bronche intralobulaire ne parcourt pas toute la longueur du lobule en émettant simplement des branches collatérales sans se bifurquer, mais elle se divise dichotomiquement dans tout son trajet. A peine entrée dans le lobule, elle se bifurque à l'union de son tiers supérieur et de ses deux tiers inférieurs. Ces deux branches se divisent, presque immédiatement, en deux, de telle sorte qu'au niveau du tiers moyen du lobule il existe 4 bronches intralobulaires : celles-ci se divisent pareillement et fournissent au tiers inférieur du lobule 8 branches intralobulaires qui, elles-mêmes, donnent 16 bronchioles, etc. Au voisinage de la base, le lobule ne contient que des alvéoles sans traces de bronche intralobulaire. « Au « point de vue de la lecture des coupes transversales, il convient de « diviser le lobule en trois étages principaux.

« 1º Le *premier*, correspondant à la description de M. CHARCOT,
« occupe environ le tiers supérieur du lobule vers le pédicule ; l'es-
« pace intra-lobulaire est *unique* et *central*.

« 2º Le *second* occupe le deuxième tiers et se rapporte aux divi-
« sions du faisceau broncho-vasculaire en deux, puis en quatre subdi-

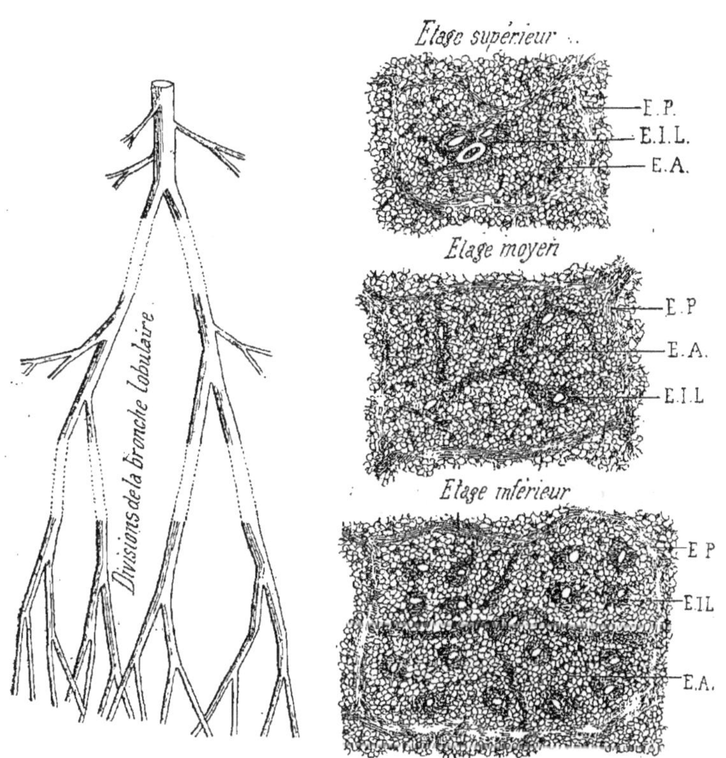

FIG. 131. — Schème de M. GRANCHER.

E P. Espace périlobulaire. — E I L. Espace intralobulaire. — E A. Espace alvéolaire.
La figure qui est à la droite du lecteur représente des coupes transversales pratiquées au niveau des trois étages des lobules.

« visions. Dans la plus grande partie de son étendue, on trouve
« quatre espaces intralobulaires disposés en carré. Les coupes de
« transition où l'on voit deux espaces sont peu nombreuses et l'on
« peut considérer cette disposition comme tout à fait passagère.

« 3º Le *troisième étage* est moins fixe et occupe le dernier tiers

« du lobule ; on y rencontre des espaces intralobulaires de plus en
« plus nombreux, mais correspondant toujours à des divisions dicho-
« tomiques de la bronche et de l'artère, jusqu'à ce que, dans les der-
« nières coupes, les espaces intralobulaires ayant disparu, le tissu
« cloisonné des alvéoles occupe seul toute la surface du lobule (1). »

Acinus pulmonaire. — En étudiant le trajet de la bronche

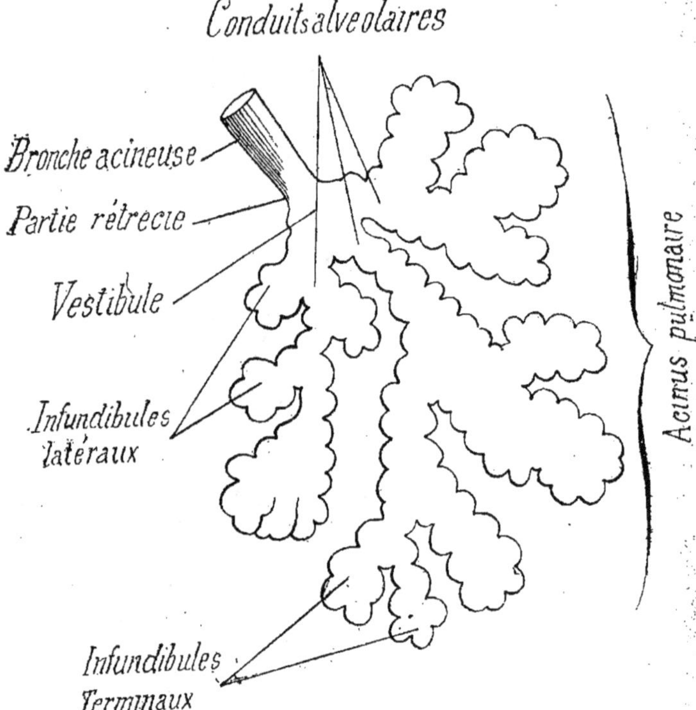

Fig. 132. — Schéma de l'acinus pulmonaire.

intralobulaire nous avons vu que la division ultime était représentée
par un conduit terminal, la *bronche acineuse* qui marque la limite
entre le système bronchique et le système alvéolaire. Cette bronche,
après un trajet très court, se rétrécit puis s'évase brusquement en
formant une sorte d'entonnoir auquel on a donné le nom de *vestibule*.
De cet entonnoir partent trois, quatre ou cinq conduits, les *conduits*

(1) GRANCHER. *Maladies de l'appareil respiratoire*, 1890, p. 27.

alvéolaires, qui s'écartent les uns des autres, à angles très aigus, de façon à figurer une sorte de bouquet, commandé par la bronche acineuse et dont l'ensemble constitue un *acinus pulmonaire* que l'on pourrait comparer au lobule pulmonaire lui-même. En effet, l'acinus a la forme d'une pyramide dont le sommet est suspendu à une sorte de pédicule représenté par la bronche acineuse et dont la base regarde la périphérie. Voilà pour l'aspect général qui, on le voit, diffère peu de celui du lobule mais en plus petit, l'acinus ne mesurant que 1 millim. de diamètre environ. De même que le lobule, l'acinus est séparé des acini voisins par une capsule conjonctive beaucoup moins marquée, il est vrai, mais assez distincte pour assurer à l'acinus une indépendance relative. Ce tissu conjonctif périacineux, assez abondant chez l'enfant, se réduit considérablement chez l'adulte de même que le tissu conjonctif périlobulaire disparaît chez le vieillard au point que les lobules arrivent à se confondre. Enfin, « de même que la bronche suslobulaire « commande, dans le lobe, un département nettement circonscrit et « jouissant d'une autonomie presque complète, de même la bronche « acineuse alimente un petit système alvéolaire bien délimité au point « de vue fonctionnel » (RINDFLEISCH, CHARCOT) (1).

Revenons maintenant à la description des différentes parties qui entrent dans la composition de l'acinus. La bronche acineuse et le vestibule sont complètement *lisses* ; au contraire les conduits alvéolaires présentent des *parois bosselées*, couvertes de dépressions, séparées par de minces cloisons, que l'on décrit sous le nom d'*alvéoles pulmonaires*. Suivant la comparaison si connue de CHARCOT les alvéoles s'ouvrent dans les conduits alvéolaires à la façon des cellules dans le corridor central d'une prison.

Les communications des alvéoles, dépendant d'un même conduit alvéolaire, sont très faciles, car ils ne sont séparés que par des cloisons rudimentaires ; au contraire, les alvéoles d'un conduit ne communiquent pas avec les alvéoles du conduit voisin.

En outre des alvéoles simples, les parois des conduits alvéolaires présentent des dépressions plus considérables, terminées en cul-de-sac et tapissées elles-mêmes par des alvéoles. Ces groupes d'alvéoles sont connus sous le nom d'*infundibules* et suivant qu'ils occupent l'extrémité terminale ou les parois des conduits alvéolaires, ils sont dits *terminaux* ou *pariétaux*.

(1) JOFFROY. *Loc. cit.*, p. 14.

Après avoir fait l'analyse du poumon en allant du lobule à l'acinus et à l'alvéole, il convient de suivre la marche inverse et de reconstruire cet organe en partant de l'alvéole et en se dirigeant vers le lobe. En procédant ainsi, nous voyons que :

a) Chaque conduit alvéolaire tient sous sa dépendance un certain nombre d'alvéoles simples ou composés (*infundibules*) et forme *le lobule primitif* du poumon (SAPPEY).

b) Les lobules primitifs, au nombre de 4 ou 5, forment un bouquet suspendu à la bronche acineuse et constituent un *acinus pulmonaire*.

c) Enfin les acini se réunissent au nombre de 15 ou 16 pour constituer le lobule pulmonaire. Nous avons déjà indiqué que les lobules, par leur réunion, arrivaient à former les lobes du poumon.

§ 2. — **Structure du lobule pulmonaire.**

I. Structure des conduits bronchiques. — Nous devons étudier la *bronche sus-lobulaire*, la *bronche intralobulaire* et la *bronche acineuse.*

1. BRONCHE SUS-LOBULAIRE. — La bronche sus-lobulaire présente trois couches :

1) Une couche muqueuse tapissée de *cellules cylindriques vibratiles.* Son *derme*, très riche en fibres élastiques, est séparé de l'épithélium par une *membrane basale.* Cette couche est unie à la suivante par du tissu conjonctif lâche (tissu conjonctif sous-muqueux), qui dans les bronches sus-lobaires (c'est-à-dire dans celles que nous considérons actuellement), *ne renferme pas de glandes.*

2) Une couche de *fibres musculaires* lisses, ne formant pas une tunique *continue*, mais disposées en petits faisceaux transversaux, semblables à des sphincters (muscles de Reissessen).

3) Une couche externe *fibreuse* très mince, pourvue de nombreuses fibres élastiques. Cette couche ne *possède pas de noyaux cartilagineux ;* c'est là, avec *l'absence de glandes* dans la sous-muqueuse, un caractère essentiel de la bronche sus-lobulaire.

2. BRONCHE INTRA-LOBULAIRE. — La bronche intra-lobulaire présente également trois couches :

1° La *couche externe* fibreuse a considérablement diminué d'épaisseur, pour le reste elle ressemble à la tunique correspondante de la bronche sus-lobulaire.

2° La *couche musculaire* a des dimensions relativement considérables. Elle forme un anneau complet qui diminue naturellement d'épaisseur à mesure que le calibre de la bronche diminue lui-même, mais cet amoindrissement n'est pas proportionnel au calibre du conduit. Les bronchioles sont *relativement* beaucoup plus musclées que les bronches volumineuses (GRANCHER).

3° La *couche muqueuse* ne diffère pas de la couche correspondante de la bronche sus-lobulaire. Il faut noter seulement que la couche conjonctive sous-muqueuse (2) présente un développement considérable des fibres élastiques longitudinales qui soulèvent la muqueuse, de telle sorte que celle-ci présente, sur les coupes transversales, un aspect festonné très caractéristique (JOFFROY).

3. BRONCHE ACINEUSE. — A mesure que l'on s'avance vers les alvéoles, la structure de l'arbre bronchique se simplifie considérablement. Les trois tuniques de la bronche intralobulaire se réduisent à leur plus simple expression dans la *bronche acineuse.*

1° La *tunique externe* n'est plus représentée que par quelques faisceaux conjonctifs entremêlés de fibres élastiques.

2° La *tunique musculeuse* n'est plus représentée que par quelques fibres disséminées de distance en distance mais qu'on retrouve cependant jusqu'au point où la bronche s'ouvre dans les conduits alvéolaires.

3° La *muqueuse* se transforme dans son derme et dans son épithélium. Le *derme* perd ses éléments conjonctifs pour ne conserver que ses fibres élastiques qui perdent elles-mêmes de leur importance car elles ne soulèvent plus la muqueuse dont les plis longitudinaux s'effacent. L'*épithélium* vibratile des bronches est remplacé graduellement par un épithélium *cylindrique sans cils,* puis par des cellules moins hautes (*cubiques*) et enfin par des *cellules presque plates.*

Les *conduits alvéolaires* possèdent une structure identique à celle des alvéoles.

II. **Structure des alvéoles**. — Les parois alvéolaires comprennent, dans leur structure, une *charpente*, un *épithélium* et des *capillaires*.

1. CHARPENTE. — La charpente est formée par une *membrane propre* et par des *fibres élastiques.*

a) *Membrane propre.* — Les auteurs ne s'accordent pas dans la description de cette membrane. Tandis que certains histologistes la représentent comme une *membrane hyaline*, d'une minceur et d'une souplesse extrême, contenant, dans son épaisseur, un certain nombre de noyaux ; d'autres anatomistes pensent qu'elle est constituée par des *faisceaux conjonctifs* très fins comprenant, entre eux, quelques cellules plates.

b) *Fibres élastiques.* — La membrane propre est doublée par un grand nombre de fibres élastiques dont la diposition mérite de

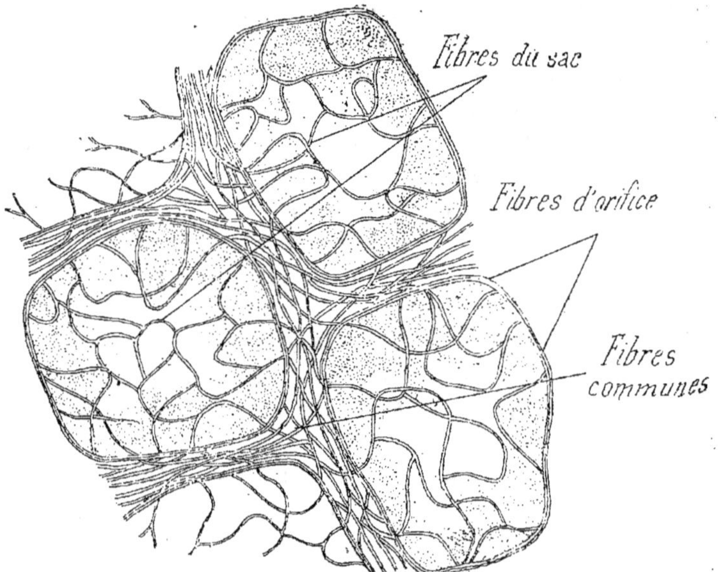

Fig. 133. — Distribution des fibres élastiques dans les alvéoles.
Schème d'après la description de M. GRANCHER.

nous arrêter un instant. Elles sont disposées *circulairement sous forme d'anneaux* autour des *conduits alvéolaires* et au niveau de chaque *orifice d'alvéole* ou *d'infundibulum*. Les anneaux des infundibula sont plus épais que ceux des alvéoles, en outre ils sont formés de fibres plus grosses.

On peut, avec M. le professeur GRANCHER, décrire dans ces anneaux trois variétés de fibres : les fibres d'*orifice*, les fibres *communes* et les *fibres du sac* (1).

(1) GRANCHER. *Loc. cit.*, p. 19.

Les *fibres d'orifice* occupent la partie la plus interne des anneaux et circonscrivent l'ouverture de l'alvéole ou de l'infundibulum. Elles sont continues, accolées et parallèles et ont pour usage évident de protéger l'entrée des sacs respiratoires.

Les *fibres communes*, situées en dehors des précédentes, se dirigent dans toutes les directions en côtoyant plusieurs orifices d'infundibules et d'alvéoles.

Les *fibres du sac* sont constituées par un certain nombre de fibres communes qui se détachent des anneaux, s'infléchissent et se portent sur l'ampoule alvéolaire qu'elles embrassent en sautoir.

« L'alvéole est donc formé d'une charpente ou trame élastique en « forme de panier à salade ou de corbeille, il en résulte que le réseau « du sac a une tendance naturelle à revenir sur lui-même, c'est-à-dire « à rejoindre les fibres de l'anneau dont il émane. » Cette tendance est neutralisée par le vide pleural et par la pression que l'air exerce sur la paroi interne des alvéoles ; elle est mise en jeu dans le mécanisme de l'expiration (GRANCHER).

2. ÉPITHÉLIUM. — L'épithélium pulmonaire a été très bien étudié

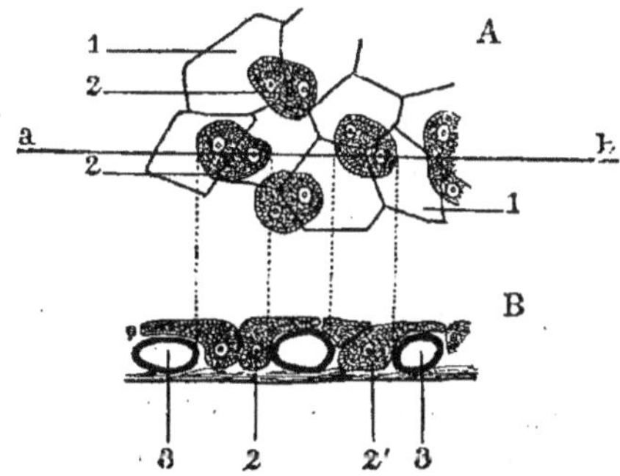

FIG. 134. — Schème pour montrer la disposition de l'épithélium pulmonaire
(d'après DUVAL).

A. Cellules vues à plat.

1. Portion lamellaire claire qui s'étend au-dessus des capillaires. — 2. Portion granuleuse renfermant le noyau qui se trouve placée dans les mailles du réseau capillaire.

B. Cellules vues de profil.

2. Portion granuleuse. — 3. Capillaires.

chez la grenouille. Si, après avoir injecté dans le poumon une solution de nitrate d'argent au 500e, on l'examine à plat, on voit une série de polygones irréguliers dessinés par le nitrate d'argent. Ces polygones correspondent aux cellules épithéliales qui tapissent les *fossettes* que limitent le réseau vasculaire et les *capillaires* eux-mêmes ; mais la disposition, qu'elles affectent en ces deux points, n'est pas absolument identique. Ces cellules sont formées de deux parties :

a) Une *partie granuleuse* renflée, contenant un noyau qui s'adosse généralement à la partie correspondante de la cellule voisine ; c'est cette partie qui comble les fossettes que circonscrivent les capillaires.

b) Une *partie transparente*, s'étendant sous forme d'une lamelle extrêmement mince par-dessus les vaisseaux.

La partie transparente et mince l'emporte de beaucoup en étendue sur la portion granuleuse, dont l'épaisseur est d'ailleurs peu considérable, de telle sorte que l'épithélium peut être considéré comme formé de cellules plates soudées, les unes aux autres, par leurs bords et qui rappellent les cellules endothéliales des membranes séreuses (1).

C'est un épithélium différencié en vue des échanges gazeux, aussi toutes les fois que cette fonction ne se fait pas, les cellules présentent d'autres caractères. Chez le fœtus de trois mois, l'épithélium est formé de cellules cylindriques qui remplissent presque entièrement les alvéoles pulmonaires ; plus tard, à mesure que le fœtus avance en âge, et que les canaux bronchiques se développent en surface, les cellules s'aplatissent, mais ce n'est qu'au moment où la respiration s'établit qu'elles deviennent lamellaires par suite de la pression que l'air exerce à la surface des alvéoles. Sous l'influence de l'inflammation, les cellules ainsi différenciées reprennent les caractères qu'elles avaient pendant la vie fœtale.

Certains auteurs ont décrit parmi les cellules endothéliales du poumon des amphibies des *cellules muqueuses* qu'on a retrouvées dans le poumon d'embryons humains. Voici la description que M. GRANCHER donne de ces cellules :

« Au moment où les cellules cylindriques deviennent cubiques, c'est-à-dire pendant les derniers mois de la vie fœtale, on peut constater la présence, dans l'épithélium, de nombreuses cellules claires qui rompent l'uniformité du revêtement. Ce sont des cellules à mucus. La partie superficielle de ces cellules est seule différenciée

(1) Ces cellules mesurent en largeur 50μ environ.

et remplie de mucine ; la partie la plus profonde contient le noyau refoulé et les granulations protoplasmiques, ce qui prouve qu'il ne saurait être question d'une dégénérescence épithéliale, mais bien d'une fonction. Il est probable en effet que ces cellules ont pour objet de maintenir béants les canaux respiratoires jusqu'au moment de la naissance ; il se peut aussi que la sécrétion muqueuse favorise le déplissement et la dilatation alvéolaire que produisent les premières inspirations. »

§ 3. — Circulation pulmonaire.

I. Circulation sanguine du poumon. — Avant d'étudier la disposition du réseau capillaire des alvéoles, il convient de décrire rapidement la circulation sanguine du poumon.

Le poumon reçoit le sang de deux sources différentes : des *artères bronchiques* d'une part et de *l'artère pulmonaire* de l'autre. La circulation de retour est assurée par les *veines bronchiques* et par les *veines pulmonaires*.

ARTÈRES BRONCHIQUES. — Exclusivement destinées à la nutrition du poumon, les artères bronchiques ont une importance secondaire. Elles suivent les divisions bronchiques jusqu'au sommet du lobule pulmonaire, où elles se terminent dans la bronche sus-lobulaire. Ces artères fournissent à la plèvre, au tissu conjonctif du poumon, aux ganglions lymphatiques, à la tunique externe des vaisseaux pulmonaires et aux bronches.

VEINES BRONCHIQUES. — Elles ont un champ de distribution beaucoup plus restreint que les artères correspondantes et n'étendent leurs ramifications qu'aux bronches de quatrième et de cinquième ordre. Les fines ramifications bronchiques ne reçoivent pas de veines bronchiques. Le sang qu'elles renferment est ramené vers le cœur par les rameaux bronchiques des veines pulmonaires que nous retrouverons plus loin.

ARTÈRE PULMONAIRE. — Les rameaux de l'artère pulmonaire se divisent, en suivant les ramifications bronchiques, de telle sorte que la bronche sus-lobulaire est accompagnée par une branche de cette artère quand elle pénètre dans le lobule. Cette branche reste le satellite inséparable de la bronche dans tout son trajet intralobulaire, se divise et se subdivise comme elle, et ne l'abandonne qu'à sa terminaison, « au moment où celle-ci s'épanouit pour former le bouquet des

« conduits alvéolaires. L'artère gagne alors la périphérie de l'acinus
« où elle se résout en capillaires, qui vont se distribuer aux parois des
« alvéoles » (1).

Avant d'étudier le réseau capillaire des alvéoles, il convient de vider
la question si controversée des anastomoses des dernières ramifications

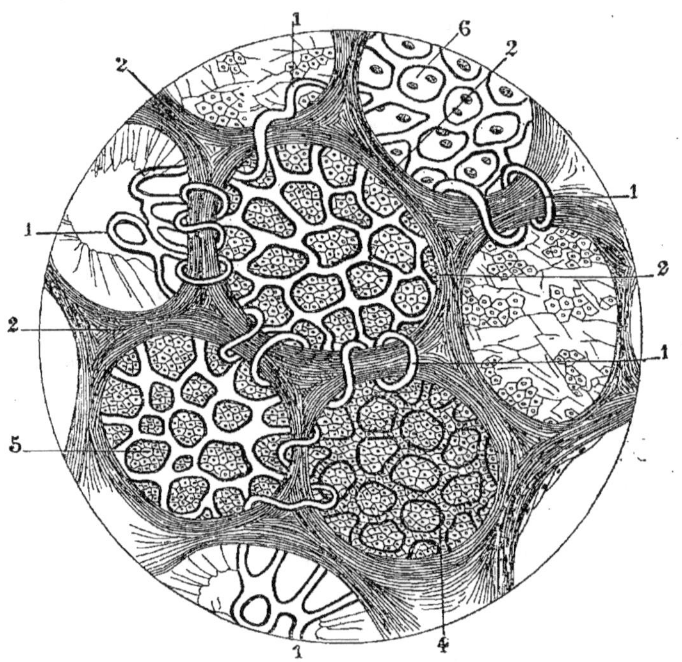

FIG. 135. — Schéma pour montrer la disposition des capillaires du poumon.

1. 1, 1. Capillaires qui contournent les cloisons, pour passer d'un alvéole dans l'autre.

2. 2. Cloisons alvéolaires.

4. Réseau capillaire.

5. Épithélium alvéolaire.

de l'artère pulmonaire. Voici les opinions le plus généralement
admises :

1º Il ne paraît pas y avoir d'anastomoses directes entre les ramifications des *artères bronchiques* et les dernières branches de *l'artère
pulmonaire.*

2º L'artère lobulaire est *terminale en ce sens qu'il n'existe
pas d'anastomoses directes entre les branches des lobules*

(1) JOFFROY. *Loc. cit.*, p. 17.

voisins (1). Telle est la description anatomique dans toute sa rigueur ; mais, au point de vue fonctionnel, il faut admettre « qu'en raison du volume considérable des capillaires du poumon, des connexions vasculaires peuvent s'établir entre le lobule et le tissu conjonctif péri-lobulaire, entre les lobules et la plèvre, et par suite entre les différents lobules (JOFFROY).

Réseau capillaire. — Le réseau capillaire des alvéoles est un des plus riches de l'économie. Les vaisseaux qui le forment sont remarquables par l'*étroitesse de leur lumière* qui est juste assez grande pour laisser passer les globules sanguins et par la régularité des mailles *arrondies* qu'ils circonscrivent. Ces mailles mesurent de 4 μ, 5 à 18 μ de diamètre ; elles contiennent, comme nous l'avons déjà indiqué, la partie granuleuse des cellules épithéliales, tandis que la partie claire de ces dernières s'étale à la surface des vaisseaux. Suivant le degré de distension des alvéoles, les capillaires sont *droits* ou *onduleux* et font saillie dans l'intérieur des cellules aériennes.

Veines pulmonaires. — Les veines pulmonaires ramènent au cœur le sang artérialisé dans le poumon. Elles ont deux origines distinctes :

a. — Certaines de leurs racines naissent des parois des bronchioles et reçoivent les capillaires des artères bronchiques ; c'est à ces ramuscules que Le Fort donne le nom de *veines broncho-pulmonaires*. Elles remplacent les veinules bronchiques qui manquent, comme nous l'avons déjà indiqué, au niveau des petites bronches.

Cette disposition anatomique est commandée par la minceur des parois bronchiques. Le sang des capillaires bronchiques se chargeant d'oxygène, à travers ces parois, il est naturel qu'il soit repris non pas par les veines bronchiques (vaisseaux à sang noir), mais par les veines pulmonaires (vaisseaux à sang rouge).

b. — Mais la plupart de leurs branches prennent naissance dans les espaces périlobulaires, cheminent dans ces espaces en se dirigeant vers le sommet du lobule, s'infléchissent, à ce niveau, pour s'unir au pédicule du lobule, s'unissent ensuite aux veines broncho-pulmonaires et, réunies en troncs de plus en plus gros, accompagnent les ramifications bronchiques et celles des artères pulmonaires. Contrairement à ce qui se produit pour les artères, il existe de *nombreuses anastomoses* entre les veines des lobules voisins.

---

(1) Les branches des acini du même lobule communiquent entre elles.

Circulation lymphatique. — Il existe dans le poumon un grand nombre de vaisseaux lymphatiques qui tirent leur origine :

1° Des ramifications bronchiques et des alvéoles.

2° Du système vasculaire (artères et veines).

Ces lymphatiques se divisent en deux groupes : les uns cheminent, accolés aux divisions bronchiques et se portent, après s'être anastomosés avec les lymphatiques des lobules voisins, vers la racine des poumons ; les autres suivent le tissu conjonctif des espaces périlobulaires et gagnent un réseau qui se trouve situé à la surface du poumon sous la membrane séreuse qui le tapisse.

MM. RENAUT et PIERRET ont décrit chez le bœuf une disposition très intéressante des lymphatiques du poumon : il existe, dans le tissu conjonctif interlobulaire, des espaces cloisonnés tapissés par un *endothélium à bords sinueux* représentant de véritables sacs lymphatiques qui entourent le lobule. La lymphe, contenue dans ces réservoirs, est chargée d'oxygène et les globules très actifs, de telle sorte qu'on pourrait supposer que les phénomènes de l'hématose s'exercent à la fois sur la lymphe et sur le sang (1).

(1) Voyez la description des organes lymphatiques.

CHAPITRE DOUZIÈME

APPAREIL URINAIRE

§ 1. — **Rein.**

Le rein présente à étudier une membrane enveloppe ou *capsule* et un *parenchyme glandulaire*.

CAPSULE. — La *capsule*, désignée encore sous le nom d'*albuginée* du rein, est une membrane mince, résistante, se détachant facilement du parenchyme, constituée, comme toutes les membranes fibreuses, par du tissu *conjonctif ordinaire* entremêlé de *fibres élastiques* (1).

PARENCHYME. — Lé *parenchyme glandulaire*, examiné sur une coupe passant par le hile de l'organe et orientée suivant son grand axe, se décompose très nettement en deux substances distinctes : la *substance corticale* et la *substance médullaire*.

La *substance corticale*, d'un gris rosé, présente un aspect granuleux ; elle constitue la portion périphérique de l'organe et lui forme une véritable écorce.

La *substance médullaire* ou centrale est formée de huit ou quinze masses ayant la forme de cônes, dont la base regarde la surface de l'organe. Ces cônes, connus sous le nom de *pyramides de Malpighi*, émettent, au niveau de leurs bases, des prolongements qui se jettent sous forme de stries dans la substance corticale ; ce sont les *irradiations médullaires* ou *pyramides de Ferrein*. Les sommets des cônes dirigés vers le hile du rein, se montrent, à ce niveau, sous forme de saillies côniques (papilles rénales) qui sont embrassées par les calices. Enfin, pour compléter cet examen général de la substance glandulaire du rein, il faut ajouter que la substance corticale envoie, entre les pyramides de Malpighi, des prolongements que l'on connaît sous le nom de *pyramides de Bertin*.

---

(1) Certains auteurs ont décrit dans les couches profondes de la capsule, immédiatement entre la couche fibreuse et la glande, une zone où se trouvent de nombreuses *fibres musculaires lisses* (?).

Chez l'homme adulte les diverses parties du rein semblent former un tout continu ; mais, chez le nouveau-né et chez l'embryon (1), cet organe se décompose en autant de segments distincts qu'il y a de pyramides ; c'est une glande lobulée dont les lobes sont séparés les uns des autres par des sillons profonds qui disparaissent dans le cours de la première année.

Les divers aspects de la substance glandulaire du rein sont dus à la présence de *tubes uriniferes* qui varient dans leur *direction,* leur volume et leur *structure*. Avant d'étudier leur répartition dans la substance corticale et dans la substance médullaire, essayons d'établir leur *trajet général* et leur *origine*.

Origine et trajet des tubes urinifères. — Le tube urinifère prend naissance au niveau de la couche corticale, par une dilatation ampullaire désignée sous le nom de *capsule de Bowman*. Légèrement rétréci au point où il abandonne la capsule sous forme d'un véritable *col*, il se dilate pour constituer un canal large, sinueux, contourné de mille façons, et qui mérite, par les sinuosités qu'il décrit, le nom de *tube contourné* ou de *canalicule tortueux*. Cette portion de tube urinifère, la plus importante de toutes, se rétrécit après un trajet plus ou moins long et change de direction.

. Le tube étroit qui lui fait suite, descend directement vers la papille, c'est-à-dire vers le sommet des pyramides de Malpighi, sans présenter la moindre sinuosité et la plus petite modification de son calibre.

C'est la *branche descendante* ou *petite branche de l'anse de Henle.*

Arrivé à une distance variable de la papille, le tube urinifère se *dilate* de nouveau, se *réfléchit* en décrivant une anse désignée sous le nom d'*anse de Henle*, puis remonte, en suivant un trajet parallèle à la branche descendante, vers la substance corticale jusqu'au voisinage de la capsule. Cette portion du canalicule constitue la *branche ascendante* ou *grosse branche* de l'anse de Henle. Le point où se fait l'augmentation de calibre du tube urinifère est extrêmement variable ; tantôt, c'est à la partie moyenne de l'anse, tantôt c'est au niveau de la branche descendante de Henle, tantôt au contraire c'est au niveau de la branche ascendante.

(1) Chez un grand nombre d'animaux les lobes restent distincts pendant toute la vie.

La grosse branche de Henle, parvenue dans la région des tubes contournés, décrit une ou deux circonvolutions, rappelant celles des tubuli contorti, et se jette, par un tube court et droit, dans un conduit très différent de ceux que nous venons d'étudier. La portion contournée du conduit, qui fait suite à la branche ascendante, porte le nom de *pièce intermédiaire*, le tube court et droit qui la termine constitue le

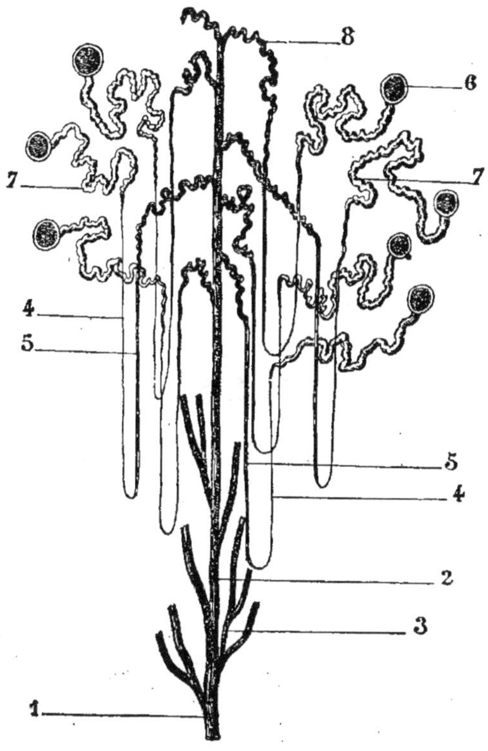

Fig. 136. — Schéma pour montrer le trajet des tubes urinifères.

1, 2. Tube collecteur.
3. Tubes collecteurs qui s'ouvrent dans la cavité du précédent.
4. Branche descendante de l'anse de Henle.
5. Branche ascendante de l'anse de Henle
6. Glomérule de Malpighi.
7. Tubes contournés.
8. Tube d'union et pièce intermédiaire.

tube d'union ; enfin le conduit dans lequel va se jeter le tube d'union constitue un *canal collecteur* de premier ordre ou *tube de Bellini*. Ce dernier conduit s'abouche, ainsi que d'autres tubes de même genre, dans des canaux plus larges qui vont s'ouvrir au niveau de la papille.

Nous étudierons les rapports qu'affectent les tubes urinifères avec les deux substances du rein lorsque nous aurons fait connaître leur structure intime ; il nous suffira, pour l'instant d'avoir indiqué le trajet assez compliqué qu'ils suivent pour arriver à la papille.

Structure des tubes urinifères. — Nous allons reprendre cha-

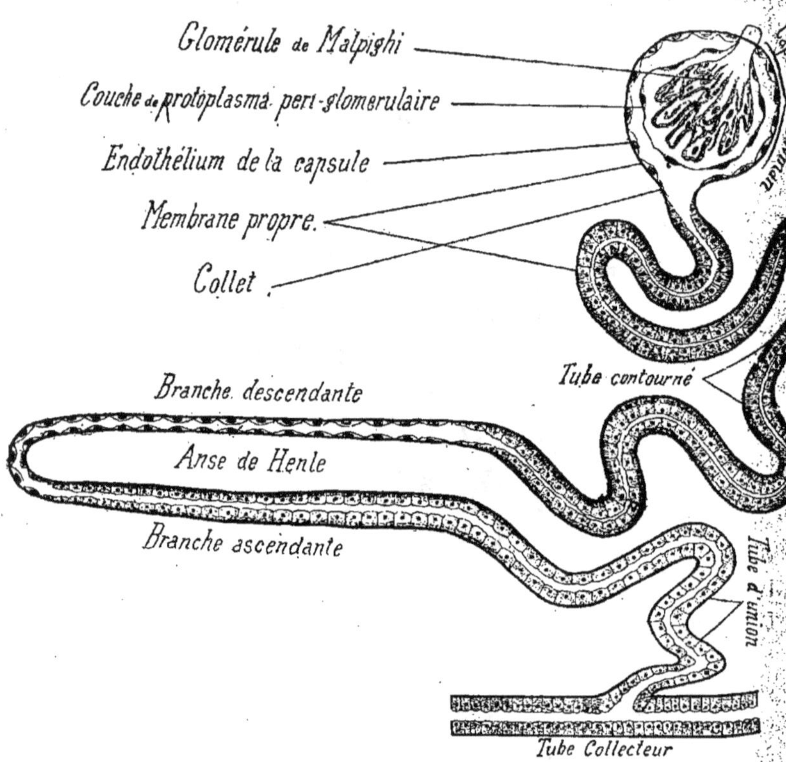

FIG. 137. — Schéma pour montrer l'épithélium du tube urinifère.

cun des segments du canalicule pour observer la structure de sa paroi et son épithélium.

a) *Capsule*. — La capsule de Bowman ou de Muller, car elle fut bien décrite pour la première fois par ce dernier anatomiste, représente la partie initiale et renflée du tube urinifère. Sa forme est celle d'une ampoule qui donnerait naissance, par l'un de ses pôles, au tube contourné et, par le pôle opposé, à un bouquet vasculaire sur lequel nous reviendrons. Le volume de la capsule varie chez l'homme de 130 à 220 μ; l'épaisseur de ses parois atteint, généralement, 1 à 2 millièmes de millimètre. Elle est constituée par une *paroi propre*, homogène, hyaline, sans structure apparente, tapissée, sur sa face interne, par une *couche de cellules*, aplaties, polygonales, possédant un gros noyau. Ce noyau est souvent placé excentriquement sur l'un des bords de la cellule; dans ce cas, le noyau de la cellule voisine est placé près du bord correspondant. L'endothélium capsulaire se continue sur la partie rétrécie qui unit le tube contourné à la capsule.

La cavité de la capsule de Bowman est remplie par un peloton vasculaire que nous retrouverons plus loin. On donne le nom de *corpuscule de Malpighi* à l'ensemble formé :

1° Par la capsule de Bowman ;

2° Par son contenu, le peloton vasculaire ou glomérule proprement dit.

b) Tubes contournés. — Les tubes contournés se distinguent des autres par leur diamètre considérable (42 à 68 μ) qui contraste avec l'étroitesse de leur lumière et aussi par quelques détails de structure qui en font la partie la plus importante de l'appareil rénal. Ils sont constitués par une paroi propre et par un épithélium : la *paroi propre* est homogène, anhiste, complètement dépourvue de structure, elle se fait remarquer par son extrême minceur. L'*épithélium* est constitué par une seule couche de grosses cellules cylindriques, ayant la forme de pyramides tronquées et dont la base correspond à la membrane propre du tube.

Ces éléments très importants, au point de vue physiologique, ont été décrits par HEIDENHAIN en 1874. Il résulte des recherches de cet anatomiste que l'aspect granuleux et trouble de ces cellules est dû non pas à des granulations protéiques et graisseuses comme le croyaient les anciens histologistes, mais bien à une disposition spéciale d'une portion du protoplasma cellulaire. La cellule du tube contourné du rein peut être divisée schématiquement en deux portions qui sont, en réalité, plus ou moins distinctes l'une de l'autre.

1° Une *portion externe*, confinant à la membrane propre du tube, qui forme les trois quarts de la cellule. C'est à ce niveau que l'on trouve la disposition intéressante décrite par HEIDENHAIN : la plus grande partie du protoplasma est transformée en une série de *petits bâtonnets*, extrêmement fins, dirigés parallèlement les uns aux autres et au grand axe de la cellule, perpendiculairement à la lumière du canalicule. Dans les cellules, vues de champ, ces bâtonnets apparaissent comme des stries ; ils se montrent au contraire comme des points ou comme des granulations dans les cellules vues de face. La disposition que nous venons de décrire a fait donner aux cellules des tubuli contorti le nom de *cellules striées ou à bâtonnets*.

2° La *portion interne*, qui confine à la lumière du canalicule, ne présente pas de bâtonnets. Elle est constituée par un protoplasma granuleux au milieu duquel est noyé un *gros noyau* arrondi.

L'épithélium des tubes contournés est extrêmement délicat et facilement altérable : si l'on cherche à fixer ces cellules par l'alcool, par les bichromates et même par la solution d'acide osmique à 1 p. 100, il se produit des altérations qu'il est indispensable de connaître. La striation est à peine visible, la cellule se rétracte en expulsant dans la lumière du tube une ou plusieurs boules sarcodiques ; en outre, l'épithélium strié se creuse de vacuoles qui lui donnent l'aspect de cellules caliciformes.

c) *Anse de Henle.* — 1° Branche descendante. La branche descendante de Henle présente une lumière considérable relativement à son diamètre qui est très petit. Son *épithélium* est formé par une seule assise de cellules claires, aplaties, extrêmement minces, renflées seulement au niveau de leurs noyaux qui font saillie dans la lumière du tube. La ressemblance de ces cellules avec les cellules endothéliales et en particulier avec l'*endothélium vasculaire* est si grande, qu'il est fort difficile de distinguer cet endothélium de celui des nombreuses veinules qui sillonnent la substance du rein.

2° Branche ascendante. La branche ascendante de Henle présente un *épithélium cylindrique* entièrement semblable à celui qui tapisse les tubes contournés. Il faut noter seulement que ces cellules, un peu moins hautes, laissent dans l'intérieur des tubes une lumière beaucoup plus nette.

d) *Tube d'union.* — La partie du tube urinifère qui unit la branche ascendante au tube collecteur (*tube droit et circonvolutions terminales*) est tapissée par des cellules cylindriques claires un peu basses.

D'après d'autres auteurs, il y aurait à ce niveau un épithélium strié semblable à celui des tubes contournés.

e) *Tubes collecteurs.* — Le système entier des tubes collecteurs ou de Bellini présente un *épithélium cylindrique clair*. Dans les tubes fins, les cellules sont aplaties et la lumière large ; dans les tubes plus volumineux, c'est-à-dire dans ceux qui se rapprochent de la papille, l'épithélium est franchement cylindrique.

Vaisseaux sanguins. — L'artère rénale, après s'être divisée en

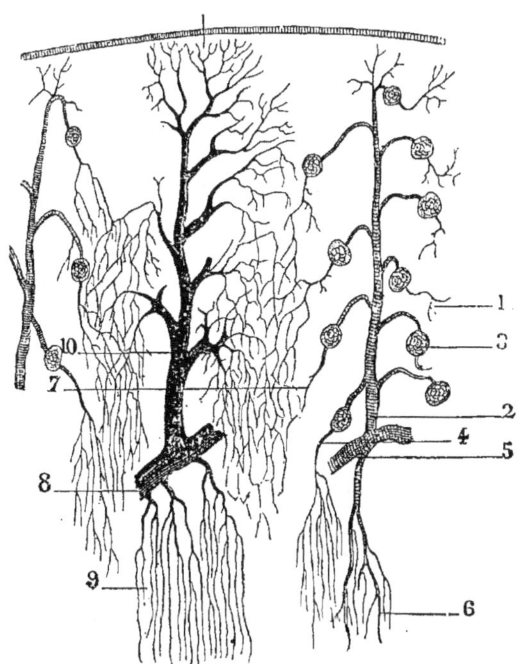

Fig. 138. — Schéma de la circulation du rein.

1. Vaisseau efférent.
2. Branche artérielle interlobulaire.
3. Réseau glomérulaire.
4. Vaisseau efférent se résolvant en capillaires.
5. Branche de la voûte artérielle.
6. Réseau capillaire de la substance médullaire.
7. Réseau capillaire de la substance corticale.
8. Branche de la voûte veineuse.
9. Veines de la substance médullaire.
10. Branche veineuse interlobulaire.
11. Origine des veines ou étoiles de Verheyen.

plusieurs branches, pénètre dans les interstices des lobes (*colonnes de Bertin*) et converge vers la zone intermédiaire, située entre la substance médullaire et la substance corticale. Là, ses branches se divisent dichotomiquement et s'anastomosent en formant des arcades dont la concavité est dirigée vers le sommet de la pyramide. C'est ce que l'on appelle la *voûte artérielle* du rein.

De la *convexité de cette voûte* naissent des artérioles (*artères radiées ou interlobulaires*) qui cheminent entre les pyramides de Ferrein et fournissent les *rameaux afférents* des glomérules. L'artère interlobulaire peut être comparée à une branche portant des fruits arrondis (glomérules) dont les pédoncules sont formés par les artères glomérulaires.

Le *vaisseau afférent* se divise, dans l'intérieur de la capsule de Bowman, en un certain nombre de branches dont chacune décrit des anses recourbées et libres à la surface du glomérule. Ces branches, dont l'ensemble figure un paquet de ficelles, ne sont point à nu dans la capsule de Bowman, comme on l'a cru pendant longtemps. Le glomérule est enveloppé par une *mince pellicule protoplasmique semée de noyaux entièrement distincte de l'épithélium qui revêt la face interne de la capsule de Bowman.* Pour certains auteurs, cette lame protoplasmique serait formée par des cellules dont les limites très distinctes chez le fœtus, deviendraient difficiles à distinguer après la naissance.

Les capillaires du glomérule présentent une structure remarquable : l'endothélium, qui forme leurs parois, n'est pas divisé en cellules, de telle sorte que celles-ci sont constituées par une *lame excessivement mince de protoplasma semée de noyaux.* La disposition des capillaires glomérulaires est donc celle de vaisseaux qui restent constamment à l'état embryonnaire, c'est-à-dire dans les meilleures conditions pour que la dialyse s'effectue.

Le rameau *afférent* présente, jusqu'à son entrée dans la capsule de Bowman, une couche de *fibres lisses annulaires* absolument continue.

Il n'en est pas de même pour le rameau unique, résultant de l'union des capillaires glomérulaires, qui sort de la capsule généralement accolé au rameau afférent.

« Ce rameau *efférent* plus grêle que l'afférent, ne présente de *fibres annulaires* qu'au voisinage immédiat de la capsule de Bowman. A une très courte distance de cette dernière, il prend les caractères d'un capillaire vrai non musclé, circonstance intéressante qui a été d'ailleurs mentionnée et figurée par KÖLLIKER, mais sur laquelle il convient de nouveau d'appeler l'attention. En effet, cette disposition montre que non seulement la pression vasculaire, comme l'a indiqué Ludwig, atteint son maximum dans le glomérule à cause de l'étroitesse du rameau vasculaire efférent, mais, encore, que cette pression peut être réglée par les alternatives de contraction et de relâchement des fibres musculaires de ce que l'on pourrait appeler le *sphincter du rameau efférent* du glomérule » (1).

Ce rameau efférent est encore intéressant à un autre point de vue. Au lieu d'aller se jeter dans une veine, comme tous les capillaires, il se résout lui-même en *capillaires* qui forment un réseau autour des glomérules et des tubes contournés.

La circulation de la substance corticale et d'une partie de la sub-

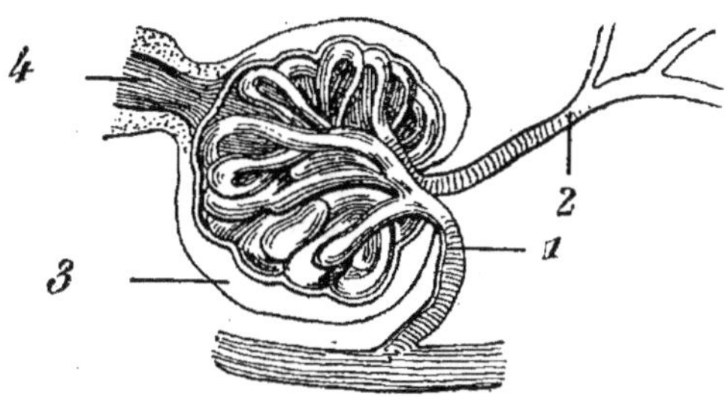

FIG. 139. — Schéma du réseau sanguin du glomérule.

1. Vaisseau afférent.
2. Vaisseau efférent.
3. Capsule de Bowman.
4. Origine du tube contourné.

stance médullaire, est donc entretenue par des capillaires provenant des glomérules, mais est-ce là l'unique source du sang qui irrigue la substance corticale ? La question est très discutée. Tandis que Ludwig, Toynbee, Isaac, admettent l'existence d'un *réseau capillaire cortical* fourni par les artères radiées et entièrement indépendant des glomérules, Frey, Virchow, Kolliker contestent son existence.

Le réseau vasculaire de la *substance médullaire* a donné lieu aux mêmes controverses : les vaisseaux glomérulaires les plus rapprochés de la substance médullaire vont former, dans celle-ci, un réseau à mailles allongées suivant l'axe des canalicules ; mais ce n'est pas là,comme le veut Stein, l'unique source de la circulation du centre du rein. De la concavité de la voûte artérielle naissent des branches qui

(1) Hortolès. *Processus histologique des néphrites.*

descendent vers la papille et forment un réseau capillaire à mailles rectangulaires dont le grand axe est dirigé suivant l'axe des tubes de la substance médullaire.

En résumé, il faut distinguer dans le rein deux territoires vasculaires, qui sont en partie indépendants :

1° La *circulation corticale* est assurée par les artères *interlobulaires*. Celles-ci donnent naissance aux artères *glomérulaires* ou vaisseaux afférents qui vont constituer le *glomérule de Malpighi*. De ces pelotons vasculaires partent *les vaisseaux efférents* qui forment la plus grande partie du réseau *vasculaire cortical* et en même temps *irriguent la substance médullaire*. L'écorce du rein reçoit, en outre, du sang d'artérioles provenant *directement* soit des *atères radiées*, soit des *artères afférentes* et entièrement indépendantes de la circulation glomérulaire.

2° La *circulation médullaire* est commandée par les *vasa recta*. Il y a deux espèces de vasa recta :

a) Les vasa recta venant des glomérules ; on les désigne sous le nom de *vasa aberrantia*. Ce sont des vaisseaux non musclés.

b) Les vasa recta issus directement de la concavité de la voûte artérielle.

Les *veines* suivent un trajet parallèle à celui des artères ; elles naissent du réseau de l'écorce où elles forment, au niveau de la capsule, des figures étoilées désignées sous le nom d'*étoiles de Verheyen*. De là elles pénètrent dans l'épaisseur de la substance glandulaire pour former les veines radiées qui suivent les artères de ce nom. Au niveau de la base des pyramides, elles forment une *arcade veineuse* d'où partent des branches de plus en plus volumineuses qui vont former la veine rénale.

Stroma conjonctif. Lymphatiques. — Les divers éléments, qui constituent la substance glandulaire du rein, sont unis par un stroma conjonctif infiniment plus développé dans la substance médullaire que dans la substance corticale. Dans la *substance médullaire*, au voisinage de la région papillaire, on trouve du tissu conjonctif fibrillaire « disposé en cercles concentriques autour des tubes figurant une véritable membrane percée de trous pour le passage des canalicules ». A mesure qu'on avance vers la *substance corticale*, les fibrilles conjonctives deviennent plus rares, et, dans la région des tubes contournés, le tissu conjonctif n'est plus représenté que par des cellules plates, étoilées, placées dans les intervalles des tubes tortueux et des vaisseaux sanguins.

Les *lymphatiques* forment deux réseaux : l'un superficiel, l'autre profond. Le plexus *superficiel* est situé sous la capsule ; le réseau *profond* forme des troncs qui accompagnent les vaisseaux du hile. D'après LUDWIG, le plexus superficiel communique avec un réseau lacunaire situé dans l'épaisseur de la capsule. Les lymphatiques du parenchyme tirent leur *origine* des interstices et des fentes qui séparent les tubes urinifères. Les tubes contournés ne sont donc jamais en contact direct, soit entre eux, soit avec les vaisseaux sanguins, ils sont toujours séparés par des *espaces lymphatiques*. Ceux-ci sont, au contraire, peu nombreux dans les irradiations de Ferrein, et moins encore dans la substance médullaire.

Distribution des tubes urinifères. Lobule rénal. — Les différents éléments, qui entrent dans la composition du parenchyme rénal, étant connus il nous reste à étudier leur distribution dans les différentes couches de l'organe.

Sur une coupe *perpendiculaire* à la surface, et allant vers le hile on trouve :

1º RÉGION CORTICALE. — Dans la région corticale :

a) La *capsule* du rein avec ses espaces lymphatiques.

b) Immédiatement au-dessous de la capsule, une couche de *canaux sinueux* correspondant aux canalicules tortueux et aux pièces intermédiaires.

c) Plus profondément les *pyramides de Ferrein* et le *labyrinthe*. Les pyramides de Ferrein sont formées : par des *tubes collecteurs* et par la *branche ascendante* des anses de Henle. Le *labyrinthe* est cette région qui sépare les pyramides de Ferrein des glomérules ; on y trouve : au contro, les artères radiées ; à la périphérie, les canalicules tortueux.

2º ZONE LIMITANTE. — Dans la zone limitante, c'est-à-dire dans cette portion de la substance médullaire qui confine à la substance corticale et à la substance médullaire, on observe :

a) Des tubes collecteurs.

b) Les branches de Henle, ascendante et descendante.

3º RÉGION PAPILLAIRE. — Dans la région papillaire, il n'existe qu'une seule variété de tubes, les *tubes collecteurs*.

C'est sur une coupe transversale, c'est-à-dire parallèle à la surface du rein et passant par le milieu de la substance corticale qu'on observe ce que l'on a désigné sous le nom de *lobule rénal*. Ce lobule est représenté sur la surface de section :

1° Au centre, par la coupe d'une pyramide de Ferrein.

2° Plus en dehors par le labyrinthe avec les tubes contournés.

3° Enfin tout à fait en dehors sur la limite externe du lobule, par les glomérules de Malpighi (1).

§ 2. — Uretères.

Les uretères sont formés de trois tuniques qui sont :

a) Une *tunique externe* fibro-élastique, formée de *fibres élastiques*, de *faisceaux conjonctifs* et de *cellules connectives*.

b) Une *tunique moyenne musculeuse*, très épaisse, formant la moitié et souvent les deux tiers de l'épaisseur du conduit. Elle mesure de 6 à 8 centièmes de millimètre.

D'après certains auteurs, cette tunique serait formée de deux plans de fibres lisses : un *externe circulaire* et un *interne longitudinal*.

Les *fibres longitudinales* abondent dans toute l'étendue de l'uretère ; les *fibres transversales* forment des faisceaux circulaires ou un peu obliques. Elles sont extrêmement abondantes au niveau de l'orifice vésical des uretères et de l'embouchure des calices où elles forment le muscle annulaire de la papille.

M. Sappey affirme que les fibres lisses de cette couche s'entrecroisent dans toutes les directions et forment une *tunique plexiforme*.

c) Une *tunique interne muqueuse* à surface lisse et polie. Son épaisseur est peu considérable : elle mesure 0 millim., 06 environ. Elle adhère intimement à la tunique musculeuse, sans interposition de couche conjonctive sous-muqueuse.

Épithélium. — L'épithélium a une *épaisseur* de 50 à 90 μ. Il appartient à la classe des épithéliums pavimenteux stratifiés et présente plusieurs assises de cellules remarquables par les *variations* qu'elles offrent dans leurs *formes* et dans leurs *dimensions*.

Les cellules de la *couche profonde* sont petites et cylindriques ; celles de la *couche moyenne* présentent un grand polymorphisme.

(1) CHARCOT. Leçons sur les maladies du foie et des reins.

Un certain nombre d'entre elles sont pourvues d'une extrémité périphérique arrondie et d'une extrémité profonde effilée qui s'engage entre les cellules profondes pour se diriger vers le derme. Ces éléments offrent vaguement la forme d'une raquette, aussi ils ont été désignés sous le nom de *cellules en raquette*.

Enfin la *couche épithéliale superficielle* est constituée par des cellules larges, plates, mesurant jusqu'à 45 µ et possédant souvent plusieurs noyaux. Ces cellules présentent, sur leur face profonde, des dépressions dans lesquelles viennent se loger les extrémités renflées des cellules moyennes.

Derme. — Le derme, *très riche en fibres élastiques*, ne *présente pas de papilles*. D'après EGLI et HAMBURGER il existerait des *glandes* dans la muqueuse urétérine, principalement dans la portion supérieure de ce conduit. « Ce sont de petits follicules intermédiaires, par leur forme, aux glandes en tubes et aux glandes en grappes ; tantôt munis d'un canal excréteur étroit ; tantôt s'ouvrant directement dans de petites dépressions de la muqueuse. Leurs culs-de-sac sont presque entièrement remplis par des cellules et leur lumière est par conséquent fort étroite.

Les *vaisseaux* existent en grand nombre dans le derme et sont superficiels.

Les *nerfs* forment un plexus allongé occupant la *tunique celluleuse* et la *tunique musculaire*. Dans la tunique celluleuse, il existe aux points nodaux du plexus de nombreuses *cellules ganglionnaires* qui ne se montrent pas dans la couche musculaire. Un certain nombre de fibres nerveuses, issues du plexus de la couche celluleuse, traversent la couche moyenne et pénètrent dans le derme où elles se terminent d'une manière encore inconnue.

§ 3. — **Vessie**.

La vessie est un réservoir musculo-membraneux qui présente à considérer quatre tuniques :

a) Une *tunique séreuse* formée par le péritoine.

b) Une *tunique musculeuse* qui comprend, d'après M. Sappey, trois plans de fibres lisses.

1º Un plan superficiel de *fibres longitudinales* qu'on retrouve sur les faces antérieure et postérieure de l'organe. Ces fibres se portent vers le sommet de la vessie où elles se prolongent sur l'ouraque. Une partie passe de la face antérieure à la face postérieure en décrivant des anses. Au niveau du col une partie des fibres s'engage à travers la prostate jusque dans la tunique musculeuse de l'urèthre ; une autre partie forme les ligaments pubio-vésicaux.

2° Un plan moyen de *fibres circulaires* perpendiculaires aux précédentes. Ces fibres ne sont pas rigoureusement transversales mais s'entre-croisent fréquemment sur les deux faces de la vessie.

3° Un plan profond ayant une disposition *plexiforme*. Cette couche est de beaucoup la moins développée, elle est surtout apparente au niveau de la face antérieure de l'organe.

c) Une *couche conjonctive sous-muqueuse* formée de tissu conjonctif lâche (1).

d) Une *tunique muqueuse*, épaisse de un demi-millimètre environ (2), présentant une coloration gris cendré et une mobilité assez grande pour se plisser lorsque l'organe se rétracte.

Elle est lisse et unie quand la vessie est pleine, mais présente un grand nombre de plis irréguliers quand elle est vide.

Épithélium. — L'épithélium est pavimenteux stratifié. Il présente une épaisseur de 5 centièmes de millimètre et paraît formé de cinq ou six assises de cellules dont la forme caractéristique se retrouve cependant dans l'uretère.

Les cellules des couches profondes sont disposées sur plusieurs rangs : les unes sont polyédriques, par pression réciproque ; les autres présentent la forme dite en *raquette ;* elles ont une *extrémité profonde* effilée, qui s'engage entre les cellules polyédriques et une *extrémité périphérique* arrondie, qui atteint les cellules superficielles.

Les *cellules superficielles* représentent d'*immenses cellules* plates offrant sur leur *face profonde*, des dépressions arrondies, séparées par des crêtes saillantes, qui reçoivent l'extrémité arrondie des cellules des couches profondes. Leur *face superficielle* est plane. Chaque cellule comprend deux parties : une *partie superficielle* hyaline et homogène et une partie *profonde* constituée par du pro-

(1) Au niveau du trigone, la couche sous-muqueuse présente dans son épaisseur un certain nombre de fibres musculaires lisses.

(2) Elle présente une épaisseur plus considérable entre les uretères et le col.

toplasma granuleux. C'est dans cette dernière que se montrent un ou plusieurs *noyaux* arrondis (1).

Telle est la disposition de l'épithélium de la vessie quand cet organe est vide, mais il faut ajouter que les cellules paraissent moins hautes, plus aplaties quand il est distendu par l'urine. (2)

Derme. — Le derme est immédiatement en contact de l'épithélium et il n'existe pas de membrane basale. Les auteurs ne sont pas d'accord sur l'existence de *papilles* dans la muqueuse vésicale. Pour certains il n'existe pas de papilles, pour les autres il en existe dans certaines régions seulement. Voici la description donnée par ALBARRAN, qui paraît résumer l'état de la question (3). Les papilles existent dans la vessie normale de l'enfant et de l'adulte, mais elles peuvent faire presque complètement défaut. Habituellement on en trouve au niveau du trigone, surtout sur la partie médiane de celui-ci, et elles se prolongent dans le bas-fond jusqu'à 2 ou 3 centim. au delà du muscle inter-urétéral. On n'en trouve pas au niveau de la face antérieure de la vessie et même dans les endroits où elles existent, les papilles de la vessie sont peu développées en hauteur et minces.

Le derme est constitué par un tissu conjonctif d'autant plus dense qu'on s'approche de l'épithélium. Il renferme un *réseau élastique* formé de fibres très fines dont les anastomoses circonscrivent des mailles très étroites. On comprend bien l'existence de cette trame élastique, lorsqu'on réfléchit aux changements considérables que subit le réservoir urinaire dans sa forme et dans son volume (ALBARRAN).

On trouve dans la muqueuse vésicale des *glandes* dont l'existence a été mise en doute par un grand nombre d'auteurs qui les considèrent comme de simples dépressions de la muqueuse. Elles peuvent être classées en deux *groupes*.

Premier groupe. — Cette première variété se montre dans la partie du trigone qui avoisine le col de la vessie. Ce sont des glandes tubulées ou de petites glandes en grappe s'ouvrant, à la surface, par un large et court canal.

---

(1) TOURNEUX décrit au-dessus de ces cellules tout à fait à la surface, des *cellules lamellaires*, très minces, semblables aux cellules superficielles de l'épithélium buccal ; ces cellules se détacheraient, avec une grande facilité, dans les premières heures qui suivent la mort.

(2) Chez les batraciens il existe des cellules caliciformes semées dans l'épaisseur du revêtement épithélial.

(3) ALBARRAN. *Les tumeurs de la vessie*.

Logées dans la partie superficielle de la sous-muqueuse, elles ne présentent pas de membrane propre mais une simple paroi conjonctive. L'épithélium glandulaire est représenté par des cellules épithéliales cylindriques, basses, presque cubiques, étagées en plusieurs couches : ces cellules limitent mal une cavité centrale, de forme irrégulière qui contient des débris cellulaires. Ces glandes paraissent appartenir à la classe des *glandes olochrines*, c'est-à-dire que le produit cellulaire est constitué par la cellule tout entière arrivée au terme de son développement (1).

Deuxième groupe. — La deuxième variété de glandes peut se montrer dans les autres régions de la muqueuse vésicale. Ce sont des glandes très simples représentées par de simples enfoncements épithéliaux, sortes de cryptes ayant une structure identique à celle des glandes du premier groupe.

Vaisseaux. — Les *capillaires* de la muqueuse vésicale s'avancent jusqu'au-dessous de l'épithélium où ils forment un réseau à mailles extrêmement étroites.

Les *lymphatiques* existent dans la muqueuse vésicale de l'homme et ils y forment des réseaux surtout plus abondants au niveau du trigone que dans les autres régions de la muqueuse.

Les *nerfs* forment, dans la sous-muqueuse, un plexus sur les travées duquel se trouvent de nombreux ganglions. De ce plexus partent des rameaux qui vont former, dans l'épaisseur des tuniques musculaires, un plexus *intramusculaire* très délicat. C'est de ce dernier que partent les divisions terminales destinées aux taches motrices des cellules contractiles. On trouve encore des fibres qui s'engagent dans le derme et se ramifient jusqu'au voisinage de l'épithélium.

§ 4. — **Urèthre.**

L'urèthre comprend dans sa structure ; une *tunique musculaire* et une *muqueuse*.

1o *Tunique musculaire.* — La tunique musculaire est formée de deux couches de fibres lisses, une *longitudinale interne* et une *circulaire externe*. La *tunique circulaire* s'étend depuis la vessie jusqu'au milieu de la portion bulbeuse où elle disparaît ; la

(1) Voyez p. 47.

tunique longitudinale arrive au voisinage de la fosse naviculaire où on ne trouve plus une seule fibre lisse.

2º *Tunique muqueuse.* — La muqueuse de l'urèthre présente une *coloration* différente en ses divers points : rouge dans la fosse naviculaire et dans la région membraneuse, elle devient rosée dans la partie spongieuse et presque blanche dans la portion prostatique (1). Après la mort, quand elle est complètement privée de sang, elle devient uniforme et présente une teinte *blanc jaunâtre* qu'elle doit à la présence d'un riche réseau élastique. Sa *consistance* est assez ferme ; son *adhérence* à la tunique musculeuse est telle qu'elle ne peut glisser sur elle. Sa face interne est accidentée par un grand nombre de *plis* et de *dépressions :* les *plis* affectent une même direction générale parallèle à l'axe du canal, ils abondent surtout au niveau de la portion spongieuse ; les *dépressions* sont visibles à l'œil nu ou à la loupe ; parmi ces dépressions les unes représentent de simples dépressions qui s'enfoncent obliquement dans la muqueuse (*lacunes de Morgagni*) ; les autres, infiniment plus petites, sont constituées par les orifices des *glandes uréthrales*.

Épithélium. — L'épithélium de revêtement est *pavimenteux stratifié* sur une longueur de 5 à 40 millim. à partir du méat ; au de là il devient *cylindrique* à plusieurs couches jusqu'à l'orifice vésical. Il mesure 90 μ dans la fosse naviculaire, 25 μ dans la portion membraneuse et 40 μ dans la région prostatique et se trouve séparé du derme par une *membrane basale* extrêmement mince.

Dermc. Le derme est formé de *faisceaux connectifs* et de *cellules plates ;* mais ce qui lui donne une physionomie spéciale, c'est la présence d'un *riche réseau élastique* dont les mailles, allongées, ont une direction sensiblement parallèle à l'axe du canal de l'urèthre. Il présente des *papilles* qui, très rares dans les trois premières portions, abondent dans la région qui s'étend de la fosse naviculaire au méat. A ce niveau, elles sont disposées en séries linéaires et font, quelquefois, saillie à la surface de la muqueuse, mais restent, le plus souvent, enfouies dans la masse épithéliale. Le derme de la muqueuse uréthrale renferme plusieurs espèces de *glandes*.

a) Des *glandes acineuses simples*, formées par des utricules, quelquefois bilobés ou trilobés, qui sont tapissés de cellules mu-

____

(1) QUÉNU. Article *Urèthre. Diction. encyclopédique.*

queuses. Elles existent sur toute la surface de la muqueuse et sont plus rares chez la femme que chez l'homme.

b) Des *Glandes de Littre*. — Ce sont des glandes acineuses composées. Leurs *culs-de-sac* sont tapissés par un épithélium muqueux; leur canal excréteur présente des cellules semblables à celles du revêtement de la muqueuse.

c) *Glandes de Cowper*. — Chaque glande de Cowper représente une glande acineuse composée (en grappe) dont la structure diffère peu de celle des glandes vulvo-vaginales qui seront étudiées plus loin.

CHAPITRE TREIZIÈME

APPAREIL GÉNITAL MALE

§ 1. — **Testicule.**

Disposition générale. — Le testicule présente à considérer une *enveloppe* (albuginée) et un *tissu propre.*

1° *Albuginée.* — L'albuginée est une membrane fibreuse d'un blanc bleuâtre, parfaitement inextensible et résistante mesurant un millimètre d'épaisseur.

Au niveau du bord supérieur du testicule, elle s'épaissit pour former une masse ayant la forme d'un coin enfoncé, par son sommet, dans le tissu propre de la glande. C'est des faces de ce coin fibreux, désigné sous le nom de *corps d'Highmore*, que partent des lames fibreuses qui divisent le testicule en lobules. Le corps d'Highmore a une direction parallèle au bord supérieur du testicule ; il est traversé par les vaisseaux qui se rendent à la glande.

2° *Tissu propre.* — Le tissu propre du testicule ressemble à une pulpe jaunâtre. Les cloisons fibreuses, qui viennent du corps d'Highmore, le divisent en lobes coniques dont la base correspond à la surface de la glande et dont le sommet regarde le corps d'Highmore. Ces lobes, au nombre de 250 à 300, présentent des dimensions extrêmement variables.

Chacun d'eux est constitué par un paquet de canalicules pelotonnés qui portent le nom de *tubes séminifères.* Il existe dans chaque lobe un nombre variable de tubes : de 1 à 2 pour les plus petits, 5 à 6 pour les plus gros.

Le tube séminifère commence par une extrémité libre fermée en cul-de-sac ; il s'enroule ensuite et se pelotonne de façon à occuper un espace restreint. Durant ce trajet, dont l'étendue est en moyenne de 80 centim. (1), il présente des *diverticules latéraux* en forme

(1) Les tubes séminifères ont un diamètre de 13 à 18 µ.

de cæcum et de nombreuses anastomoses parfois très compliquées qui font communiquer soit un point d'un tube avec un autre point du même tube, soit deux tubes d'un même lobe, soit encore deux tubes de lobes voisins.

Arrivé au voisinage du corps d'Highmore, chaque canalicule de-

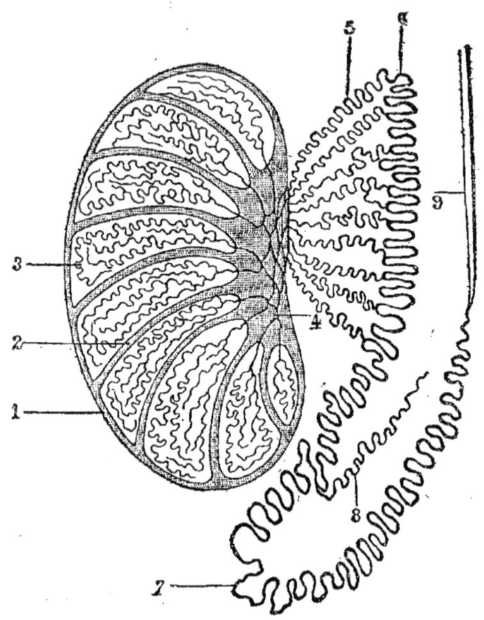

Fig. 140. — Schéma pour représenter les tubes du testicule.

1. Albuginée.   5. Cônes efférents.
2. Cloisons.   6. 7. Épididyme.
3. Tubes séminifères.   8. Vas aberrans.
4. Corps d'Highmore et rete testis.   9. Canal déférent.

vient rectiligne, diminue de calibre et se continue avec un *tube droit*. Celui-ci pénètre dans le corps d'Highmore soit isolément, soit après s'être anastomosé avec les autres tubes d'un même lobule et forme un réseau, le *rete testis* qui occupe toute l'épaisseur du corps d'Highmore.

Le rete testis est formé de 10 ou 12 canaux, placés dans la partie inférieure du corps d'Highmore, qui ont leur grand axe dirigé dans le sens du corps d'Highmore. Comme ils s'anastomosent par des branches très courtes, ils forment des mailles allongées suivant le grand diamètre du testicule.

Au niveau de l'extrémité supérieure du corps d'Highmore le rete testis donne naissance à 10 ou 15 *vaisseaux efférents* qui, après avoir perforé l'albuginée, se jettent dans l'épididyme. Ces vaisseaux efférents se rétrécissent, décrivent des circonvolutions semblables à celles des tubes séminifères, mais sans diverticules latéraux et sans anastomoses, et forment une série de petits cônes (*cônes efférents*) qui forment la tête de l'épididyme. Ils se jettent dans un canal unique qui constitue le *canal de l'épididyme*. Ce dernier, flexueux et pelotonné au point de ne mesurer que 4 à 5 centim., atteint, quand il est déroulé, 5 ou 6 mètres. Il se continue avec le canal déférent après avoir fourni un diverticule en cul-de-sac, le *vas aberrans*.

Structure. — Nous étudierons la structure du *tissu conjonctif* du testicule et celle des *tubes séminifères*.

Tissu conjonctif. — Le tissu conjonctif du testicule comprend l'albuginée et le tissu conjonctif qui sépare les tubes siminifères.

1° *Albuginée*. — Considérée au point de vue de sa structure, la tunique albuginée présente à considérer deux parties : *l'enveloppe du testicule et les prolongements qu'elle envoie dans l'intérieur* de l'organe.

a) *Enveloppe du testicule*. — L'enveloppe du testicule ou l'albuginée proprement dite est formée d'un feutrage de *faisceaux connectifs* entremêlés de *fibres élastiques* et de *cellules plates* du tissu conjonctif. Les faisceaux connectifs paraissent former deux couches distinctes sans limites précises ; une couche *superficielle* affectant une direction parallèle au grand axe de l'organe et une *couche profonde* transversale. Chez certains animaux, ces faisceaux sont entremêlés d'un nombre considérable de *cellules musculaires lisses* qui se montrent même dans les cloisons interlobulaires (lapin, cheval) et ont vraisemblablement pour fonction de faire progresser le sperme dans les voies spermatiques. L'albuginée de l'homme ne renferme de fibres lisses que dans sa partie postéro-inférieure.

b) *Cloisons fibreuses*. — Les prolongements interlobulaires de l'albuginée sont également formés de *tissu fibreux* ; KÖLLIKER y mentionne la présence de quelques *cellules musculaires lisses*.

2° *Tissu conjonctif interstitiel.* — Le tissu conjonctif, qui sépare les tubes séminifères, est peu dense chez l'homme et permet un isolement facile de ces tubes ; il est beaucoup plus résistant chez d'autres animaux tels que le cheval, le chien et le lapin, et forme une masse compacte (1). Il présente une coloration jaunâtre et montre au millieu des faisceaux et des cellules conjonctives, de curieuses cellules décrites par KÖLLIKER sous le nom de *cellules intersti- tielles.* Ces cellules qui existent en très grande abondance dans le testicule du cheval et se montrent en nombre moins considérable chez l'homme, ressemblent beaucoup à des cellules épithéliales et cette similitude leur a fait donner le nom de *cellules épithélioïdes.*

Ce sont des éléments polyédriques, munis d'un noyau sphérique et nucléolé, présentant des dimensions considérables (20 à 30 μ de diamètre) et chargés de granulations jaunes ou brunâtres. Elles siè- gent de préférence le long des vaisseaux au niveau desquels elles forment des amas nettement limités. Ces cellules possèdent la pro- priété de se colorer en jaune orange sous l'influence du picro-carmin.

Comme les cellules des corps jaunes, elles représentent des cellules conjonctives qui ont pris le type épithélial et se sont chargées de granulations ou de gouttelettes pigmentaires.

2° TUBES SÉMINIFÈRES. — Les tubes séminifères présentent à considérer, une *paroi propre* et un *épithélium.*

a) *Paroi propre.* — La paroi propre, qui mesure 10 à 16 μ d'épaisseur, présente deux couches distinctes :

1) Une *couche interne,* amorphe, hyaline, rudimentaire chez l'homme adulte, mais d'une épaisseur assez considérable chez le vieillard. Cette couche se gonfle sous l'influence de la potasse au point d'atteindre 8 ou 10 μ.

2) Une *couche externe,* formée de lamelles concentriques, pré- sentant çà et là des noyaux. Sous l'influence du nitrate d'argent ces lamelles tubuleuses se laissent décomposer en cellules plates sembla- bles aux cellules endothéliales des séreuses.

b) *Épithélium.* — Le revêtement épithélial varie suivant que l'on considère les tubes séminifères, les tubes droits, le rete testis ou les vaisseaux efférents.

Tubes séminifères : L'épithélium des *tubes séminifères* est

____

(1) Ce tissu est disposé par couches concentriques engainées les unes dans les autres.

dans un état continuel de rénovation ; il sera décrit lorsque nous étudierons la spermatogenèse.

Tubes droits : Les tubes droits n'ont pas de paroi propre hyaline, ils sont simplement limités par le tissu conjonctif péricanaliculaire sur lequel repose une seule rangée de petites cellules cubiques.

Rete testis : Comme les canaux droits, les canaux du rete testis n'ont pas de paroi propre ; ils apparaissent comme creusés dans le tissu fibreux du corps d'Highmore et des cloisons fibreuses qui en partent. L'épithélium est constitué par une seule assise de cellules cubiques, basses, pavimenteuses en certains points du réseau.

Vaisseaux efférents : Les vaisseaux efférents sont formés par une *tunique fibreuse* épaisse autour de laquelle se trouve une *couche circulaire de fibres lisses.* Ils sont tapissés par un *épithélium cylindrique cilié* qui succède brusquement à l'épithélium cubique du réseau ; les cellules, qui le composent, renferment des granulations jaunâtres principalement abondantes dans leur moitié interne (TOURNEUX).

§ 2. — Spermatogenèse.

La spermatogenèse est essentiellement constituée par une prolifération des cellules qui tapissent les tubes séminifères.

Chez les animaux dont la fonction génésique *n'est pas en activité,* le contenu des tubes séminifères se compose de plusieurs assises de cellules polyédriques toutes semblables entre elles. Leur protoplasma, à peine granuleux, presque homogène, renferme un noyau assez gros. Ces cellules sont appliquées contre la paroi du tube à la manière d'un revêtement épithélial stratifié et laissent une lumière centrale, étroite, remplie d'une matière granuleuse légèrement jaunâtre.

A l'*état d'activité* on trouve deux espèces de cellules : les unes ont la forme de colonnes protoplasmiques à l'extrémité interne desquelles sont fixées des gerbes de spermatozoïdes, ce sont les *cellules à pied ;* les autres remplissent les espaces compris entre les précédentes, ce sont les *cellules rondes* du testicule.

1) *Cellules à pied.* — Les cellules à pied ou *cellules en chandelier de Sertoli* présentent une *extrémité externe* élargie en forme de piédestal (segment basilaire, pied) qui repose directement

sur la paroi propre du tube séminifère. Cette partie renferme un noyau ovalaire dont le grand axe est parallèle à celui de l'élément. Au-dessus de la base, le corps cellulaire se rétrécit brusquement en une sorte de tige présentant, sur ses faces, des dépressions destinées à loger les cellules rondes dont nous avons parlé. C'est le *segment moyen* de la cellule de Sertoli. Le *segment interne* se renfle de

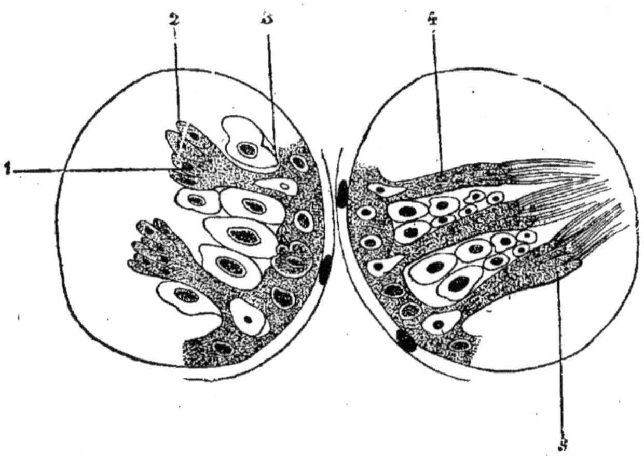

FIG. 141. — Schéma pour montrer la formation des spermatozoïdes.

1, 2. Spermatoblastes à une période peu avancée de leur développement.
3. Cellules testiculaires.
4, 5. Cellules à pied supportant des gerbes de spermatozoïdes.

nouveau en une extrémité rameuse constituée par un bouquet de lobes ovoïdes dont la signification sera indiquée plus loin.

2° *Cellules rondes.* — Les cellules rondes, désignées encore sous le nom de *cellules testiculaires*, sont représentées par des éléments sphériques ou légèrement polyédriques mesurant 20 à 30 μ de diamètre. Elles sont disposées en colonnes radiées, entre les cellules à pied, qu'elles dépassent même, parfois, du côté de la lumière du tube. Leurs dimensions diminuent en même temps que leur nombre augmente à mesure qu'on s'avance de la paroi propre vers le centre du tube. Ces cellules renferment souvent plusieurs noyaux dans lesquels il est fréquent de rencontrer des figures karyokinétiques, ce qui indique qu'elles sont le siège d'une multiplication cellulaire très active.

Quel est le rôle de ces deux variétés de cellules dans le processus de la spermatogenèse ? C'est là une question qui n'est pas entièrement résolue, aussi nous nous contenterons d'indiquer les hypothèses les plus connues :

1° *Premiere théorie.* — Les *cellules de Sertoli* concourent

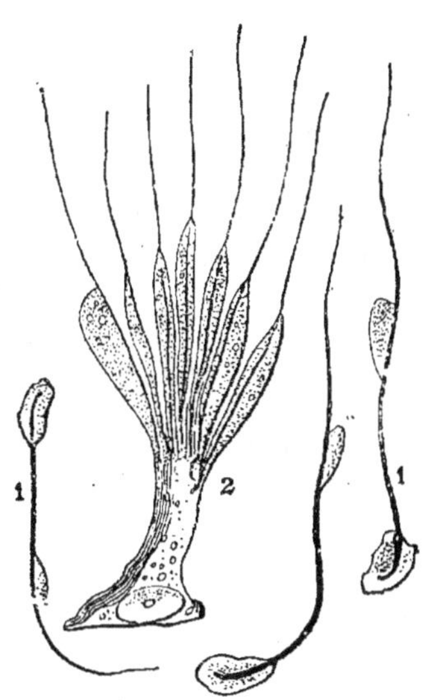

FIG. 142. — Développement des spermatozoïdes.

1, 1. Spermatozoïdes libres. — 2. Cellule à pied isolée avec sa gerbe de spermatozoïdes

seules à la formation des spermatozoïdes ; les cellules rondes ne jouent qu'un rôle de remplissage. Voici comment on explique la spermatogenèse dans cette première théorie : Le *noyau* situé à la base de la cellule de Sertoli se divise en plusieurs noyaux dont l'un reste au niveau de la base, tandis que les autres sont rejetés à l'extrémité libre de la cellule qui bourgeonne. Bientôt cette extrémité se trouve recouverte de prolongements digitiformes renfermant chacun un noyau qui va donner naissance aux spermatozoïdes. Le noyau de chacun de ces *spermatoblastes* se divise en deux parties : l'une de ces parties forme la tête du spermatozoïde. Chaque cellule à pied se trouve ainsi chargée d'une gerbe de spermatozoïdes, dont les queues flottent librement dans la lumière du tube testiculaire et qui se détachent bientôt en entraînant avec eux une portion de la cellule qui leur a donné naissance.

2º *Deuxième théorie.* — D'après une autre hypothèse les spermatozoïdes se développent dans les *cellules rondes ;* mais, comme ils ne peuvent subir leur complet développement dans ces cellules, ils sont *englobés par les cellules de Sertoli* qui leur font subir une sorte d'incubation avant de les mettre en liberté.

3º *Troisième théorie.* — Comme dans la théorie précédente, les deux variétés de cellules testiculaires concourent indirectement à la spermatogenèse. Les spermatozoïdes se forment dans les *cellules de Sertoli* suivant le mécanisme indiqué dans la première théorie ; mais les *cellules rondes* représentent des *cellules à pied encore jeunes* (1).

§ 3. — Sperme.

Le sperme éjaculé est un liquide clair, filant, avec des îlots blancs opaques ; il a une odeur spéciale que l'on a comparée à celle du gluten ou à celle des fleurs du chanvre. Sa densité est plus forte que celle de l'eau, sa réaction est alcaline (DUVAL). Il renferme les éléments figurés suivants :

(1) Telle est la spermatogenèse chez les mammifères, mais chez la grenouille les phénomènes diffèrent sensiblement. Voici la description qu'en a donnée le professeur DUVAL.

Pendant le mois de mars les tubes séminifères de la grenouille contiennent de grosses cellules (ovules mâles) entourées de petites cellules. De nombreux noyaux se forment dans les ovules mâles et se rangent ensuite à la périphérie de l'ovule tandis que le centre est occupé par une masse de protoplasma granuleux. Bientôt des traînées de granulations apparaissent dans cette masse, traînées dont une extrémité effilée se trouve au centre de la cellule tandis que l'autre extrémité élargie est en rapport avec un noyau. Le noyau et sa traînée de granulations est l'ébauche d'un spermatozoïde et la cellule fortement augmentée de volume prend le nom de kyste spermatique. Plus tard ce kyste se rompt comme une figue trop mûre et les spermatozoïdes font saillie dans le tube séminifère. Cependant ils sont encore adhérents au kyste et forment, réunis par leur têtes, de véritables grappes de spermatozoïdes. Le pédicule qui réunissait les spermatozoïdes ne tarde pas à se rompre et ils sont entraînés dans les tubes séminifères. Au mois de novembre, ces phénomènes sont terminés et on peut voir les petites cellules se développer pour former les ovules destinés à donner naissance aux spermatozoïdes dans le cours de l'été suivant.

Ainsi que le fait remarquer le professeur DUVAL, les cellules de Sertoli des mammifères sont les analogues des kystes spermatiques de la grenouille.

Dans les cellules de Sertoli, les bourgeons spermatoblastiques font saillie sur la cellule comme les grains d'une fraise sur le réceptacle de celle-ci ; dans les kystes spermatiques de la grenouille, ils sont inclus dans la cellule comme les grains d'une figue dans l'intérieur du réceptacle creux.

1º Des *spermatozoïdes* qui en forment l'élément essentiel et que nous étudierons plus loin ;

2º Des *cellules épithéliales cylindriques ;*

3º Des *globules blancs ;*

4º Des *globules rouges* qui se montrent très souvent dans le sperme à l'état normal. Le sperme des vieillards en contient d'une façon à peu près constante ;

5º Des *cristaux* de phosphate de chaux.

6º Des *concrétions azotées* se présentant sous la forme de petits grains de volume très variable et de consistance cireuse, se brisant en éclats par la pression et formés d'une masse homogène. Ces concrétions, traitées par l'acide acétique, se gonflent et se dissolvent.

Spermatozoïdes. — Ces éléments anatomiques, doués de mou-

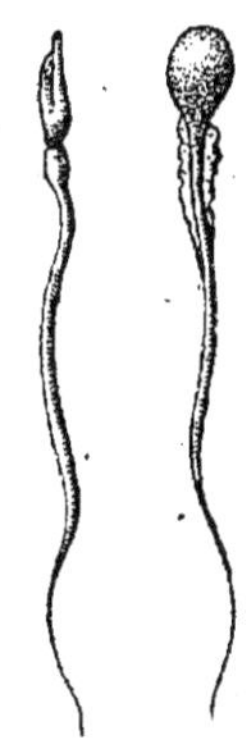

FIG. 143. — Spermatozoïdes vus de face et de profil.

vements oscillatoires qui les avaient fait prendre pour des animalcules, ont été découverts par un étudiant de Dantzig, LOUIS HAMM.

A. FORME DES SPERMATOZOÏDES. — Ils se composent d'une partie mince et effilée connue sous le nom de *filament caudal* ou de queue et d'une partie renflée, le *segment céphalique* ou tête du spermatozoïde.

a) *Segment céphalique.* — La tête, arrondie et piriforme, présente à considérer deux extrémités et deux faces. L'*extrémité libre* répond à la petite extrémité de l'ovoïde et regarde en avant ; l'*extrémité adhérente à la queue* est plus volumineuse. La tête est légèrement aplatie de haut en bas : elle est convexe sur la *face supérieure* et légèrement excavée, surtout en avant, sur la *face inférieure*. Elle mesure une longueur de 4 μ et une largeur de 2 μ.

b) *Filament caudal*. — La queue se présente sous la forme d'un appendice filiforme. Son point d'implantation se fait sur un point, légèrement reporté vers la face excavée de la tête, un peu à la manière du manche d'une cuiller. Au niveau de son point d'implantation la queue présente une petite *zone de protoplasma*, qui représente une portion du spermatoblaste que le spermatozoïde a entraînée avec lui.

Elle est divisée, dans les descriptions de la plupart des auteurs, en trois parties :

1º La *pièce intermédiaire*, qui fait immédiatement suite à la tête et à laquelle est annexée la mince couche de protoplasma dont nous avons parlé plus haut. Elle est plus épaisse que le reste de la queue et mesure 5 μ de long et 1 μ de large.

2º La *pièce principale*, longue de 50 μ et qui va en s'amincissant progressivement.

3º La *pointe* qui termine le spermatozoïde mesure 8 ou 9 μ de long.

Les spermatozoïdes, que nous venons de décrire, sont les spermatozoïdes de l'homme ; la forme de ces éléments anatomiques varie considérablement avec les animaux.

1º Chez le *cheval*, la tête est ovoïde sur toutes ses faces, la petite extrémité de l'ovoïde étant dirigée en avant ; chez le *porc* elle est également ovoïde, mais la grosse extrémité est en avant ; chez le *rat*, la forme du segment céphalique est celle d'un crochet ou d'une virgule d'imprimerie disposée de telle manière que l'extrémité effilée de la virgule forme la partie antérieure du spermatozoïde, tandis que l'extrémité renflée de la virgule donne insertion au filament caudal. Chez le *taureau* la tête a la forme d'un gros bâtonnet, allongé, rappelant l'aspect d'un noyau de fibre lisse.

2º Chez les *oiseaux*, on peut observer deux types différents. Le premier type est constitué par une *tête cylindrique* (coq, canard, etc.) ; le second est représenté par une tête contournée en tire-bouchon. Le nombre des spires est variable pour des espèces différentes, mais il paraît constant pour chaque espèce (moineaux, passereaux, etc.).

3º Chez les *reptiles*, on trouve les mêmes types que chez les oiseaux : la forme cylindrique chez les serpents, la forme hélicoïdale chez les lézards.

4° Chez les *batraciens*, on trouve des formes extrêmement variées.

a) Chez les anoures, la *rana temporaria* a un spermatozoïde dont la tête est en virgule très allongée ; le spermatozoïde de la *rana esculenta* a une tête cylindrique ; le spermatozoïde du *pelobate* a une tête en tire-bouchon ; le spermatozoïde du *crapaud* a une tête identique à celle de la rana temporaria, mais elle présente deux flagellum.

b) Chez les urodèles, le spermatozoïde de la *salamandre* est très volumineux et présente une tête effilée munie d'une queue qui semble entourée d'une membrane ondulante. Cet aspect est dû à l'enroulement hélicoïdal de deux flagellum.

5° Chez les *poissons* osseux, la tête est en forme de vrille ; chez les poissons cartilagineux, elle est arrondie.

6° Chez les *mollusques* (escargot) la tête est ovoïde, mais la queue présente une longueur si considérable qu'on n'en voit pas la fin dans les préparations. Chez la *paludine vivipare*, il existe deux formes très différentes de spermatozoïdes. Les uns sont des spermatozoïdes ayant la tête en forme de vrille ; les autres sont gros, épais et, au lieu d'une queue, présentent une quantité de cils vibratiles qui les font ressembler à des cellules épithéliales vibratiles.

7° Chez les crustacés et les hématodes, le spermatozoïde présente la forme d'une amibe.

B. PHYSIOLOGIE DES SPERMATOZOÏDES. — Les spermatozoïdes présentent des mouvements qui font défaut dans le sperme testiculaire, parce qu'il est trop concentré, mais qui se montrent bien dans le sperme des vésicules séminales et dans le sperme éjaculé. « La progression du spermatozoïde, telle qu'on l'observe au microscope, se fait par des mouvements d'ondulation du *segment caudal*, la tête étant toujours la partie qui est poussée en avant. On peut dire que les spermatozoïdes nagent dans le liquide spermatique à peu près comme une anguille dans l'eau ; leurs mouvements sont relativement rapides. On constate, au microscope, qu'un spermatozoïde, placé dans un milieu convenable, parcourt, en une seconde, une distance égale à sa propre longueur, c'est-à-dire qu'en une minute il parcourra environ 3 millim. » (DUVAL).

La force développée par les spermatozoïdes est relativement grande : Quand un spermatozoïde rencontre sur son chemin des cellules épithéliales ou des petits cristaux nageant dans la préparation il les heurte vivement et les écarte ; il peut ainsi déplacer des cristaux dix fois plus gros que lui (1).

Les mouvements des spermatozoïdes persistent un temps considérable : On a trouvé des spermatozoïdes encore capables de mouvements chez un taureau mort depuis soixante-trois heures ; on les trouve vivants chez des suppliciés cinquante-quatre à soixante-douze heures après la mort et dans les préparations aérées et maintenues à 37° pendant plus d'un jour. Une fois entrés dans les organes génitaux de la femelle la durée des mouvements est encore plus grande : on peut les retrouver vivants huit jours après la copulation.

C. ACTION DES RÉACTIFS. — Ces mouvements sont soumis aux lois qui régissent les mouvements des cellules vibratiles.

1° Le *froid* immobilise les spermatozoïdes, mais il faut une température très basse pour les tuer ; la *chaleur* excite les mouvements pourvu que la température ne dépasse pas 40° :

2° *L'eau pure* tue immédiatement les spermatozoïdes qui prennent une forme caractéristique, leur queue s'enroule sur elle-même comme un fouet autour de son manche. Aussi, quand on veut les examiner sous le microscope, il faut délayer le sperme non pas dans l'eau, mais dans un sérum artificiel, par exemple dans la solution physiologique de sel à 7 p. 1000. Il faut faire une exception en faveur des batraciens et des poissons dont les spermatozoïdes peuvent vivre dans l'eau pure pendant plusieurs heures et même plusieurs jours.

3° *Les acides* tuent rapidement les spermatozoïdes, les liquides faiblement *alcalins* favorisent les mouvements des spermatozoïdes.

4° Un phénomène remarquable est le suivant : Si, au moyen d'une solution faiblement acide, on a immobilisé des spermatozoïdes, il suffit d'ajouter un liquide légèrement alcalin pour voir reparaître ces mouvements (2).

D. STRUCTURE INTIME DU SPERMATOZOÏDE. — D'après les recherches récentes, le spermatozoïde présente une structure assez compliquée.

1° La tête, examinée après coloration et fixation, présente les

(1) DUVAL. Cours de physiologie.
(2) M. DUVAL. Article Sperme. Nouveau dictionnaire de médecine et cours inédit professé à la Faculté de médecine de Paris.

réactions d'un noyau de cellule. Cependant on constate, au niveau de l'extrémité antérieure de la tête, une petite portion qui ne se colore pas et que l'on a désignée sous le nom de *bouton céphalique*. La substance de ce bouton s'étend autour de la tête en formant une enveloppe qui arrive jusqu'au segment intermédiaire.

2º La *pièce intermédiaire* examinée chez certains oiseaux se compose de deux parties : d'une partie axile ou droite et d'une partie enroulée autour de celle-ci.

a) La partie axile se compose de deux filaments accolés qui sont décomposables en un très grand nombre de fibrilles.

b) Le filament enroulé autour de la partie axile forme une spire dont les tours se serrent de plus en plus avec la maturité du spermatozoïde, de façon à n'avoir plus que l'aspect d'une fine striation transversale.

3º Le *segment principal de la queue* soumis à la macération dans l'eau, se décompose en un pinceau de fibrilles, au nombre de 7 à 11, entouré d'un filament enroulé.

4º Le *segment terminal* n'est pas décomposable en éléments plus petits.

E. RECHERCHE DES SPERMATOZOÏDES EN MÉDECINE LÉGALE. — Quand une tache de sperme repose sur du linge, on découpe sur l'étoffe une bandelette d'environ 1 centim. de largeur comprenant en longueur toute la tache ou une partie de celle-ci, mais la dépassant en tout cas, au moins à l'une de ses extrémités. On plonge la bandelette par cette extrémité non contaminée dans l'eau, jusqu'au voisinage de la tache; le liquide pénètre par capillarité dans le tissu, imbibe et ramollit la substance de la tache. Le sperme se trouve ainsi ramené à l'état liquide, tel, en quelque sorte qu'il a été éjaculé et contenant tous ses éléments figurés. Pour obtenir ce résultat il faut attendre en général, au moins une heure, quelquefois beaucoup plus longtemps, quand le tissu est gras et s'imbibe difficilement. On étale ensuite le morceau d'étoffe sur une lame de verre puis, le maintenant à l'un de ses bouts avec une aiguille, on racle doucement sa surface avec une lame de scalpel; ce raclage exprime, en même temps, le liquide imbibé qui se trouve ainsi rassemblé en un même point et qu'on n'a plus qu'à recouvrir d'une lamelle (1). On examine

____

(1) VIBERT. *Précis de médecine légale.*

alors au microscope et voit, au milieu d'un grand nombre d'éléments étrangers, des spermatozoïdes plus ou moins modifiés.

§ 4. — **Prostate.**

La prostate est formée par une série de *glandules* plongées dans une *trame fibro-musculaire* qui est, au moins, aussi considérable que la masse glanduleuse elle-même :

A. CHARPENTE. — La charpente qui sépare et soutient les glandules, tient une place importante dans la constitution de la prostate, car elle en forme la majeure partie. Les *éléments connectifs* (cellules et fibres) et les *fibres élastiques* y abondent; mais l'élément essentiel est représenté par des *fibres musculaires lisses* tellement abondantes qu'elles constituent, d'après ROBIN, un tiers du volume de l'organe. Cette richesse, en éléments contractiles, paraît être liée à la rapidité de l'éjaculation, les animaux, ayant une éjaculation lente (chien), possèdent une prostate dans laquelle les cellules musculaires se montrent en bien moins grand nombre (CADIAT).

Ces différents éléments forment un système de lames et de lamelles qui limitent des alvéoles où sont logés les éléments glandulaires. Ces travées, d'une épaisseur moyenne de 6 à 20 μ au moment de la puberté, mesurent 30 à 40 μ chez l'adulte (1). A la partie externe de la glande, les éléments conjonctifs, unis à des fibres lisses et à quelques fibres striées, forment une zone marginale séparant nettement la glande du tissu voisin (LAUNOIS).

B. GLANDES. — Les glandes de la prostate sont des glandes en grappe extrêmement irrégulières.

1° Les *culs-de-sac sécréteurs*, offrant une forme allongée et irrégulière, sont tapissés par un épithélium que LANGERHANS a décrit pour la première fois. D'après cet histologiste, on trouve deux variétés de cellules :

a) Les unes allongées, nettement cylindriques, possèdent un noyau sphérique situé à leur base. Leur protoplasma présente de nombreuses granulations jaunâtres. Le corps de la cellule s'étend de la lumière

---

(1) A mesure que l'homme avance en âge les éléments conjonctifs de la glande deviennent plus abondants et présentent une sorte d'hypertrophie qui accentue les lobules de la glande au moment de la vieillesse.

glandulaire à la membrane propre et prend, au niveau de cette dernière, une forme effilée.

b) Les autres sont de petits éléments globuleux, à noyaux volumineux, qui forment la majeure partie de la cellule. Elles ne constituent pas, avec les précédentes, un épithélium stratifié, mais se rangent entre les extrémités effilées des cellules cylindriques (1).

2º Les *canaux excréteurs*, au nombre de dix à douze, viennent s'ouvrir de chaque côté du verumontanum. Leur lumière est tapissée par les deux variétés de cellules précédentes, de telle sorte qu'ils paraissent concourir à la sécrétion (LANGERHANS) (2). D'après LAUNOIS, les cellules des conduits excréteurs seraient munies d'un *plateau cuticulaire*. Leur charpente est constituée par une *couche conjonctive* dans l'épaisseur de laquelle se trouvent des fibres lisses affectant une direction sensiblement parallèle à l'axe du canal (FREY).

3º La prostate contient un grand nombre d'*éléments nerveux* qui se montrent, dans la trame fibro-musculaire, sous forme de faisceaux constitués par quelques *tubes nerveux* à moelle et par un grand nombre *de fibres de Remak* auxquelles sont annexés de *petits ganglions*. On y trouve, parfois, des *corpuscules de Pacini*.

§ 5. — Voies d'excrétion du sperme.

Les voies d'excrétion du sperme sont représentées par : l'*épididyme*, par les *canaux déférents* et par les *conduits éjaculateurs*.

A. Canal de l'épididyme. — Le canal de l'épididyme présente deux couches : une paroi propre et un épithélium.

1º *Paroi propre.* — La paroi propre est semblable à celle des tubes séminifères, mais elle est doublée, extérieurement, par une tunique circulaire de *fibres musculaires lisses*.

2º *Épithélium.* — L'épithélium présente deux assises de cellules :

a) Une assise superficielle de *cellules cylindriques* hautes de

(1) On trouve dans la lumière des culs-de-sac prostatiques, des concrétions formées de couches concentriques qui varient en nombre et en épaisseur. Leur volume est variable, il peut atteindre celui d'une tête d'épingle ; leur coloration brun jaunâtre est bien évidente dans les grosses concrétions.

(2) Au niveau de l'orifice des conduits excréteurs l'épithélium devient pavimenteux stratifié.

60 à 70 μ munies de gros noyaux, ovoïdes, relégués vers la partie profonde de l'élément.

Au niveau de leurs extrémités libres, ces cellules possèdent *les plus longs cils* que l'on rencontre chez l'homme, car ils mesurent 30 μ à 40 μ de hauteur.

b) Une assise profonde de *petites cellules rondes*, qui ne for-

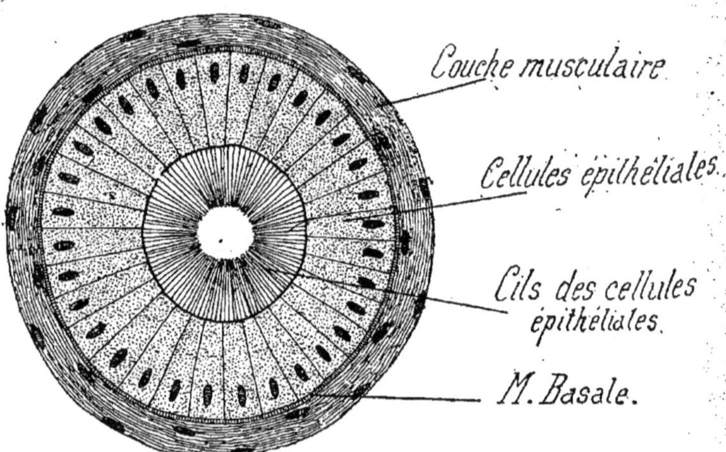

FIG. 144. — Coupe du canal de l'épididyme.

Les cellules rondes que l'on trouve dans la couche profonde, entre les cellules cylindriques n'ont pas été figurées.

ment pas une couche continue, mais se trouvent placées dans des logettes creusées entre les pieds des cellules cylindriques. Ces cellules représentent probablement des éléments jeunes destinés à remplacer les cellules cylindriques superficielles (TOURNEUX).

B. **Canaux déférents.** — Les canaux déférents et les vésicules séminales présentent à considérer trois tuniques, qui sont de dehors en dedans (1) :

a) Une *tunique fibreuse*, formée de *fibres élastiques*, de *faisceaux* et de *cellules connectives*, qui adhère intimement, par sa couche profonde, à la tunique moyenne.

(1) Voici les dimensions des parois et de la lumière du canal déférent : c'est un tube cylindrique de 2 à 3 millim. de large dont les parois ont 1mm,1 et dont la lumière a 0mm,60 de diamètre, la tunique moyenne mesure 0mm,9 à 1 millim. d'épaisseur ; la tunique muqueuse mesure 0mm,26.

b) Une *tunique moyenne musculaire* qui comprend trois plans de fibres lisses : un plan *externe longitudinal*, un plan *interne également longitudinal* et un plan *moyen circulaire*. Ce dernier est, de beaucoup, le plus épais.

c) Une *tunique muqueuse* plissée longitudinalement et tapissée par un *épithélium vibratile stratifié*.

Son derme ne renferme pas de glandes ; il est doublé, à la face qui regarde la tunique moyenne, d'une *couche de fibres élastiques* enchevêtrées dans toutes les directions.

C. **Canaux éjaculateurs**. — Les parois des canaux éjaculateurs sont très minces et présentent, comme les canaux déférents, une tunique *externe fibreuse*, une tunique *moyenne musculeuse* et une tunique *interne muqueuse*.

La tunique *fibreuse* est excessivement ténue.

La tunique *musculeuse* s'amincit considérablement au niveau de la prostate.

La tunique *muqueuse* offre la même structure que celle des canaux déférents. Cependant les plis qu'elle présente sont moins nombreux. Au niveau de l'utricule prostatique, son épithélium devient pavimenteux stratifié.

§ 6. — **Verge**.

La verge présente à étudier une série de membranes qui lui servent d'*enveloppe* et des *corps érectiles*.

A. **Enveloppes de la verge**. — Les enveloppes de la verge sont au nombre de quatre.

On distingue de dehors en dedans :

a) Une enveloppe formée par la peau ;

b) Une enveloppe musculaire (muscle péripénien de Sappey) qui est formée de fibres lisses, circulaires, plus ou moins parallèles entre elles ;

c) Une couche celluleuse, très lâche, dépourvue de graisse ;

d) Une enveloppe élastique qui fait suite à l'anneau du ligament suspenseur et s'étend jusqu'à la couronne du gland. Elle est très peu adhérente aux couches précédentes, mais est intimement unie aux couches sous-jacentes (artères, veines, corps érectiles).

Les trois premières couches (peau, couche musculaire, couche celluleuse) s'avancent, plus ou moins loin, au delà du gland, se réfléchissent et viennent s'insérer au niveau de la couronne. Le prépuce, ainsi formé, comprend six couches : Les deux couches celluleuses, qui, par le fait même de leur réflexion, se trouvent en contact sont adhérentes chacune à sa couche musculaire, de telle sorte que, quand on tire le prépuce en arrière, elles glissent l'une sur l'autre. Les deux couches musculaires forment une sorte de sphincter qui va s'attacher en arrière du gland, et constitue, à ce niveau, le frein du prépuce.

B. **Corps érectiles**. — Les corps érectiles (enveloppe spongieuse

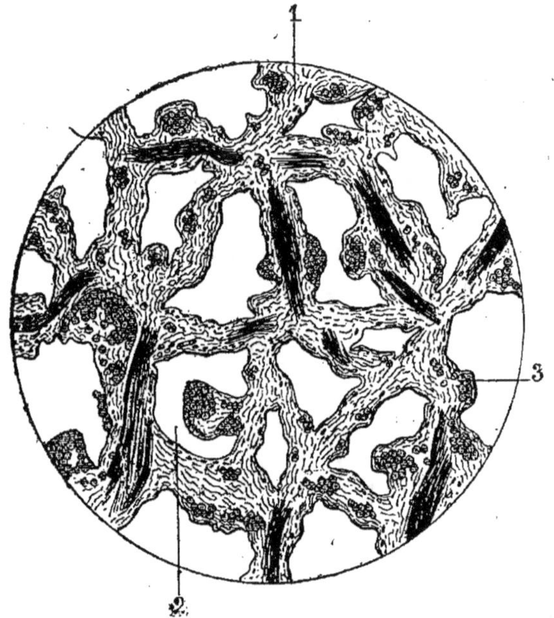

FIG. 145. — Tissu érectile.

1. Travées. — 2. Mailles circonscrites par ces travées. — 3. Cellules musculaires lisses.

de l'urèthre, corps caverneux) sont constitués par une masse de tissu érectile emprisonnée dans une enveloppe fibreuse.

a) *Enveloppe*. — L'enveloppe des corps érectiles est composée de *faisceaux connectifs* et de *fibres élastiques* entre-croisés.

b) *Tissu érectile*. — Le tissu érectile est essentiellement constitué par de larges cavités creusées dans le tissu conjonctif et grandement anastomosées entre elles.

Ces cavités sont tapissées par un *endothélium* formé de cellules semblables à celles des vaisseaux sanguins. LEGROS décrit, au-dessous de ces cellules, une membrane propre, homogène, hyaline, adhérant fortement au tissu conjonctif des travées.

Les travées, qui séparent ces cavités, sont formées de *faisceaux connectifs* entremêlés d'un grand nombre de *fibres musculaires lisses*; les *fibres élastiques* y dominent également.

Les *artères* communiquent largement avec les cavités du tissu érectile : elles sont hélicines, comme celles des organes qui sont soumis à de grandes variations de volume.

Gland. — Le gland est constitué par un renflement de l'enveloppe spongieuse de l'urèthre :

Il est formé de *tissu érectile* et est recouvert par une *muqueuse dermoïde* à épithélium pavimenteux stratifié. Les cellules des couches superficielles sont lamellaires et ressemblent à celles de la muqueuse buccale.

Le derme présente de nombreuses papilles qui renferment des terminaisons nerveuses en forme de corpuscules. Parmi ces corpuscules, il en est qui ne diffèrent pas des corpuscules de *Pacini* (1); les autres représentent des corpuscules de *Meissner* composés. Ces derniers reçoivent plusieurs fibres à moelle qui en pénétrant dans le corpuscule, perdent leur myéline et se ramifient de manière à figurer un réseau nerveux inextricable. Les branches terminales des rameaux nerveux se terminent par des boutons analogues à ceux que l'on observe dans les corpuscules de Meissner de la peau (SUCHARD, *Structure des corpuscules nerveux terminaux de la conjonctive et des organes génitaux*).

____

(1) Voyez les terminaisons nerveuses de la peau.

CHAPITRE QUATORZIÈME

APPAREIL GÉNITAL DE LA FEMME

§ 1. — Ovaire.

Sur une coupe perpendiculaire à la surface de l'ovaire, on peut distinguer dans cet organe deux couches distinctes :
1º La couche ovigène ou corticale ;
2º La couche médullaire ou centrale.

COUCHE OVIGÈNE

La couche ovigène (*couche corticale, couche parenchymateuse*), examinée chez une femme adulte, présente à étudier trois parties : l'*épithélium* de revêtement de l'ovaire ; le *stroma de la couche ovigène*, les *ovisacs* ; les *corps jaunes*.

I. **Epithélium.** — Le revêtement épithélial de l'ovaire est constitué par une seule assise de *cellules cylindriques* qui reposent directement sur le tissu conjonctif sous-jacent. Il n'y a donc pas de revêtement péritonéal à la surface de l'ovaire et les cellules pavimenteuses du péritoine disparaissent brusquement au niveau du hile de l'ovaire et sont remplacées par les éléments cylindriques dont nous venons de parler. Ces cellules représentent les derniers vestiges de l'épithélium germinatif de la cavité pleuro-péritonéale embryonnaire.

II. **Stroma de la couche ovigène.** — Le stroma de la couche ovigène est constitué par des *faisceaux conjonctifs* entre-croisés dans toutes les directions et d'autant plus tassés qu'on s'approche davantage de la périphérie, et par des *cellules conjonctives*. Il ne paraît pas y avoir de *fibres musculaires lisses* dans la couche ovigène ; mais on trouve, dans ses parties profondes, des cellules spéciales désignées sous le nom de *cellules interstitielles de* l'ovaire (TOURNEUX). Ce sont de grosses cellules semblables à celles que l'on trouve dans la trame du testicule (1) (2).

III. **Ovisacs**. — Les ovisacs, désignés encore sous le nom de *follicules de Graaf*, existent dans la couche corticale en *nombre* considérable.Il y a en effet 300,000 ovisacs dans chaque ovaire (SAPPEY).

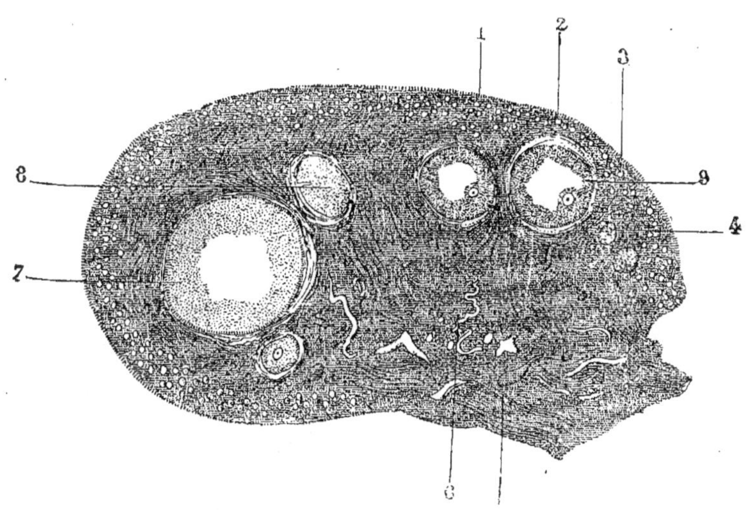

FIG. 146. — Coupe de l'ovaire (d'après STÖHR).

1. Épithélium germinatif.
3. Couche de follicules jeunes.
4. Couche ovigène.
5. Bulbe de l'ovaire.
6. Artère hélicine.

7. Gros follicule de Graaf dont l'ovule a été enlevé par la coupe.
8. Follicule dont la partie superficielle seule a été comprise dans la coupe.
9. Follicule de Graaf complet.

Quand on examine la couche ovigène, on trouve des *ovisacs jeunes* et des *ovisacs arrivés à maturité*.

a) *Ovisacs jeunes*. — Les ovisacs jeunes présentent un volume qui varie entre 30 et 40 μ. Ils sont formés :

(1) La couche ovigène de l'ovaire d'une jeune fille non pubère diffère de celle de l'ovaire d'une femme adulte par les caractères suivants :

1º Au lieu d'être irrégulière à la surface de l'ovaire et comme criblée de dépressions cicatricielles, elle est parfaitement lisse et unie.

2º Elle mesure un millimètre et se trouve nettement limitée du côté de la couche médullaire.

3º Elle ne contient que des *ovisacs jeunes* et ne présente pas de *corps jaunes*.

(2) Voyez la description du testicule.

1° D'une *paroi externe* très mince formée par du tissu conjonctif;

2° D'une *paroi interne* formée de cellules épithéliales cylindriques ou cubiques. En général il n'y a qu'une seule rangée de cellules, mais il n'est pas rare d'observer deux rangées de cellules superposées.

3° D'une grosse cellule située à l'intérieur de la paroi épithéliale et

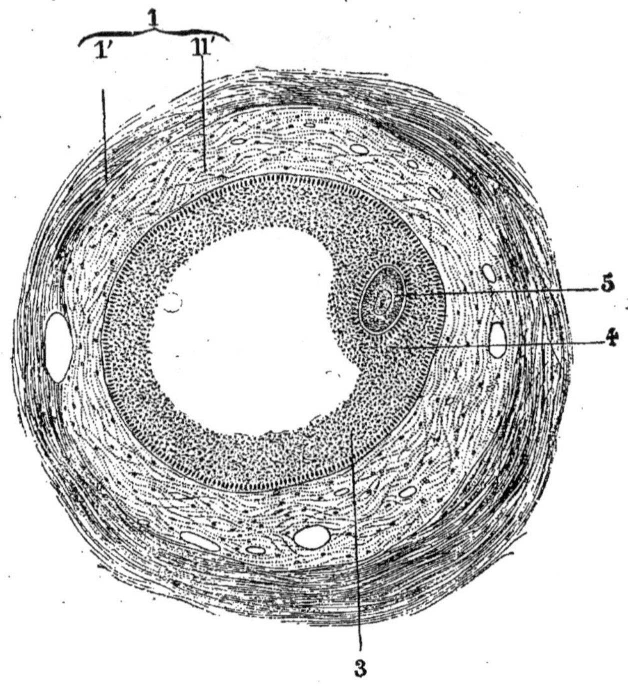

FIG. 147. — Follicule de Graaf (d'après STÖHR).

1. Enveloppe connective.
1'. Couche externe se continuant avec le stroma de l'ovaire.
11'. Couche interne formée de tissu conjonctif réticulé.
3 Couche granuleuse.
4 Cumulus proliger.
5 Ovule.

immédiatement entourée par les cellules de cette paroi. C'est *l'ovule* dans lequel on peut déjà reconnaître un gros noyau (*vésicule germinative*) et son nucléole (*tache germinative*).

b) Ovisacs arrivés à maturité. — Les ovisacs, arrivés à maturité, se présentent sous l'aspect de petits kystes dans lesquels on peut distinguer quatre parties : l'*enveloppe de l'ovisac* ; la *couche épithéliale* ; la *cavité de l'ovisac* et l'*ovule*.

A. ENVELOPPE DE L'OVISAC. — Elle présente en allant de dehors en dedans une *couche conjonctive* et une *paroi propre*.

La *couche conjonctive* présente à considérer deux parties : une *externe* par rapport au centre du follicule, l'autre *interne*.

1) La première, connue sous le nom de *tunique fibreuse*, se confond avec le stroma conjonctif de la couche corticale dont elle est une dépendance.

2) La seconde constitue la *tunique propre* du follicule. C'est une production spéciale, formée de *tissu réticulé* semblable au tissu des ganglions lymphatiques. On rencontre, dans ses mailles, de nombreuses cellules, de forme et de dimensions variées, au centre desquelles se trouve un gros noyau et parfois des granulations pigmentaires. Cette couche représente un véritable sac lymphatique dans lequel se trouve plongé le follicule.

La *paroi propre* sépare l'épithélium de l'enveloppe de l'ovisac. On ne s'accorde pas sur la nature de cette couche ; tandis que certains auteurs en font une membrane amorphe sorte de *membrane vitrée*, d'autres la décrivent comme constituée par une couche de *cellules endothéliales* unies par leurs bords. Enfin un grand nombre d'anatomistes mettent en doute non plus la constitution, mais l'existence même de cette couche.

B. ÉPITHÉLIUM. — L'épithélium forme, contre la paroi propre du follicule, une couche continue qui porte le nom de *couche granuleuse*. Elle est formée de plusieurs assises de cellules polyédriques munies d'un gros noyau et présentant parfois des granulations jaunâtres.

Dans la région du follicule, la plus éloignée de la surface de l'ovaire, la couche granuleuse augmente d'épaisseur et forme un amas verruqueux connu sous le nom de *cumulus proligère*. C'est dans cet amas que se trouve placé *l'ovule*.

C. CAVITÉ. — La cavité de l'ovisac est remplie par un liquide jaunâtre, non filant, renfermant peu d'albuminoïdes précipitables par la chaleur, qui tient en suspension des cellules cubiques détachées de la membrane granuleuse.

D. OVULE. — L'ovule ou œuf arrivé à maturité, se présente sous la forme d'une grosse cellule enfoncée dans l'épaisseur du cumulus proligère et mesurant 200 μ environ.

Il est formé en allant de dehors en dedans : d'une membrane enveloppe (la membrane vitelline), d'une masse protoplasmique (le vitellus), d'un noyau (la vésicule germinative) et enfin d'un corps spécial (la vésicule de Balbiani).

Membrane vitelline. — La membrane vitelline mesure 10 μ d'épaisseur. Examinée, à l'aide d'un faible grossissement, elle paraît complètement transparente et homogène, d'où les noms de *zone pellucide, zone transparente* que lui ont donnés certains auteurs. A l'aide d'un fort grossissement elle paraît formée de deux couches, *l'une externe* et *l'autre interne.*

La *couche externe* est striée suivant les rayons de l'ovule ; elle paraît être une production cuticulaire, non pas de l'ovule, mais des cellules de la couche granuleuse qui se trouvent immédiatement en contact de l'œuf.

La *couche interne* n'est pas striée, elle représente une production cuticulaire directe de l'ovule.

Chez la femme et chez les mammifères la membrane vitelline forme une enveloppe entièrement close ; chez les poissons, elle présente un orifice infundibuliforme (micropile) destiné à laisser pénétrer les spermatozoïdes au moment de la fécondation. Chez les animaux invertébrés l'existence du micropile est constante, et on peut même observer plusieurs micropiles dans un seul œuf, par exemple chez les insectes.

Vitellus. — Le vitellus de l'œuf des mammifères présente la structure du protoplasma ordinaire. Il est formé :

1º D'un réticulum dont nous avons déjà fait connaître la constitution ;

2º D'une substance liquide placée dans les mailles de ce réticulum (hyaloplasma).

Le vitellus contient en outre des granulations albumino-graisseuses qui paraissent destinées à assurer la nutrition de l'œuf. Ces granulations sont désignées sous les noms de vitellus nutritif et de deutoplasme de Van Beneden.

Vésicule germinative. — La vésicule germinative ou de Purkinje mesure 40 à 50 μ. C'est le noyau de l'œuf. Elle est située non pas au centre de l'œuf, mais sur une des parties latérales et possède un nucléole volumineux mesurant de 5 à 7 μ. Ce nucléole, découvert par Wagner, est désigné sous le nom de *tache germinative* ou *tache de Wagner*.

Vésicule de BALBIANI. — La vésicule de BALBIANI ou *vésicule embryogène* est un corps nucléiforme plus petit que la vésicule germinative (elle mesure 5 μ) qui se trouve placée à côté ou plus ou moins loin de la vésicule germinative. Cette vésicule naît par bourgeonnement d'une des cellules qui entourent l'œuf dans l'ovisac et entre progressivement dans le vitellus. Quel est le rôle de cette vésicule ? Pour BALBIANI, elle represente un *élément mâle primordial*, comparable jusqu'à une certaine mesure au spermatozoïde, et capable de produire une *préfécondation*. Ce qui le prouve, c'est qu'elle suffit pour produire un commencement de segmentation dans l'œuf, mais cette segmentation s'arrète bientôt et l'œuf se détruit si le spermatozoïde n'intervient pas. Chez certains animaux, le phénomène peut aller jusqu'à la formation de l'individu complet : l'œuf se développe sans intervention du spermatozoïde. C'est ce que l'on a appelé la *Parthénogénèse*, phénomène curieux qu'on observe chez les pucerons, les abeilles, etc..., et qui s'explique par le développement de la vésicule embryogène et par son rôle fécondant (BALBIANI).

IV. **Corps jaunes**. — La formation des corps jaunes est liée à la maturation et à la rupture des ovisacs, aussi ces corps font-ils entièrement défaut chez la femme non pubère.

De la naissance à la puberté, la couche corticale de l'ovaire est constituée par des *ovisacs jeunes* tels que nous les avons décrits plus haut. Après la puberté, un certain nombre d'ovisacs *augmentent considérablement de volume*, la couche connective se *vascularise* et un liquide s'épanche dans leur cavité. On est alors en présence de follicules arrivés à maturité. En raison de leur augmentation de volume, ces follicules débordent la couche ovigène et font d'abord saillie dans la couche médullaire ou bulbeuse. Bientôt la couche, qui les sépare de la surface de l'ovaire, s'amincit et la paroi du follicule se trouve en contact de l'épithélium de revêtement de l'ovaire. Alors, sous l'influence d'une congestion du bulbe de l'ovaire et de la pression du liquide qu'il renferme, le follicule se rompt et met l'ovule en liberté. Ce phénomène constitue la *ponte* et coïncide avec les *époques menstruelles*.

Le *corps jaune* constitue une sorte de néoformation qui se forme à la place du follicule rompu et peut atteindre jusqu'à 1 centim. ou 1 centim. et demi.

A la coupe, le corps jaune paraît constitué de la façon suivante :

1° Au centre se trouve, tout à fait au début, un *caillot sanguin* qui disparaît bientôt pour être remplacé par un *noyau fibro-vasculaire*.

2° A la périphérie, se montre une *couche conjonctive* formant des plis nombreux et flexueux d'aspect cérébroïde. Cette couche s'avance progressivement vers le centre, étouffant le noyau fibro-vasculaire central qui n'est bientôt plus représenté que par une petite zone fibreuse de forme étoilée. Cette couche, qui constitue la presque totalité du corps jaune, est formée par du *tissu réticulé* et paraît résulter de l'hypertrophie de la couche réticulée du follicule. Elle contient de grosses cellules volumineuses chargées de granulations jaunâtres analogues aux cellules interstitielles dont nous avons parlé plus haut. Il s'agit probablement des cellules lympathiques de la couche réticulée du follicule qui ont pris des dimensions et un aspect inaccoutumé (DE SINÉTY).

Le corps jaune que nous venons de décrire est celui qui succède à la rupture d'un follicule dont l'ovule a été fécondé et qui a été suivi de grossesse. Il atteint des dimensions et une durée considérables. Complètement développé au deuxième mois de la grossesse, il conserve son volume jusqu'au sixième mois et décroît à partir de ce moment pour ne disparaître que plusieurs mois après l'accouchement.

A côté des *corps jaunes de la grossesse*, il en existe d'autres qui succèdent à la rupture de follicules dont l'ovule n'a pas été fécondé et que l'on désigne sous les noms de *corps jaunes de la menstruation* ou encore de *faux corps jaunes*. Ils diffèrent des précédents par plusieurs caractères :

1° Le corps jaune de la menstruation est *moins volumineux* et atteint son *développement en trois semaines* pour diminuer ensuite à partir de la quatrième semaine.

2° Il est constitué par du *tissu conjonctif* vulgaire et par des *cellules pigmentées*. A aucune période on n'observe *l'hypertrophie de la couche réticulée* qui caractérise le corps jaune vrai (1).

(1) Tous les follicules ne s'ouvrent pas et un certain nombre d'entre eux s'atrophient sans avoir expulsé leur contenu. Ce phénomène, connu sous le nom d'*atrésie des follicules*

BULBE DE L'OVAIRE

La substance médullaire ou bulbeuse forme la partie la plus étendue de l'ovaire de la femme adulte. Elle est constituée par du *tissu conjonctif;* par des *fibres musculaires lisses ;* par des *vaisseaux* et par des *nerfs* (1).

1º *Tissu conjonctif.* — Les faisceaux du tissu conjonctif bien qu'affectant une direction principale parallèle à l'axe des vaisseaux, s'entre-croisent dans toutes les directions.

2º *Fibres musculaires lisses.* — Les fibres musculaires lisses sont les unes isolées, les autres réunies en faisceaux plus ou moins volumineux. Elles se dirigent et s'entre-croisent dans toutes les directions.

3º *Vaisseaux.* — Les vaisseaux de la portion bulbeuse présentent un développement considérable. Les *artères* sont remarquables par leur enroulement en tire-bouchon, disposition qui se retrouve dans les organes subissant de grandes variations de volume. Ce sont des *artères hélicines.* Les *veines* sont extrêmement volumineuses, variqueuses, anastomosées en plexus. Au point de vue du calibre des vaisseaux, la portion bulbeuse peut être divisée en deux régions.

a) Une *zone périphérique* voisine de la couche ovigène renfermant des vaisseaux d'un calibre fin. Ces vaisseaux fournissent à la couche ovigène.

b) Une *zone centrale* renfermant des vaisseaux volumineux.

En raison de la disposition des vaisseaux, la substance bulbeuse de l'ovaire paraît pouvoir jouer le rôle d'un tissu érectile.

4º *Nerfs.* — Les nerfs sont formés de fibres à myéline et de fibres de Remak. Ils pénètrent dans la substance bulbeuse avec les vaisseaux et se terminent d'une manière qui n'est pas complètement élucidée. Il est probable que le plus grand nombre de fibres est destiné aux *fibres musculaires lisses* et aux *vaisseaux.*

---

est suivi de la formation de tissu conjonctif muqueux au sein duquel il est possible de retrouver les restes de l'ovule représentés par la membrane vitelline plus ou moins déformée (DE SINÉTY).

(1) Cette substance est rouge et présente une consistance mollasse.

§ 2. — **Trompes.**

Les parois des trompes sont formées de trois tuniques qui sont de dehors en dedans : une *couche séreuse,* une *couche musculaire,* une *couche muqueuse.*

1. **Couche séreuse**. — La couche séreuse est constitueé par le péritoine très peu adhérent à la couche sous-jacente. Elle est tapissée comme le reste du péritoine, par une assise de *cellules endothéliales* auxquelles se trouvent mêlées, mais seulement au niveau du *ligament tubo-ovarien,* des traînées de *cellules à cils vibratiles.*

2. **Couche musculeuse**. — Cette couche est constituée par deux plans de fibres lisses : un *plan externe de fibres longitudinales* et un *plan interne de fibres circulaires.*

3. **Couche muqueuse**. — La couche muqueuse, d'un blanc rosé à l'état physiologique, présente de nombreux plis longitudinaux qui apparaissent, sur une coupe transversale, comme autant de franges élégantes.

L'épithélium qui la tapisse, est formé d'une seule assise de *cellules cylindriques à cils vibratiles,* qui se continuent jusque sur la face externe du pavillon, à une distance variant de 0,4 à 2 millimètres suivant les animaux. En ce point, se trouve un liséré au niveau duquel s'effectue la *transformation de l'épithélium vibratile en épithélium péritonéal.* Les cellules cylindriques, après avoir perdu leurs cils, diminuent de plus en plus de hauteur jusqu'à ce qu'elles soient devenues lamellaires et entièrement semblables à l'épithélium des séreuses.

Le *derme* formé de tissu conjonctif ne contient ni glandes, ni papilles. D'après certains auteurs, il est doublé, à sa face externe, d'une *musculeuse de la muqueuse* dont les fibres affectent une direction longitudinale.

§ 3. — **Utérus.**

Les parois de l'utérus sont constituées par trois tuniques superposées qui sont : une tunique séreuse, une tunique musculaire et une muqueuse.

Tunique externe séreuse. — La tunique séreuse est une dépendance du péritoine.

Tunique moyenne musculeuse. — La structure de cette couche diffère suivant que l'on considère un utérus à l'état de vacuité ou un utérus gravide.

A l'*état de vacuité*, la tunique musculeuse de l'utérus est constituée par un tissu grisàtre, dense, dans la constitution duquel entrent des *fibres musculaires lisses* et les *éléments du tissu conjonctif*.

A l'*état gravide ou d'activité*, cette couche présente une coloration rouge et offre une constitution qu'il est facile de mettre en évidence. Elle est formée par les *éléments du tissu conjonctif* et par un nombre considérable de *fibres musculaires lisses* qui offrent des caractères différents de ceux que montrent les fibres lisses de l'utérus à l'état de vacuité.

Elles *augmentent de volume* et deviennent dix fois plus longues et six fois plus larges que pendant la vacuité.

Elles augmentent de *nombre* et il se forme de nouvelles fibres musculaires pendant les six premiers mois de la grossesse.

Elles perdent leur *coloration* blanc grisàtre et deviennent rouges offrant à peu près la teinte du gésier des oiseaux.

Enfin elles subissent une modification de *structure* et prennent un aspect granulé qui rappelle la striation transversale des muscles à contractions rapides.

Ces fibres se groupent de façon à constituer trois plans musculaires :

a) Un *plan externe* comprenant un faisceau médian ansiforme et des fibres transversales se portant sur les annexes de l'utérus.

b) Un *plan moyen* très épais (il représente la moitié de la tunique musculeuse) formé de fibres entre-croisées dans toutes les directions et revêtant un aspect plexiforme.

c) Un *plan interne* comprenant : des fibres longitudinales médianes et des fibres transversales plus profondes.

Au niveau du col on ne trouve plus que les plans *externe* et *interne* et presque toutes les fibres ont une direction annulaire ou légèrement oblique.

Ce serait une grave erreur que de croire que ces différentes couches possèdent une indépendance complète les unes par rapport aux autres ; en réalité, les fibres passent de l'une à l'autre, s'entre-croisent à chaque instant, et font de l'utérus un muscle dans lequel les faisceaux ne présentent pas des directions bien déterminées (1).

(1) Les dispositions des faisceaux dans les couches musculeuses de l'utérus, sont étu-

Tunique muqueuse. — La tunique muqueuse présente une structure différente à l'*état de repos, pendant la menstruation, pendant la grossesse.*

I. Muqueuse utérine au repos. — La muqueuse utérine au repos doit être étudiée au niveau du *corps de l'utérus* et au niveau du *col.*

a) *Muqueuse du corps*. — La muqueuse du corps présente une *coloration* gris rosé et une *épaisseur* qui atteint 2 millim. Elle ne présente ni papilles ni villosités.

Son *revêtement épithélial* est constitué par une seule assise de *cellules cylindriques à cils vibratiles*; chez le nouveau-né et chez les femmes avancées en âge ce sont des *cellules cylindriques non ciliées.*

Le *derme* est constitué par des faisceaux connectifs délicats avec de nombreuses cellules lymphatiques qui cheminent dans les mailles circonstrites par ces faisceaux.

On trouve, dans l'épaisseur du derme, des formations analogues à des *glandes en tubes* et que l'on considérait autrefois comme de véritables glandes fournissant une *sécrétion* spéciale. Ces tubes simples ou bifides sont tapissés par un *épithélium vibratile* entièrement semblable à celui du revêtement de la muqueuse utérine. Il est admis que *ce ne sont pas de véritables glandes* mais de simples dépressions de l'épithélium utérin destinées à refaire cet épithélium lorsqu'il est tombé après chaque période menstruelle.

b) *Muqueuse du col*. — La muqueuse du col est *plus blanche* que celle du corps; sa *consistance* est plus ferme; son *épaisseur moindre.*

L'*épithélium* de revêtement du col est formé par un épithélium *cylindrique vibratile*; au *voisinage de l'orifice externe* il est *pavimenteux stratifié*; dans le fond de sillons ou débouchent les glandes du col il est formé de *cellules caliciformes.*

Le *derme* est moins riche en cellules que celui de la muqueuse du corps de l'utérus. Il présente un grand nombre de *glandes en grappe* tapissées par des *cellules caliciformes* et par conséquent *sécrétant du mucus.* Il n'est pas rare que le conduit excréteur de ces glandes s'oblitère et alors elles se laissent dilater par le mucus qui s'accumule

diées dans tous les traités d'anatomie descriptive. Nous ne pouvons entrer ici dans plus de détail.

dans leur cavité et forment de petits kystes connus sous le nom d'*œufs de Naboth*.

II. Muqueuse pendant la menstruation. — Pendant la période menstruelle, la muqueuse du corps de l'utérus présente une série de modifications importantes. Elle devient *rouge, molle, friable*, et présente des *plis* d'aspect cérébroïde. Son *épaisseur* augmente et s'élève à 6 millim.

L'*épithélium* tombe à chaque menstruation et subit ainsi une *mue mensuelle* coïncidant exactement avec l'ovulation. Chez les animaux, cette mue se fait à l'époque du rut.

Le *derme* devient œdémateux et s'infiltre de globules blancs. Un certain nombre de cellules s'hypertrophient donnant naissance à des *cellules géantes* (plaques cellulaires de Léopold.) Les *involutions épithéliales* (anciennes glandes du corps de l'utérus) s'allongent et leurs culs-de-sac se dilatent. En même temps il se fait une congestion intense des vaisseaux et des capillaires utérins qui sont absolument gorgés de sang.

L'épithélium utérin entraîne, dans sa chute, la *partie la plus superficielle du derme*, et l'hémorrhagie menstruelle se produit. Quand elle est terminée, la rénovation de la couche épithéliale se fait à l'aide des cellules des pseudo-glandes de la muqueuse utérine.

III. Muqueuse pendant la grossesse. — La muqueuse utérine se modifie considérablement aux différentes époques de la grossesse. Elle constitue certaines enveloppes de l'œuf dont l'ensemble est connu sous le nom de *caduques*. Quand l'ovule fécondé est arrivé dans la cavité utérine, il se fixe ordinairement dans l'un des plis de la muqueuse au niveau de la face postérieure de l'utérus près de l'une des trompes. Sous son influence les plis de la muqueuse qui bordent le sillon s'élèvent autour de l'ovule qu'ils finissent par entourer complètement.

La portion de muqueuse qui a ainsi enveloppé l'œuf est la *caduque réfléchie;* la petite portion de muqueuse sur laquelle repose l'ovule est la *caduque inter-utéro-placentaire* ou *sérotine;* enfin tout le reste de la muqueuse du corps de l'utérus constitue la *caduque directe*.

Premier mois. — Les trois caduques présentent pendant le premier mois de la grossesse une structure identique. La modification caractéristique porte sur les *tubes épithéliaux* qui *s'allongent* et se *dilatent* dans des proportions telles que leur extrémité profonde se trouvant logée dans un espace trop étroit, se pelotonne de mille manières. Il en résulte que, sur une coupe perpendiculaire à la surface, la muqueuse utérine présente deux zones d'aspect différent.

1° Une *zone profonde* correspondant à la partie pelotonnée et dilatée des tubes épithéliaux et qui mérite, en raison de l'aspect lacunaire produit par la section de tous ces tubes, le nom de *couche spongieuse* (LÉOPOLD) ou encore de *couche glandulaire* (FRIEDLANDER).

2° Une *zone superficielle* dans laquelle les tubes glandulaires sont espacés, le tissu conjonctif plus dense, d'où le nom de *couche compacte* qui lui a été donné.

Les tubes sont tapissés par des *cellules épithéliales* semblables à celles des parties correspondantes de la muqueuse utérine au repos mais, vers l'orifice, ces cellules s'aplatissent en même temps qu'elles dégénèrent.

Le *tissu conjonctif* de la muqueuse ressemble à celui de la muqueuse pendant la menstruation. Il faut seulement noter la *multiplication* des cellules conjonctives hypertrophiées (*cellules déciduales de Friedlander*), leur groupement autour des vaisseaux et la physionomie un peu différente qu'elles présentent dans la couche compacte et dans la couche spongieuse. Dans la couche compacte elles sont arrondies ; dans la couche spongieuse elles sont allongées, irrégulières et granuleuses. Enfin tout le tissu est infiltré de *globules blancs* et se trouve abondamment irrigué par des *vaisseaux sanguins* dilatés.

Deuxième mois. — Pendant le premier mois l'œuf n'adhère pas aux parois de l'excavation formée par les caduques, mais dès le deuxième mois le *chorion* (1) qui s'est hérissé de villosités vasculaires, envoie ces villosités dans les caduques et l'adhérence s'établit surtout au niveau de la sérotine.

La *caduque directe* mesure 6 à 7 millim. et présente les mêmes particularités qu'au premier mois.

La *caduque réfléchie* présente des glandes surtout abondantes au niveau de la réflexion, plus rares au niveau du point culminant de l'enveloppe de l'œuf. L'épithélium ne persiste que dans le fond des culs-de-sac.

____

(1) C'est une des enveloppes de l'œuf en voie de développement.

La *sérotine se vascularise* considérablement au niveau de la couche compacte. La couche spongieuse est remarquable par la dilatation et l'irrégularité des tubes glandulaires. L'épithélium est très altéré et en voie de dégénérescence.

Troisième et quatrième mois. — La *caduque directe* augmente encore d'épaisseur et mesure 10 millim. environ, sa surface n'est pas encore soudée à la caduque réfléchie. On constate une *diminution de la couche compacte* tandis que la *couche spongieuse* présente des lacunes, de plus en plus grandes, tapissées par des cellules épithéliales à peu près intactes.

La *caduque réfléchie* adhère fortement au chorion. Elle présente une *tendance à l'atrophie* marquée par la diminution de son *épaisseur* et par la disparition des glandes qui deviennent de plus en plus rares.

La *sérotine* présente un aplatissement des lacunes et une dégénérescence complète de leurs cellules épithéliales qui tombent dans la cavité des lacunes.

Cinquième mois. — A ce moment l'œuf, remplissant complètement la cavité utérine, il se fait une soudure des caduques directe et réfléchie qui étaient primitivement distinctes l'une de l'autre.

En outre la *caduque directe* diminue d'épaisseur, ses glandes se réduisent dans la partie superficielle à l'état de simples fissures et il n'y a plus d'épithélium que dans les régions profondes.

La *caduque réfléchie* offre, dans certains points, des restes de glandes dans lesquelles les cellules sont entièrement dégénérées.

La *sérotine* présente des capillaires énormes formant de véritables sinus sanguins. Autour de ces capillaires se montrent des *cellules déciduales* qui atteignent leurs plus grandes dimensions.

Sixième et septième mois. — La soudure de la caduque directe avec la caduque réfléchie est devenue plus intime.

La *caduque directe* a encore diminué par suite de l'amincissement de sa couche celluleuse et on ne trouve plus de cellules épithéliales que dans les culs-de-sac des régions profondes de la couche lacunaire. Le stroma, qui sépare les glandes, est presque entièrement formé par des cellules déciduales.

La *caduque réfléchie* ne présente plus *ni glandes, ni vaisseaux,* elle est considérablement amincie. Les cellules déciduales fusiformes granuleuses et brunâtres y dessinent de longues traînées.

La *sérotine* s'amincit considérablement.

Huitième et neuvième mois. — Vers la fin de la grossesse, les caduques continuent à diminuer d'épaisseur et les glandes n'existent plus que dans les parties profondes au voisinage de la tunique musculeuse de l'utérus.

Au moment de l'*accouchement*, les caduques sont entraînées avec les enveloppes de l'œuf, mais la tunique musculeuse de l'utérus n'est pas mise à nu, et il reste une partie de la région spongieuse de la caduque directe et de la sérotine qui servira à régénérer la muqueuse utérine. Ce n'est que huit semaines environ après l'accouchement, que la muqueuse se présente avec son aspect et sa structure normaux.

Vaisseaux et nerfs de l'utérus. — Les *artères* de l'utérus sont remarquables par les *nombreuses flexuosités* qu'elles décrivent (artères hélicines). Elles donnent naissance à de nombreux capillaires qui forment des réseaux importants *autour des glandes* et à la *surface de la muqueuse.*

Les *veines* présentent un développement considérable. Elles sont *variqueuses, largement anastomosées* et adhèrent au tissu musculaire. Ce sont de véritables *sinus utérins.* Leurs parois sont très minces et on n'y trouve pas de valvules.

Les *lymphatiques* se montrent, dans l'épaisseur de l'utérus, sous forme de *gaines lymphatiques* qui enveloppent les vaisseaux. Ces gaines communiquent avec des espaces en rapport, les uns avec les autres, par des trajets rétrécis (fentes lymphatiques), et vont se jeter dans le réseau sous-péritonéal, qui se trouve lui-même en communication avec la cavité du péritoine par l'intermédiaire d'orifices analogues à ceux que Ranvier a décrits dans le centre phrénique du lapin (LÉOPOLD).

Les *nerfs* suivent le trajet des artères et se terminent d'une façon encore peu connue. La plupart des filets nerveux paraissent destinés aux *vaisseaux* et aux *cellules musculaires lisses.*

§ 4. — Vagin.

Sur une coupe transversale du vagin on peut constater que cet organe est formé de quatre tuniques : une *tunique fibreuse,* une *tunique musculeuse*, une *couche conjonctive sous-muqueuse* et une *muqueuse.*

1. Tunique fibreuse . — La tunique fibreuse la plus *externe*, est formée par un *tissu conjonctif* remarquable par sa richesse en *fibres élastiques*. Il renferme le *plexus veineux* vaginal.

2. Tunique musculeuse. — La tunique musculeuse présente plusieurs plans de fibres. On en décrit généralement deux :

a) Un *plan superficiel* de fibres longitudinales.

b) Un *plan profond* de fibres circulaires.

Entre ces deux plans se trouvent des fibres plus ou moins obliques que certains anatomistes décrivent comme un troisième plan de fibres plexiformes.

Toutes ces fibres sont constituées par des faisceaux de *cellules musculaires lisses* séparés et unis par du tissu conjonctif lâche (1). Pendant la grossesse, ces cellules subissent des modifications analogues à celles que présentent les cellules musculaires lisses de l'utérus.

3. Couche conjonctive sous-muqueuse. — En dedans de la tunique musculeuse, nous trouvons la couche conjonctive *sous-muqueuse* formée par un tissu conjonctif dont la structure ne diffère pas de celle du tissu conjonctif ordinaire.

4. Tunique muqueuse. — La couche la plus interne est formée par une *muqueuse* dont l'épaisseur varie d'un millimètre à un millimètre et demi. Sa couleur est d'un gris cendré ou rosé (Sappey). Sa face externe est hérissée de nombreuses papilles cylindriques, très volumineuse, sur les colonnes vaginales. Chez l'enfant et chez la vierge ces papilles sont plus longues que chez la femme qui a eu des rapports sexuels.

L'épithélium est *pavimenteux stratifié.* Les cellules superficielles, lamellaires et munies d'un noyau, ressemblent aux cellules correspondantes de l'épithélium buccal.

Le *derme*, formé de faisceaux connectifs et de fibres élastiques, présente de nombreuses papilles, mais est absolument *dépourvu* de *glandes* de toute espèce.

---

(1) A la partie inférieure du vagin elles sont mélangées à des fibres striées appartenant en réalité à l'anneau vulvaire.

§ 5. — Glandes vulvo-vaginales.

Chaque glande vulvo-vaginale ou de Bartholin représente un amas de petites *glandes en grappes* qui viennent s'ouvrir dans un *canal excréteur commun* soit *directement par un orifice rétréci*, soit indirectement par l'intermédiaire de *canaux dilatés* figurant, sur une coupe, des *sinus irréguliers*.

Considérée au point de vue de sa structure, chaque glande de Bartholin présente trois parties : une *charpente* ; des *acini sécréteurs* et des *voies d'excrétion*.

A. **Charpente**. — La charpente est formée par du *tissu conjonctif* au milieu duquel on trouve, par places, des *fibres lisses* et des *faisceaux musculaires striés*.

B. **Acini sécréteurs**. — Les acini sécréteurs sont tapissés par des *cellules muqueuses* semblables à celles du col de l'utérus.

C. **Voies d'excrétion**. — Aux culs-de-sac glandulaires font suite des canaux rétrécis et très courts qui se jettent dans des cavités irrégulières, tapissées de cellules cubiques, d'où partent les canaux excréteurs. Ceux-ci présentent une lumière étroite, limitée par une seule rangée de cellules cylindriques. Le canal principal, auquel aboutissent les tubes excréteurs, présente plusieurs rangées de cellules épithéliales cylindriques ; sur toute son étendue il reçoit de petites glandes qui s'y jettent sans passer par l'intermédiaire des sinus.

§ 6. — Glande mammaire.

C'est seulement pendant la lactation que la glande mammaire acquiert son développement le plus considérable et présente la *fonction glandulaire*, c'est-à-dire le pouvoir de sécréter. A cette période de l'existence, elle est constituée par la réunion de quinze à vingt *glandes en grappe* unies entre elles par un *stroma fibreux*. Chacune de ces glandes, qui constitue un lobe de la glande mammaire, présente à étudier des *conduits excréteurs* et des *culs-de-sac sécréteurs*.

Culs-de-sac sécréteurs. — Les acini ou culs-de-sac sécréteurs sont arrondis ou piriformes, volumineux ; ils atteignent en moyenne $0^{mm},10$ à $0^{mm},20$. Ils sont formés d'une *membrane propre* et de *cellules glandulaires*.

1) *Membrane propre :* La membrane propre est décomposable en *cellules plates* semblables à celles qui forment la couche homologue des acini des glandes salivaires.

2) *Cellules glandulaires :* L'épithélium glandulaire est constitué par *une seule assise des cellules cubiques* munies d'un gros noyau arrondi. Ces cellules sont immédiatement appliquées contre la membrane propre et limitent une lumière glandulaire, large, remplie d'un liquide tenant en suspension des globules graisseux, qui va constituer le lait. Il est indiscutable que les cellules forment les éléments du lait, mais il est plus difficile de déterminer le mécanisme qui préside à cette formation.

Si l'on examine les culs-de-sac de la glande mammaire à la fin de la grossesse, on constate qu'ils sont remplis de cellules dont les plus internes présentent de nombreuses granulations graisseuses, tandis que les plus externes, celles qui sont au contact de la membrane propre, n'en contiennent pas, mais offrent, en revanche, des figures karyokinétiques, indices d'une multiplication cellulaire active. D'après cet examen, on serait conduit à penser que le mécanisme de la sécrétion du lait serait semblable à celui de la sécrétion sébacée. Il se ferait une évolution cellulaire dont on pourrait indiquer, comme il suit, les principales étapes.

a) Les cellules de la couche, qui se trouve immédiatement appliquée contre la membrane propre, sont polyédriques, granuleuses, dépourvues de granulations graisseuses et présentent des figures karyokinétiques, indices d'une multiplication active.

b) Les cellules de la deuxième assise sont plus volumineuses, plus arrondies et présentent de nombreuses granulations graisseuses. Leur noyau commence à s'atrophier.

c) Enfin, tout à fait au centre du cul-de-sac, les cellules sont complètement remplies par des granulations graisseuses qui les distendent au point de les faire éclater. Il n'existe plus ni protoplasma ni noyau.

La sécrétion du lait se ferait donc d'après le même type que la sécrétion sébacée, c'est-à-dire par une multiplication et évolution cellulaire aboutissant à la dégénérescence des éléments.

C'est de cette manière que se fait la sécrétion *rudimentaire* du début de la lactation, sécrétion qui aboutit à la production du *colostrum* et dans laquelle il est possible de trouver des cellules contenant de nombreuses gouttes de graisse (globules de colostrum). Mais la *sécrétion véritable* du lait se fait suivant un mécanisme un peu différent : il n'y a dans la glande en pleine lactation, ainsi que nous l'avons indiqué plus haut, qu'une seule assise de cellules glandulaires tapissant la face interne de la paroi propre. Le noyau de chacune de ces cellules se multiplie par le mécanisme de la karyokinèse, de telle sorte que chacun de ces éléments est alors formé par une masse de protoplasma munie de deux à trois noyaux. En même temps que se fait la multiplication cellulaire, la partie interne de la cellule (celle qui limite la lumière glandulaire), s'allonge, s'étire de plus en plus, se remplit de corpuscules graisseux, s'étrangle, ne restant plus adhérente que par un mince pédicule au corps cellulaire, et se détache enfin de la cellule, en entraînant avec elle un noyau. La partie séparée subit une fonte qui aboutit à la formation d'un liquide au sein duquel nagent les globules graisseux.

Dès que la portion interne de la cellule s'est détachée, les mêmes phénomènes se reproduisent et c'est ainsi que se forment la partie liquide et les corpuscules graisseux du lait (1).

Conduits excréteurs. — Les conduits excréteurs sont constitués :

1° Par un *gaine de tissu conjonctif,* riche en *fibres élastiques* et qui renferme, dans les conduits volumineux (conduits galactophores), un assez grand nombre de *fibres musculaires lisses* dont la direction est sensiblement parallèle à l'axe du conduit.

2° Par une *membrane propre,* semblable à celle des culs-de-sac glandulaires.

3° Par un *revêtement épithélial.* Dans les conduits les plus fins qui confinent aux culs-de-sac, ce revêtement est constitué par une seule rangée de *cellules cubiques* ; dans les conduits galactophores, il est constitué par *une double rangée d'épithélium cylindrique* (DE SINÉTY) (2). Au niveau de leur orifice cutané les conduits galactophores présentent un revêtement *pavimenteux* stratifié.

---

(1) Le lait, considéré au point de vue microscopique, est formé d'un liquide dans lequel nagent un nombre infini de *globules brillants* dont le volume est extrêmement variable. Ce sont des globules graisseux.

(2) On désigne sous le nom de conduits galactophores les conduits principaux des glandes qui composent la mamelle. Ces conduits, au nombre de 15 à 20, comme les glandes elles-mêmes, viennent s'ouvrir séparément au sommet du mamelon, après avoir présenté une dilatation ampullaire connue sous le nom de *sinus des conduits galactophores.*

Stroma. — Le stroma, qui forme la charpente de la mamelle, est constitué par du *tissu conjonctif*, peu riche en éléments cellulaires, sauf *au voisinage des grains glandulaires* où il possède de *nombreuses cellules rondes* qui augmentent en nombre pendant la lactation. Chez la femme il n'y a, autour des acini, que de très rares *fibres musculaires lisses*.

Glande mammaire en dehors de la lactation. — Comme toutes les glandes la mamelle se forme aux dépens d'une involution épithéliale. Vers le troisième mois de la *vie fœtale*, on voit apparaître au niveau de la quatrième côte un bourgeon formé aux dépens des couches profondes de la peau, qui s'enfonce dans le tissu mésodermique sous-jacent. Ce bourgeon d'abord unique donne naissance à des pro-longements latéraux. Chacun de ces bourgeons donnera naissance à une glande.

A la *naissance*, il se forme de nouveaux bourgeons, qui se creusent en même temps d'une cavité à leur partie périphérique, tandis que leur portion interne reste pleine de cellules.

Au moment de la *puberté*, il se produit de nouveaux culs-de-sac et il se fait une légère congestion de la glande et une liquéfaction des cellules centrales des bourgeons. Il se fait un léger écoulement au niveau du mamelon.

Chez la femme *pubère qui n'a pas eu d'enfants*, la mamelle est représentée par une plaque fibreuse très résistante dans la masse de laquelle se montrent des traînées de cellules épithéliales représentant des bourgeons en doigt de gant.

Pendant la *lactation* les bourgeons se développent et arrivent à former les glandes mammaires, telles que nous les avons décrites plus haut.

Chez la femme *qui a eu des enfants*, la mamelle présente la même structure qu'avant la grossesse, mais la plaque fibreuse se trouve dissociée par des amas de tissu cellulo-adipeux.

Enfin, après la ménopause, les traînées épithéliales s'atrophient et on n'en trouve plus que des traces.

Chez le *mâle* les glandes mammaires restent toujours rudimentaires.

Mamelon et aréole. — Le mamelon et l'aréole sont remarquables par plusieurs caractères :

1º La *peau* est fortement pigmentée, surtout pendant la grossesse, grâce à la présence de granules de pigment qui occupent les couches profondes de l'épiderme. Elle possède de nombreuses et grosses papilles munies les unes d'un riche *appareil vasculaire*, les autres, de *corpuscules de Meissner*. A la surface de la peau viennent s'ouvrir trois variétés de glandes : des *glandes sudoripares*, des *glandes sébacées simples*, des *glandes sébacées très volumineuses*, qui s'hypertrophient au moment de la grossesse. (Ce sont elles qui forment les *tubercules de Montgomery* et certains auteurs les considèrent comme des glandes mammaires accessoires.)

2° Le *derme et le tissu cellulaire* sous-aréolaire sont *complètement dépourvus de cellules adipeuses*. En revanche, ils contiennent un grand nombre de *fibres musculaires lisses*. Ces fibres forment des réseaux, elles sont très abondantes dans le mamelon où on peut les distinguer en fibres horizontales, longitudinales et obliques. Ce sont elles qui amènent, par leur contraction, l'élongation et la raideur du mamelon, phénomène désigné improprement sous le nom d'érection du mamelon.

TROISIÈME PARTIE

ORGANES DES SENS

CHAPITRE PREMIER

PEAU

La peau présente à étudier :

1° L'épiderme ;
2° Le derme ;
3° Des glandes ;
4° Des productions cornées (les poils et les ongles) ;
5° Des terminaisons nerveuses sensitives.

§ 1. — Épiderme.

L'épiderme est représenté par un *épithélium pavimenteux stratifié* qui recouvre le derme dans toute son étendue et s'adapte exactement à toutes les anfractuosités, à toutes les saillies qui le surmontent.

Sa *face interne* représente une empreinte fidèle de la face externe du derme, de sorte que, là où le derme présente une saillie, l'épiderme offre une dépression correspondante et réciproquement ; sa *face externe* est beaucoup moins accidentée car les saillies papillaires du derme se perdent dans l'épaisseur de l'épithélium et n'apparaissent que fort peu à la surface. Au niveau de cette face, on trouve un grand nombre d'orifices qui livrent passage aux poils, et aux produits de sécrétion des glandes sudoripares et de quelques glandes sébacées, organes qui traversent l'épiderme dans toute son épaisseur.

La *couleur* de l'épiderme donne à la peau des différentes races sa physionomie propre ; nous verrons plus loin qu'elle est produite par la présence de granulations pigmentaires dans les cellules épidermiques, le derme ne contenant pas trace de pigment (?).

Son *épaisseur*, considérée dans le plus grand nombre des régions, oscille entre 50 et 220 μ, mais elle peut varier dans des proportions considérables par suite du développement très inégal de la couche cornée.

Sa *composition chimique* est imparfaitement connue : la couche cornée contient une substance albuminoïde, désignée par les chimistes sous le nom de *kératine*, dans la composition de laquelle entrent du carbone, de l'hydrogène, de l'azote, de l'oxygène et du soufre.

STRUCTURE DE L'ÉPIDERME. — Considéré au point de vue de sa structure l'épiderme présente deux couches bien distinctes : une couche profonde dite *corps muqueux de Malpighi* et une couche superficielle connue sous le nom de *couche cornée*.

A. **Corps muqueux de Malpighi**. (Réseau muqueux, réseau de Malpighi, stratum Malpighi.) — Le corps muqueux de Malpighi, ainsi désigné en raison de sa mollesse, est situé entre la couche cornée et la face externe du derme dont il est séparé par une *membrane basale*. Sa face interne décrit une ligne ondulée marquée par une série d'angles saillants et rentrants dessinés par la pénétration du corps muqueux dans les espaces interpapillaires. Son épaisseur moyenne, qui est une fois et demie à trois fois plus grande que celle de la couche cornée, mesure 40 μ environ au-dessus des papilles et 60 μ entre les papilles.

Le corps muqueux présente à considérer trois étages : la *couche basilaire ou génératrice ; le réseau ou lac du corps muqueux ; le stratum granuleux*.

1° *Couche génératrice*. — La couche génératrice est formée par une seule rangée de cellules cylindriques implantées perpendiculairement sur la membrane basale à laquelle elles adhèrent par des *dents* ou crénelures qui s'enfoncent dans des dépressions correspondantes de cette membrane. Ces cellules présentent deux particularités remarquables portant sur le *noyau* et sur le *protoplasma*.

a) Les *noyaux*, volumineux, allongés parallèlement à l'axe de la cellule, présentent des figures karyokinétiques qui indiquent clairement que cette couche est destinée à la régénération de l'épiderme.

b) *Le protoplasma* est plus ou moins chargé de granulations pigmentaires brunes ou complètement noires qui, en raison de leur teinte et de leur abondance, donnent aux races leurs caractères distinctifs. Ces granulations sont tellement abondantes dans la peau

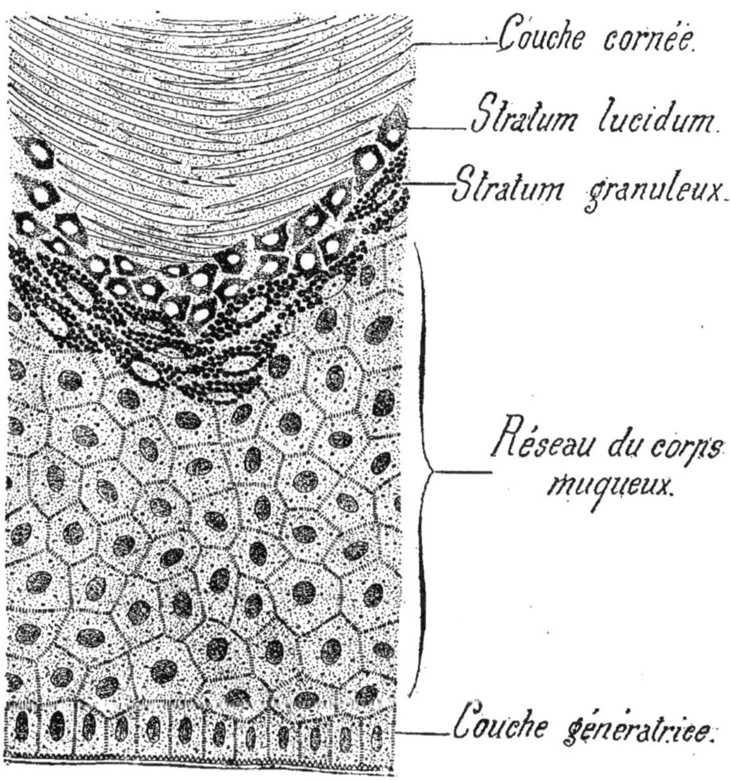

FIG. 148. — Coupe schématique de l'épiderme.

du nègre que la couche génératrice apparaît, sur la coupe, comme une bande noire. Le pigment épidermique est insoluble dans l'acide acétique, dans l'alcool et dans l'éther; il est formé par la *mélanine*, corps imparfaitement connu (1).

2° *Réseau muqueux*. — Le second étage du corps muqueux est constitué par *plusieurs assises de cellules*, volumineuses, polyé-

(1) Chez les nègres le pigment existe encore, mais en quantité moindre, dans les cellules du second étage du corps muqueux.

driques, présentant, sur leurs faces, des *dentelures* qui rendent ces cellules tout à fait caractéristiques. Elles présentent à étudier un *noyau* et une *masse protoplasmique*.

a) Le *noyau* situé au centre de la cellule, est volumineux, ovoïde, entouré d'une *mince zone hyaline* comme s'il ne remplissait pas entièrement la cavité dans laquelle il est contenu.

b) Le *protoplasma*, en raison des dentelures qu'il présente sur les bords de la cellule, a été étudié minutieusement par un grand nombre d'histologistes :

Schrön, qui le premier a attiré l'attention sur l'aspect strié des cellules malpighiennes, attribuait cet aspect à l'existence de canalicules très fins faisant communiquer les cellules.

Schultze, modifiant cette description, essaya de prouver que les cellules étaient hérissées de petites épines s'engrenant mutuellement comme les roues d'un engrenage. En conséquence il donna à ces cellules le nom de cellules à piquants, cellules épineuses, cellules dentelées.

Bizzozero admit comme Schultze l'existence des piquants, mais il avança que les piquants loin d'être engrenés s'unissaient bout à bout.

D'après Ranvier la structure de ces cellules est beaucoup plus compliquée : il faut distinguer, dans chacun de ces éléments, deux espèces de protoplasma.

a) Un *protoplasma granuleux*, indifférent, répandu dans toute la masse de la cellule.

b) Un protoplasma différencié formé de *filaments* diversement enroulés autour du noyau. Ces filaments ne restent pas confinés dans une seule cellule, ils s'en échappent et vont, après un court trajet, se jeter dans les cellules voisines, où ils s'enroulent en affectant les mêmes dispositions que dans la cellule d'où ils viennent. Ce sont eux qui dessinent les dentelures observées par Schrön entre les cellules. Il résulte de cette disposition que les filaments limitent, dans les espaces intercellulaires, des espaces canaliculaires dans lesquels circule le plasma destiné à la nutrition de l'épiderme.

3º *Stratum granuleux.* — Le troisième étage du corps de Malpighi est désigné sous le nom de *stratum granuleux* en raison du grand nombre de granulations qui remplissent les cellules. Il comprend une ou deux rangées de cellules losangiques parallèles à la surface du tégument dans lesquelles on peut distinguer les particularités suivantes :

a) Le noyau est aplati presque entièrement atrophié.

b) Les filaments d'union ont disparu.

c) Le protoplasma est farci de grosses granulations fixant vivement les matières colorantes et en particulier le *carmin* que RANVIER considère comme formées par une substance liquide, ayant la consistance de l'huile, à laquelle il a donné le nom *d'éléidine*. Cette

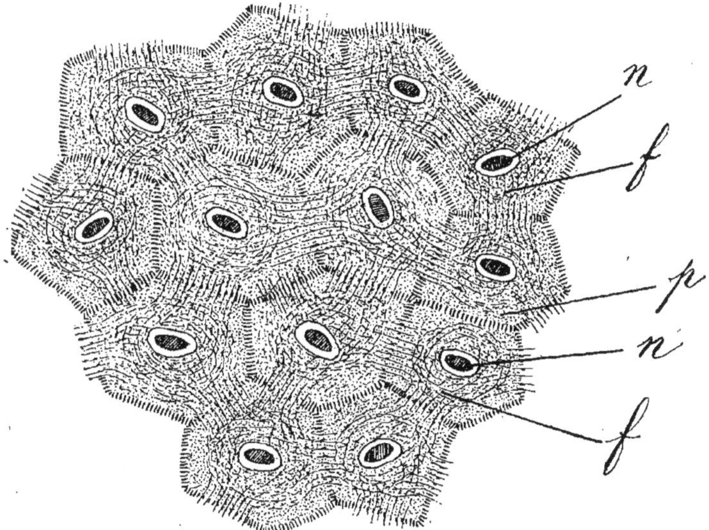

FIG. 149. — Cellules du réseau muqueux de Malpighi. Schéma d'après la description de RANVIER.

n. Noyau. — *p*. Protoplasma granuleux. — *f*. Protoplasma filamenteux.

substance, qui semble liée à la disparition du noyau et des filaments, est extrêmement soluble dans les acides; elle paraît présider à la formation de la couche cornée, c'est-à-dire à la kératinisation épidermique. WALDEYER a considéré ces granulations comme se rapprochant de l'hyaline de Recklinghausen et il les a décrites sous le nom de kérato-hyaline.

B. **Couche cornée**. — La couche cornée forme la zone la plus externe de l'épiderme ; son épaisseur varie considérablement suivant la région que l'on examine. Très développée à la *plante des pieds* et à la *paume des mains*, elle se réduit à son minimum au niveau des lèvres. En général la couche cornée est *très épaisse* dans les endroits où la peau est exposée à des *frottements fréquents* ou supporte des *pressions* notables (plaques cornées professionnelles). A la lumière transmise elle présente une *teinte* légèrement jaunâtre ; à la lumière réfléchie les lambeaux de la couche cornée offrent une couleur blanc grisâtre. Cette couche se détache facilement et par larges lambeaux sur les cadavres macérés.

Au point de vue histologique la couche cornée est constituée par plusieurs assises de cellules qu'on peut diviser en trois étages : le *stratum lucidum*, la *couche feuilletée* et la *couche desquamante*.

1° *Stratum lucidum*. — Le stratum lucidum comprend deux ou trois assises de cellules aplaties, intimement soudées entre elles, renfermant un noyau. Quand on traite un fragment de peau par l'acide osmique, la *couche feuilletée* et la *couche desquamante* se colorent en *noir* tandis que le *stratum lucidum reste incolore:* Il paraît donc ne pas contenir de graisse. En revanche M. Ranvier a montré que cette zone renferme de *l'éléidine*, non plus sous forme de gouttes distinctes comme le stratum granuleux, mais sous forme « de *flaques, entièrement libres, de dimensions variables et à bords plus ou moins sinueux* ».

2° *Couche feuilletée*. — Le deuxième étage est formé par un nombre très variable d'assises de cellules semblables à des lamelles plissées, entièrement dépourvues de noyau (1) et intimement unies par leurs bords. Pendant la vie, ces cellules imprégnées de graisse ne se laissent pas pénétrer par les liquides ; sur la peau durcie par l'alcool et traitée par le picro-carmin elles prennent une coloration jaune serin.

Ces cellules ont subi la transformation kératineuse qui ne porte, ainsi que l'a montré Unna, que sur la couche externe de la cellule tandis que la partie centrale apparaît encore comme une substance vivante soluble et éliminable dans les liquides digestifs (Expériences de digestion artificielle).

---

(1) Retterer a montré que le noyau existe dans les cellules de la couche cornée et que s'il est difficile à voir c'est que le manteau de kératine ne permet pas aux teintures de pénétrer jusqu'à lui. Il suffit de traiter l'épiderme par un alcali puis par un colorant pour déceler dans les cellules cornées un noyau plus ou moins atrophié.

3° *Couche desquamante*. — Le troisième étage, le plus superficiel, est constitué par des cellules cornées semblables à celle du
second étage, mais qui se disjoignent sous forme d'écailles ou de
pellicules emportées par les frottements extérieurs.

§ 2. — Derme.

On désigne sous le nom de *derme* ou de *chorion* la partie conjonctive de la peau. C'est une membrane conjonctive et vasculo-
nerveuse qui se continue insensiblement, par sa face profonde, avec
le tissu cellulaire sous-cutané et qui confine, par sa face superficielle, à la couche génératrice de l'épiderme dont elle est séparée par
une membrane basale. Il présente à étudier deux parties : une *couche superficielle* ou couche papillaire et une *couche profonde* ou
couche réticulaire.

1° **Couche papillaire**. — La couche papillaire est ainsi nommée à
cause des prolongements ou papilles qui la surmontent. Ces prolongements sont des élevures implantées perpendiculairement sur
la surface du derme et s'enfonçant dans les parties profondes de la
couche de Malpighi. Entre les papilles, le corps muqueux de
Malpighi s'enfonce dans le derme sous forme de bourgeons connus
sous le nom de bourgeons interpapillaires.

Quelle est la *forme* des papilles ? Pour un grand nombre d'anatomistes, ce sont des élevures coniques, tantôt simples, tantôt ramifiées.
Pour d'autres auteurs ce sont, principalement à la paume de la main,
de *véritables crêtes* ou arêtes dermiques séparées par des sillons.

Les dimensions des papilles varient suivant les régions, entre
$0^{mm},05$ à $0^{mm},20$ de longueur et $0^{mm},05$ de largeur au niveau de la
base. Leur *nombre* varie énormément, mais c'est au niveau de la
pulpe des doigts qu'elles offrent leur plus grand développement.
Mɛɪssɴᴇʀ en a compté 400 dans 2 millim. carrés.

Suivant la prédominance des *vaisseaux* ou des *nerfs* on distingue
les papilles en *papilles nerveuses* et en *papilles vasculaires;*
nous reviendrons plus loin sur cette question. Au point de vue de la
structure, la couche papillaire présente à considérer deux parties : la
membrane basale qui la sépare de l'épiderme, et le *tissu qui forme
sa trame*.

a) Mᴇᴍʙʀᴀɴᴇ ʙᴀsᴀʟᴇ. — Elle est constituée par une membrane

extrêmement mince, *hyaline*, qui s'applique exactement, par sa face interne, sur tous les accidents de la surface dermique. Sa face externe présente des plis et des dépressions dans lesquels *sont implantées les dents des cellules* de la couche épidermique profonde.

b) Tissu propre de la région papillaire. — La région papillaire du derme est constituée par des *faisceaux connectifs* entremêlés de *cellules conjonctives* et de *fibres élastiques*. Les *faisceaux conjonctifs* sont entre-croisés dans toutes les directions, de façon à former un *feutrage inextricable d'autant plus serré qu'on s'approche davantage de la surface;* les *cellules conjonctives* sont plus nombreuses que dans la couche profonde. Elles sont appliquées contre les faisceaux, et se moulent dans les fentes qu'ils circonscrivent en revêtant les formes les plus variées; le *réseau élastique* est constitué par un nombre considérable de fibres qui se distinguent de celles des couches profondes du derme par leur grande minceur.

Les fibres de ce réseau offrent, comme les faisceaux connectifs de cette région, un entrelacement irrégulier et serré qui forme en quelque sorte une *couche superficielle élastique*. Au voisinage de l'épiderme, se trouve le réseau élastique sous-épithélial d'où partent des fibres terminales qui se portent directement vers la couche basilaire au niveau de laquelle elles se terminent. Ces fibres, peu abondantes au niveau de la partie inférieure des papilles, se montrent en plus grand nombre vers la partie supérieure des papilles dont elles entourent les sommets comme d'une palissade pour s'arrêter ensuite en pointe terminale contre l'épithélium sans se recourber. Le centre de la papille est entièrement dépourvu de production élastique.

La *région papillaire* du derme et les *bourgeons épithéliaux* papillaires représentent la partie la plus importante de la peau. C'est elle qui est le siège du processus pathologique dans la plupart des affections cutanées.

2° **Couche réticulaire**. — En raison de sa structure, plus lâche, la couche profonde du derme a reçu le nom de *couche réticulaire;* mais elle ne saurait être exactement séparée de la précédente avec laquelle elle se continue sans ligne de démarcation bien nette. Elle est formée, comme la zone papillaire, de *faisceaux connectifs*, de *cellules plates* et d'un *réseau élastique* ; mais les fentes, laissées par ces éléments, sont plus larges et, par suite, le tissu moins condensé. En outre, les faisceaux conjonctifs ont un volume plus considérable que dans la zone papillaire.

Le *réseau élastique* de la portion réticulaire est formé de grosses fibres ramifiées et anastomosées dessinant des mailles rhomboïdales. Il n'est pas rare de trouver des membranes élastiques tendues dans l'angle que forment les fibres à leur point de bifurcation.

C'est dans la couche réticulaire que l'on trouve, dans certaines régions, de petits faisceaux de *fibres lisses*, tantôt isolés, tantôt annexés à des follicules pileux et que nous retrouverons quand nous ferons l'étude des poils.

Les fibres qui n'ont aucune relation avec les poils (muscles de l'aréole, du scrotum) sont enveloppées de réseaux élastiques sur lesquels elles se fixent et qui leur servent de petits tendons élastiques (1).

§ 3. — **Vaisseaux de la peau.**

Vaisseaux sanguins. — Les artères, destinées à la peau, forment dans le tissu cellulaire sous-cutané un premier réseau dont les branches sont parallèles à la surface : c'est le *réseau sous-dermique*. De ce réseau partent de nombreuses branches qui montent plus ou moins obliquement vers l'épiderme en accompagnant les canaux excréteurs des glandes sudoripares. Ces branches, après avoir donné, dans leur portion initiale, des rameaux pour les glandes et les follicules pileux, forment, immédiatement au-dessous des papilles, un réseau vasculaire serré, parallèle à la surface cutanée et désigné sous le nom de *réseau sous-papillaire*.

C'est du réseau sous-papillaire que se dégagent des artérioles qui montent dans les papilles où elles donnent naissance à un ou à plusieurs capillaires. Ceux-ci continuent le trajet des artérioles jusqu'aux sommets des papilles au niveau desquels ils se recourbent en anse et viennent se jeter dans une veine volumineuse, fermée en cul-de-sac et occupant le centre de chaque papille. Les capillaires s'ouvrent tantôt dans le cul-de-sac terminal de la veine, tantôt sur différents points de son trajet.

Les veinules, issues des papilles, se jettent dans un réseau veineux

---

(1) Les fibres des muscles peauciers striés se fixent également sur les réseaux élastiques de la peau.

sous-papillaire semblable à celui des artères. De ce réseau partent des veines volumineuses qui, après avoir reçu les veinules des glandes et des follicules pileux, vont se jeter dans le réseau veineux de la couche conjonctive sous-cutanée.

Nous avons donc, dans la peau, un réseau artériel et veineux *sous-papillaire*, un autre réseau profond propre à la *couche conjonctive sous-cutanée*, des réseaux propres aux *glandes* et aux *follicules pileux*, enfin les *bouquets papillaires*.

Ces réseaux ont une importance pathologique très différente :

1° Les bouquets papillaires, le réseau sous-papillaire et les réseaux glandulaires sont extrêmement riches et marquent par ce fait même le siège des productions inflammatoires de la peau. Bien que le réseau sous-papillaire et le réseau sous-dermique communiquent par des branches verticales, il existe cependant une certaine indépendance entre les deux réseaux et il est habituel de voir les processus inflammatoires rester localisés autour des bouquets papillaires et du réseau sous-papillaire.

2° Il se pourrait même que certaines parties du réseau sous-papillaire tiennent sous leur dépendance des territoires indépendants de la peau. En effet, quand on fait une injection artificielle de la peau, il se forme au début des territoires d'injection dont les limites ne se confondent avec celles des districts voisins que lorsque tout le réseau capillaire des papilles est rempli. Chacun de ces territoires formerait la base d'un cône d'injection dont le sommet correspondrait à un ramuscule artériel propre à ce territoire. On pourrait expliquer, par cette disposition anatomique, l'apparition d'altérations morbides circonscrites et isolées telles que les taches de roséole et ces zones limitées d'anémie et de congestion qu'on observe dans certaines affections cutanées.

Vaisseaux lymphatiques. — Les lymphatiques prennent naissance dans les papilles du derme sous forme de branches fermées en cul-de-sac qui commencent en général au niveau de la partie moyenne des papilles. De là ces branches se portent vers les parties profondes et vont se jeter dans un *réseau capillaire lymphatique sous-papillaire* placé au-dessous du réseau sanguin correspondant.

De ce réseau partent des branches qui, après avoir reçu les lymphatiques des follicules pileux et des glandes, vont se jeter dans le réseau lymphatique du tissu cellulaire. Ce dernier contient des vaisseaux valvulés et musclés.

En outre des capillaires lymphatiques il existe, dans le derme, des espaces séparant les faisceaux conjonctifs que les histologistes considèrent comme des espaces lymphatiques. Ces espaces, remplis par un liquide séreux analogue à la lymphe, contiennent souvent des globules blancs (1).

Nutrition de l'épiderme. — L'épiderme est complètement privé de vaisseaux sanguins et lymphatiques. Sa nutrition est assurée par les liquides nutritifs, venus des bouquets papillaires, qui cheminent dans les espaces intercellulaires et baignent les cellules du corps muqueux. Il est possible que les globules blancs qui pénètrent en grand nombre dans les couches de l'épiderme concourent à cette nutrition en apportant aux cellules l'oxygène, le pigment et la matière glycogène dont ils sont chargés.

(1) Voyez pour la signification de ces espaces la discussion sur les origines des lymphatiques, p. 322.

CHAPITRE SECOND

GLANDES DE LA PEAU

§ 1. — **Glandes sébacées.**

On distingue, dans la série des vertébrés et à différentes époques de la vie, trois variétés de glandes sébacées : la forme *diffuse*, la forme *intra-épidermique* et la *glande sébacée vraie*.

1º La forme *diffuse* n'existe que chez les embryons. Elle est représentée par le bouchon épidermique qui a présidé au développement des poils et qui se trouve sur le trajet que ces derniers doivent parcourir. Ce n'est pas là une véritable glande ; mais les cellules de ce bourgeon subissent la transformation sébacée.

2º La forme *intra-épidermique*, que l'on trouve dans l'épaisseur de la gaine épithéliale externe des poils tactiles des mammifères. Elle n'a pas de membrane connective et se présente, au milieu des éléments épithéliaux de la gaine externe des poils, sous forme d'amas cellulaires ayant subi l'évolution sébacée.

3º La troisième forme ou la *glande sébacée vraie* est la seule qui existe chez l'homme. C'est celle que nous allons étudier.

Les glandes sébacées de l'homme sont des glandes en grappe situées dans les parties superficielles du derme.

Considérées dans leurs rapports avec les éléments de la peau, ces glandes peuvent être divisées en deux groupes : les glandes sébacées pilaires ; les glandes sébacées indépendantes.

1º *Glandes sébacées pilaires.* — Les glandes sébacées pilaires sont les plus nombreuses : elles s'ouvrent dans le follicule pileux en un point désigné sous le nom de col du follicule que nous apprendrons à connaître plus loin. Il y a, en général, une ou deux glandes pour chaque poil, mais il peut y en avoir un plus grand nombre, trois ou quatre par exemple. Quand il y a deux glandes, elles s'ouvrent dans le col du follicule en deux points diamétralement opposés : s'il y en a plusieurs, elles forment une sorte de couronne autour du col du follicule. Le *volume* des glandes sébacées est en raison inverse du développement du poil, ce sont les poils de duvet qui ont les glandes les plus grosses.

2° *Glandes sébacées indépendantes.* — Les glandes sébacées indépendantes s'ouvrent directement à la surface de la peau. Elles sont plus rares et on ne les observe guère que sur l'aréole du mamelon et sur les petites lèvres (1).

· A côté de ce deuxième groupe, il faut placer un certain nombre de glandes dont le conduit s'ouvre directement à la surface de la peau mais qui renferment un follicule pileux rudimentaire.

Considérées au point de vue de leur *forme* les glandes sébacées représentent des glandes en grappe et offrent par conséquent un tube excréteur et des acini sécréteurs.

Le *tube excréteur* est cylindrique ou infundibuliforme ; il est court et présente un calibre qui varie entre 12 μ, et 340 μ.

Les *acini sécréteurs* arrondis ou piriformes viennent s'ouvrir dans le conduit excréteur. Dans les glandes qui mesurent en moyenne 70 μ de diamètre il peut n'y avoir qu'un seul cul-de-sac et la glande prend alors la forme d'un utricule piriforme qui ressemble à une excroissance du follicule pileux. Dans les glandes plus volumineuses, il y a souvent un grand nombre de culs-de-sac.

Structure des glandes sébacées. — Au point de vue de leur structure, ces glandes présentent à considérer deux parties : le *tube excréteur* et les *culs-de-sac sécréteurs*.

1) **Tube excréteur**. — Le conduit excréteur, très court et rectiligne, est formé par une *membrane propre*, qui se continue directement avec celle des culs-de-sac sécréteurs, et par un *revêtement épithélial pavimenteux stratifié*, qui représente un prolongement de la gaine épithéliale externe du follicule pileux.

2) **Portion sécrétante**. — Les culs-de-sac glandulaires comprennent une *paroi propre* et un *épithélium sécréteur*.

a. *Paroi propre.* — La paroi propre, expansion de la membrane vitrée du follicule pileux, est formée par une *membrane hyaline* transparente, sans structure aucune, doublée extérieurement par une *couche connective* dans laquelle se distribuent les vaisseaux. Cette

(1) Certains auteurs décrivent, sous le nom de glandes de Tyson, des glandes sébacées indépendantes siégeant à la face interne du prépuce au niveau du sillon balano-préputial. L'existence de ces glandes est mise en doute par un grand nombre d'histologistes.

couche conjonctive présente un *réseau élastique* qui entoure étroitement les glandes. Ce réseau est serré et solide au niveau de l'embouchure du canal excréteur, mais il diminue de force à mesure qu'on s'avance vers le fond des culs-de-sac.

b. Epithélium glandulaire. — L'épithélium sécréteur remplit entièrement la cavité des acini glandulaires. Il présente des caractères différents suivant la région où on l'examine.

1° La couche, qui est immédiatement appliquée contre la mem-

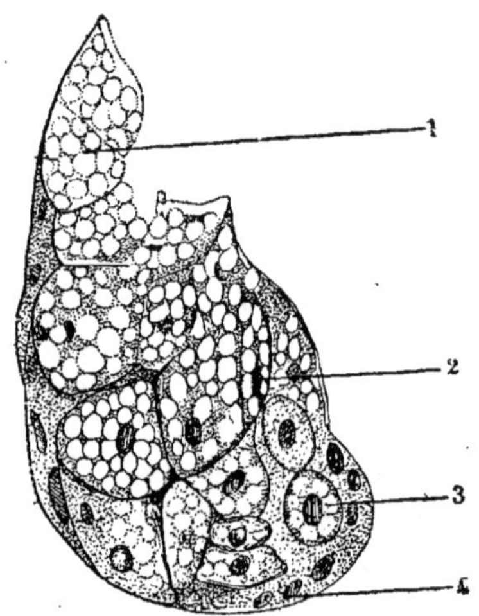

FIG. 150. — Coupe transversale d'une glande sébacée.

1. Cellules du centre de l'acinus qui ont entièrement subi la transformation sébacée.

2. Cellules montrant un noyau qui commence à s'atrophier.

3. Cellules chargées de granules graisseux mais possédant encore leur noyau.

4. Cellules de la première rangée.

brane propre, présente des cellules polyédriques sans granulations graisseuses qui offrent tous les phénomènes de la multiplication cellulaire et en particulier des figures de karyokinèse.

2° Dans la deuxième assise les cellules, plus volumineuses, présentent des *granulations graisseuses*.

3° Dans une région plus voisine du centre de l'acinus, le *nombre des granules graisseux* a augmenté et le *noyau* commence à s'atrophier.

4° Enfin, tout à fait au centre du cul-de-sac glandulaire, la cellule sébacée n'est plus représentée que par une membrane enveloppe remplie de graisse. Il n'existe pas de noyau ou on n'en trouve que des vestiges.

Telle est l'évolution de la cellule sébacée qui conduit à la formation d'un produit, semi-liquide, formé de graisse et de détritus cellulaires qui constitue la *matière sébacée ou le sébum;* mais toutes les cellules produites par la prolifération de la première assise des culs-de-sac, ne subissent pas la transformation sébacée. Certaines d'entre elles, se transforment en éléments semblables aux cellules de la couche cornée épidermique ; aussi on trouve, entre les cellules sébacées, des cloisons formées par des cellules kératinisées semblables à celles de la couche cornée de l'épiderme (RANVIER).

Comme on le voit, les glandes sébacées, considérées au point de de vue du mécanisme de la sécrétion, constituent le type des *glandes holocrines.*

§ 2. — Glandes sudoripares.

Les glandes sudoripares appartiennent à la classe des glandes en tubes. Elles sont formées d'un tube étroit, allongé, dont *une partie rectiligne représentant la partie excrétante* s'ouvre à la surface de la peau, tandis que l'autre partie *contournée* et pelotonnée sur elle-même se trouve placée dans la partie profonde du derme et dans la couche conjonctive sous-cutanée. Cette dernière partie constitue le *corps de la glande* ou le glomérule de la glande sudoripare.

Le *nombre* des glandes sudoripares est considérable. Il est en moyenne de 30 par 25 millim. carrés (SAPPEY); mais ce nombre augmente, dans certaines régions, par exemple à la paume de la main où il peut atteindre 106 pour la même étendue. On a évalué le nombre total des glandes de la surface du corps à 2,000,000.

Les *dimensions* sont extrêmement variables : le glomérule mesure en moyenne $0^{mm},3$ à $0^{mm},4$ de diamètre; il atteint ses plus grandes dimensions dans les glandes de l'aisselle dont les dimensions s'élèvent à $1^{mm},58$ et même à 2 millim.

STRUCTURE. — Considérées au point de vue de leur structure, les glandes sudoripares présentent à étudier deux parties distinctes ; le *tube sécréteur* et le *conduit excréteur :*

Tube sécréteur. — Le glomérule ou partie sécrétante des glandes sudoripares est constitué par un canal unique, tortueux, roulé comme un peloton de ficelle et situé dans la portion réticulaire du derme et dans le tissu cellulaire sous-cutané. Sa lumière, régulièrement cylindrique et uniforme dans tout son trajet, présente une dilatation ampullaire dans la région où le conduit sécréteur s'unit au tube excréteur.

Les parois de ce tube comprennent, de dehors en dedans : une *enve-*

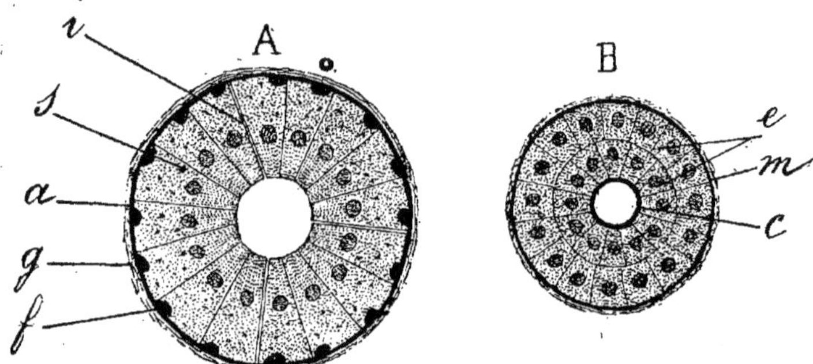

FIG. 151. — Coupe transversale schématique d'un tube de glande sudoripare.

A. Tube sécréteur.

a. Membrane propre.　　　　　　s. Cellules glandulaires.
g. Couche conjonctive.　　　　　i. Canalicules intercellulaires.
f. Coupe des cellules musculaires.

B. Tube excréteur (portion dermique).

e. Revêtement épithélial.　　　　c. Plateau des cellules de la cou-
m. Membrane propre.　　　　　　　che interne.

loppe connective, une *paroi propre,* une couche de *cellules mus-culaires* et une couche de *cellules épithéliales.*

a) *Enveloppe connective.* — L'enveloppe connective est formée de *faisceaux connectifs* affectant une disposition circulaire et de *cellules conjonctives.* A ces éléments vient se joindre un *réseau élastique* dont les fibres tantôt minces, tantôt épaisses, sont renforcées par des plaques élastiques.

C'est dans cette couche que se distribuent les *vaisseaux et les nerfs* destinés à la nutrition de la glande.

b) *Membrane propre.* — La membrane propre représente une dépendance de la basale du derme : sa *minceur extrême* et son aspect *anhiste* se montrent, très bien, sur les coupes transversales du tube glandulaire. Elle est complètement dépourvue de structure.

c) *Couche musculaire.* — Entre la membrane propre et la couche épithéliale, se trouve une rangée de *cellules musculaires lisses* qui *adhèrent intimement à la basale* par des crêtes longitudinales parallèles à l'axe de l'élément musculaire. Ces cellules ne sont pas perpendiculaires au tube sécréteur ; elles sont *obliquement enroulées* autour de lui, et décrivent *des tours de spire très allongés,* en laissant, entre elles, des *fentes* dans lesquelles s'enfoncent les cellules épithéliales pour se mettre en rapport avec la membrane propre.

Cette disposition des éléments contractiles a pour but :

1o De faciliter les échanges par suite du contact des cellules épithéliales avec la paroi propre.

2o De rendre l'excrétion plus complète, grâce à l'obliquité des éléments musculaires qui, en se contractant, *rétrécissent* et *raccourcissent* le tube glandulaire.

d) *Cellules glandulaires.* — En dedans de la couche musculaire, on trouve une rangée de *cellules épithéliales* offrant la *forme* d'une pyramide tronquée dont le sommet regarde la lumière glandulaire. Le *noyau* de ces cellules est sphérique, il occupe la partie moyenne de l'élément. Le *protoplasma* renferme des *granulations* disposées en séries linéaires parallèles au grand axe des cellules et figurant des *stries irrégulières.* A côté d'elles, on trouve d'autres granules, plus volumineux, fortement réfringents, possédant les *réactions caractéristiques de la graisse.*

Voici quelques-unes de ces réactions :

1) Elles résistent à l'action de l'acide acétique ;

2) Se dissolvent dans l'éther et le chloroforme ;

3) L'acide osmique les colore en noir.

En certains points, les cellules glandulaires laissent, entre elles, des espaces canaliculés qui s'étendent, depuis la lumière centrale du tube sécréteur jusqu'à la membrane propre et correspondent aux *canalicules intercellulaires* du foie et du pancréas (RANVIER).

Enfin, les cellules glandulaires de certaines glandes sudoripares présentent, à leur surface libre, une *bordure cuticulaire* particulièrement développée dans les glandes sudoripares du conduit auditif externe.

Tube excréteur. — Le tube excréteur présente à considérer une portion *dermique* et une portion *épidermique*.

a) Portion dermique. — La portion dermique fait suite au tube sécréteur. Après avoir décrit quelques *circonvolutions* et contribué, ainsi, à la *constitution du peloton glomérulaire,* il se dirige vers l'épiderme en suivant un *trajet rectiligne*. Ses parois sont formées :

1º D'une *tunique fibreuse* composée de *faisceaux conjonctifs,* de *cellules conjonctives* et de *fibres élastiques*. Les *fibres*

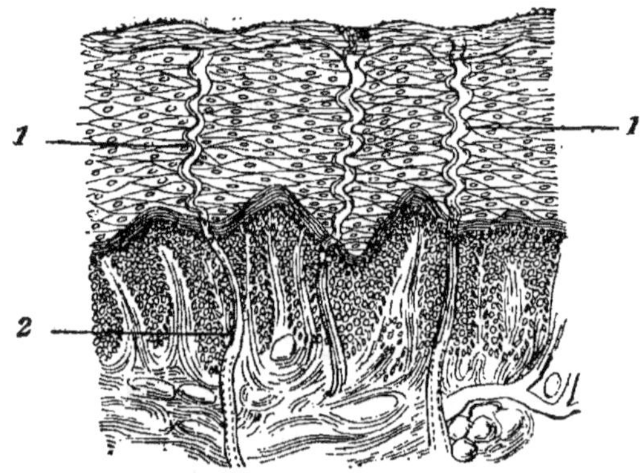

FIG. 152.

1º Partie du tube excréteur qui traverse la couche cornée. — 2º Partie du tube excréteur logée dans le corps muqueux.

élastiques se montrent sous la forme d'anneaux unis entre eux par des anastomoses longitudinales;

2º D'une *membrane propre,* continuation de la paroi propre du tube excréteur;

3º D'un *revêtement épithélial* constitué par deux rangées de petites cellules cubiques.

Les cellules de la rangée la plus interne sont limitées, du côté de la lumière glandulaire, par une *cuticule,* assez épaisse, qui semble destinée à empêcher la résorption et l'accumulation du liquide sécrété par la glande (RANVIER).

b) Portion épidermique. — Le tube excréteur arrivé au niveau du corps muqueux de Malpighi, pénètre dans l'épiderme et suit un trajet différent suivant que l'épiderme est mince ou épais. Si l'épiderme est mince, il est presque rectiligne et décrit seulement une légère courbe au voisinage de sa terminaison ; si l'épiderme est épais, il décrit un grand nombre de tours de spire avant de s'ouvrir à la surface de la peau, par un petit orifice connu sous le nom de *pore sudoral*.

Considérée au point de vue de la structure, cette portion du canal excréteur est extrêmement simple. Arrivée au niveau de la couche profonde du corps de Malpighi, la portion dermique du tube excréteur perd sa *tunique connective* et sa *membrane propre* qui se continuent, l'une avec le tissu conjonctif, l'autre avec la basale du derme.

La portion épidermique se trouve donc creusée dans l'épaisseur de l'épiderme, ne possède pas de paroi propre et se trouve simplement limitée par les différentes couches des cellules de l'épiderme.

Vaisseaux des glandes sudoripares. — Les vaisseaux sanguins forment, autour des glomérules, de riches réseaux capillaires à mailles polygonales qui s'arrêtent au niveau de la membrane propre. Les capillaires du tube excréteur sont fournis par deux sources différentes : par le réseau sous-papillaire pour la portion juxta-épidermique du tube ; par le réseau glomérulaire pour la portion juxta-glomérulaire. Ces deux systèmes sont plus ou moins indépendants l'un de l'autre.

Nerfs et sécrétion sudorale. — Il existe autour des glomérules un *plexus nerveux* de *fibres sans myéline* auxquelles sont annexées des *cellules nerveuses*. On ignore comment se terminent les fibres nerveuses (1).

Considérées au point de vue du *mécanisme de la sécrétion* les glandes sudoripares sont des *glandes mérocrines*, ainsi que l'ont montré RANVIER dans les glandes sudoripares de la chauve-souris et RENAUT dans la peau du cheval. Avant la sécrétion, les cellules sécrétantes sont hautes, avec noyau refoulé à la base tandis que la partie de la cellule qui confine à la lumière glandulaire est gorgée d'un liquide transparent. Après une abondante sudation, ces cellules ont diminué de hauteur et tout leur protoplasma est granuleux.

Si l'on a des doutes sur la terminaison des nerfs dans les glandes sudoripares il est cependant certain que la sécrétion de ces glandes est sous la dépendance du système nerveux et particulièrement des *nerfs*

____

(1) Voyez les terminaisons des nerfs du pancréas page 391.

excito-sécrétoires. Si l'on coupe le nerf sciatique (qui contient les nerfs excito-sécrétoires des membres postérieurs) chez un chat, la sécrétion de la sueur ne se fait plus au niveau de la pulpe de la patte correspondante ; l'excitation faradique du bout périphérique du nerf coupé provoque au contraire une abondante sudation au niveau de cette région. Cette sécrétion est *indépendante de la circulation,* car elle se produit sur une patte que l'on vient de couper sur un animal mort depuis peu de temps.

La pilocarpine, qui est un des meilleurs excitants de la sécrétion sudorale, agit sur les nerfs et non pas, comme on l'a cru pendant quelque temps, sur les cellules sécrétantes ou sur les centres nerveux de la moelle. En effet, si l'on coupe le sciatique de la patte d'un chat et qu'on injecte de la pilocarpine, on voit une abondante sudation se produire sur la pulpe des quatre membres, c'est-à-dire que le membre dont le sciatique est coupé se comporte comme les membres dont les nerfs sont *encore* en rapport avec les centres nerveux de la moelle épinière.

Si l'on injecte la pilocarpine cinq ou six jours après la section du sciatique, la patte ne sue pas parce que, à ce moment, la partie périphérique du nerf est *dégénérée.*

CHAPITRE TROISIÈME

PRODUCTIONS CORNÉES DE LA PEAU

§ 1. — **Poils.**

Les poils représentent des productions cornées, filiformes et flexibles qui se montrent en nombre plus ou moins considérable à la surface de la peau.

Description générale. — Ils sont formés de deux parties :

1º D'une partie qui fait saillie à la surface de la peau, c'est la *tige ou poil proprement dit.*

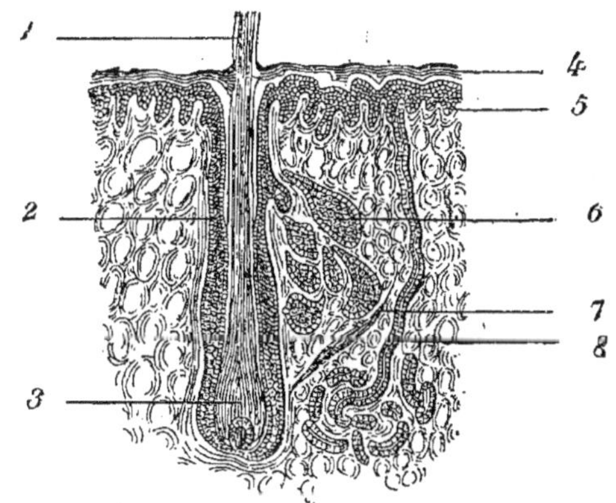

Fig. 153. — Coupe de la peau.

1. Poil.	5. Corps muqueux.
2. Gaines du follicule pileux.	6. Glande sébacée.
3. Bulbe.	7. Muscle redresseur.
4. Couche cornée.	8. Glande sudoripare.

2º D'une partie qui est implantée dans le derme, c'est la *racine du poil.*

La racine s'enfonce obliquement dans le derme jusque dans la couche conjonctive sous-cutanée où elle se termine par une extrémité renflée appelée *bouton du poil* qui peut se présenter sous deux formes principales : dans les poils à *bulbe plein*, c'est une saillie pleine en forme de massue ; dans les poils à *bulbe creux*, c'est un renflement, creusé en cul de bouteille, dans lequel se trouve enchâssée une *papille vasculaire*. Cette papille, émanation du tissu conjonctif, est un corps conique ou ovale, mesurant $0^{mm},141$ de longueur.

La racine du poil présente un certain nombre de parties annexes qui sont : le follicule pileux, le muscle redresseur du poil et les glandes sébacées.

1° Le *follicule pileux* est une sorte de sac qui enveloppe toutes les parties de la racine qui ne sont pas en contact avec la papille. Il a la forme d'une petite bouteille, c'est-à-dire qu'il est rétréci à sa partie superficielle et renflé à sa partie profonde. Dans la région où le follicule se rétrécit pour constituer le *col du follicule*, se trouve un point où la glande sébacée s'ouvre dans le follicule. Les rapports de la racine du poil avec le follicule sont différents suivant qu'on les considère au-dessus ou au-dessous du canal de la glande sébacée. Au-dessous, le poil adhère intimement à la paroi du follicule ; au-dessus, le poil occupe le centre du follicule et laisse entre la paroi folliculaire et sa couche la plus externe, un espace libre par lequel s'écoule la matière sébacée.

2° *Muscle redresseur :* Le muscle redresseur du poil est un petit faisceau de fibres lisses, mesurant en moyenne 100 µ d'épaisseur, et qui s'insère, en haut sur le réseau élastique sous-épithélial, en bas sur le réseau élastique de la paroi conjonctive du follicule tout près du fond de cet organe.

3° *Glandes sébacées :* Les glandes sébacées, dont nous connaissons déjà la structure, sont placées entre le muscle redresseur et la paroi folliculaire.

Structure de la tige du poil. — La tige ou poil proprement dit se compose de trois couches concentriques qui sont, en allant de dehors en dedans : l'*épidermicule*, l'*écorce* et la *moelle*.

a) Épidermicule. — L'épidermicule est formé d'une seule assise de cellules dont les limites figurent, à la surface du poil examiné à plat, un réseau d'une finesse extrême. Si l'on traite un cheveu par une solution de potasse à 40 p. 100, on arrive à séparer les cellules qui apparaissent, alors, sous forme d'écailles minces plus longues que larges, au milieu desquelles se trouve une tache claire, sans doute les restes d'un noyau. Dans un poil frais ces cellules sont disposées de telle sorte, que le bord, qui est tourné vers la racine du poil, est recouvert par le bord de la cellule voisine ; en un mot elles sont imbriquées à la manière des tuiles d'un toit.

b) Écorce. — La substance corticale, désignée encore sous le nom de substance fondamentale, est formée de *cellules fusiformes* si intimement unies les unes aux autres que leur ensemble figure une substance finement striée. Ces cellules cornées renferment les *vestiges d'un noyau* ; elles sont farcies de *granulations pigmentaires* qui donnent aux poils leurs nuances si variées.

c) Moelle. — La moelle forme, dans l'axe du poil, une colonnette cylindrique ayant un diamètre qui atteint le tiers ou le cinquième de celui du poil. Elle est constituée par un empilement de *cellules polyédriques* dont les *noyaux* sont difficilement perceptibles. Ces cellules renferment des granulations de deux sortes : les unes sont des *granules pigmentaires ;* les autres sont des *granules brillants* qui représentent, d'après certains histologistes, des gouttes de *graisse.* La moelle renferme également des lacunes remplies d'air.

Structure de la racine et du follicule. — Le follicule présente trois couches concentriques qui sont, de dehors en dedans : une *tunique connective,* une *couche hyaline* et une *tunique épithéliale.*

1° *Tunique connective :* La paroi connective est formée :

a. D'une couche externe de *fibres connectives longitudinales.*

b. D'une couche interne de *fibres connectives circulaires.*

Aux fibres de ces deux couches sont jointes des *cellules connectives* et des *réseaux élastiques.*

2° *Membrane vitrée :* La membrane vitrée se présente sous la forme d'une couche hyaline, transparente, amorphe, qui se continue avec la basale du derme dont elle n'est qu'une dépendance. Elle sépare la paroi connective des gaines épithéliales et se prolonge sur la papille, qu'elle sépare du bulbe du poil.

3° *Gaines épithéliales :* Les gaines épithéliales s'étendent de la papille jusqu'au *col du follicule,* c'est-à-dire jusqu'au point où la

---

(1) La moelle n'occupe pas toute la longueur du poil; dans les régions où elle existe elle présente des renflements et des étranglements, si bien que, par places, le cylindre médullaire peut être interrompu. Elle s'arrête à une certaine distance de la pointe du poil. Il n'y a pas de moelle dans les poils de duvet.

glande sébacée s'ouvre dans le follicule. Elles sont au nombre de
deux et sont distinguées en *gaine épithéliale externe* et *gaine
épithéliale interne*.

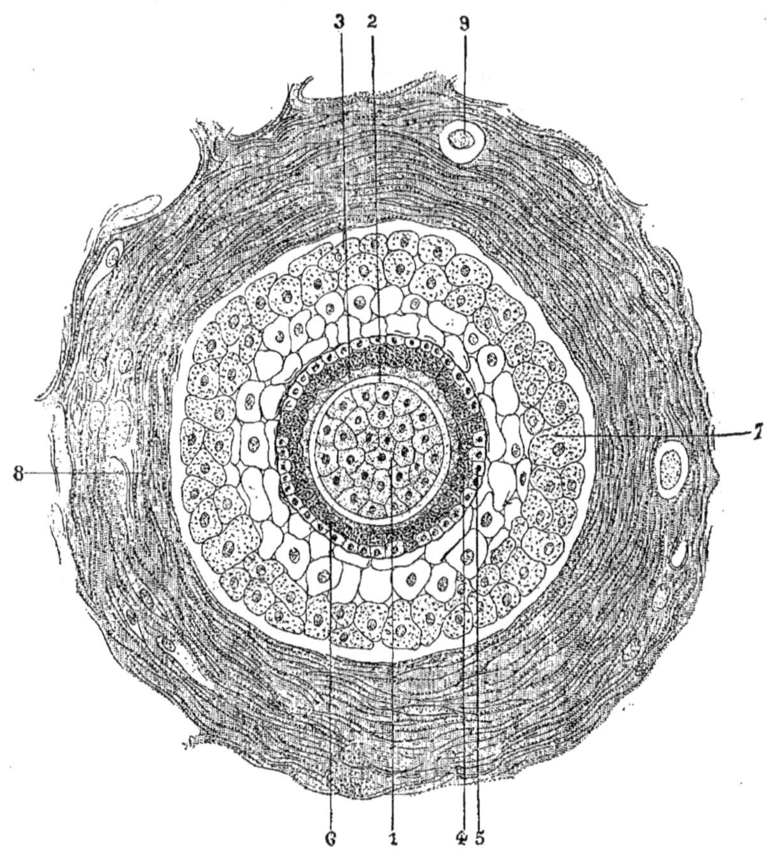

FIG. 154. — Coupe de la racine d'un poil.

1. Poil.
2. Épiderme du poil.
3. Cuticule de la gaine épithéliale interne.
4. Couche de Huxley.

5. Couche de Henle.
7. Gaine épithéliale externe.
8. Paroi connective.

Gaine épithéliale externe. — La gaine épithéliale externe, très
épaisse au niveau de la partie moyenne du follicule, va en s'amincissant vers la papille. Elle est formée de plusieurs assises de cellules
polyédriques entièrement semblables aux *cellules du corps muqueux*

de Malpighi. Ces cellules ne renferment pas d'éléidine et par conséquent ne subissent pas la kératinisation épidermique.

Au-dessus du point d'abouchement de la glande sébacée dans le
follicule, au niveau de la région connue sous le nom de col du follicule
pileux, la gaine épithéliale externe est remplacée par une couche
épithéliale que certains auteurs décrivent comme une dépendance de
la gaine épithéliale externe. La gaine épithéliale externe s'arrête au
niveau de l'embouchure de la glande sébacée, et la couche épithéliale,
qui est au-dessus, a la même structure que l'épiderme, dont elle n'est
qu'une dépendance,

Elle montre en effet de dehors en dedans :

a) Une assise de cellules cylindriques ;

b) Des cellules semblables à celles du lac des corps muqueux ;

c) Un stratum granuleux ;

d) Une couche cornée en contact avec le poil, dont elle n'est
séparée que par l'espace libre par lequel se déverse la matière
sébacée.

Gaine épithéliale interne. — La gaine épithéliale interne offre
la même épaisseur sur toute son étendue. Elle présente, de dehors
en dedans, trois rangées de cellules qui forment : la *couche
de Henle,* la *couche de Huxley* et la *cuticule de la gaine
épithéliale externe.*

a) Couche de Henle. — La couche externe ou de Henle est
formée d'une assise de cellules claires, réfringentes, laissant entre
elles des *fentes* dans lesquelles les *cellules de la couche de
Huxley envoient des prolongements.* Elles ne renferment pas
de noyaux ou n'en renferment que des vestiges.

b) Couche de Huxley. — Chez l'homme la couche de Huxley
est également formée d'une couche unique de *cellules cylindriques* munies de noyaux et en rapport, par leur face interne, avec la
cuticule de la gaine épithéliale interne et, par leur face externe, avec
la couche de Henle. Chez le cheval, elle comprend quatre à six
rangées de cellules présentant des vestiges de noyau (ARLOING).

c) Cuticule de la gaine épithéliale interne. — La cuticule de la
gaine épithéliale interne est formée de cellules lamelliformes, imbriquées à la manière des tuiles d'un toit. Elle est en contact direct avec
l'épidermicule de la racine du poil.

Papille du poil. — La papille du poil est formée par des *fais-*

ceaux *connectifs* extrêmement grêles, entremêlés de *cellules connectives* et unis par une *substance amorphe* finement granuleuse. Elle contient un *bouquet de capillaires* sanguins qui s'élèvent jusqu'au sommet de la papille.

La surface de la papille recouverte, comme nous l'avon indiqué plus haut, par la *membrane vitrée*, est tapissée par des *cellules épithéliales* dont on peut distinguer deux couches : une couche profonde de cellules cylindriques analogues aux cellules génératrices de l'épiderme ; une couche superficielle de cellules polyédriques. Ces cellules concourent à la formation du *poil* et de la *gaine épithéliale* interne. Au sommet de la papille, se trouvent des cellules remplies d'éléidine qui donnent naissance à la moelle du poil ; plus en dehors, sur la partie renflée de la papille, se trouvent des cellules prenant une coloration brune sous l'influence du picro-carminate, qui donnent naissance à l'écorce et à l'épidermicule du poil ; enfin, au niveau du col de la papille se trouvent des cellules chargées d'éléidine, destinées à former les trois couches de la gaine épithéliale interne (1), (2).

§ 2. — **Ongles.**

Les ongles représentent des plaques cornées enchâssées dans la peau modifiée au-dessous d'eux, dans le but de former le lit et la matrice de l'ongle.

Configuration générale. — Considérés au point de vue de leur

---

(1) Ces faits sont faciles à constater dans les poils à bulbe creux qui composent la barbe de l'homme et qui ont un canal médullaire d'un diamètre considérable. Il existe des poils à bulbe creux qui ne possèdent pas de canal médullaire, mais seulement une écorce et un épidermicule. Les cellules de la surface de la papille destinées à former ces poils ne contiennent pas d'éléidine ; au contraire, leur gaine épithéliale interne est produite par des cellules chargées d'éléidine (RANVIER).

(2) Les poils à bulbe plein, examinés sur une coupe perpendiculaire à la surface de la peau, apparaissent comme fixés non plus sur une papille, mais sur une masse épithéliale placée au-dessous de l'embouchure de la glande sébacée. Cette massse représente la gaine épithéliale revenue sur elle-même. Quelle est la signification de cette disposition anatomique ? D'après Ranvier, le poil à bulbe plein n'est qu'un poil arrivé au terme de son évolution. Quand la période d'accroissement du poil est terminée, la papille s'atrophie et le bulbe pileux se rétracte en se transformant ainsi en bulbe plein. Devenu libre au fond du follicule, le poil est attiré jusqu'au *muscle redresseur du poil*, tandis que les gaines sous-jacentes s'atrophient. Après être resté quelque temps comme greffé sur le bourgeon épithélial dont nous avons parlé plus haut, il ne tarde pas à être rejeté au dehors.

disposition générale, ils présentent à étudier deux parties : l'*ongle proprement dit* et le *lit de l'ongle.*

1° ONGLE PROPREMENT DIT. — L'ongle proprement dit est formé par une plaque cornée dans laquelle on peut distinguer trois parties :

La *racine*, enfoncée dans un sillon du derme, mince, molle et terminée par un bord offrant de légères dentelures.

Le *corps de l'ongle* s'étend de la racine jusqu'au sillon qui le sépare de la pulpe du doigt. Sa *face libre*, lisse, laisse voir la teinte rosée du lit de l'ongle sur la plus grande partie de son étendue. En haut, tout près de la racine, se trouve une zone limitée en bas par une ligne courbe à concavité supérieure, où cette teinte rosée est remplacée par une couleur blanchâtre ; c'est la *lunule de l'ongle.* La *face adhérente* du corps de l'ongle présente une série de crêtes et de dépressions qui correspondent aux saillies et aux sillons du lit de l'ongle.

L'*extrémité libre* de l'ongle présente une couleur blanc grisâtre et n'offre rien de spécial à signaler.

2° LIT DE L'ONGLE. — Le lit de l'ongle présente une forme générale quadrilatère, bombée au milieu et fortement déprimée en avant, en arrière et sur les côtés. Il est limité *sur les côtés* par un bourrelet qui recouvre le bord latéral de l'ongle, de façon à constituer la rainure latérale dans laquelle se trouve enchâssée la lame cornée ; en haut, la racine de l'ongle pénètre dans une rainure identique, mais plus profonde, qui est limitée en avant par un repli plus considérable que les bourrelets latéraux et qui porte le nom de *repli sus-unguéal.*

Le repli *sus-unguéal* est plus allongé, plus tranchant que les plis latéraux, il se prolonge chez l'embryon humain et chez un grand nombre d'animaux, à la surface de l'ongle, en constituant ce que l'on a appelé l'*épidermicule de l'ongle.*

La partie du lit de l'ongle qui correspond à la *racine de l'ongle* et à la zone de la lunule porte le nom de *matrice de l'ongle.*

La surface du lit de l'ongle est hérissée de fines *bandelettes longitudinales* qui commencent au fond de la matrice unguéale et se terminent brusquement au niveau du point où le bord antérieur de l'ongle se détache de son lit. Ces bandelettes présentent un aspect différent, suivant qu'on les observe dans la partie postérieure et dans la partie antérieure de l'ongle. Dans la partie postérieure, marquée extérieurement par la couleur pâle de la *lunule,* elles sont *peu saillantes* et figurent *des crêtes* ; dans la partie antérieure, elles sont *plus éle-vées* et figurent de *véritables lames* étendues, parallèlement les unes aux autres, du bord antérieur au bord postérieur de l'ongle. Ces saillies sont quelquefois désignées sous le nom de *crêtes de Henle*.

Structure de l'ongle. — Nous devons étudier : 1º la structure de l'ongle proprement dit ; 2º la structure du lit de l'ongle.

STRUCTURE DE L'ONGLE PROPREMENT DIT. — La lame cornée de l'ongle est constituée par des cellules cornées aplaties, allongées, munies d'un noyau plus ou moins déformé. Ces cellules sont si intimement unies les unes aux autres qu'il faut faire agir des réactifs dissociateurs extrêmement puissants pour les séparer les unes des autres, comme par exemple la solution chaude de potasse à 40 p. 100.

STRUCTURE DU LIT DE L'ONGLE. — Le lit de l'ongle comprend deux couches distinctes : le *derme* sous-unguéal et l'*épithélium* qui le recouvre.

1) *Derme :* Le derme sous-unguéal est formé de *faisceaux conjonctifs* parallèles et perpendiculaires à l'axe du doigt, de *cellules connectives* et de *fibres élastiques.*

Le derme des replis qui entourent l'ongle (replis latéraux et repli sus-unguéal) diffère de celui du lit proprement dit. Il renferme en effet, sur sa face superficielle, non contiguë à l'ongle, des glandes sudoripares et des papilles nerveuses.

Le derme du lit proprement dit (derme sous-unguéal) ne renfermant pas de glandes, possède en revanche un réseau vasculaire extrêmement développé. Sur toute l'étendue de cette région, il existe, dans la région superficielle du derme, un *réseau capillaire* dont les mailles sont parallèles à la surface. De ce réseau partent des anses simples ou anastomosées qui montent dans les crêtes du derme unguéal.

2) *Épiderme :* La structure de l'épiderme diffère suivant que l'on considère les *replis péri-unguéaux* ou le *lit de l'ongle proprement dit.*

a) Les *replis périunguéaux* présentent les mêmes couches que l'épiderme cutané et contiennent de grandes quantités d'éléidine.

b) Dans le *lit proprement dit* le revêtement épithélial est constitué par *plusieurs assises* de cellules, munies de *filaments d'union.* Celles de la *couche profonde* affectent la forme cylindrique ; celles de la *couche moyenne* sont polyédriques ; enfin, tout à fait *à la surface*, elles sont légèrement aplaties. Ces cellules contiennent un grand nombre de granulations solides, prenant une teinte brune sous l'influence du picro-carminate qui paraissent formées par une substance spéciale à laquelle RANVIER a donné le nom de *substance onychogène*, parce qu'elle paraît présider à la kératinisation unguéale.

La couche épidermique présente une épaisseur égale dans la *portion antérieure du lit* de l'ongle. Dans la *partie postérieure*, au niveau de la *matrice*, la lame unguéale étant *taillée en biseau aux dépens de sa face inférieure*, cette couche prend une plus grande importance et présente une épaisseur plus considérable. C'est par la *multiplication des cellules de cette portion du revêtement épidermique* que se produit l'accroissement en *épaisseur* et en *longueur* de la lame unguéale. Les cellules, qui recouvrent le *lit de l'onglé*, ne montrent *aucun processus évolutif* et servent uniquement à faciliter le glissement de cet organe.

CHAPITRE QUATRIÈME

TERMINAISONS NERVEUSES DE LA PEAU

Il existe dans la peau de l'homme quatre formes de terminaisons nerveuses :

1º Les terminaisons libres intra-épidermiques ;

2º Les corpuscules de Meissner ;

3º Les corpuscules de Pacini.

Nous compléterons cette étude par la description de deux autres variétés de terminaisons nerveuses sensitives qu'on observe chez les animaux :

1º Les corpuscules de Grandry ;

2º Les poils tactiles.

§ 1. — Terminaisons libres intra-épidermiques.

Les tubes nerveux, après avoir pénétré dans la région papillaire du derme et suivi un trajet plus ou moins considérable sous la membrane basale, *perdent leur myéline*, traversent cette membrane et pénètrent dans le corps muqueux de Malpighi. Dans l'épaisseur de cette couche, le tube *réduit à son cylindre-axe*, se divise et se subdivise en donnant naissance à des rameaux sinueux et irréguliers qui s'anastomosent entre eux et avec les rameaux semblables des filets nerveux voisins. Ils forment ainsi un réseau d'où partent des fibres qui se terminent librement par une extrémité renflée en forme de bouton. Ces branches terminales sont situées entre les cellules du corps muqueux de Malpighi, mais jamais elles ne dépassent le *stratum granulosum*.

§ 2. — Terminaisons en ménisques tactiles.

La seconde variété des terminaisons nerveuses de la peau est constituée par les *ménisques tactiles*. Une ou plusieurs fibres à myéline arrivées au niveau de la surface du derme, perdent leur myéline, se divisent et se subdivisent en constituant par leurs anastomoses un plexus élégant qui couvre la surface du derme. De ce plexus partent des fibres qui se terminent par des ménisques. Comme l'ensemble de ces terminaisons rappelle assez bien, par sa disposition, le lierre rampant à la surface d'une muraille, on peut leur donner le nom de *terminaisons hédériformes* (RANVIER). Cette variété de termi-

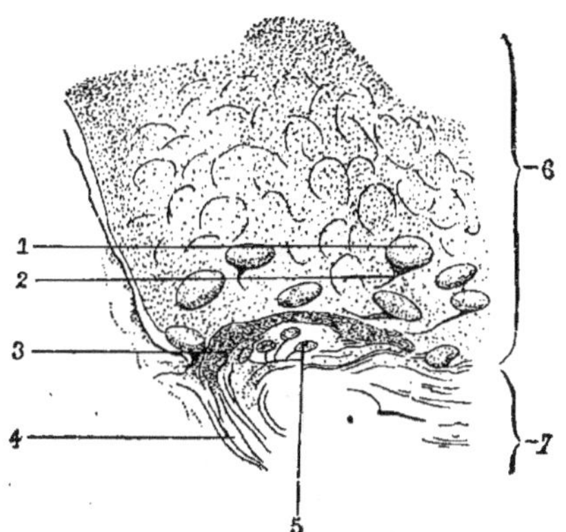

FIG. 155. — Ménisques tactiles.

1. Ménisque annexé à une cellule tactile.
2. Pédicule formé par une fibrille nerveuse.
3, 4. Pinceau de fibrilles.
5. Ménisques tactiles.
6. Épiderme.
7. Derme.

naison nerveuse présente à étudier deux parties : les *ménisques tactiles* et les *cellules tactiles*.

1) *Ménisques tactiles.* — Les ménisques tactiles ont la forme de disques, *concaves* sur une de leurs faces, *convexes* sur l'autre. Ils représentent assez bien une coupe dont la concavité, tournée du côté de la surface de la peau, serait remplie par la cellule tactile et dont le pied se continuerait avec la fibre nerveuse.

2) *Cellules tactiles.* — Les cellules tactiles sont situées, soit *dans les couches profondes de l'épiderme*, soit *dans les couches superficielles du derme*. Elles constituent de grandes cellules,

(1) Il ne faut pas confondre les terminaisons fibrillaires intra-épidermiques avec les prolongements ramifiés que les globules blancs, conduits dans l'épiderme par leurs pro - priétés migratrices, dessinent entre les cellules du corps muqueux. Ces globules, à pro- longements ramifiés et irréguliers, sont connus sous le nom de *corpuscules de Langerhans.*

ovalaires, à protoplasma clair, munies d'un noyau réfringent. Ces cellules sont contenues dans la concavité du ménisque tactile.

§ 3. — Corpuscules de Meissner.

Les corpuscules du tact ou de Meissner *siègent* dans les papilles nerveuses de la paume des mains, de la plante des pieds, sur la face dorsale de ces deux organes ; sur le mamelon, sur le bord libre des lèvres et sur la peau de l'avant-bras. Leur *nombre* est considérable

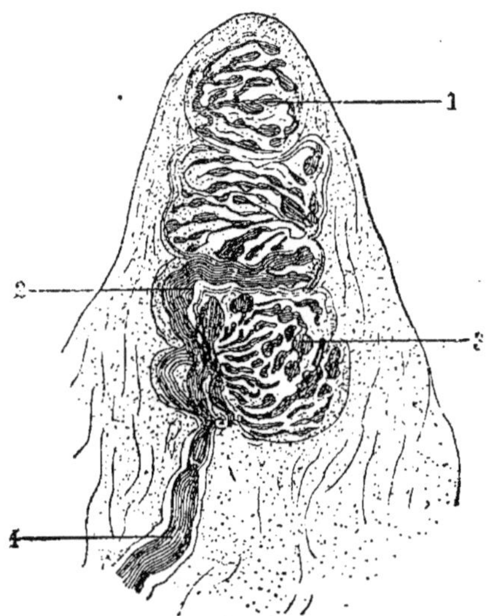

FIG. 156. — Corpuscules de Meissner.

1, 3, Bouquets de fibres terminales. — 2. Fibre nerveuse décrivant des spires dans l'intérieur du corpuscule. — 4. Fibre nerveuse à son entrée dans le corpuscule.

sur la face palmaire des dernières phalanges des doigts ; il s'abaisse au niveau de la deuxième et de la première phalange.

Meissner a compté dans l'étendue de 2 millim. carrés de peau, prise sur la face palmaire de la troisième phalange, 400 papilles dont 108 sont munies de corpuscules de Meissner. Il y aurait donc une papille nerveuse pour 4 papilles. Au pied, c'est également au niveau de la dernière phalange des orteils que les corpuscules du tact se rencontrent en plus grand nombre ; mais ils sont toujours moins nombreux que dans les parties correspondantes de la main. Leur *volume* est très variable : ils mesurent, dans la paume de la main, 60 à 110 μ de longueur et 45 à 46 μ de largeur; dans les autres régions leurs dimensions sont moins considérables.

Ces corpuscules ont généralement la *forme* d'un ovoïde et sont disposés dans les papilles, qu'ils remplissent presque complètement, de telle sorte que leur grand axe se trouve parallèle à celui des papilles. L'extrémité périphérique de l'ovoïde confine à la basale du derme ; l'extrémité profonde se continue avec une fibre nerveuse (1).

Considérés au point de vue de leur structure, les corpuscules de Meissner présentent à étudier deux parties : l'enveloppe du corpuscule et le bulbe ou partie centrale du corpuscule.

1° *Enveloppe ou capsule du corpuscule :* L'enveloppe est constituée par une mince couche conjonctive qui représente le prolongement de la gaine de Henle de la fibre afférente.

2° *Bulbe du corpuscule.* — Le bulbe ou le contenu du corpuscule de Meissner constitue l'appareil nerveux du tact. Il se compose de deux parties : la fibre nerveuse avec ses ramifications; les cellules interstitielles ou tactiles.

a) [La *fibre nerveuse* aborde le corpuscule par son pôle inférieur, perd sa myéline et, réduite à son cylindre-axe, monte dans le corpuscule, de la base au sommet, en décrivant plusieurs tours de spire. Dans ce trajet elle se divise plusieurs fois et donne naissance à des *bouquets de fibrilles* sinueuses. Chacune des fibrilles de ces bouquets se termine librement par une extrémité renflée en forme de bouton.

b) Les *cellules interstitielles* ou tactiles sont disséminées dans toute l'étendue du corpuscule. Elles sont disposées de telle sorte que les renflements terminaux des fibres des corpuscules se trouvent placés dans les espaces qu'elles ménagent entre elles (2).

§14. — **Corpuscules de Pacini.**

Les corpuscules de Pacini ou de Vater sont placés sur le trajet de certains nerfs et, en particulier, au milieu du tissu cellulaire sous-

---

(1) Ces corpuscules sont les *corpuscules simples,* mais il n'est pas rare d'observer des corpuscules formés de *plusieurs segments* (deux et trois segments) qui présentent chacun la même structure que les corpuscules simples et reçoivent une fibre à myéline.

(2) Il est difficile de déterminer le rôle de ces cellules. Il est possible qu'elles ne jouent qu'un rôle de *soutènement* et d'*isolement* vis-à-vis des fibres terminales du corpuscule.

cutané, sur les nerfs collatéraux des doigts et des orteils, autour des

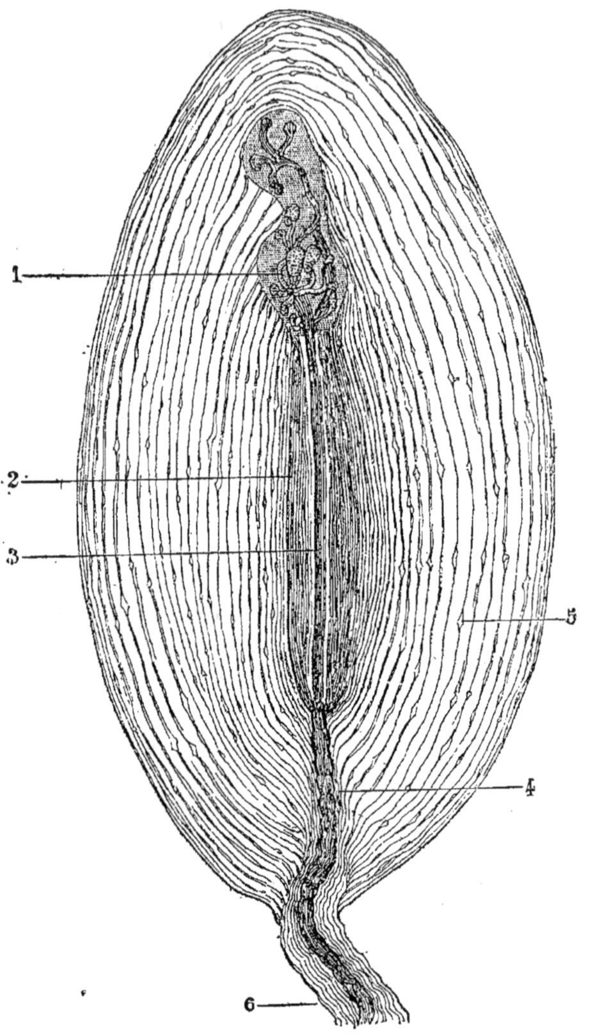

FIG. 157. — Corpuscule de Pacini (d'après RANVIER).

1. Bouquet de fibres terminales.
2. Cavité centrale du corpuscule.
3. Fibre nerveuse.
4. Funicule.

5. Capsules avec leurs noyaux.
6. Gaines lamelleuses de la fibre nerveuse afférente.

filets articulaires; au niveau des filets nerveux du mésentère du chat.

Leur *volume* est considérable et peut atteindre 1 millim. à 2 millim. de longueur. Ils apparaissent à l'œil nu, comme des corps, ovoïdes, opalins, avec une strie blanche à l'intérieur.

Ils présentent à considérer, au point de vue de leur structure, une *enveloppe*, une *cavité centrale*, un *nerf* se ramifiant dans cette cavité et des *vaisseaux sanguins.*

1) ENVELOPPE. — L'enveloppe est formée d'une série de capsules emboîtées les unes dans les autres comme les écailles du bulbe d'un oignon. Chacune de ces capsules est formée de *faisceaux conjonctifs* et d'un *revêtement endothélial.*

a) *Les faisceaux conjonctifs*, séparés et unis par une substance amorphe, affectent deux directions différentes, ceux de la *partie externe* de la capsule sont *circulaires*, ceux de la *partie interne* sont *longitudinaux* et perpendiculaires aux précédents.

b) Le *revêtement endothélial*, qui tapisse la face interne de chaque capsule, est constitué par *une seule assise de cellules plates*, unies par leurs bords au moyen d'un ciment semblable à celui de tous les revêtements endothéliaux.

Quand on examine les rapports de la fibre nerveuse avec le corpuscule, on voit que les capsules représentent un *épanouissement de la gaine lamelleuse du nerf.*

Au point où le nerf atteint le corpuscule, les lames les plus externes de la gaine lamelleuse se séparent et forment les capsules les plus externes. Les lames moyennes s'écartent un peu plus haut et constituent les capsules moyennes. Enfin, les lames internes abandonnent le nerf les dernières, et forment la paroi de la cavité. La portion de la gaine lamelleuse, comprise dans l'intérieur du corpuscule, porte le nom de *funicule.*

2) CAVITÉ CENTRALE. — La cavité centrale, désignée encore sous le nom de *massue*, est limitée par la couche endothéliale de la capsule la plus interne.

3) FIBRE NERVEUSE. — La fibre nerveuse aborde le corpuscule au niveau de l'un de ses pôles et *perd sa myéline* dès que la lame la plus interne de la gaine lamelleuse l'a abandonnée. Elle pénètre dans la cavité du corpuscule qu'elle parcourt, *en droite ligne*, dans toute sa longueur. Arrivée au *niveau du sommet du corpuscule* elle se divise en un *bouquet de fibrilles terminales* qui se terminent par des boutons. Dans son trajet la fibre nerveuse reste

entourée d'une zone de matière différente de celle de la cavité centrale. Il est probable que ce liséré correspond à la gaine de Mauthner qui se continuerait également, d'après M. RANVIER, sur les fibres terminales.

Il arrive souvent qu'une fibre traverse un corpuscule de Pacini sans s'y terminer. Dans ce cas, elle perd sa myéline à l'entrée de ce corpuscule, mais la retrouve, à sa sortie, et va se terminer dans un autre corpuscule.

4) VAISSEAUX. — Il existe, dans les capsules les plus superficielles, un réseau capillaire très riche qui envoie quelques prolongements dans les capsules moyennes.

§ 5. — Corpuscules de Grandry.

Les corpuscules de GRANDRY sont situés dans le *bourrelet marginal* du bec supérieur et du bec inférieur du canard. Ils comprennent trois parties : une *capsule*, des *cellules tactiles*, et un *disque tactile* fourni par une *fibre nerveuse afférente*.

1° *Capsule.* — La capsule est constituée par du *tissu conjonctif*. Elle est revêtue, sur sa face interne, par une *assise de cellules endothéliales* qui la séparent des cellules tactiles.

2° *Cellules tactiles.* — Les cellules tactiles sont de grandes cellules claires présentant, à leur centre, un noyau nucléolé. Elles sont rangées dans la capsule sur une seule rangée perpendiculairement à la surface. Dans les corpuscules les *plus simples*, il n'y a que *deux cellules* tactiles et alors ces cellules sont *hémisphériques* et appliquées l'une contre l'autre par leur *surface plane*. Dans les corpuscules *plus compliqués*, il y a *trois cellules* empilées l'une au-dessus de l'autre et alors la cellule du milieu présente *deux faces planes* (1).

Les cellules tactiles présentent des *stries* étendues de la surface plane à la surface convexe.

3° *Disque tactile.* — La fibre nerveuse à myéline se coude brusquement pour pénétrer horizontalement dans le corpuscule auquel elle est destinée. Après avoir perdu sa myéline et *réduite au cylindre-axe* elle s'insinue *entre les deux cellules tactiles* et s'y

____

(1) Il peut y avoir des corpuscules très compliqués présentant plus de trois cellules tactiles.

termine par un disque circulaire connu sous le nom de *disque tactile*.

Quand il y a plus de deux cellules tactiles, le corpuscule ne reçoit toujours qu'une fibre à myéline, mais cette fibre arrivée dans le corpuscule et réduite au cylindre-axe se divise et fournit un disque tactile entre chaque cellule tactile.

CHAPITRE CINQUIÈME

ORGANE DU GOUT

Bourgeons du goût.

Chez l'homme et chez la plupart des animaux mammifères, les organes du goût sont représentés par des corpuscules qu'on appelle bourgeons du goût. Ils siègent, chez l'homme, dans l'épithélium des papilles *fongiformes* et des papilles *caliciformes*. Dans les premières, leur disposition est irrégulière ; dans les secondes, ils sont

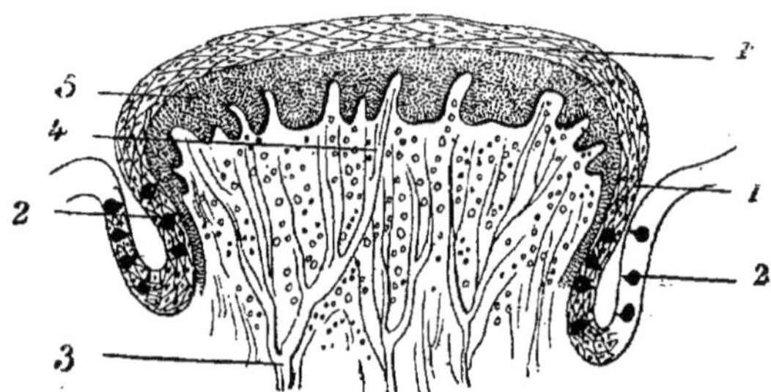

FIG. 158. — Papille caliciforme.

1. Cellules épithéliales superficielles.
2. Bourgeons du goût.
3,4. Vaisseaux.
5. Cellules des couches profondes de l'épithélium lingual.

situés dans l'épaisseur du revêtement épithélial, qui limite le sillon séparant la papille du reste de la muqueuse.

Chez les animaux, les bourgeons du goût se trouvent en nombre considérable dans les papilles foliées. ENGELMANN en a compté 7,400 dans chacun des organes foliés du lapin.

Situés dans l'épaisseur du revêtement épithélial, les bourgeons du goût ont la forme d'une bouteille à ventre renflé dont le fond repose sur le derme de la muqueuse linguale, tandis que le col vient faire saillie à la surface de l'épithélium à travers un orifice connu sous le nom de *pore de goût*.

Structure des bourgeons du goût. — Les bourgeons du goût considérés au point de vue de leur structure présentent à étudier une *cavité* destinée à loger le bourgeon du goût et l'ensemble des *cellules* qui constitue le bourgeon.

CAVITÉ. — La cavité est creusée, comme nous l'avons dit, dans l'épaisseur du revêtement épithélial ; ses limites sont donc uniquement formées par les cellules du revêtement épithélial qui présentent la même évolution que dans le reste de la muqueuse ; elles sont polyédriques dans la profondeur, et lamellaires à la surface.

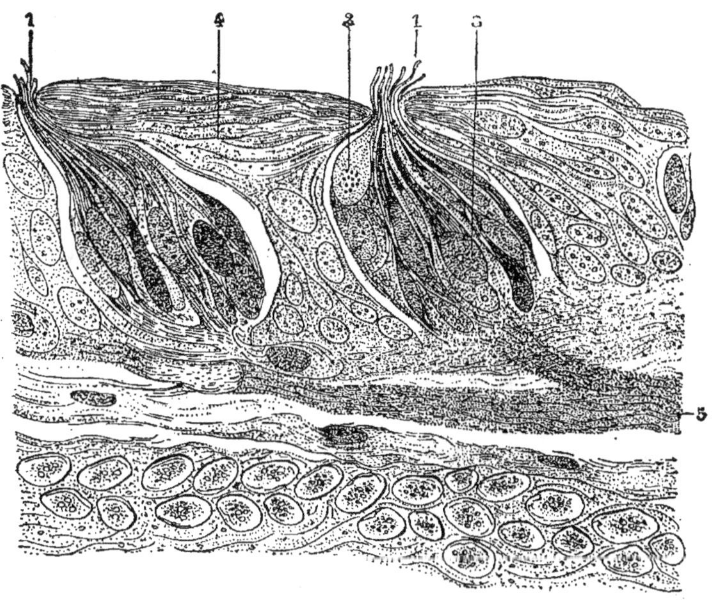

FIG. 159. — Bourgeons du goût.

1. Pores du goût à travers lesquels passent les bâtonnets des cellules sensorielles.
2. Globule blanc chargé de graisse.
3. Cellule sensorielle.
4. Revêtement épithélial de la papille.

Il n'est pas rare que le pore du goût, au lieu d'être formé par une échancrure latérale d'une ou de plusieurs cellules, soit percé à travers la cellule elle-même qui présente alors un trou arrondi, comme fait à l'emporte-pièce. Ces échancrures et ces trous sont limités par une bordure appartenant au corps cellulaire, mais paraissant formée d'une substance plus réfringente et présentant des stries rayonnées plus ou moins marquées (RANVIER).

CELLULES DU BOURGEON. — Les cellules qui composent les

bourgeons du goût, sont de deux sortes : les *cellules de soutène-ment* et les *cellules gustatives.*

a) Cellules de soutènement. — Les cellules de soutènement sont des éléments indifférents destinés à protéger et à isoler les cellules gustatives. Elles se montrent à la surface du bourgeon qu'elles enveloppent complètement (cellules recouvrantes de LOVEN et de SCHWALBE) et dans l'intérieur même du bourgeon entre les cellules gustatives (cellules intercalaires de RANVIER). Elles sont allongées, ellipsoïdes en forme de tranche de melon ; elles se terminent en pointe à leur extrémité périphérique tandis qu'à leur extrémité centrale elles se divisent ou se renflent légèrement pour former une sorte de pied (RANVIER). Le protoplasma de ces éléments est granuleux et contient vers sa partie moyenne un gros noyau.

b) Cellules gustatives. — Les cellules gustatives ou sensorielles ont la forme d'un fuseau allongé avec un gros noyau ovalaire situé au niveau de la partie moyenne de l'élément. Elles présentent à considérer une partie périphérique et une partie centrale.

La partie périphérique, dirigée vers la surface de la muqueuse, se termine par un prolongement filiforme, sorte de cil ou de bâtonnet aplati et réfringent. L'ensemble des bâtonnets des cellules sensorielles d'un bourgeon du goût fait saillie, sous forme d'un petit bouquet, à travers le pore du goût.

La partie centrale descend vers le derme et se continue avec une fibre nerveuse sensorielle.

NERFS DU GOUT. — C'est sur des coupes traitées par la méthode de l'or ou par celle de *Golgi* qu'on peut observer les rapports des fibres nerveuses sensorielles avec les éléments des bourgeons du goût. Sur de pareilles préparations on peut constater les dispositions suivantes :

1° Le prolongement central des cellules sensorielles se continue directement, ainsi que nous l'avons indiqué plus haut, avec une fibre nerveuse.

2° En outre de cette terminaison des nerfs sensoriels, on trouve encore dans l'épaisseur des bourgeons du goût ou dans l'épithélium qui les avoisine :

a) Un certain nombre de fibrilles terminées par des boutons.

b) Un fin réseau nerveux situé immédiatement en dehors des corpuscules et les enserrant dans ses mailles.

On peut, au moyen de la physiologie expérimentale, démontrer le rôle des fibres du glosso-pharyngien, des bourgeons du goût et d'un certain nombre de fibres intra-épithéliales. Si l'on sectionne chez un lapin un des glosso-pharyngiens il se produit dans l'organe folié correspondant des modifications qui aboutissent à la disparition complète des bourgeons du goût. Les cellules sensorielles dégénèrent et sont détruites sur place ; les cellules de soutènement, après avoir montré d'abord quelques phénomènes d'hypernutrition, sont expulsées successivement par le pore du goût, tandis que les cellules épithéliales qui limitent la cupule du goût, continuant à évoluer et à s'accroître restreignent peu à peu cette cupule et finalement la font disparaître. La section du glosso-pharyngien est suivie non seulement de la disparition des bourgeons du goût, mais encore de celle des ramifications intra-épithéliales qui les entourent... Il suit de là que ces fibres viennent du glosso-pharyngien, mais cela ne prouve pas qu'elles concourent à la gustation. Il est probable que ces fibres sont des fibres de sensibilité générale destinées à protéger les corpuscules du goût (RANVIER).

APPAREILS ACCESSOIRES DU GOUT. — On trouve annexés aux corpuscules du goût et destinés à favoriser la fonction de ces appareils, des appareils accessoires tels que les *glandes du goût* et l'*appareil circulatoire* des papilles caliciformes ou foliées.

Glandes du goût. — Les glandes du goût sont des *glandes acineuses* situées dans le derme de la muqueuse linguale, dont le *conduit excréteur* vient s'ouvrir dans le sillon qui entoure les papilles caliciformes de l'homme ou dans les sillons qui séparent les crêtes papillaires de l'organe folié du lapin.

Tous les acini sont tapissés par des *cellules granuleuses* analogues à celles de la parotide.

Ces glandes sécrètent un liquide séreux très abondant au moment de la gustation et destiné vraisemblablement « à nettoyer, à balayer pour ainsi dire les sillons, de manière à enlever les substances sapides qui y ont pénétré et à assurer ainsi la pureté de la sensation prochaine » (1) (EBNER, RANVIER).

Appareil vasculaire. — L'appareil vasculaire de l'organe folié du lapin est extrêmement développé. Chaque crête est parcourue,

____

(1) RANVIER. *Traité technique d'histologie.*

suivant sa longueur, par une grosse veine qui se jette, au niveau de la base de la crête, dans un plexus veineux superficiel dont on peut faire refluer le sang, par simple pression du doigt, jusque dans les veines centrales. Cette disposition, qui se retrouve dans les papilles fongiformes et caliciformes de l'homme, rappelle celle que l'on observe dans certains organes érectiles. On est porté à croire qu'il se produit une sorte d'érection des papilles, érection qui aiguise la sensation gustative (Ranvier) (1).

(1) Pour compléter l'étude histologique de la muqueuse linguale, il est indispensable de jeter un coup d'œil rapide sur la physiologie. Cet organe est le siège de deux ordres de phénomènes sensitifs :

D'une part, de phénomènes de *sensibilité générale ou tactile* ; d'autre part, de phénomènes de *sensibilité spéciale ou gustative*.

A. Sensibilité générale. — La langue, et principalement sa pointe, doit être placée au premier rang parmi les organes du tact. Les pointes du compas de Weber sont senties avec un écartement de 1 millim. C'est à cette sensibilité générale que doivent être attribuées certaines sensations décorées du nom de saveurs (saveur farineuse, saveur fraîche, etc.). La sensibilité générale a pour organe les *terminaisons intra-épidermiques* et pour nerfs : le *lingual*, le *pneumo-gastrique* et le *glosso-pharyngien*.

1° Le *lingual* se distribue à la muqueuse des deux tiers antérieurs de la langue.

2° Le *glosso-pharyngien* se distribue au tiers postérieur de la langue.

3° Le *pneumogastrique* lui donne quelques filets qui proviennent du nerf laryngé supérieur et qui se distribuent à la base de la langue.

B. Sensibilité gustative. — Si l'on met de côté les *saveurs* dues à la sensibilité générale de la langue et les sensations faussement attribuées au sens du goût et qui proviennent d'une impression exercée sur le sens de l'*odorat*, telles que les saveurs aromatiques, nauséeuses et qui ne sont plus perçues si l'on se bouche les narines, on ne considère plus, comme sensation gustative, que le doux et l'amer. Il n'y a donc que deux grandes variétés de corps sapides, les corps *amers* et les corps *sucrés*. Pour être appréciés, il faut que deux conditions soient remplies :

1) Qu'ils soient *en dissolution* : aussi la muqueuse linguale est-elle reliée anatomiquement (corde du tympan) et physiologiquement à la glande sous-maxillaire.

2) Que ces corps soient mis *en contact* avec une partie de la muqueuse qui soit douée de sensibilité gustative. Ces points sont d'une part les *bords* de la langue, d'autre part la *base* de cet organe, siège des bourgeons du goût.

Nerfs du goût. — On a admis, pendant longtemps, que le lingual et le glosso-pharyngien fournissaient à la sensibilité gustative. Les expériences de Lusanna et de Schiff ont démontré que le nerf lingual ne préside qu'à la sensibilité générale de la langue. La sensibilité gustative qui se manifeste dans le territoire du lingual, est due à *la corde du tympan* qui se distribue aux bords de la langue. Il y a deux nerfs gustatifs : le *glosso-pharyngien* et la *corde du tympan*.

Pour ce qui est de ce dernier nerf, les physiologistes ont émis un nombre considérable d'hypothèses. Nous citerons les principales, celles de Lusanna et de Schiff, de Claude Bernard.

1) Cl. Bernard. — La corde du tympan joue vis-à-vis de la langue le même rôle que vis-à-vis de la glande sous-maxillaire. Sous l'influence de l'excitation, la muqueuse rougit, sa température augmente. Ces phénomènes ne contredisent pas l'action gustative (concomitance).

CHAPITRE SIXIÈME

ORGANE DE L'OLFACTION

L'organe de l'olfaction se compose de trois parties : *le bulbe olfactif*, les *filets du nerf olfactif* et la *muqueuse pituitaire*.

§ 1. — Bulbe olfactif.

Le bulbe olfactif est une petite masse nerveuse de forme ovoïde couchée sur la gouttière olfactive au-dessus de la lame criblée de l'ethmoïde, au niveau de laquelle il émet un certain nombre de filets qui traversent les trous de cette lame pour se rendre dans la muqueuse olfactive.

Si l'on pratique une coupe transversale du bulbe olfactif, on trouve, en allant de la partie périphérique, c'est-à-dire de la région d'où naissent les fibres olfactives, vers la profondeur, cinq couches distinctes : la couche de fibres nerveuses superficielles ; la couche des glomérules ; la couche moléculaire ; la couche des cellules mitrales, et enfin la couche des grains et des fibres nerveuses profondes.

1° *Couche des fibres nerveuses superficielles.* — La couche des fibres nerveuses superficielles est uniquement constituée par des

2) Lusanna. — La corde du tympan est un nerf gustatif et ses fibres proviennent du nerf intermédiaire de *Wrisberg*.

3) Schiff. — Les lésions centrales du facial ne portant pas atteinte au sens du goût, Schiff pense que la corde du tympan représente des fibres d'emprunt données au facial par le trijumeau ; car les lésions de ce nerf, avant sa division en trois branches produit sur le goût les mêmes altérations que la section de la corde du tympan. Le chemin suivi par les fibres gustatives serait, en allant de la langue aux centres : le lingual ; la corde du tympan ; le facial. Arrivées au niveau du ganglion géniculé, elles se dévient pour suivre le grand nerf pétreux et se jeter dans le ganglion de Meckel, par suite dans le maxillaire supérieur et arriver finalement à la base de l'encéphale par le tronc du trijumeau.

4) M. Duval pense que la corde du tympan fait suite à l'intermédiaire du Wrisberg ; mais ce nerf représente une racine erratique du *glosso-pharyngien*, il en résulte qu'un seul nerf préside à la sensibilité gustative, le glosso-pharyngien, d'une part, au moyen de fibres directes pour le tiers postérieur et, d'autre part, au moyen de fibres indirectes, par la corde du tympan, pour les deux tiers antérieurs.

faisceaux de fibres nerveuses ayant à ce niveau une direction tangen-
tielle à la surface du bulbe olfactif. Ces fibres, qui proviennent des
filets de l'olfactif, s'infléchissent bientôt pour pénétrer dans la couche
suivante.

2º *Couche des glomérules.* — Cette couche contient un certain
nombre d'organes qui rappellent grossièrement l'aspect des glomérules
du rein.

Chacun de ces glomérules est constitué de la façon suivante :
une ou plusieurs fibres olfactives, venues de la couche précédente, se
terminent librement au moyen d'arborisations, dont les branches terminales libres et flexueuses présentent un grand nombre de varicosités.
D'autre part, à ce même glomérule arrive un prolongement protoplasmique issu des cellules de la quatrième couche (cellules mitrales) ou
de celles de la troisième zone. Ce prolongement se ramifie et donne une
arborisation dont les tiges terminales enveloppent celles des nerfs
olfactifs sans toutefois s'anastomoser avec elles. Le glomérule olfactif
représente donc le point de rencontre des fibres olfactives et de certains
prolongements des cellules mitrales dont les arborisations communiquent à ce niveau non point par continuité mais par simple contact
(Ramon y Cajal).

3º *Couche.* — La couche moléculaire est une bande d'aspect granuleux qui contient de *petites cellules nerveuses* globuleuses ou
fusiformes. Ces cellules présentent plusieurs *prolongements pro-*
toplasmiques qui se ramifient et se terminent librement dans la
couche moléculaire. Parmi ces prolongements, il s'en trouve un qui
pénètre dans les glomérules et s'y termine par une arborisation terminale. Le prolongement cylindre-axile, né de la partie profonde de
ces cellules, s'enfonce dans le bulbe olfactif et va se mêler aux fibres
profondes.

4º *Couche.* — La quatrième couche contient une rangée régulière de cellules nerveuses, volumineuses, triangulaires ayant parfois
la forme d'une mitre (*cellules mitrales de Golgi*). Ces éléments
présentent deux variétés de *prolongements protoplasmiques* :

1º Un prolongement volumineux qui traverse la zone moléculaire et
va former les arborisations terminales des glomérules olfactifs.

2º Plusieurs prolongements très longs, issus des parties latérales,
qui se ramifient dans une direction horizontale et se perdent dans la
couche moléculaire.

Le *prolongement cylindre-axile* des cellules mitrales est volumineux. Il sort de la partie interne de l'élément, se coude à peu de distance et va se continuer avec une fibre à myéline de la partie profonde du bulbe pour se diriger vers le cerveau. Dans ce trajet, ces fibres donnent naissance à des *collatérales* qui marchent vers la sur-

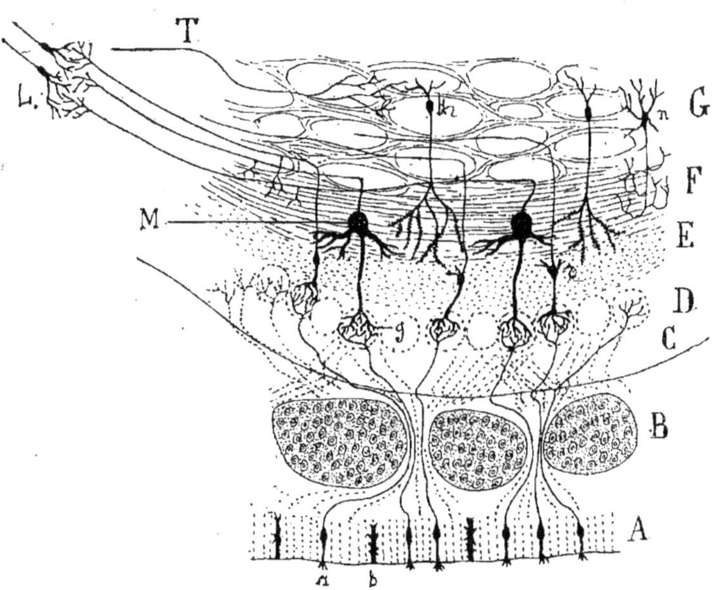

Fig. 160. — Destinée à montrer les rapports nerveux de l'appareil olfactif des mammifères (d'après RAMON Y CAJAL).

A. Muqueuse olfactive. — *a. Cellule sensorielle.* — *b. Cellule de soutènement.* — B. Lame criblée de l'ethmoïde. — C. Couche fibrillaire superficielle (1re couche du lobe olfactif). — D. Couche des glomérules (2e couche du lobe olfactif). — *g. Un glomérule.* — E. Couche moléculaire (3e couche du lobe olfactif). — *r. Petite cellule de cette couche.* — F. Couche des cellules mitrales (4e couche du lobe olfactif). — M. *Une cellule mitrale.* — G. Couche des fibres nerveuses profondes. — *n. Cellule étoilée à cylindre court.* — H. *Grain.* — T. Fibre nerveuse centrifuge. — L. Terminaisons centrales des fibres olfactives.

face et viennent se terminer dans la zone moléculaire par des arborisations terminales libres.

5e *Couche.* — La cinquième couche est connue sous le nom de couche des grains et des fibres nerveuses profondes. Elle présente à étudier des cellules et des fibres nerveuses.

a) Les *cellules*, ainsi que l'ont montré RAMON Y CAJAL et son frère, se présentent sous deux formes différentes : les grains et les cellules étoilées.

Les grains sont formés par de petites cellules polyédriques extrêmement nombreuses et réparties par îlots. Ces éléments *n'ont pas de prolongement cylindre-axile* (1).

Leurs *prolongements protoplasmiques* peuvent être divisés en prolongements *centraux* et *prolongements périphériques*. Les prolongements centraux sont au nombre de deux ou trois ; ils se terminent dans l'épaisseur même de la couche des grains, par des branches terminales extrêmement grêles.

Le prolongement périphérique est volumineux. Il traverse la couche des grains, pénètre dans la zone des cellules mitrales et va se terminer dans la couche moléculaire par une arborisation de ramuscules présentant des expansions épineuses. Cette arborisation paraît se mettre en contact avec les prolongements protoplasmiques des cellules mitrales et des cellules de la troisième couche.

Les *cellules étoilées* qui forment la deuxième variété des cellules nerveuses de la cinquième couche, représentent des éléments volumineux peu abondants et irrégulièrement répartis dans cette zone. Ces cellules ont de nombreux *prolongements protoplasmiques* qui se perdent rapidement à peine sortis du corps cellulaire. Leur *prolongement cylindre-axile* est court et se ramifie en une arborisation terminale qui siège dans la zone moléculaire.

b) Les fibres nerveuses sont de deux sortes :

1º Les *fibres nerveuses centripètes* constituées par le prolongement cylindre-axile des cellules mitrales et des cellules fusiformes.

2º Les *fibres nerveuses centrifuges* venues des bandelettes olfactives qui se terminent par des arborisations terminales entre les groupes cellulaires de la cinquième couche.

§ 2. — Filets olfactifs.

Les filets du nerf olfactif prennent naissance sur la face inférieure du bulbe olfactif et se rendent dans les couches profondes de la pituitaire, après avoir traversé les trous de la lame criblée de l'ethmoïde.

---

(1) C'est là une particularité assez rare que l'on peut également observer dans certaines cellules nerveuses de la rétine (RAMON Y CAJAL)

Ils représentent la continuation des fibres nerveuses superficielles de ce bulbe.

Ces cordons nerveux sont constitués par des *fibres sans myéline* disposées de la façon suivante : chaque ramification nerveuse est entourée d'une *gaine lamelleuse* semblable à celle qui entoure les faisceaux des nerfs périphériques. Dans l'intérieur de cette gaine, se trouvent des faisceaux de fibrilles qui apparaissent, sur une coupe transversale, comme autant de cercles dans l'intérieur desquels on voit la coupe des fibrilles et des noyaux. Autour de chaque fibrille se trouve une gangue protoplasmique qui l'entoure complètement et se continue jusqu'à la surface du faisceau. En quelques points, ces faisceaux primitifs sont séparés par des cellules conjonctives présentant des crêtes d'empreintes. Les plus gros cordons contiennent des cloisons issues de la gaine lamelleuse périphérique.

Ces faisceaux nerveux des cordons olfactifs ressemblent beaucoup aux fibres de Remak ; ils en diffèrent cependant par plusieurs caractères (RANVIER) :

1° Ils ont un diamètre plus considérable ;

2° Ils prennent une coloration brune sous l'influence de l'acide osmique ;

3° Ils ne s'anastomosent pas entre eux ;

§ 3. — **Muqueuse pituitaire**.

Chez l'homme, la partie olfactive de la pituitaire occupe les régions supérieures des fosses nasales (méat et cornet supérieurs, une partie du cornet moyen et les parties correspondantes de la cloison). A ce niveau, cette membrane présente une *teinte* moins rosée, *plus jaune* que le reste de la muqueuse et une *épaisseur* plus considérable. Elle mesure de 1 à 3 millim. Sa *consistance* est molle et par suite sa *résistance* très faible. Son adhérence au squelette est considérable. Elle présente à considérer, comme toute muqueuse, un épithélium et un derme.

Épithélium. — La partie la plus intéressante de la muqueuse olfactive est, à coup sûr, son revêtement épithélial.

Il présente trois sortes de cellules : des *cellules olfactives*, des *cellules de soutènement* et des *cellules basales* disposées sur une seule couche.

a) *Cellules de soutènement.* — Ce sont des cellules cylindriques qui présentent un *noyau ovalaire* situé à la moitié de leur hauteur. *Au-dessous* du noyau, le corps cellulaire est creusé d'une foule de dépressions, destinées à loger le corps des cellules olfactives, et se termine par une extrémité élargie ou divisée ; *au-dessus* du noyau, il est régulièrement cylindrique et présente des granulations rangées en séries parallèles au grand axe de l'élément. Ces granulations représentent le protoplasma cellulaire. Entre elles, se trouve une

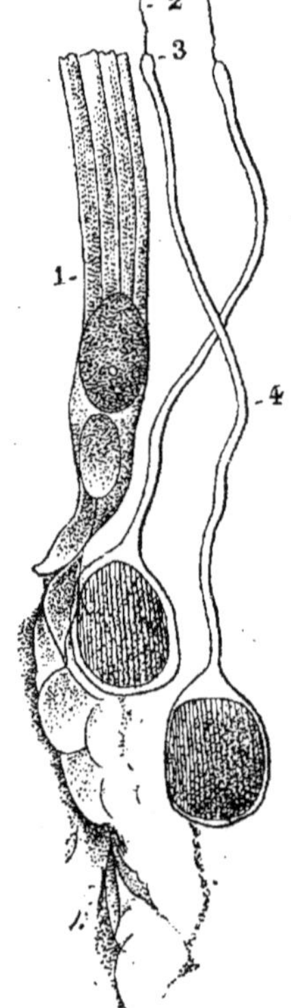

FIG. 161. — Cellules de la muqueuse olfactive.

1. Cellule de soutènement.
2, 3. Bâtonnet qui termine l'extrémité périphérique des cellules olfactives.
4. Cellule olfactive.

substance transparente d'apparence muqueuse qui s'échappe au niveau de l'extrémité libre de la cellule sous forme d'un bouchon de mucus. « Ce sont là des cellules à mucus qui diffèrent des cellules caliciformes proprement dites en ce que leurs travées protoplasmiques, au lieu de s'entre-croiser dans tous les sens, sont toutes parallèles à leur axe » (RANVIER).

Ces cellules ne présentent ni plateau strié ni cils vibratiles.

Quel est le rôle des cellules de soutènement? Elles paraissent uniquement destinées à soutenir les cellules de l'olfaction et peut-être à les isoler les unes des autres de façon à empêcher les courants de se transmettre dans un sens transversal.

b) Cellules olfactives. — Les véritables éléments sensoriels de la pituitaire sont représentés par des cellules fusiformes. Le *corps de la cellule* est réduit à une mince couche de protoplasma qui enveloppe un gros *noyau* arrondi muni d'un nucléole. Le plus souvent ce protoplasma est accumulé aux deux pôles du noyau où il forme deux petits amas coniques. Les deux extrémités de la cellule donnent naissance à deux prolongements qui se dirigent, l'un vers la surface de la muqueuse, l'autre vers le derme.

Le premier (*prolongement externe* ou périphérique) se détache de la cellule au niveau du pôle externe du noyau et se porte directement vers la surface de la muqueuse. Il a la forme d'une tige assez volumineuse, régulièrement cylindrique et possède à son extrémité libre un petit bâtonnet formé d'une substance claire, homogène et réfringente qui, chez les batraciens anoures ou urodèles, sert de support à un ou plusieurs cils. Ces cils, longs et grêles, sont animés de mouvements qui diffèrent, par certains caractères, des mouvements vibratiles. Au lieu de se mouvoir tous ensemble et rapidement dans une même direction comme le font les cils vibratiles destinés à éloigner les corps étrangers de la surface d'une muqueuse, ils se meuvent lentement et d'une façon absolument indépendante. Ainsi il est possible de voir deux cils voisins « s'infléchir et se relever alternativement en sens inverse comme deux personnes qui se saluent » (RANVIER). Cette modification du mouvement vibratile est déterminée par le rôle spécial que doivent remplir les cils de ces cellules. Au lieu d'avoir à faire progresser ou à chasser un corps étranger de la surface de la muqueuse pituitaire, ils ont pour fonction de brasser le fluide qui recouvre la muqueuse de façon à amener les particules odorantes au contact des éléments sensoriels (RANVIER).

Le *prolongement interne ou central* diffère complètement du prolongement périphérique. Il se détache de la cellule soit au niveau du pôle central du noyau, soit au niveau de la partie latérale. Extrêmement grêle, il est formé d'une substance homogène et réfringente et présente, tout le long de son trajet, des varicosités qui rappellent celles des divisions terminales d'un tube nerveux. Ce prolongement se prolonge jusqu'à la partie inférieure de l'épithélium et paraît se continuer avec une fibre du nerf olfactif (1).

c) *Cellules basales.* — A la limite du derme et de l'épithélium, au-dessus de la membrane basale et au-dessous des cellules précédentes, il existe un certain nombre de cellules étoilées, anastomosées par leurs prolongements, qui figurent un réseau protoplasmique muni de noyaux et percé de trous par lesquels passent les prolongements centraux des cellules olfactives. C'est à ces éléments que RANVIER a donné le nom de *cellules basales*. Certains auteurs les considèrent comme les cellules de remplacement de l'épithélium.

Derme. — Le derme, séparé de l'épithélium par une *membrane basale* homogène, est formé par des *faisceaux connectifs* entre-croisés dans toutes les directions et séparés par *des cellules connectives*. Il n'est pas rare de trouver, dans ses mailles, un certain nombre de *cellules lymphatiques*. Dans la région olfactive, il présente à étudier des glandes, un réseau vasculaire et des nerfs.

GLANDES. — Les glandes connues sous le nom de *glandes de l'olfaction* ou *de Bowman*, appartiennent à la catégorie des *glandes en tubes* et se présentent sous forme de tubes simples, rectilignes, quelquefois légèrement incurvés à leur extrémité profonde. Cette configuration les a fait comparer aux glandes de Lieberkühn. L'*épithélium glandulaire* est constitué par des cellules volumineuses polyédriques farcies de granulations pigmentaires, jaunes ou brunes, qui contribuent à donner, à la région olfactive de la pituitaire, sa coloration spéciale. L'extrémité profonde du tube contient des cellules plus petites que les autres, qui se teignent plus fortement par les réactifs colorants et qui ne sont pas sans analogie avec les croissants de Gianuzzi, des glandes salivaires (RANVIER). Au point de vue fonctionnel, ces glandes représenteraient donc des glandes mixtes.

VAISSEAUX. — La muqueuse pituitaire est richement vascularisée dans toute son étendue, mais c'est sur les trois cornets que le réseau vasculaire prend une importance extraordinaire. On observe, à ce niveau, des dilatations vasculaires d'autant plus grandes qu'on s'avance vers la partie profonde de la muqueuse. Le derme est ainsi transformé en une sorte de tissu caverneux. Quelle est la signification anatomique

(1) Nous reviendrons plus loin sur cette question.

de ces dilatations ? Certains anatomistes les considèrent comme de simples dilatations veineuses; mais il est plus probable qu'il s'agit d'un *tissu érectile* pouvant déterminer la turgescence de la muqueuse pituitaire. Cette opinion est d'autant plus probable que les larges vaisseaux présentent une musculature puissante composée de deux couches de fibres lisses : l'une interne longitudinale, l'autre externe circulaire (PILLIET).

NERFS. — Les fibres nerveuses de l'olfactif après avoir pénétré dans la muqueuse par sa partie profonde cheminent parallèlement à la surface, puis se redressent, traversent la membrane vitrée et se *continuent directement avec les expansions centrales des cellules olfactives* (1).

Il est facile d'indiquer schématiquement la voie que doivent suivre les impressions olfactives pour arriver au cerveau. Les extrémités périphériques d'un certain nombre de cellules olfactives étant impressionnées, l'impression se transmet par leurs prolongements centraux et par les fibres qui leur font suite jusqu'aux glomérules où ces fibres se terminent, comme nous l'avons indiqué, par une arborisation terminale libre. De l'arborisation terminale de la fibre olfactive, l'impression se transmet par contact à l'arborisation terminale du prolongement protoplasmique glomérulaire des cellules mitrales et des cellules fusiformes de la troisième couche du bulbe olfactif. L'impression arrive au corps de ces cellules nerveuses, là elle diffuse en partie par les autres prolongements protoplasmiques pour gagner les cellules nerveuses voisines, mais elle gagne, pour la plus grande partie, le prolongement cylindre-axile qui la conduit au centre olfactif du cerveau. A ce niveau, ce cylindre-axe donne une arborisation terminale qui enveloppe les cellules de la couche moléculaire et les panaches des cellules pyramidales. Ces dernières se chargent alors de l'impression olfactive. Comme le fait remarquer RAMON Y CAJAL, cette voie centripète des impressions olfactives (2), présente deux embranchements au niveau desquels elles diffusent vers les éléments nerveux voisins. L'un de ces embranchements répond aux glomérules

----

(1) Ranvier décrit au-dessus de la membrane basale un plexus nerveux dont l'existence est mise en doute par RAMON Y CAJAL.

(2) En outre des fibres centripètes, il existe dans la couche des fibres profondes, un certain nombre de fibres centrifuges se terminant, dans cette couche, par des arborisations terminales libres. Ces fibres apportent une excitation du cerveau, mais on ignore complètement son rôle et sa nature.

olfactifs ; l'autre siège au niveau de l'écorce du lobe olfactif. Cette disposition a pour résultat d'augmenter le nombre des éléments excités par l'impression olfactive (1).

(1) Il existe chez certains mammifères et en particulier chez les rongeurs uu organe spécial connu, sous le nom d'*organe de Jacobson*. C'est une espèce de sac occupant la partie antérieure et inférieure de la cloison et s'ouvrant soit dans les fosses nasales, soit dans le canal de Sténon.

La muqueuse de cet organe contient des *glandes* et un *épithélium* semblable à celui de la muqueuse olfactive. Chez les embryons de mammifères, on trouve, entre les cellules de l'épithélium, des fibres nerveuses extrêmement grêles qui se terminent à la surface par un *bouton conique*. Ces fibres, décrites pour la première fois par BRUNN, puis par LÉNHOSSEK et par RAMON Y CAJAL, constitueraient des fibres de sensibilité générale venues du trijumeau. C'est là une hypothèse que Ramon y Cajal émet en y apportant de grandes réserves.

CHAPITRE SEPTIÈME

APPAREIL DE LA VISION

ŒIL

Le globe oculaire se compose d'une série de lames superposées, et de milieux contenus dans ces membranes.

Les enveloppes sont, en allant de la superficie à la profondeur : la *sclérotique;* la *cornée;* la *choroïde;* l'*iris;* la *rétine.* Les milieux sont, en allant d'arrière en avant : l'*humeur vitrée;* le *cristallin;* l'*humeur aqueuse.*

§ 1. — Sclérotique.

La sclérotique est une membrane fibreuse, très dense, diminuant d'épaisseur, d'arrière en avant, depuis la pénétration du nerf optique jusqu'à la région où elle se continue avec la cornée (1). La coloration, blanc nacré, que l'on observe dans la sclérotique de la plupart des personnes, peut être modifiée par la présence de granulations pigmentaires dans les cellules des couches externes de la membrane.

Le tissu de la sclérotique est constitué par des *faisceaux connectifs* offrant des directions assez régulières : les faisceaux superficiels sont antéro-postérieurs, ils se continuent avec la gaine du nerf optique; les faisceaux profonds sont circulaires et transversaux, ils croisent les précédents à angle droit. Entre les fibres connectives, on trouve des *fibres élastiques* très fines et des *cellules plates.* Ces dernières renferment, au niveau de la face profonde de la sclérotique, des granulations pigmentaires. Cette membrane est beaucoup plus vasculaire que le tissu fibreux en général, elle reçoit de nombreux vaisseaux qui proviennent des ciliaires antérieures et des ciliaires courtes postérieures.

(1) Son épaisseur est de 1 millim. environ.

§ 2. — **Cornée**.

La cornée est une membrane transparente dont l'épaisseur, moins considérable au centre qu'à la périphérie, mesure 1 millim. environ.

Elle est composée de plusieurs couches, de nature et d'importance différentes, qui sont, d'avant en arrière :

Un épithélium antérieur ;

Une couche limitante antérieure ;

Un tissu propre ;

Une couche limitante postérieure ;

Un épithélium postérieur.

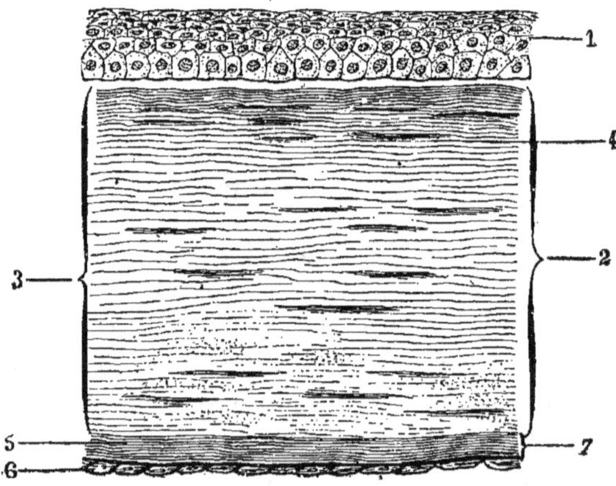

FIG. 162. — Coupe de la cornée.

1. Épithélium antérieur.
2. Tissu propre.
4. Cellules et lames de la cornée.
5. Membrane de Descemet.
6. Épithélium postérieur.

La limitante antérieure est représentée par l'espace blanc qui sépare l'épithélium antérieur du tissu propre de la cornée.

Épithélium antérieur. — L'épithélium antérieur de la cornée comprend trois couches distinctes :

1) Une *couche profonde* formée par une seule assise de cellules prismatiques, allongées perpendiculairement à la surface de la cornée, qui présentent, au niveau de leur base, une bordure, claire, réfringente, véritable plateau appliqué sur la membrane basale antérieure.

Chez les mammifères, ce plateau est extrêmement mince ; chez les batraciens anoures, il prend un développement considérable et présente une striation fine parallèle à l'axe de l'élément, qui occupe, tantôt oute l'épaisseur du plateau, tantôt une partie seulement, et laisse, tau-dessus d'elle, une bordure hyaline. Les cellules de la première rangée, isolées par l'alcool au tiers et traitées par le picro-carminate, se colorent en *jaune*, tandis que leur plateau se teint en *rose*. Il n'est pas rare d'observer, dans ces cellules, des noyaux en voie de division ou même deux noyaux, cette couche représente donc la couche *génératrice de l'épithélium cornéen.*

2) *Couche moyenne.* — Les cellules de la couche moyenne présentent une forme générale polyédrique. Leur face profonde est creusée de dépressions, en forme de godets, dans lesquelles se trouve logée l'extrémité périphérique des cellules profondes, leur face superficielle est convexe. Grâce à cette disposition, elles ressemblent beaucoup aux cellules de l'épithélium vésical.

Les cellules de cette couche, ainsi que la portion non adhérente des cellules de la première couche, présentent une dentelure marginale semblable à celle des cellules du corps muqueux de Malpighi.

3) La *couche superficielle* est formée par plusieurs assises de cellules lamellaires rangées les unes au-dessus des autres comme les feuillets d'un livre. Elles ressemblent aux cellules superficielles de l'épithélium buccal (RANVIER).

Couche limitante antérieure. — La couche limitante antérieure désignée encore sous le nom de *membrane de Bowman*, est plus ou moins développée suivant l'espèce que l'on considère ; chez l'homme elle présente une épaisseur égale dans toute son étendue et mesure 10 μ environ. Sa manière d'être vis-à-vis des réactifs et son aspect hyalin ont permis aux histologiques cherchant à établir sa nature intime, de bâtir de nombreuses théories. BOWMAN, qui l'a décrite le premier, la considère comme une lame élastique ; HENLE et d'autres anatomistes ont prétendu qu'il s'agissait d'une production cuticulaire de l'épithélium antérieur. Si, après avoir coloré une coupe de la cornée par le picro-carminate, on la traite par la glycérine formique à 1 p. 100, on remarque que la coloration rosée, prise par la limitante antérieure, ne disparaît pas sous l'action de l'acide. Cette réaction permet de considérer la lame élastique antérieure comme formée d'une *substance conjonctive analogue à celle* des *fibres spirales* que l'on observe à la surface des faisceaux connectifs (RANVIER).

Tissu propre de la cornée. — Le tissu propre de la cornée est formé par un *stroma conjonctif* composé d'un grand nombre de lames juxtaposées, entre lesquelles sont placées des *cellules aplaties*, et des *cellules migratrices*.

1) LAMES DE LA CORNÉE. — Les lames, qui forment la charpente connective de la cornée, affectent une disposition spéciale suivant qu'on examine la partie superficielle ou les couches profondes de cet organe. Dans la partie superficielle ou antérieure elles sont irrégulières et entre-croisées de différentes façons ; dans les couches profondes elles sont plus régulièrement et parallèlement superposées. Il ne faudrait cependant pas croire que ces lames sont disposées les unes au-dessus des autres, à la manière de planches empilées ; elles sont, au contraire, unies les unes aux autres par des lames secondaires obliques dans différents sens (1). Leur ensemble forme un système continu parfaitement uni dont on peut se faire une idée grossière en le comparant à une pâte feuilletée constituée par des lamelles facilement séparables mais continues, limitant des cavités qui communiquent entre elles.

Chacune de ces lames est constituée par des faisceaux semblables aux *faisceaux du tissu conjonctif* et composés, comme eux, par une réunion de *fibrilles* extrêmement grêles. Ces lames sont disposées de telle sorte que, dans deux lames voisines, les faisceaux se trouvent réciproquement *perpendiculaires ;* aussi, dans une section perpendiculaire à la surface de la cornée, les lames se trouvent coupées, alternativement, suivant le sens de leurs fibres et perpendiculairement à leur direction. Les faisceaux fibrillaires de la cornée diffèrent par quelques réactions de ceux du tissu conjonctif lâche : tandis que le faisceau du tissu conjonctif lâche est peu altéré sous l'action de l'eau, les faisceaux de la cornée se gonflent rapidement quand on place cette membrane dans l'eau ; en outre, tandis que le tissu conjonctif donne de la gélatine à la coction, le tissu cornéen se transforme en une chondrine qui se distingue de la chondrine du cartilage en ce que les précipités qu'elle forme se redissolvent dans un excès du réactif employé. Par ces caractères il est un intermédiaire entre le tissu cartilagineux et le tissu conjonctif lâche.

(1) RANVIER. Leçons d'anatomie générale. Cornée, p. 115.

Nous avons vu, plus haut, que les lames de la cornée étaient unies, entre elles, par des anastomoses obliques, de façon à constituer un système continu. Afin d'assurer une dépendance encore plus grande, la nature a disposé de nombreuses *fibres suturales* qui, issues de la limitante antérieure, relient entre elles les lames cornéennes. Ces fibres ont été découvertes dans la cornée de la raie où elles affectent

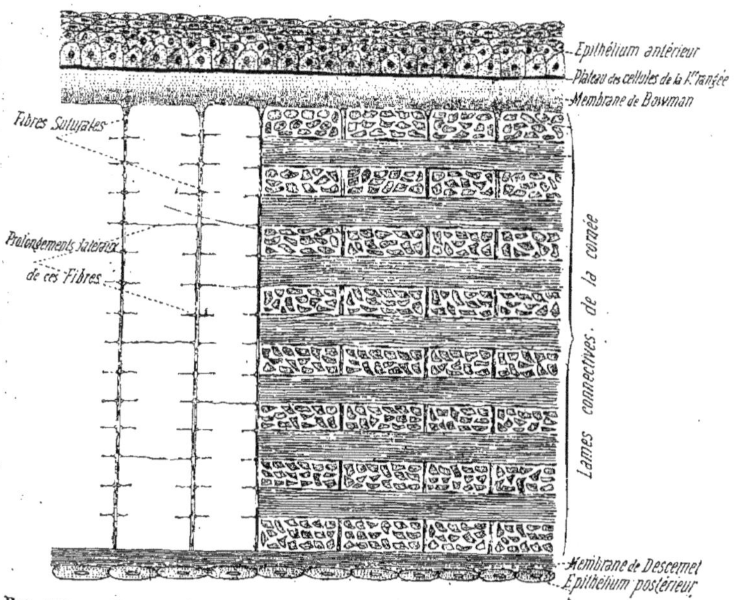

Fig. 168. — Coupe idéale de la cornée de la raie : les lames de la cornée n'ont pas été dessinées dans la portion gauche de la figure, afin de laisser voir les fibres suturales.

une disposition extrêmement régulière. Si on traite la cornée de cet animal, colorée au carmin, par l'acide acétique, on voit une série de fibres rectilignes, perpendiculaires à la surface, se dégager de la membrane de Bowman et traverser le stroma cornéen pour aller se souder sur la limitante postérieure sans toutefois se confondre avec elle. Bien que ces fibres soient continues de la face antérieure à la face postérieure de la cornée, on ne peut les distinguer sur une coupe que de deux en deux lames ; on les voit dans les lames dont les fibres sont coupées perpendiculairement à leur direction et on ne les voit pas dans les lames où les faisceaux sont parallèles au plan de section. Pour expliquer ce phénomène curieux d'optique, RANVIER compare les faisceaux parallèles qui empêchent de voir les fibres suturales aux cannelures d'une vitre : « Ces faisceaux, placés les uns derrière les autres, brisent les rayons lumineux et, dès qu'ils forment une couche un peu épaisse, ils empêchent l'image des fibres suturales d'arriver à l'œil de l'observateur. Il se produit là un phénomène de dispersion analogue à celui que détermine une vitre cannelée : elle laisse passer la lumière mais elle ne permet pas de distinguer les objets. » La continuité des fibres suturales est démontrée par l'examen de la cornée à la lumière polarisée et par la dissociation.

1) *Lumière polarisée.* — Quand on observe, à la lumière polarisée, un tissu formé de fibres connectives, rangées par groupes parallèles, comme par exemple un tendon, ces fibres sont lumineuses sur champ noir sauf dans la position du plan de polarisation. Lorsque les fibres sont dans l'axe optique de l'instrument, c'est-à-dire placées de telle sorte qu'on examine une section perpendiculaire à leur axe, elles sont noires. La cornée, observée au polarisateur, paraît formée d'une série de bandes alternativement claires et obscures : les bandes obscures correspondent aux lames dont les faisceaux sont perpendiculaires, les bandes brillantes représentent les lames dont les faisceaux sont parallèles. Nous avons dit, plus haut, que les fibres suturales étaient invisibles dans les premières et se montraient dans les secondes. A la lumière polarisée l'inverse se produit : on ne voit que du noir dans les lames à faisceaux perpendiculaires, tandis que dans les lames à faisceaux parallèles, représentées par des bandes claires, on aperçoit des stries obscures qui les traversent perpendiculairement à leur direction. Ces stries correspondent aux fibres suturales.

2) *Dissociation.* — Quand on soumet la cornée de la raie à l'ébullition dans l'eau, on arrive à ramollir les lames tandis que la membrane de Bowman et les fibres suturales restent assez solides pour pouvoir être dégagées par la dissociation. Elles ressemblent à des échelles formées d'un seul montant dans lequel sont passés les échelons. Les expansions latérales se trouvent au niveau des plans qui séparent les lames de la cornée. Ce ne sont pas de simples rameaux, mais des débris d'expansions membraneuses qui partent des fibres suturales et s'étendent à la surface des lames cornéennes. Il est probable qu'un certain nombre d'expansions d'une fibre s'anastomosent avec les prolongements similaires de la fibre voisine. Ainsi, chez la

raie, les lames de la cornée sont unies entre elles par les fibres perforantes comme le seraient des doubles d'étoffes.

Il s'en faut de beaucoup que les fibres suturales soient aussi régulières et aussi évidentes dans la cornée de l'*homme*. Plus grêles et plus onduleuses, elles ne s'étendent pas de la limitante antérieure à la postérieure et se terminent dans différents étages de la membrane connective en s'anastomosant les unes avec les autres. Leur signification ne saurait cependant être mise en doute, car ces fibres présentent les mêmes réactions que les fibres suturales de la cornée de la raie. Comme ces fibres elles sont biréfringentes à la lumière polarisée,

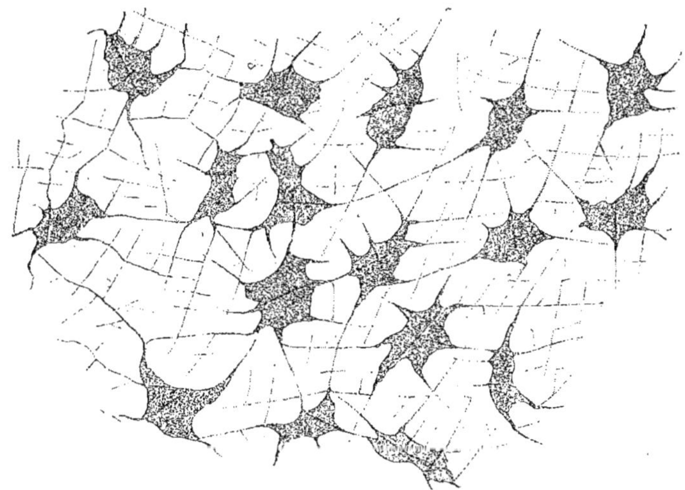

FIG. 164. — Cellules de la cornée type corpusculaire.

résistent à l'ébullition dans l'eau, se colorent en rose par le carmin et ne sont pas altérées par les acides. Les fibres suturales de la cornée représentent des prolongements de la membrane de Bowman ; elles sont donc formées, comme cette membrane, par une substance analogue à celle qui constitue les fibres annulaires des faisceaux conjonctifs.

2) CELLULES DE LA CORNÉE. — On trouve dans le tissu propre de la cornée deux espèces de cellules : les *cellules fixes* ou cellules cornéennes proprement dites et les *cellules lymphatiques* qui y ont pénétré grâce à leurs propriétés migratrices.

Cellules fixes. — Les cellules fixes sont toujours situées dans les fentes qui séparent les lames de la cornée; jamais on ne les trouve dans l'intérieur même de ces lames. Il n'existe, dans chacune des fentes, qu'une seule assise de cellules, contrairement à l'opinion des auteurs qui ont prétendu que chacune des faces des fentes était tapissée par une cellule et qu'on trouvait, par conséquent, entre les lames, deux couches de cellules juxtaposées. Ces cellules affectent deux formes différentes suivant l'animal que l'on considère.

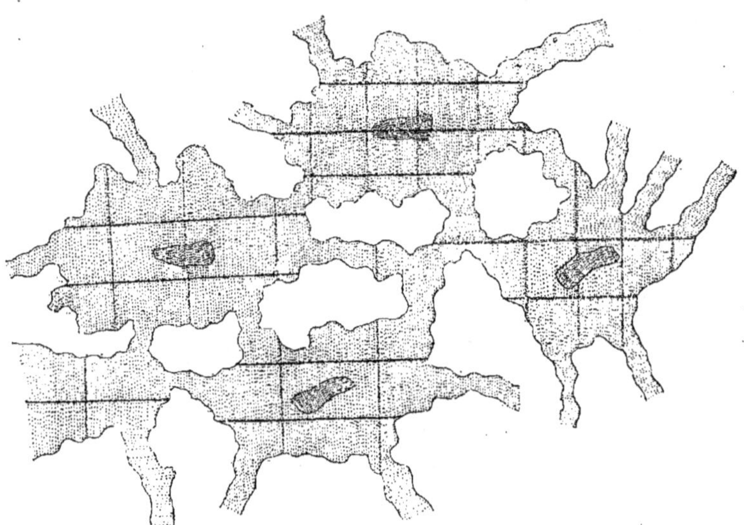

FIG. 165. — Cellules de la cornée type membraniforme (schématique).

a) *Type corpusculaire*. — Chez le lézard et les oiseaux, elles ont l'aspect de corpuscules étoilés ayant une certaine ressemblance avec les corpuscules osseux, c'est le *type corpusculaire*. Le corps de ces cellules est petit, « il émet de nombreux prolongements qui en « partent suivant deux directions perpendiculaires entre elles. Ces « prolongements sont munis de prolongements secondaires qui leur « sont perpendiculaires. En se réunissant entre eux, ces prolonge- « ments réunissent les cellules en un vaste réseau continu » (RANVIER).

b) *Type membraniforme*. — Chez le rat, le lapin, le chien et l'homme (1), les cellules se présentent sous la forme de larges membranes réunies par des prolongements, c'est le *type membraniforme*.

(1) La cornée de la grenouille possède des cellules assez aplaties pour être appelées membraniformes et des prolongements grêles qui la rapprochent du type corpusculaire.

Le corps de ces cellules est large, il émet des prolongements rubanés dont la direction n'est pas régulière et qui sont percés de trous plus ou moins grands. Le type membraniforme est extrêmement accentué chez les poissons. Chez ces animaux, les cellules semblent fondues les unes dans les autres, au point qu'il est impossible de déterminer leurs limites. L'ensemble des cellules est représenté par une lame de protoplasma percée de trous et parsemée de noyaux.

Qu'elles soient corpusculaires ou membraniformes, les cellules fixes, pressées entre les lames de la cornée, se comportent comme toute cellule conjonctive. En étudiant les tissus conjonctifs, nous voyons qu'une de ces cellules, comprimée dans un espace restreint, se moule dans cet espace et présente, à sa surface, l'empreinte des irrégularités de la paroi. Ce sont les *crêtes d'empreinte* de Ranvier. Les cellules de la cornée présentent des crêtes d'empreinte sur chacune de leurs faces : toutes les crêtes, situées sur l'une des faces, sont parallèles entre elles, toutes les crêtes situées sur l'autre face sont parallèles entre elles, mais elles sont perpendiculaires à celles de la première. Cette disposition s'explique facilement si l'on considère que les crêtes d'empreinte représentent le moulage des espaces qui séparent les faisceaux des lames de la cornée et que, dans deux lames voisines, ces faisceaux sont perpendiculaires entre eux.

Les *noyaux* des cellules fixes sont volumineux, un peu aplatis parallèlement aux lames. Leur forme est extrêmement variée, parfois bizarre : les uns sont arrondis, d'autres sont ovalaires, certains sont divisés par des échancrures profondes et ne peuvent être comparés à aucune figure déterminée.

L'action qu'exercent le nitrate d'argent et le chlorure d'or sur les cellules de la cornée a donné naissance à un si grand nombre de théories qu'il nous est impossible de n'en pas parler.

1) *Nitrate d'argent.* — Quand on fait agir le nitrate d'argent sur une cornée on peut obtenir soit une *imprégnation négative* dans laquelle le fond est coloré en noir par l'argent et les cellules claires ; soit une *imprégnation positive* dans laquelle le fond est blanc et les cellules noires. Il est très facile de produire l'imprégnation négative : on prend un cristal de nitrate d'argent qu'on promène rapidement et régulièrement sur la cornée encore vivante. On enlève cette membrane qu'on lave dans l'eau distillée et qu'on expose ensuite à la lumière du soleil pendant un temps suffisamment long pour produire

la réduction du sel d'argent. Dans cette préparation on observe les cellules et les prolongements cellulaires réservés en blanc sur fond noir. « Tandis que l'imprégnation négative se produit directement après l'action du nitrate d'argent, l'imprégnation positive ne s'obtient jamais d'emblée et est toujours précédée d'une imprégnation négative (RANVIER). Pour l'obtenir il faut d'abord produire une imprégnation négative par le procédé indiqué plus haut, puis abandonner la cornée dans l'eau distillée pendant plusieurs jours. Au bout de ce temps l'imprégnation négative s'est transformée en imprégnation

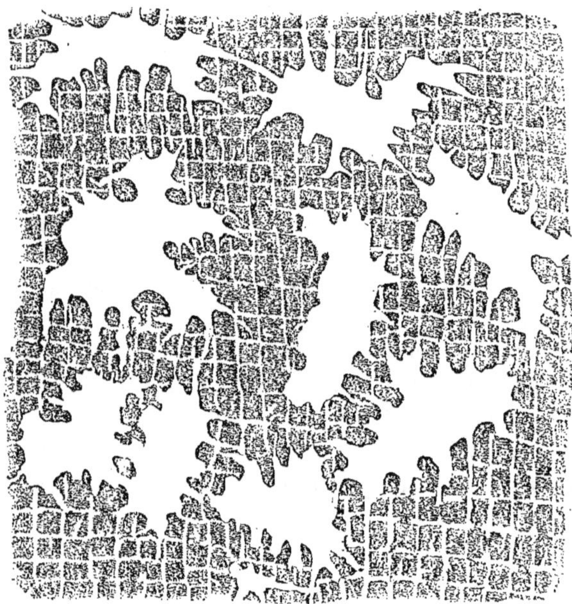

FIG. 166. — Imprégnation négative des cellules de la cornée.

positive sans qu'on connaisse le mécanisme de cette réaction. « Ce qui frappe l'observateur, lorsqu'il compare les imprégnations négatives et positives d'une même cornée, c'est que les deux images, quand elles sont bien complètes, pourraient être jusqu'à un certain point superposées, c'est-à-dire que, par les deux procédés, les cellules ont des formes semblables » (RANVIER).

2) *Chlorure d'or.* — Le chlorure d'or ne donne que des images positives, c'est-à-dire des images dans lesquelles le fond est clair et

les cellules colorées. La cornée est placée dans du jus de citron. Après qu'elle y a séjourné cinq minutes elle en est retirée, lavée dans l'eau distillée et plongée pendant dix minutes dans du chlorure d'or. On la lave une seconde fois puis on la place pendant vingt-quatre heures dans de l'eau acétifiée.

Au bout de ce temps, les cellules, leurs crêtes d'empreinte et les prolongements se montrent admirablement colorés en violet. Un fait intéressant, qui n'a pas encore été expliqué, c'est que, si l'on prolonge trop longtemps l'action du chlorure d'or, les cellules ne se colorent plus.

Cellules migratrices. — En outre des cellules fixes on trouve, dans la cornée, des cellules migratrices qui cheminent dans le tissu cornéen suivant n'importe quelle direction. Lorsqu'elles pénètrent dans l'intérieur des lames, elles se moulent entre les faisceaux et s'allongent parallèlement à eux ; lorsquelles sont entre les lames, elles deviennent membraniformes et présentent des crêtes d'empreinte. Il existe donc, dans la cornée, deux formes de cellules migratrices : les *cellules interlamellaires* et les *cellules intralamellaires*.

1) *Cellules interlamellaires.* — Les cellules interlamellaires ressemblent beaucoup aux cellules fixes. Comme ces dernières, elles sont aplaties parallèlement aux lames de la cornée et présentent des prolongements ramifiés et des crêtes d'empreinte. Plusieurs caractères les distinguent des cellules cornéennes : leurs dimensions sont moindres, il n'existe pas d'anastomoses entre leurs prolongements et, dans les préparations imprégnées par l'or, elles prennent une teinte plus foncée.

2) *Cellules intralamellaires.* — Les cellules migratrices intralamellaires sont formées d'une série de bâtonnets plus ou moins longs, réunis par une lame protoplasmique extrêmement mince. « Elles ressemblent à un fagot composé d'une série d'épieux placés les uns à côté des autres et réunis par des parties minces », les bâtonnets représentent des parties épaisses du corps cellulaire qui se logent dans les interstices qui séparent les faisceaux ; les parties minces représentent les parties de la cellule qui sont déprimées par ces mêmes faisceaux.

Membrane de Descemet. — La limitante postérieure est encore désignée sous le non de *membrane de Descemet* ou de *Desmour*. Elle est plus épaisse chez le vieillard que chez le jeune sujet et mesure de 13 à 20 μ chez le premier et de 15 à 20 μ chez le second. Chez le vieillard elle présente, sur sa face interne, des saillies verruqueuses en nombre plus ou moins considérable. On la considérait autrefois comme une membrane élastique, mais ses réactions histochimiques prouvent qu'elle ne mérite pas ce nom ; en effet, elle se colore en rouge par le carmin, en rouge orangé par le picro-carminate, en brun par l'acide osmique, en violet foncé par l'hématoxyline. La substance élastique, au contraire, se teint en jaune par le picro-carmin et ne se colore ni en rouge par le carmin ni en brun par l'acide osmique. Quelques caractères la rapprochent néanmoins de ces substances. Elle résiste, comme ces fibres élastiques, à l'action de la potasse, et des acides concentrés.

Quand on la fait bouillir dans l'eau pendant plusieurs heures on peut la dissocier en un nombre considérable de lamelles extrêmement minces. Un phénomène curieux c'est que, quand on isole la membrane de Descemet ou les lamelles qui la composent, elle s'enroule fortement sur elle-même et toujours d'arrière en avant, comme du papier conservé longtemps en rouleau. Vers le bord libre de la cornée, la membrane de Descemet ne se termine pas par un bord tranchant, mais elle se continue avec un système spécial de fibres décrit pour la première fois par REICHERT. Ces fibres naissent au niveau du bord de la cornée près de la face antérieure de la membrane de Descemet et se portent sur toute la périphérie de la chambre antérieure à travers l'humeur aqueuse. Les unes se réfléchissent sur la face antérieure de l'iris en formant le ligament pectiné de Hueck ; d'autres se perdent dans la paroi postérieure du canal de Schlemm ; d'autres enfin se jettent dans le muscle ciliaire.

Ces fibres s'anastomosent dans leur trajet et forment, par leur ensemble, un système caverneux qui se trouve en communication avec la chambre antérieure. Les auteurs ne s'accordent pas sur la nature exacte de ces fibres : REICHERT les considère comme des faisceaux conjonctifs ; LUSKA les croit formées par des fibres élastiques ; BOWMAN pense qu'il entre, dans leur constitution, des fibres élastiques et des faisceaux conjonctifs ; KÖLLIKER les considère comme formées par un tissu réticulé semblable à celui des ganglions lymphatiques. RANVIER, qui a repris cette étude dans son livre remarquable sur la structure de la cornée, décrit ces fibres d'une façon extrêmement précise. D'après cet auteur, chacune de ces fibres est formée : d'un *axe central fibrillaire* ; d'une *écorce* plus ou moins épaisse, et enfin d'un *revêtement endothélial.*

L'écorce, striée en long, paraît formée de couches concentriques distinctes. Elle est plus épaisse chez les sujets avancés en âge et paraît bosselée, verruqueuse, au point de prendre une apparence moniliforme. Ces caractères démontrent que l'écorce des fibres est formée par le tissu de la membrane de Descemet.

L'axe fibrillaire présente une épaisseur variable suivant les animaux ; dans tous les cas il paraît se continuer avec les fibres du tissu propre de la cornée.

Le revêtement endothélial est constitué par une seule assise de cellules lamellaires semblables à celles qui tapissent la chambre antérieure de l'œil.

En résumé, chacune des fibres est formée de la façon suivante : un *faisceau de fibres cornéennes* traversant la membrane de Descemet se recouvre d'une *couche corticale* fournie par cette membrane et d'un *endothélium* qui se continue avec l'épithélium postérieur de la cornée.

Épithélium postérieur. — L'épithélium postérieur est formé par une seule couche de cellules polygonales beaucoup plus larges que hautes, mesurant 5 à 6 μ d'épaisseur et 20 à 22 μ de largeur. Leur protoplasma, extrêmement délicat, se déforme et se creuse de vacuoles sous l'influence des réactifs ; leurs noyaux présentent des formes extrêmement variées ; les uns sont arrondis, les autres en bissac, en forme de haricot, etc., il y a même des cellules qui renferment plusieurs noyaux (RANVIER). Ces cellules sont unies entre elles par un ciment.

Vaisseaux. — Chez l'homme adulte, la cornée est presque entièrement dépourvue de vaisseaux. Il n'existe, sur le bord de cette membrane, qu'une zone de 1 ou 2 millim. de largeur dans laquelle se trouvent des vaisseaux sanguins. Ces vaisseaux sont situés dans la conjonctivite qui empiète légèrement sur le bord de la cornée en formant *l'anneau conjonctival.* Chez l'embryon, au contraire, la cornée est pourvue d'un riche réseau capillaire ; chez quelques poissons osseux, elle reste vasculaire pendant toute la vie.

Circulation lymphatique. — La cornée ne possède pas de vaisseaux lymphatiques ; les nombreuses théories créées pour expliquer la circulation lymphatique sont entièrement abandonnées aujourd'hui.

Cependant, comme elles ont fait époque dans la science, nous devons les faire connaître.

1) *Théorie de Virchow et de His. Cellules plasmatiques.* — La théorie de Virchow fut appliquée par cet auteur au tissu conjonctif en général. Ayant découvert la présence de cellules étoilées dans le tissu conjonctif, il compara les corpuscules du tissu conjonctif aux corpuscules osseux et admit que ces corpuscules étaient creux ainsi que les prolongements anastomotiques qui les unissent. D'après cette théorie les cellules de la cornée et leurs prolongements formeraient un vaste réseau, communiquant avec les vaisseaux lymphatiques, dans lequel circulerait la lymphe.

2) *Théorie de Reklinghausen. Canaux du suc.* — La théorie de Virchow sombra lorsqu'on eut démontré que les cellules conjonctives, loin de représenter des corpuscules creux limités par une membrane, étaient pleines ainsi que leurs prolongements. D'après REKLING-HAUSEN, la cornée est parcourue par une foule de canaux anastomosés entre eux, auxquels cet auteur donne le nom de *canaux du suc.* Les cellules cornéennes sont placées aux points nodaux de ces canaux contre leur paroi et ne remplissent pas leur cavité. Les canaux du suc communiquent avec les lymphatiques et représentent l'origine de ces vaisseaux.

3) *Théorie de Bowman. Cornéal tubes.* — Quand on fait une injection d'air dans l'épaisseur d'une cornée, on voit se produire, à partir de la pointe de la canule, des traînées rectilignes qui simulent les fentes de fracture dans une lame de glace (RANVIER). Ce sont les *tubes de Bowman.* A un examen plus approfondi, ces tubes se présentent sous l'aspect de pieux parfois rectilignes, parfois moniliformes. On peut les produire dans tous les plans, il arrive même qu'à la suite d'une injection ils sont parallèles dans un plan et perpendiculaires dans le plan situé au-dessous. La structure fibrillaire des lames de la cornée permet d'expliquer la formation de ces espaces tubulaires. Les tubes de Bowman sont produits par la pénétration de l'air dans l'épaisseur même des lames de la cornée, entre les faisceaux qui les constituent. Les fibres s'écartent pour laisser passer la masse injectée et lui constituent, par leur tassement, une enveloppe tubuleuse l'empêchant de se répandre autrement que suivant leur longueur (1). La direction des faisceaux, réciproquement perpendiculaires entre

(1) RANVIER. Cornée, p. 121.

eux dans deux lames voisines, explique la formation de tubes perpendiculaires entre eux dans deux plans voisins. Les tubes de Bowman, contrairement à l'opinion de LEBER, n'ont pas de paroi propre, ils représentent le produit d'un artifice de préparation.

Nerfs. — Les nerfs de la cornée proviennent du plexus que forment les nerfs ciliaires au niveau de la partie antérieure de la choroïde. Au nombre de 40 à 45, ils traversent la sclérotique et pénètrent dans la cornée, par toute sa circonférence, en formant, au niveau du bord libre de cette membrane, un plexus en couronne, ou plexus annulaire. Ce plexus et les nerfs qui s'y rendent renferment des fibres nerveuses extrêmement minces, mais pourvues de myéline. Dans leur trajet ultérieur, ces fibres perdent leur myéline, cheminent sous forme de fibres aplaties extrêmement transparentes vers la partie antérieure de la cornée, se divisent et forment un grand plexus, connu sous le nom de *plexus fondamental.*

De ce plexus partent deux ordres de rameaux : les uns se dirigent, vers la profondeur, dans l'épaisseur des couches de la cornée où ils forment les *plexus accessoires;* les autres traversent la membrane de Bowman (rameaux perforants), se divisent et s'anastomosent en formant, au-dessous de l'épithélium antérieur, un *plexus sous-épithélial.* De ce dernier partent des fibres qui s'enfoncent entre les cellules épithéliales et dessinent, dans leurs interstices, un plexus intra-épithélial. En résumé, on trouve dans la cornée (1) :

Un plexus annulaire;

Un plexus fondamental ;

Un plexus sous-épithélial ;

Un plexus intra-épithélial ;

Des plexus accessoires.

1) *Plexus fondamental* (2). — Le plexus fondamental est situé un peu en avant de la moitié de l'épaisseur de la cornée. Il occupe toute l'étendue de la membrane qu'il recouvre comme le ferait un filet étalé sur elle (RANVIER). Les travées du plexus sont formées de fibrilles, extrêmement nombreuses, qui s'entre-croisent et s'enchevêtrent d'une façon extrêmement irrégulière au niveau des points nodaux. On observe, sur les faisceaux ainsi qu'aux points où les fibres se bifurquent et s'anastomosent, des noyaux qui ont été considérés par

(1) RANVIER. Cornée, p. 347.

(2) Nous étudions ici les nerfs de la cornée du lapin.

certains auteurs comme appartenant à des cellules nerveuses. Ces noyaux correspondent aux noyaux que l'on trouve sur les fibres de Remak (RANVIER).

2) *Plexus sous-épithélial.* — Les fibres perforantes issues du plexus fondamental, gagnent la membrane basale antérieure qu'elles traversent pour se jeter dans le plexus sous-épithélial. Ces fibres se divisent souvent avant d'arriver à leur destination, il peut arriver même que la division s'opère dans l'épaisseur de la basale antérieure. On trouve alors, dans la membrane de Bowman, un canal bifurqué en Y pour loger le nerf (RANVIER). Arrivées au-dessous de l'épithélium, chaque fibre perforante se recourbe à angle droit et donne naissance à un pinceau de fibrilles qui s'écartent d'abord légèrement les unes des autres puis deviennent parallèles, « de sorte que l'ensemble a un aspect assez semblable à un fouet à plusieurs lanières, le manche du fouet représentant la fibre perforante, les lanières, étalées perpendiculairement au manche et toutes dans le même sens, représentant les fibres sous-épithéliales » (1). Après un certain trajet les fibres sous-épithéliales se divisent, s'anastomosent et forment ainsi le plexus sous-épithélial.

3) *Plexus intra-épithélial.* — Du plexus sous-épithélial se dégagent des fibrilles qui pénètrent dans l'épithélium et s'engagent, entre les cellules, en suivant un trajet tantôt direct, tantôt sinueux. Au niveau des couches moyennes, ces fibres se divisent, s'incurvent et s'anastomosent en un plexus *intra-épithélial*. Ce dernier ne doit pas être considéré comme un plexus terminal. De distance en distance on voit s'en dégager des fibrilles, très fines, qui vont se terminer entre les cellules épithéliales par des extrémités renflées en forme de boutons. Ces dernières sont toujours recouvertes par les cellules lamellaires des couches superficielles, jamais elles ne flottent librement à la surface de la cornée ainsi que l'a prétendu CONHEIM.

4) *Plexus accessoires.* — En outre des plexus que nous venons de décrire il existe, dans les couches profondes de la cornée, un assez grand nombre de fibres nerveuses extrêmement minces, remarquables par un long trajet rectiligne et par des inflexions brusques qui lui donnent l'apparence d'un zigzag ou d'un escalier (plexus en zigzag ou en escalier). Ainsi que l'a montré RANVIER, la disposition des fibres, en lignes brisées, provient de ce qu'elles cheminent dans l'épais-

(1) RANVIER. Cornée, p. 371.

seur même des lames. Les angles répondent aux points où la fibre passe d'une lame de la cornée dans une autre. Ce sont ces fibres que Kuhne prétendait se trouver unies aux cellules cornéennes, opinion qui est entièrement abandonnée aujourd'hui.

§ 3. — Choroïde et zone ciliaire.

I. **Choroïde.** — La choroïde présente à considérer quatre zones, qui sont de dehors en dedans :

1º La lamina fusca ;

2º La couche des gros vaisseaux ;

3º La membrane chorio-capillaire ou de Ruysch ;

4º La lame vitrée.

1º La LAMINA FUSCA est une couche conjonctive placée immédiatement contre la sclérotique. Elle est formée de travées ou de lamelles conjonctives anastomosées dans tous les sens et circonscrivant des espaces que la plupart des anatomistes s'accordent à considérer comme des espaces lymphatiques. Ces travées, formées de faisceaux conjonctifs, sont tapissées par des cellules différentes suivant que l'on considère la face de la lamelle tournée vers la sclérotique ou celle qui regarde vers la couche des gros vaisseaux. Sur la face qui regarde la sclérotique, se trouve un *revêtement endothélial ordinaire* ; sur la face qui regarde la couche des gros vaisseaux, se montrent des *cellules étoilées* remplies de granulations pigmentaires qui ne se touchent pas par leurs bords (HACHE).

2º La COUCHE DES GROS VAISSEAUX présente à considérer un *stroma* qui en forme la charpente et les *vaisseaux* que cette couche renferme.

a) *Stroma.* — Le stroma comprend plusieurs éléments : des faisceaux connectifs, des fibres élastiques, des fibres musculaires lissés et des cellules particulières connues sous le nom de *cellules de la choroïde.* Ce sont des cellules plates présentant de nombreux prolongements qui s'anastomosent avec les parties similaires des cellules voisines. Un certain nombre de ces cellules sont pâles et claires, mais le plus grand nombre sont farcies de granulations pigmentaires. Elles mesurent en moyenne de 20 à 40 μ.

b) *Vaisseaux.* — Les vaisseaux forment deux plans : un plan superficiel sous-jacent à la lamina fusca formé par les veines et un plan profond formé par les artères. Les *veines* sont dépourvues de valvules et contournées en tourbillon, d'où le nom de *vasa vorticosa* que leur donnent les anatomistes ; les *artères* sont remarquables par la puissance de leur tunique musculaire (1).

3° MEMBRANE CHORIO-CAPILLAIRE. — Encore connue sous le nom de membrane de Ruysch, cette couche est essentiellement formée par de la *matière amorphe* et par un *réseau capillaire* dont les mailles, arrondies au fond de l'œil, deviennent allongées au niveau de l'ora serrata. Ces capillaires mesurent 9 μ de diamètre environ et les mailles qu'ils circonscrivent atteignent de 10 à 35 μ de largeur (2).

4° La LAME VITRÉE, encore connue sous le nom de membrane de Bruch, est représentée par une couche transparente, épaisse de 2 à 3 μ. La partie de cette couche, qui est en contact avec la rétine, est entièrement dépourvue de structure ; au contraire la partie qui avoisine la membrane de Ruysch, présente un aspect finement fibrillaire (3).

II. **Zone ciliaire**. — La zone ciliaire présente à étudier deux parties : le muscle ciliaire et les procès ciliaires.

1° Le *muscle ciliaire* se présente sous la forme d'un anneau large de 3 millim. Il est formé de *fibres lisses* mesurant en moyenne 40 μ de long et 7 μ de large. Ces fibres ne sont pas toutes orientées de la même façon et on peut en distinguer deux grands groupes : les *fibres antéro-postérieures* et les *fibres circulaires*.

Les fibres antéro-postérieures prennent naissance sur l'anneau tendineux de DOLLINGER, se portent en arrière en suivant les méridiens de l'œil, puis vont se fixer sur le stroma choroïdien et sur les procès ciliaires.

Les fibres circulaires situées à la partie postérieure du muscle ciliaire, forment deux ou trois faisceaux annulaires, parallèles à la grande circonférence de l'iris.

Les fibres circulaires sont rudimentaires chez les myopes ; elles sont, au contraire, extrêmement abondantes chez les hypermétropes.

---

(1) D'après MORANO, ces vaisseaux seraient entourés de gaines lymphatiques.

(2) SATTLER a décrit entre la membrane de Ruysch et les gros vaisseaux une couche élastique séparée des capillaires par un revêtement endothélial, et qu'il considère comme l'homologue du tapis de certains animaux.

(3) Les cellules pigmentaires qui tapissent la lame vitrée, et que certains auteurs décrivent avec la choroïde, appartiennent en réalité à la rétine.

2° Les *procès ciliaires* sont constitués par des *pelotons de vaisseaux* surtout riches en veines flexueuses, unis par une substance amorphe au milieu de laquelle on trouve des cellules étoilées chargées de pigment. En arrière, les procès ciliaires sont revêtus par un prolongement de la vitrée choroïdienne et par des cellules pigmentaires dépendant de la portion ciliaire de la rétine.

§ 4. — **Iris.**

L'iris est formé par cinq couches qui sont, d'avant en arrière :

1° L'épithélium antérieur ;

2° La basale antérieure ;

3° Le tissu propre de l'iris ;

4° La basale postérieure ;

5° L'épithélium postérieur.

1° ÉPITHÉLIUM ANTÉRIEUR. — L'épithélium antérieur est formé par une seule assise de cellules aplaties, lamellaires, à contours polygonaux et dépourvues de pigment. Certains auteurs (Fuchs, Nuel, Cornil) ont décrit dans le voisinage de la circonférence de l'iris et dans la région pupillaire des sortes de dépressions mesurant de 8 μ à $0^{mm},1$ au niveau desquelles l'épithélium manque ainsi que la basale antérieure. Ces dépressions, que les auteurs précédents considèrent comme des stomates destinés à faire communiquer la chambre antérieure de l'œil avec les espaces conjonctifs de l'iris, ont une forme très variable. Ils sont arrondis ou allongés de façon à dessiner une fente.

2° MEMBRANE BASALE ANTÉRIEURE. — La membrane basale antérieure se montre en arrière de l'épithélium sous la forme d'une couche mince hyaline sans structure apparente.

3° TISSU PROPRE DE L'IRIS. — Le tissu propre de l'iris est formé par un stroma dans lequel sont plongées des fibres lisses des vaisseaux et des nerfs.

a) *Stroma.* — Le stroma est constitué par des *faisceaux connectifs* ; par des *cellules étoilées* contenant du pigment ; par des *fibres élastiques* fines ; par des *cellules lymphatiques* et par des *grains pigmentaires libres*.

b) *Fibres lisses.* — Les fibres lisses sont disposées en cercle autour de la pupille. Elles forment autour de cet orifice un anneau aplati, large de 1 millim. environ : c'est le *muscle sphincter de la pupille.*

Les anciens auteurs décrivaient, indépendamment de ces fibres circulaires, des *fibres radiées* qui formeraient le *muscle dilatateur de la pupille.* Il est admis aujourd'hui que ces fibres n'existent pas chez l'homme. On les observe cependant chez le lapin et chez les oiseaux.

c) *Vaisseaux.* — Les *artères* viennent des artères ciliaires par l'intermédiaire du grand cercle artériel qui est placé autour de la grande circonférence de l'iris. De là, elles se dirigent, en suivant une direction radiée, vers le bord pupillaire où elles forment le *petit cercle artériel* de l'iris. Les *veines,* très nombreuses vers les couches postérieures, se jettent dans les vasa vorticosa (1).

d) *Nerfs.* — Les nerfs, issus des nerfs ciliaires, s'anastomosent un grand nombre de fois en formant un plexus très serré au niveau du bord pupillaire. De ce plexus se détachent trois ordres de fibres : des fibres à myéline, qui perdent leur gaine au niveau de la face antérieure de l'iris et s'y résolvent en un réseau de fibrilles très ténues; des fibres pour les cellules musculaires du sphincter de la pupille; des fibres pour les vaisseaux; enfin des fibres sans myéline qui se portent vers la face postérieure de l'iris.

4º BASALE POSTÉRIEURE. — La membrane basale postérieure est une membrane épaisse de 3 μ, transparente, vaguement fibrillaire.

5º ÉPITHÉLIUM POSTÉRIEUR. — La couche épithéliale de la face postérieure de l'iris, décrite quelquefois sous le nom d'uvée, est formée par deux assises de petites cellules polyédriques fortement *pigmentées.* Les cellules de la couche superficielle présentent un plateau dépourvu de pigment, qui se montre, par suite, sur les coupes d'ensemble comme un mince liséré superficiel. C'est ce liséré qui constitue la basale postérieure.

§ 5. — **Rétine.**

La rétine est une membrane nerveuse, résultant de l'épanouissement du nerf optique, dont l'épaisseur, qui est en moyenne de 0mm,18, diminue vers la périphérie. Si l'on fait abstraction de sa couche externe, formée de cellules pigmentaires, qui présente une

(1) Il n'existe pas de vaisseaux lymphatiques véritables dans l'iris.

belle coloration noire, la rétine, chez l'animal vivant, possède une transparence parfaite. Incolore quand elle est éclairée, elle est rouge dans l'obscurité, grâce à la présence du pourpre rétinien dont nous parlerons plus loin. Après la mort, cette membrane devient blan-châtre et opaque.

La disposition stratifiée des éléments qui la constituent, permet d'y distinguer dix couches; ce sont, en allant du corps vitré vers la choroïde :

1º La couche limitante interne ;

2º La couche des fibres nerveuses ;

3º La couche des cellules multipolaires ;

4º La couche granuleuse interne ;

5º La couche interne à noyaux ;

6º La couche granuleuse externe ;

7º La couche externe à noyaux ;

8º La limitante externe ;

9º La couche des cônes et des bâtonnets ;

10º La couche pigmentaire.

A. **Limitante interne**. — La *limitante interne* est une mem-brane épaisse de 1 μ qui apparaît, sur les coupes, comme une *mem-brane hyaline* dont la face externe répond directement à la membrane hyaloïde du corps vitré. Cette couche est formée par une production cuticulaire de l'extrémité externe de certaines cellules qui constituent la charpente de la rétine. Ces cellules, désignées par RANVIER sous le nom de *cellules de soutènement*, s'étendent de la limitante interne à la limitante externe, en traversant successi-vement toutes les couches de la rétine à la manière de rayons. « Les bases de ces cellules, élargies en forme de pieds, se soudent entre elles et forment, à la limite interne de la rétine, une sorte de membrane, couche limitante interne. Au delà de leur base constituant la *couche limitante interne*, elles s'amincissent et prennent la forme de fibres. Dans cette portion de leur trajet, elles sont munies d'expan-sions latérales filamenteuses ou membraniformes et correspondent à trois couches de la rétine : celle des fibres du nerf optique, celle des cellules multipolaires et celle du plexus cérébral (1). Elles s'élargissent ensuite d'une manière progressive et, dans un renflement protoplas-

____

(1) Comme nous le verrons plus loin, RANVIER désigne la couche granuleuse interne sous le nom de plexus cérébral.

mique marginal, contiennent un noyau ovalaire dont l'axe est parallèle au leur. A ce niveau, elles émettent dans toutes les directions un grand nombre de lames ou de crêtes limitant des fossettes dans lesquelles sont logées les cellules unipolaires et bipolaires. Puis elles se rétrécissent brusquement au niveau du plexus basal (couche granuleuse externe) et s'épanouissent ensuite pour former une série de loges dans lesquelles sont comprises les cellules visuelles. Elles se

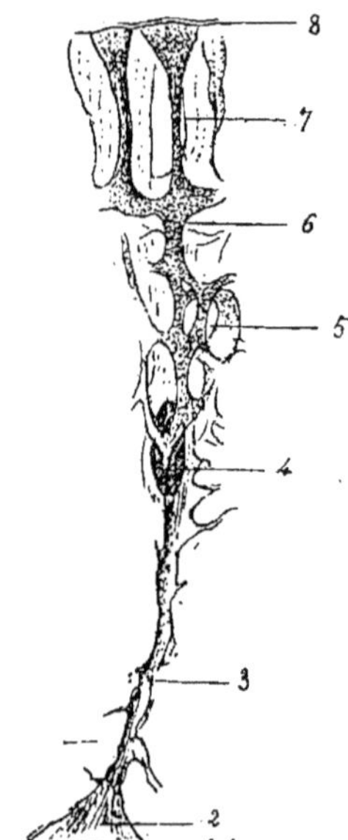

FIG. 167. — Cellule de soutènement de la rétine (d'après RANVIER).

1. Cuticule du pied servant à former la limitante interne.
2. Pied de la cellule.
3. Portion rétrécie.
4. Noyau.
5. Expansions membraneuses.
6. 7. Portion de la cellule correspondant à la couche des cellules visuelles.
8. Cuticule formant la limitante externe.

terminent par un bord réfringent qui paraît être une formation cuticulaire. Ce bord correspond à la membrane limitante externe ; aussi cette membrane doit-elle être considérée comme formée par l'*ensemble des cuticules des cellules de soutènement* » (1). Ces cellules ont la même signification physiologique que les cellules de soutènement de l'épithélium olfactif (2).

B. **Couche des fibres du nerf optique.** — Le nerf optique, arrivé au niveau des orifices de la sclérotique, *perd ses gaines conjonctives* et ses *fibres se dépouillent de leur myéline.* Les

(1) RANVIER. *Traité technique.*
(2) Ces cellules étaient décrites autrefois sous le nom de *Fibres de Müller.*

fibres nerveuses, réduites à leur cylindre-axe, s'épanouissent et s'étalent en divergeant jusqu'à l'ora serrata où elles se terminent (1). Au niveau de la tache jaune, elles contournent cette partie de la rétine sans la traverser. Toutes les fibres se continuent avec le prolongement cylindre-axile des cellules nerveuses de la couche suivante (2).

C. **Couche des cellules multipolaires**. — La couche des cellules multipolaires est formée par une seule rangée de cellules nerveuses semblables aux cellules nerveuses de la moelle et du cerveau.

Ces cellules présentent des *prolongements protoplasmiques* nombreux et ramifiés qui vont former un réseau dans la couche granuleuse interne et un *prolongement cylindre-axile* qui se rend dans la couche des fibres du nerf optique et se continue avec une de ces fibres.

Ces cellules ont une structure semblable à celle des cellules nerveuses ordinaires ; elles en diffèrent seulement par l'*absence de pigment* (3).

D. **Couche granuleuse interne**. — La couche granuleuse interne mesure 33 à 50 μ d'épaisseur et apparaît sous la forme d'une série de zones superposées formées par des fibrilles noyées dans une substance amorphe. Ces fibrilles forment des plexus parallèles à la surface ; elles paraissent provenir de deux sources différentes :

a) Des ramifications des *prolongements protoplasmiques* des cellules ganglionnaires.

b) Des prolongements des *cellules unipolaires* et *bipolaires* de la couche interne à noyaux.

E. **Couche interne à noyaux**. — Cette couche comprend deux plans :

a) Un plan interne de cellules ovoïdes munies de deux prolongements (*cellules bipolaires*). L'un de ces prolongements se rend dans la couche granuleuse interne et s'y perd ; l'autre pénètre dans la couche granuleuse externe et s'y divise en donnant à cette couche deux ou plusieurs fibres.

b) Un plan externe de cellules formé de deux ou trois rangées de

---

(1) Cette couche mesure 20 μ autour de la papille, 8 μ à la partie moyenne de la rétine et 3 μ seulement à l'ora serrata.

(2) Chez le lapin, quelques-unes des fibres de cette couche conservent leur myéline.

(3) Cette couche mesure 30 μ d'épaisseur.

cellules plus volumineuses que les précédentes et ne présentant qu'un seul prolongement (*cellules unipolaires*). Ce prolongement

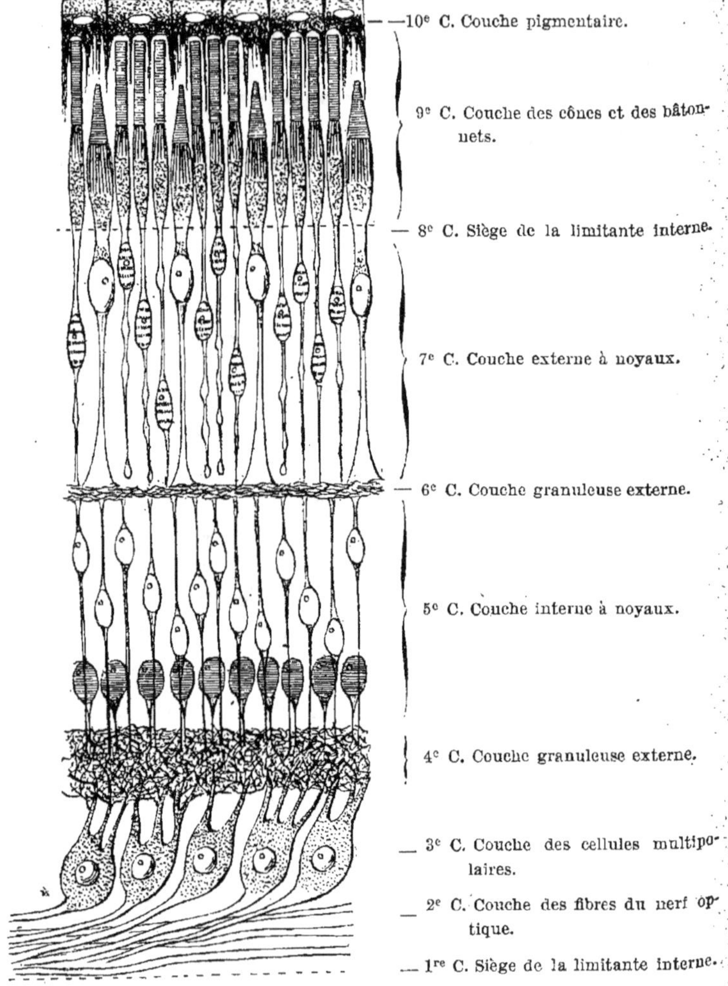

Fig. 168. — Figure représentant une coupe idéale de la rétine dont les cellules de soutènement ont été enlevées. Le siège des limitantes interne et externe a été indiqué
en pointillé.

se rend dans la couche granuleuse interne où il paraît se perdre après s'être divisé.

Au milieu des éléments nerveux de la cinquième couche, on trouve des noyaux qui appartiennent aux cellules *de soutènement* de la rétine.

Dans toutes les couches précédentes, il existe des vaisseaux ; il n'y en a pas dans celles que nous allons décrire.

F. Couche granuleuse externe. — La couche granuleuse externe présente une épaisseur peu considérable : elle est formée de *fibrilles nerveuses*, entrelacées, dont la direction est sensiblement parallèle à la surface de la rétine. Chez certains animaux on trouve, soit sur ses deux faces (interne et externe), soit dans son épaisseur, des cellules étoilées, ramifiées, anastomosées les unes avec les autres, par leurs prolongements, qui doivent être considérées comme des cellules du neuro-épithélium non différenciées (*cellules basales* de RANVIER).

G. Couche externe à noyaux. — La couche externe à noyaux contient, au milieu des prolongements ramifiés des cellules de soutènement, des noyaux appartenant aux corps des cellules visuelles (*cônes et bâtonnets*).

Ces cellules se présentent de la manière suivante : le *corps cellulaire* est réduit à une mince couche de protoplasma entourant le noyau et donne deux prolongements :

1º Le *prolongement périphérique* forme les bâtonnets ou les cônes que nous retrouverons plus loin ;

2º Le *prolongement central* est long et s'enfonce dans la couche granuleuse externe où il se perd.

Les noyaux des cellules de cônes sont immédiatement situés sous la limitante externe ; les noyaux des cellules de bâtonnets sont plus internes et forment, en dedans des noyaux précédents, une ou plusieurs rangées. Ces derniers offrent une structure singulière : ils sont formés de deux ou trois segments séparés par des bandes claires parallèles à la surface de la rétine (HENLE, RANVIER) (1).

H. Limitante externe. — La membrane limitante externe apparaît comme une bordure mince, à double contour, surmontée, du côté des cônes et des bâtonnets, par une série de cils qui forment, autour de chaque cône et de chaque bâtonnet, une couronne désignée par

---

(1) On trouve, entre les noyaux des cellules visuelles, des corps particuliers renflés en massue, dont la tige s'enfonce dans la couche granuleuse externe. Ce sont les *massues de Landolt*.

Schultze sous le nom de *panier de fils*. Cette membrane et ses prolongements ciliés représentent une production cuticulaire des cellules de soutènement.

I. **Couche des cônes et des bâtonnets.** — La couche des *cônes* et des *bâtonnets*, appelée aussi *membrane de Jacob*, est formée par les *prolongements externes* des cellules visuelles. Si l'on examine une coupe transversale de la rétine, on voit que ces prolongements sont rangés dans un ordre régulier à la façon des piquets d'une palissade. Leurs proportions réciproques varient suivant le point que l'on considère : dans les régions antérieures de l'œil, on trouve un cône sur cinq ou six bâtonnets ; dans les régions postérieures, le nombre des cônes augmente, tandis que celui des bâtonnets diminue, de telle sorte qu'au niveau de la tache jaune, la membrane de Jacob se trouve être uniquement formée par des cônes. Chez certains animaux, toutes les cellules visuelles sont terminées par des cônes (reptiles) ; chez d'autres espèces, il n'existe que des bâtonnets (Schultze, Ranvier). Les cônes semblent destinés à la perception des couleurs, aussi ils manquent complètement chez les oiseaux nocturnes, les couleurs ne pouvant être perçues dans l'obscurité. Au contraire les oiseaux diurnes, qui chassent les insectes à couleurs brillantes, en possèdent un très grand nombre.

1) Bâtonnets. — Les bâtonnets offrent des formes et des dimensions qui varient suivant les animaux. Chez l'homme, ce sont de petits corps cylindriques, coupés carrément à leur extrémité libre, qui mesurent de 40 à 50 µ de long. Il est possible de reconnaître, dans les bâtonnets, deux parties jouissant de propriétés différentes : un *segment interne* et un *segment externe*.

a) Le *segment externe* présente une striation transversale bien manifeste qui s'accentue, au point de le diviser en petits disques épais de un demi-millième de millimètre, lorsqu'on traite la rétine par certains réactifs (sérum iodé). Un grand nombre de réactions chimiques servent à caractériser le segment externe des bâtonnets : l'acide osmique colore en *noir foncé le segment externe* et *ne teint pas le segment interne* (1) ; le rouge d'aniline donne au *segment externe une coloration jaunâtre*, tandis que, dans les mêmes conditions, le

---

(1) Cette réaction paraît due à une substance, soluble dans l'alcool, qui réduit l'acide osmique. Si, après avoir lavé une rétine dans l'alcool, on la traite par l'acide osmique, le segment externe ne se colore plus.

segment interne prend une teinte rouge très foncé (1). Sur une coupe, faite sur une rétine non fixée par des réactifs, on voit, au bout d'un temps plus ou moins long, le segment externe se transformer en boules unies par des parties rétrécies en forme de filaments.

Si l'on examine la rétine d'un animal que l'on vient de tuer après l'avoir laissé plusieurs jours dans l'obscurité, on remarque que le segment externe est coloré en rouge dans la plupart des bâtonnets et en vert dans quelques-uns d'entre-eux (2). Ces teintes disparaissent rapidement lorsqu'on expose la membrane à la lumière, mais se régénèrent dans l'obscurité. La coloration rouge des bâtonnets, indiquée pour la première fois par H. MULLER, a été étudiée par KUHNE qui l'a attribuée à un pigment, « l'*érythropsine* », que ce physiologiste est parvenu à dissoudre dans la bile.

b) Le *segment interne* des bâtonnets se continue, par un prolongement central (*fibre de bâtonnet*), avec le corps des cellules visuelles. Sa limite, qui est indiquée au niveau du segment externe, par une ligne transversale très nette, et ses réactions histo-chimiques (3) servent à le distinguer du segment externe. En outre, on observe, au niveau de la ligne de séparation des deux segments, deux corps qui se montrent avec beaucoup de netteté chez la grenouille et qui n'existent qu'à l'état rudimentaire chez les mammifères.

L'un de ces corps est désigné par RANVIER sous le nom de *corps intercalaire*, l'autre porte le nom de *corps accessoire* (RANVIER).

Le *corps intercalaire* représente une lentille plan-concave dont la surface plane correspondrait à la base du segment externe. Ce corps se colore vivement par le carmin (RANVIER).

Le *corps accessoire*, situé au-dessous du précédent, ne se colore presque pas par le carmin et possède une forme globuleuse.

2) CONES. — Les cônes ont la forme de quilles terminées en pointe au dehors et légèrement renflées au niveau de leur base. Ils sont formés d'un *segment externe* et d'un *segment interne* qui se

(1) Pour que cette réaction se produise, il faut que la rétine ait été préalablement traitée par l'hydrate de chloral.

(2) Chez certains animaux, on ne trouve que des bâtonnets rouges ; chez d'autres on trouve des bâtonnets rouges et des bâtonnets verts.

(3) Nous ne reviendrons pas sur l'action que l'acide osmique et le rouge d'aniline exercent sur le segment externe des bâtonnets ; nous dirons seulement que si l'on traite une rétine par le picro-carmin, après l'avoir durcie au moyen de l'alcool, le segment interne prendra une teinte rose, tandis que le segment externe se teindra en jaune.

comportent, vis-à-vis des réactifs, comme les parties correspondantes des bâtonnets. Sur leur ligne de séparation, on observe des boules, incolores chez la grenouille, colorées en rouge chez les reptiles, qui paraissent être formées par de la graisse (Ranvier). Le corps *intercalaire* et le corps *accessoire* existent dans les cônes des tritons; mais, chez les mammifères, on n'observe que le corps *intercalaire*, et encore celui-ci présente une structure particulière; il est constitué par un amas de filaments qui paraissent converger vers le segment interne : de là le nom d'*appareil filamenteux* qui lui a été donné par Schultze (Ranvier) (1).

J. Couche pigmentée. — La couche pigmentée de la rétine est formée par une assise de cellules polygonales dans lesquelles on peut distinguer deux parties : une *partie externe* non pigmentée, renfermant le noyau, et une *partie interne*, en contact avec la rétine, qui se trouve farcie de granulations pigmentaires et qui envoie des prolongements entre les cônes et les bâtonnets. Chose curieuse, les granulations pigmentaires, reléguées au niveau du corps cellulaire lorsque la rétine est dans l'obscurité, s'avancent entre les bâtonnets et les cônes lorsque cette membrane est impressionnée par une vive lumière (Boll, Kuhne, Ranvier) (2).

(1) Les cônes ne renferment pas d'érythropsine et paraissent destinés à la perception de la lumière colorée.

(2) Telle est la structure générale de la rétine ; mais cette structure se modifie légèrement dans les diverses parties de l'œil.

a. *Tache jaune.* — La tache jaune est située sur l'axe optique de l'œil ; sa coloration est due à la présence d'une matière colorante spéciale, qui infiltre toutes les couches de la rétine, sauf la membrane de Jacob. A sa partie moyenne, se trouve une dépression (fovea) qui correspond à la partie amincie de la membrane ; au niveau de la tache jaune la rétine ne présente que trois couches :

1) La membrane de Jacob, *uniquement formée par des cônes.*

2) La couche des cellules visuelles.

3) La couche granuleuse externe.

b. *Zone ciliaire de la rétine.* — La zone ciliaire de la rétine comprend deux parties :

1) Une partie, étendue de l'ora serrata à la base de l'iris, dans la structure de laquelle entrent deux couches distinctes : une couche *externe* représentant la couche pigmentée de la rétine et une couche *interne* formée par une rangée de cellules, allongées, devenant de plus en plus basses à mesure qu'on s'avance vers l'iris.

2) Au niveau de la base de l'iris, cette dernière couche disparaît et la rétine est réduite à sa couche pigmentaire.

§ 6. — **Classification des couches de la rétine.**

Afin de ne pas embrouiller notre sujet nous avons suivi, dans l'étude des couches de la rétine, la classification des anciens auteurs ; il nous reste à faire connaître la classification, plus récente, destinée à remplacer la précédente, que RANVIER a donnée dans son remarquable travail sur la structure de la rétine. Ainsi que le fait remarquer cet éminent histologiste, il faut distinguer dans la rétine deux portions. Une partie *interne* dans laquelle se distribuent les vaisseaux et une portion *externe* qui n'en contient pas.

a. — La portion *externe* est constituée par les *cellules visuelles* et par un plexus nerveux (*plexus basal*) lequel est doublé, chez certains animaux, par des cellules analogues à celles que l'on observe à la base de l'épithélium olfactif (*cellules basales*).

Cette partie mérite le nom de partie *névro-épithéliale* de la rétine.

b. — La *portion interne*, désignée par RANVIER sous le nom de *partie cérébrale*, représente un appareil ganglionnaire compliqué dans lequel on distingue : une couche de *fibres nerveuses* formée par l'épanouissement du nerf optique ; une couche de *cellules nerveuses multipolaires ;* une couche granuleuse présentant une constitution analogue à celle de la substance blanche des centres nerveux (*plexus cérébral*) ; enfin, une deuxième couche de *cellules ganglionnaires*. Cette portion de la rétine contient des vaisseaux, mais la partie névro-épithéliale n'en contient pas.

TABLEAU DES COUCHES DE LA RÉTINE

CLASSIFICATION DE RANVIER	CLASSIFICATION CLASSIQUE
I. — *Partie névro-épithéliale.*	
Couche pigmentée...............	Couche pigmentée.
Cônes et bâtonnets..............	Couche de Jacob.
Limitante externe..............	Limitante externe.
Corps des cellules visuelles......	Couche externe à noyaux.
Plexus basal.....................	Couche granuleuse externe.
Cellules basales.................	

II. — *Partie cérébrale.*

Couche des cellules unipolaires... ⎫
Couche des cellules bipolaires.... ⎬ Couche interne à noyaux (1).

Plexus cérébral................. Couche granuleuse interne.
Cellules multipolaires........... Cellules multipolaires.
Fibres du nerf optique.......... Fibres du nerf optique
Limitante interne.............. Limitante interne.

§ 7.— **Rapports des éléments nerveux de la rétine.**

En appliquant la méthode de Golgi, modifiée par lui, à l'étude des éléments nerveux de la rétine, Ramon y Cajal est parvenu à déterminer les connexions que ces éléments affectent vis-à-vis les uns des autres, ainsi que vis-à-vis des fibres du nerf optique.

1° LES CELLULES VISUELLES présentent un *prolongement externe* (le cône ou le bâtonnet sur lesquels nous n'avons pas à revenir) et un *prolongement externe* qui diffère suivant que l'on considère une cellule de cône ou une cellule de bâtonnet.

Le prolongement d'une *cellule de cône*, né du corps cellulaire placé immédiatement au-dessous de la limitante externe, se continue sous forme d'une fibre droite qui s'enfonce vers la couche granuleuse externe où elle se renfle en une dilatation conique d'où partent quelques fibrilles horizontales se terminant par des extrémités libres.

Le prolongement d'une *cellule de bâtonnet* se présente sous la forme d'une fibre fine, variqueuse qui, arrivée dans la couche granuleuse externe, se termine par un bouton.

2° LA COUCHE GRANULEUSE EXTERNE est formée par un entre-croisement extrêmement abondant de fibrilles nerveuses. Elle peut être divisée en deux étages :

a) L'étage supérieur contient les boutons des prolongements externes des cellules de bâtonnet enveloppés par les panaches ascendants de certaines cellules de la couche sous-jacente.

b) L'étage inférieur contient les pieds des cellules de cône enveloppés par les panaches de certaines cellules de la couche sous-jacente.

---

(1) Dans un certain nombre de classifications, les couches *externe à noyaux* et *interne à noyaux* sont désignées sous les noms de : *grains externes* et *grains internes*.

3º COUCHE INTERNE A NOYAUX. — La couche interne à noyaux est extrêmement compliquée. Elle renferme trois variétés de cellules :

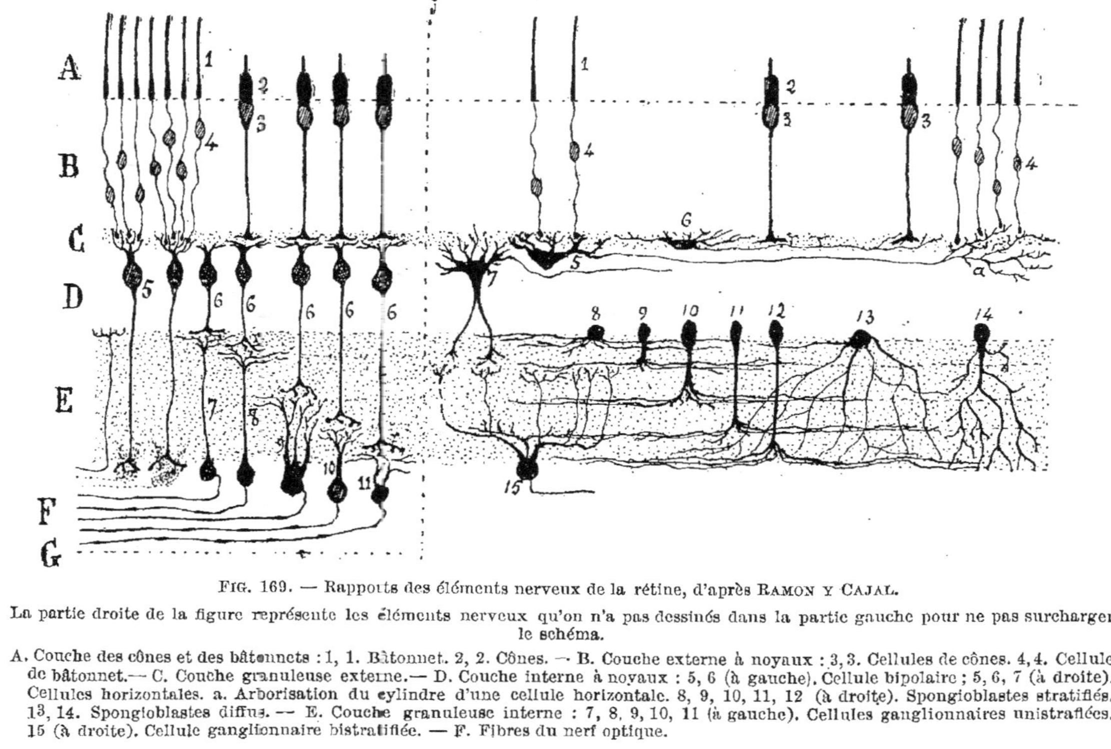

FIG. 169. — Rapports des éléments nerveux de la rétine, d'après RAMON Y CAJAL.

La partie droite de la figure représente les éléments nerveux qu'on n'a pas dessinés dans la partie gauche pour ne pas surcharger le schéma.

A. Couche des cônes et des bâtonnets : 1, 1. Bâtonnet. 2, 2. Cônes. — B. Couche externe à noyaux : 3, 3. Cellules de cônes. 4, 4. Cellule de bâtonnet. — C. Couche granuleuse externe. — D. Couche interne à noyaux : 5, 6 (à gauche). Cellule bipolaire ; 5, 6, 7 (à droite). Cellules horizontales. a. Arborisation du cylindre d'une cellule horizontale. 8, 9, 10, 11, 12 (à droite). Spongioblastes stratifiés. 13, 14. Spongioblastes diffus. — E. Couche granuleuse interne : 7, 8, 9, 10, 11 (à gauche). Cellules ganglionnaires unistratifiées. 15 (à droite). Cellule ganglionnaire bistratifiée. — F. Fibres du nerf optique.

les *cellules horizontales*, les *cellules bipolaires* et les *spongioblastes*.

a) Cellules horizontales. — Les cellules horizontales sont de deux sortes : les petites cellules horizontales et les grandes cellules horizontales.

Les *petites cellules horizontales* sont situées immédiatement au-dessous de la couche granuleuse externe. Par leur face externe, elles donnent naissance à des *prolongements protoplasmiques* extrêmement ramifiés qui forment de riches arborisations au-dessous des pieds des cônes. Le *prolongement cylindre-axile* se détache d'un des côtés de la cellule, chemine horizontalement et se termine par une arborisation terminale libre. Durant ce trajet, il fournit des collatérales qui se terminent par des extrémités libres.

Les *grandes cellules horizontales*, plus volumineuses que les précédentes, sont placées plus profondément dans la couche à noyaux.

Les *prolongements protoplasmiques* de ces cellules sont volumineux, dirigés horizontalement. Ils se terminent très près de la cellule par des branches courtes qui se portent vers la couche granuleuse externe. Le *prolongement cylindre-axile* se dirige horizontalement et se termine, après un trajet assez long, par une arborisation terminale très étendue. Les rameaux de cette arborisation envoient vers le premier étage de la couche granuleuse externe de petits filaments qui se terminent par un bouton.

Il faut distinguer, parmi les grandes cellules horizontales, des éléments qui possèdent, en outre des prolongements habituels de ces cellules, deux prolongements protoplasmiques qui descendent dans la couche granuleuse interne où ils se ramifient.

b) Cellules bipolaires. — Il existe trois grandes variétés de cellules bipolaires : les cellules bipolaires pour bâtonnets ; les cellules bipolaires pour cônes et les cellulaires bipolaires géantes.

Les cellules bipolaires pour bâtonnets sont des éléments fusiformes présentant un *prolongement ascendant* et un *prolongement descendant*. Le *prolongement ascendant* donne un panache de fibrilles extrêmement fines, qui se terminent librement entre les boutons des bâtonnets ; le *prolongement descendant* s'étend jusque dans la couche des cellules ganglionnaires, où il se termine par des digitations variqueuses qui enveloppent le corps de ces cellules.

Les *cellules bipolaires pour cônes* sont des éléments fusiformes présentant également deux prolongements. Le *prolongement ascendant* se termine par un panache, étalé, placé dans le deuxième étage de la couche granuleuse externe et enveloppant les pieds des cônes ; le *prolongement descendant* pénètre dans la couche granuleuse interne et se termine par un panache de ramifications variqueuses qui s'étale autour des arborisations de la couche granuleuse interne.

Les *cellules bipolaires géantes* diffèrent des précédentes par l'étendue de l'arborisation du prolongement ascendant qui peut, par ses ramifications horizontales, recouvrir une grande surface rétinienne. Les ramifications de ces arborisations se terminent entre les prolongements centraux des bâtonnets et peut-être aussi des cônes.

c) *Spongioblastes.* — Ce sont de singuliers éléments *dépourvus de prolongement cylindre-axile*, qui envoient tous *leurs prolongements* dans la couche granuleuse interne. Le corps de ces cellules est placé à la limite interne de la couche que nous étudions. Les spongioblastes ayant tous leurs prolongements dans la couche granuleuse interne, c'est avec cette couche que nous allons les étudier.

4° COUCHE GRANULEUSE INTERNE. — Cette couche est le point de convergence des prolongements de trois espèces d'éléments nerveux, à savoir : les prolongements des spongioblastes, les prolongements des cellules bipolaires et les prolongements des cellules ganglionnaires.

a) *Prolongements des spongioblastes.* — Les spongioblastes, considérés au point de vue de leurs prolongements, peuvent être distingués en *spongioblastes à prolongements diffus* et *spongioblastes à prolongements stratifiés.*

Les *spongioblastes diffus* sont ceux dont les prolongements se distribuent dans toute l'épaisseur de la couche que nous étudions.

Les *spongioblastes stratifiés* sont ceux dont les prolongements se distribuent dans un étage seulement de cette couche. Comme RAMON Y CAJAL y décrit cinq étages, il y a donc des spongioblastes dont les branches se ramifient dans le premier étage, des spongioblastes dont les prolongements se ramifient dans le second et ainsi de suite pour les troisième, quatrième et cinquième étages.

Les arborisations de ces éléments sont étalées horizontalement et présentent deux sortes de ramifications : des ramifications formées de fibres fines, très longues et des ramifications formées de fibres courtes épaisses, irrégulières et flexueuses.

b) *Prolongements des corpuscules ganglionnaires.* — Les cellules ganglionnaires de la 3° couche envoient dans la couche que nous étudions des prolongements protoplasmiques qui s'étalent, dans chacun des étages, au-dessous des arborisations des spongioblastes en formant des arborisations étendues horizontalement.

c) Prolongements des cellules bipolaires pour cônes. — Enfin, à toutes ces fibres viennent se joindre les ramifications du prolongement interne des cellules bipolaires pour cônes.

En résumé chaque étage de la couche granuleuse interne paraît formé de trois plans : un plan externe constitué par les branches des spongioblastes ; un plan interne constitué par les arborisations des cellules ganglionnaires et un plan moyen où se trouvent les ramifications des cellules bipolaires pour cônes. Ces différents étages ne sont pas séparés, mais les fibres de chacun d'eux se mêlent ou s'entrelacent en formant un feutrage serré.

6° Couche des cellules ganglionnaires. — Le corps de ces cellules est ovoïde, il donne naissance, au niveau de son extrémité interne, à un *prolongement cylindre-axile* qui se continue avec une fibre du nerf optique et à de nombreux *prolongements protoplasmiques* qui se détachent de son extrémité externe.

Ces prolongements montent dans la couche granuleuse interne et se divisent dans chacun des étages de cette couche en formant les arborisations horizontales dont nous avons parlé plus haut. On peut diviser ces éléments en trois classes :

a) Les *cellules unistratifiées* dont les prolongements se ramifient dans un seul étage de la couche granuleuse interne. Il y a des cellules pour chacun des étages de cette couche.

b) Les *cellules polystratifiées* dont les prolongements fournissent à plusieurs étages de la couche granuleuse interne.

c) Les *cellules diffuses* dont les prolongements se distribuent dans toute l'épaisseur de la couche.

7° Couche des fibres du nerf optique. — La plupart des fibres de cette couche représentent le prolongement cylindre-axile des cellules ganglionnaires ; ce sont elles qui vont former le nerf optique.

En outre de ces fibres centripètes, il en existe d'autres, découvertes par Ramon y Cajal, qui viennent des centres optiques où elles ont leurs cellules d'origine et qui se terminent dans la couche granuleuse interne par une arborisation libre. Ce sont des fibres à *conduction centrifuge.*

Si nous essayons de déterminer le trajet des impressions visuelles à travers la rétine, nous sommes conduit à admettre les voies nerveuses suivantes :

1º *Impressions reçues par les bâtonnets.* — Les impressions reçues par les bâtonnets se rapportent à la lumière incolore. Elles suivent le prolongement central des cellules de bâtonnet, arrivent aux cellules bipolaires pour bâtonnets et sont transmises par ce prolongement au *corps même* des cellules ganglionnaires. Celles-ci transmettent l'impression à leur cylindre-axe qui la transmet à travers le nerf et les bandelettes optiques à des cellules contenues dans les corps genouillés ou dans les tubercules quadrijumeaux.

2º *Impressions reçues par les cônes.* — Les impressions reçues par les cônes se rapportent à la lumière colorée. Elles suivent le pied des cônes, les cellules bipolaires pour cônes qui les transmettent à un des cinq étages de la couche granuleuse interne où elles sont recueillies par les panaches protoplasmiques des cellules ganglionnaires.

Enfin le corps de ces cellules les transmet au prolongement cylindre-axile qui les transporte au centre optique à travers le nerf et les bandelettes optiques.

La disposition des voies suivies par les impressions lumineuses nous conduit aux considérations suivantes :

1º Les impressions sont reçues par les prolongements protoplasmiques des cellules et transmises par le cylindre-axe, de telle sorte que le courant est cellulipète dans les premières et cellulifuge dans le second.

2º Tous les éléments nerveux sont indépendants les uns des autres et l'impression est transmise des uns aux autres par simple contact. Il n'existe pas de réseau, mais seulement des arborisations terminales libres.

3º L'impression communiquée par un cône ou par un bâtonnet diffuse en s'avançant vers les couches des fibres nerveuses, c'est-à-dire que les éléments nerveux auxquels elle se communique sont d'autant plus nombreux qu'elle avance vers cette couche. Pour bien faire comprendre cette disposition prenons un exemple. L'impression d'un cône, au lieu d'être transmise à une seule cellule bipolaire, est communiquée à plusieurs bipolaires. Chacune de ces cellules, au lieu d'exciter une seule cellule ganglionnaire, en excite plusieurs. Enfin si nous allons plus loin et si nous considérons la transmission de l'impression au niveau du centre optique, nous voyons que chaque fibre nerveuse se termine par une arborisation terminale libre qui se met en rapport avec plusieurs cellules du centre.

Il faut cependant faire une exception en faveur de la fossette centrale de la rétine. On sait que les impressions lumineuses, recueillies par cette portion de la rétine, acquièrent une précision remarquable. Cette perfection fonctionnelle paraît résulter de la disposition anatomique suivante : la conduction ne diffuse pas, elle est plus individuelle, plus précise, car chaque pied de cône se met en relation avec un seul panache de cellule bipolaire et chacune de ces cellules avec une seule cellule ganglionnaire.

4º Les *cellules horizontales* paraissent destinées à associer les cônes et les bâtonnets de deux régions plus ou moins éloignées de la rétine.

5º Enfin on peut se demander quel est le rôle des *spongioblastes* et des *fibres centrifuges* de la rétine. Ce problème ne saurait être résolu d'une façon définitive, mais on peut supposer que les spongioblastes reçoivent des fibres centrifuges une excitation de nature inconnue venue du centre optique et la communiquent aux cellules ganglionnaires. Cette excitation est peut-être nécessaire pour régler le jeu des éléments nerveux de la rétine (1).

§ 8. — Cristallin.

Le cristallin, considéré au point de vue histologique, présente à étudier quatre parties (2) :

---

(1) Dans ce paragraphe sur les connexions des éléments nerveux de la rétine, nous avons essayé de résumer aussi fidèlement que possible le travail que Ramon y Cajal a publié sur ce sujet. Nous avons seulement changé la classification indiquée par l'histologiste espagnol, afin de permettre au lecteur de comparer cette description avec celle du paragraphe précédent. Pour ceux qui voudraient lire le travail original de Ramon y Cajal, voici les deux classifications.

Classification adoptée dans le texte.	*Classification du texte espagnol.*
Cellules visuelles....................	Bâtonnets et cônes. Grains externes.
C. granuleuse externe..................	C. plexiforme externe.
C. interne à noyaux...................	Grains internes.
C. granuleuse interne.................	C. plexiforme interne.
C. des cellules ganglionnaires..........	C. des cellules ganglionnaires.
C. des fibres du nerf optique...........	C. des fibres du nerf optique.

(2) Le cristallin est entièrement dépourvu de vaisseaux, de lymphatiques et de nerfs.

1º La capsule.

2º L'épithélium.

3º La substance amorphe.

4º Les fibres du cristallin.

1º CAPSULE. — C'est une membrane extrêmement mince, enveloppant complètement le cristallin. Les auteurs lui ont quelquefois donné le nom de *cristalloïde* en raison de sa grande transparence et ils la divisaient en deux parties : la cristalloïde antérieure, mesurant 11 à 15 µ d'épaisseur et la cristalloïde postérieure, mesurant seulement 2 à 4 µ. La cristalloïde antérieure recouvre la face antérieure du cristallin, la cristalloïde postérieure recouvre sa face postérieure. Ces deux portions se continuent au niveau de l'équateur sans aucune ligne de démarcation.

Elle est extrêmement élastique, se recroqueville quand on l'incise. Elle résiste longtemps à l'action des acides et se dissout dans l'eau bouillante sans donner de gélatine. On ne peut la classer ni avec les substances conjonctives ni avec les substances élastiques; c'est une cuticule comparable au sarcolemme ou à la capsule des vésicules adipeuses.

Cette membrane est complètement dépourvue de structure.

2º ÉPITHÉLIUM. — Sur la face postérieure de la cristalloïde antérieure (1), se trouve une assise de cellules épithéliales cubiques chez l'enfant (2), qui deviennent pavimenteuses chez l'adulte dans les portions centrales de la cristalloïde, mais restent plus hautes à sa périphérie.

Ces cellules, dont le corps est granuleux, possèdent un gros noyau arrondi avec deux ou trois nucléoles.

3º SUBSTANCE AMORPHE. — Il existe dans le cristallin, unissant tous les éléments de cet organe, une substance amorphe de nature indéterminée, dont la disposition a été soigneusement étudiée par les anatomistes.

Cette substance cimentante forme deux amas principaux : la *substance amorphe sous-cristalloïdienne* et la *substance amorphe centrale* (3).

---

(1) La cristalloïde postérieure est dépourvue d'épithélium.

(2) Elles mesurent 12 à 20 µ de hauteur.

(3) Certains auteurs décrivent une mince couche de substance amorphe entre l'épithélium et la cristalloïde antérieure.

a) Masse sous-cristalloïdienne. — La masse sous-cristalloïdienne forme une lame très mince située, en avant, entre l'épithélium et le tissu des fibres du cristallin ; en arrière, entre la cristalloïde postérieure et ce même tissu.

b) Masse centrale. — La substance amorphe centrale présente une masse principale qui s'étend d'un pôle à l'autre de l'axe antéro-postérieur et des parties accessoires qui naissent de cette masse principale. Ces parties accessoires se présentent sous la forme de prolongements qui se portent vers l'équateur en suivant les rayons du cristallin. Ces prolongements forment une étoile à trois rayons séparés les uns des autres par un angle de 120°. Si l'on considère la face antérieure du cristallin, on voit que les rayons de l'étoile antérieure sont dirigés, l'un verticalement en haut, les deux autres, l'un obliquement en bas et en dedans, l'autre obliquement en bas et en dehors. Si l'on considère, au contraire, la face postérieure, on constate que l'un des rayons se dirige verticalement en bas et que les deux autres sont obliques en haut, l'un en dedans, l'autre en dehors (1). Telle est la disposition des prolongements accessoires de la substance amorphe chez le fœtus et chez l'enfant ; mais chez l'adulte, ces prolongements se bifurquent de façon à donner des prolongements secondaires, de telle sorte que les étoiles présentent cinq ou six rayons.

4° Fibres du cristallin. Les fibres du cristallin doivent être étudiées séparément et dans les rapports quelles offrent avec la substance amorphe.

a) Fibres isolées. — Les fibres isolées se montrent sous la forme de colonnes prismatiques, aplaties, avec deux faces larges et deux faces étroites séparées par une arête. Vues de faces, elles ressemblent à des rubans ; vues de profil, elles paraissent filiformes ; vues de champ, sur une coupe perpendiculaire à la fibre, elles ont la forme d'un hexagone. Elles mesurent *10 à 12 μ de largeur* et *4 à 6 μ d'épaisseur*. Leur longueur est variable : les fibres superficielles qui sont les plus longues, atteignent 8 millim. Ces fibres présentent de légères modifications suivant la région que l'on considère.

Les *fibres superficielles* sont très larges, molles, riches en eau,

(I) Quand on examine un cristallin traité par l'eau bouillante, on observe, sur chacune de ses faces, trois fissures équidistantes partant de chaque pôle : à la face antérieure, une de ces fissures est ascendante et verticale, les deux autres sont descendantes et obliques. A la face postérieure, la disposition est inverse. Ces fissures correspondent aux étoiles de la substance amorphe.

et elles présentent vers le milieu de leur longueur un noyau ovalaire
et granuleux (1).

Les *fibres profondes*, moins larges, plus pâles et plus dures, présentent sur leurs bords de fines dentelures qui s'engrènent avec les
dentelures des fibres voisines. Elles n'ont pas de noyau.

b) *Rapports des fibres du cristallin*. — Les rapports que les
fibres du cristallin affectent *entre elles*, sont extrêmement simples.
Elles sont juxtaposées par leurs six faces de telle sorte qu'une fibre

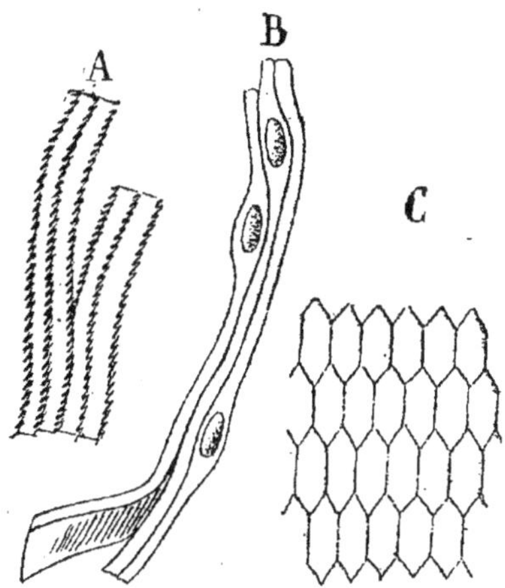

FIG. 170. — Fibres du cristallin.

A. Fibres dentelées sans noyau.   C. Coupe transversales de ces fibres.
B. Fibres à noyau.

est en rapport avec six fibres semblables. Ainsi placées elles sont
unies par un ciment moins résistant sur leurs faces larges que sur leurs
petits côtés ou sur leurs bords.

La *direction générale* des fibres est telle que leurs faces larges
regardent en avant et en arrière.

Le *trajet* qu'elles suivent dans le cristallin, diffère suivant que l'on
considère les fibres centrales, les fibres moyennes ou les fibres superficielles.

Les *fibres centrales* se portent directement d'avant en arrière du
pôle postérieur au pôle antérieur du cristallin en suivant exactement
l'axe de cet organe.

(1) Ces fibres sont considérées par certains anatomistes comme des tubes creux
remplis par un liquide albumineux.

Les *fibres moyennes* se portent également d'un pôle à l'autre mais en décrivant une courbe dont la concavité regarde l'axe du cristallin.

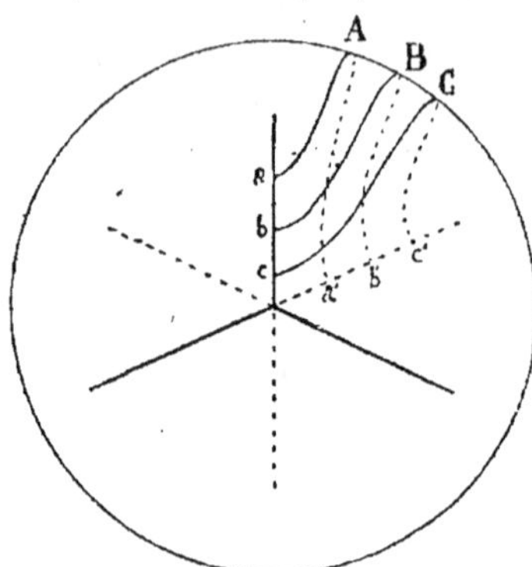

FIG. 171. — Schéma pour montrer le trajet des fibres du cristallin.

L'étoile antérieure est marquée en traits pleins ; l'étoile postérieure est marquée en traits pointillés.

a, b, c. Fibres nées de la branche verticale de l'étoile antérieure qui se réfléchissent au niveau de l'équateur, en **A, B, C**, pour aller se fixer à une branche de l'étoile postérieure en *a', b', c'.*

Les *fibres superficielles* partent des branches d'une étoile pour se rendre aux branches les plus voisines de l'étoile du côté opposé. Nées près de la face antérieure du cristallin, elles contournent l'équateur et affectent ainsi la forme d'une ogive. Au moment de se fixer sur les branches des étoiles, ces fibres s'infléchissent, décrivant une courbure inverse de façon à tomber sur ces branches sous un angle qui se rapproche de l'angle droit. L'ensemble de la courbe décrite par une fibre se rapproche ainsi de la forme d'un S (1).

§ 9. — Corps vitré et membrane hyaloïde.

I. Corps vitré. — Le corps vitré est une substance demi-liquide, gélatineuse, transparente, qui remplit la partie de l'œil comprise entre la rétine et la face postérieure du cristallin.

Cette substance ne contient chez l'adulte (2) comme éléments

(1) Pour compléter ces notions sur le trajet des fibres du cristallin, consulter le *Traité d'anatomie* de M. TESTUT. Organes des sens, p. 186.

(2) Chez le fœtus, on trouve dans le corps vitré des cellules conjonctives étoilées munies de prolongement, semblables à celles du tissu muqueux.

figurés, que quelques cellules lymphatiques. Comme ces éléments présentent souvent des prolongements amiboïdes, très variables de forme et de dimensions, on a essayé d'en faire des cellules spéciales. Il est aujourd'hui démontré que les cellules rondes, les cellules à prolongements, les cellules à vacuoles de certains auteurs représentent les différentes formes des cellules lymphatiques, suivant qu'elles sont au repos ou en activité amiboïde.

II. MEMBRANE HYALOÏDE. — Le corps vitré est entouré par une membrane, la membrane hyaloïde, qui présente à étudier deux parties : la membrane hyaloïde proprement dite et la zone de Zinn.

1. *Membrane hyaloïde.* — La membrane hyaloïde est une membrane hyaline complètement dépourvue de structure. Les cellules que certains auteurs ont décrites au niveau de sa face interne ne sont autre chose que des amas de globules blancs au repos ou présentant des prolongements amiboïdes.

2. *Zone de Zinn.* — La zone de Zinn est cette portion de la membrane hyaloïde qui entoure le cristallin à la manière d'une collerette. Au lieu d'être dépourvue de structure comme le reste de la membrane, elle est constituée par des fibres extrêmement fines, plongées dans de la substance amorphe, qui vont se fixer sur la circonférence du cristallin. On n'est pas d'accord sur la nature de ces fibres : pour certains auteurs, elles sont formées de substance élastique, pour d'autres, de substance conjonctive.

CHAPITRE HUITIÈME

ANNEXES DE L'APPAREIL DE LA VISION

§ 1. — **Paupières**.

Les paupières présentent à considérer 7 couches, qui sont, de dehors en dedans :

1° Une couche cutanée;

2° Une couche cellulaire sous-cutanée ;

3° Une couche musculaire striée ;

4° Une couche cellulaire sous-musculaire;

5° Une couche fibro-cartilagineuse ;

6° Une couche musculaire lisse ;

7° Une couche muqueuse; la conjonctive (1).

1° COUCHE CUTANÉE. — La *peau* des paupières est extrêmement mince (300 à 400 μ), elle renferme des *poils* (cils) auxquels sont annexées des *glandes sébacées*, et des *glandes sudoripares*. On trouve dans le derme de la peau des cellules étoilées farcies de granulations pigmentaires et d'autant plus nombreuses que le sujet est plus brun.

2° COUCHE SOUS-CUTANÉE. — La *couche sous-cutanée* est formée par un tissu conjonctif, délicat, entièrement dépourvu de graisse. Cette couche est remarquable par la facilité avec laquelle elle se laisse infiltrer par l'œdème.

3° COUCHE MUSCULAIRE STRIÉE. — Immédiatement au-dessous se trouve la couche musculaire striée formée par le muscle orbiculaire des paupières que nous n'avons pas à décrire ici.

4° COUCHE CELLULEUSE SOUS-MUSCULAIRE. — Cette couche est semblable à la couche celluleuse sous-cutanée.

5° COUCHE FIBRO-CARTILAGINEUSE. — La couche fibro-cartilagineuse est constituée par les *cartilages tarses* et par leurs *ligaments*.

(1) En raison de son importance, cette couche sera étudiée plus loin.

Le *cartilage tarse* est formé par des faisceaux de fibres lamineuses dirigées en divers sens, mais, en général, parallèles à la surface de la paupière et perpendiculaires à son bord libre. Au milieu de ces faisceaux se montrent des *cellules cartilagineuses* munies de capsules (Waldeyer) et des *fibres élastiques*.

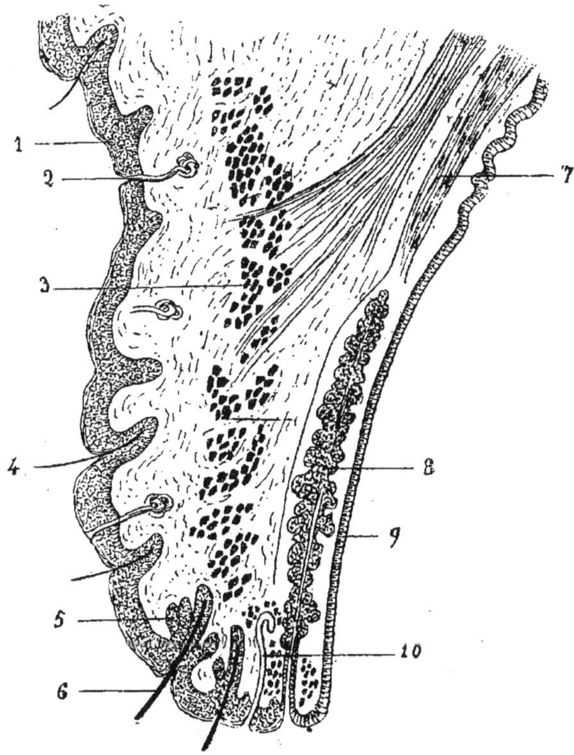

FIG. 172. — Coupe schématique de la paupière supérieure.

1. Épiderme.
2. Glande sudoripare.
3. Couche musculaire striée.
4. Poil follet.
5. Glande sébacée ciliaire.
6. Cil.
7. Fibres musculaires lisses.
8. Glande de Meibomius.
9. Épithélium de la conjonctive palpébrale.
10. Glande de Moll.

6° COUCHE MUSCULAIRE LISSE. — La couche musculaire lisse est connue sous le nom de muscle de Müller. Elle est constituée, dans sa plus grande partie, par des faisceaux verticaux de fibres lisses, mais on y rencontre quelques fibres à direction transversale.

7° MEMBRANE MUQUEUSE. — La membrane muqueuse constitue

la *conjonctive palpébrale* qui, en raison de son importance, doit être étudiée séparément.

GLANDES DES PAUPIÈRES. — Les paupières présentent un grand nombre de glandes qui peuvent être distinguées en trois groupes : 1° les glandes qui versent leur produit de sécrétion sur la peau ; 2° les glandes qui versent leur produit de sécrétion au niveau du bord libre des paupières ; 3° les glandes qui versent leur produit de sécrétion à la surface de la conjonctive. Ces dernières seront étudiées avec la membrane à laquelle elles appartiennent.

1° *Glandes de la peau.* — Ce sont des *glandes sudoripares* et des *glandes sébacées* semblables à celles des autres régions de la peau. Il faut seulement signaler que parmi les glandes sébacées le plus grand nombre est annexé aux poils, mais quelques-unes s'ouvrent directement à la surface de la peau.

2° *Glandes du bord libre.* — Les glandes dont le conduit excréteur s'ouvre au niveau du bord libre des paupières présentent trois variétés : les *glandes de Meibomius*, les *glandes ciliaires* et les *glandes de Moll.*

a) *Glandes de Meibomius.* — Les glandes de Meibomius sont situées dans l'épaisseur des cartilages tarses (1). Elles se montrent sous la *forme* de glandes allongées, blanchâtres, étendues parallèlement les unes aux autres, perpendiculairement à la direction du bord palpébral au niveau duquel elles viennent s'ouvrir. Leur *nombre* varie suivant la paupière que l'on considère : dans la paupière supérieure on trouve 30 à 40 glandes ; dans la paupière inférieure il n'en existe que 20 à 25.

Chacune de ces glandes est formée de deux parties :

Le *canal excréteur* rectiligne, extrêmement long, mesurant de 90 à 110 μ, est formé par une *membrane propre* tapissée en dedans par un *épithélium pavimenteux* à plusieurs couches.

Les *culs-de-sac glandulaires* sphériques ou piriformes échelonnés sur toute la longueur du canal excréteur dans lequel ils s'ouvrent par de petits conduits. Ces culs-de-sac ont la même structure que les glandes sébacées de la peau.

b) *Glandes ciliaires.* — Les glandes ciliaires ne sont autre chose que de petites glandes sébacées annexées aux cils dans les follicules

---

(1) Ces glandes sont placées plus près de la face postérieure que de la face antérieure des tarses.

desquels elles s'ouvrent. Il y a en général deux petites glandes pour chaque follicule ciliaire.

c) Glandes de Moll. — Les glandes de *Moll* sont placées comme les précédentes au niveau du bord libre des paupières. Il existe en général une glande de Moll entre deux cils.

Ce sont des glandes semblables, quant à leur structure, aux glandes sudoripares de la peau, mais présentant une forme un peu différente. Chaque glande est formée d'un long tube qui, arrivé au voisinage de sa terminaison, se contourne en S ou en zigzag sans donner de peloton glomérulaire.

§ 2. — Conjonctive.

La conjonctive est une membrane muqueuse d'une épaisseur peu considérable qui présente à étudier :

1º Un épithélium ;

2º Un derme ;

3º Des glandes ;

4º Des nerfs.

1º ÉPITHÉLIUM. — L'épithélium varie suivant que l'on considère la conjonctive palpébrale ou la conjonctive bulbaire.

a) Conjonctive palpébrale. — L'épithélium de la conjonctive *palpébrale* est formé de trois ou quatre assises de cellules :

Les cellules de la *couche la plus superficielle* présentent une forme cylindrique ; leur extrémité libre est munie d'une partie moins granulée, plus réfringente qui figure une sorte de *cuticule;* leur extrémité basale très irrégulière, s'insinue entre les cellules profondes. On trouve un certain nombre de ces éléments qui présentent des *vacuoles remplies de mucigène* (1).

Les *assises profondes* sont formées par de petites cellules polyédriques, qui sont placées, soit au-dessous des cellules précédentes, soit entre leurs prolongements.

b) Conjonctive bulbaire. — L'épithélium de la conjonctive bulbaire s'écarte un peu du type précédent ; c'est un épithélium *pavimenteux stratifié* avec cellules superficielles aplaties et larges. Il est identique à celui de la cornée qui a été décrit plus haut.

Derme. — Le derme est limité, du côté de l'épithélium, par une

___

(1) L'ensemble des cuticules constitue une sorte de membrane limitante hyaline.

membrane basale qui apparaît, sur une coupe normale à la surface, sous forme d'un liséré homogène. Au niveau des cartilages tarses et dans les culs-de-sac palpébraux, il présente des *papilles* assez développées qui manquent ou sont rudimentaires dans le reste de la conjonctive.

Il est constitué par un tissu conjonctif délicat infiltré de cellules lymphatiques.

GLANDES. — Les glandes de la conjonctive forment trois variétés distinctes : les glandes de Krause ; les glandes de Henle et les glandes de Manz.

a) *Glandes de Krause.* — Les glandes de Krause sont placées dans le tissu sous-conjonctival et occupent la moitié interne du cul-de-sac conjonctival (1). Leur nombre varie de 35 à 40 pour la paupière supérieure et de 6 à 8 seulement pour la paupière inférieure. Au point de vue de leur *forme*, elles présentent un long *conduit excréteur* dans lequel viennent s'ouvrir un nombre variable de *culs-de-sac* arrondis ou ovalaires.

Ces glandes sont tapissées par un épithélium muqueux.

b) *Glandes de Henle.* — Les *glandes de* HENLE se trouvent placées au niveau de la partie postérieure du tarse ; ce sont des glandes en tubes, souvent recourbées à leur extrémité profonde, tapissées par deux assises de cellules : celles de la couche superficielle sont *cylindriques*, celles de la couche profonde sont *cubiques*.

3° *Glandes de Manz.* — Enfin MANZ a décrit, au niveau du bord externe de la cornée, une variété de glande constituée par des culs-de-sac arrondis ou ovalaires revêtus d'un *épithélium granuleux*. L'existence de ces glandes est mise en doute par un certain nombre d'auteurs.

Nerfs. — Les nerfs, après s'être divisés et subdivisés dans l'épaisseur de la couche cellulaire sous-muqueuse, pénètrent dans le derme conjonctival et se terminent de deux manières différentes : les terminaisons libres intra-épithéliales et les corpuscules de Krause.

1° *Terminaisons intra-épithéliales.* — Les terminaisons libres intra-épithéliales sont identiques aux terminaisons de l'épithélium antérieur de la cornée. Les fibres nerveuses parvenues au-dessous de

_____

(1) Un certain nombre de ces glandes sont situées en avant des tarses, de telle sorte que leur conduit excréteur doit traverser les cartilages pour venir s'ouvrir sur la conjonctive.

l'épithélium, perdent leur myéline et forment un premier plexus (*plexus sous-épithélial*) d'où partent des fibres qui pénètrent dans l'épithélium en se divisant et s'anastomosant de façon à former un deuxième plexus (*plexus intra-épithélial*). De ce plexus partent des fibres qui se terminent par des *extrémités renflées en bouton* au voisinage des cellules superficielles.

2° *Corpuscules de Krause*. — Les corpuscules de Krause, *situés* dans les couches superficielles du derme, sont *inégalement répartis*; c'est dans la partie supérieure externe de la conjonctive bulbaire qu'ils se montrent en plus grand nombre. Les *dimensions* de ces corpuscules sont très variables : les plus petits mesurent 20 μ, les plus grands 50 μ environ. Leur *forme* est ovoïde ou arrondie.

Considérés au point de vue de leur structure, ces corpuscules présentent à considérer trois parties : une capsule, des cellules interstitielles et une fibre nerveuse.

a) La *capsule* est formée par une enveloppe conjonctive nucléée, continuation de la gaine de Henle de la fibre nerveuse.

b) Les *cellules interstitielles* sont des éléments granuleux répandus dans toute l'épaisseur des corpuscules. On les a comparées aux cellules tactiles de l'épiderme.

c) La *fibre nerveuse* (1) arrivée au niveau du corpuscule y pénètre après s'être dépouillée de sa myéline et donne naissance à des bouquets de branches qui se terminent entre les cellules interstitielles par des extrémités renflées en bouton.

Dans son travail sur les corpuscules nerveux de la conjonctive (2), SUCHARD, après avoir étudié minutieusement la structure de ces organes, est arrivé aux conclusions suivantes :

a) « Les corpuscules de Krause de la conjonctive de l'homme (3) me semblent devoir être considérés comme de petits *corpuscules du tact ou de Meissner ;* ils présentent, comme ces derniers, des bouquets nerveux dont les branches se terminent par de petits renflements entourés de cellules qui, dans les corpuscules volumineux, sont repoussés à la périphérie au lieu que, dans les corpuscules plus petits, ces cellules occupent généralement plusieurs points de la masse de l'organe.

(1) Il peut y avoir plusieurs fibres nerveuses pour le même corpuscule.
(2) Thèse de Paris, 1885.
(3) La description donnée plus haut s'applique à ces corpuscules.

b) Les corpuscules de Krause de la conjonctive du veau sont différents de ceux de l'homme, car ils paraissent représenter de petits *corpuscules de Pacini* auxquels aboutit un nerf. Les gaines lamelleuses du nerf se continuent avec les premières capsules conjonctives du corpuscule, de manière à constituer à ce dernier un petit système de deux ou trois lamelles. Le centre du corpuscule est occupé par une massue dont la cavité est tapissée par des cellules, dont on voit facilement les noyaux sur une coupe transversale. La fibre nerveuse qui aborde toujours le corpuscule par un de ses pôles, perd sa myéline en pénétrant dans la massue et se termine par un petit renflement situé dans cette massue à l'extrémité opposée à celle par laquelle elle était entrée (1) (2).

§ 3. — **Appareil lacrymal.**

L'appareil lacrymal se compose de la *glande lacrymale* et de l'ensemble des *conduits* destinés à transporter les larmes.

I. GLANDE LACRYMALE. — La glande lacrymale est une glande en grappe qui présente une grande ressemblance avec la parotide.

Les *acini* sont constitués par une paroi propre formée de cellules de Franz Boll, tapissée en dedans par une seule assise de cellules séreuses.

Les *conduits excréteurs* sont constitués par une paroi conjonc-

---

(1) *Vaisseaux sanguins.* — Les artères, destinées à la conjonctive, se terminent en capillaires qui forment dans le tissu conjonctif sous-conjonctival un premier réseau, à larges mailles. Ce réseau envoie dans le derme de la muqueuse un réseau, à mailles plus fines, qui fournit aux nombreuses glandes de la membrane.

Les vaisseaux de la conjonctive forment deux territoires : l'un *antérieur*, l'autre *postérieur* :

a) Le territoire *antérieur* est fourni par les artères de l'orbite.

b) Le territoire *postérieur* répond à la zone large de quelques millimètres qui entoure la cornée. Les artères de ce cercle périkératique sont fournies par les ciliaires.

(2) *Appareil lymphatique.* — L'appareil lymphatique de la conjonctive se compose de *vaisseaux lymphatiques* et de *follicules clos*.

a) *Vaisseaux lymphatiques.* — La conjonctive est très riche en vaisseaux lymphatiques : on décrit généralement deux réseaux, un *superficiel* et un *profond*, unis par de nombreuses anastomoses. Le réseau superficiel, formé de capillaires ténus, se trouve placé au-dessous des vaisseaux sanguins ; le réseau profond possède des vaisseaux infiniment plus larges et munis de valvules.

b) *Follicules clos.* — Les follicules clos n'existent pas chez l'homme ou sont tellement rares que certains auteurs n'ont pu en découvrir un seul ; mais ils sont très nombreux dans la conjonctive de certains animaux où ils forment les plaques de Bruch.

tive tapissée par une seule rangée de cellules plates dans les conduits voisins des acini et par des cellules cylindriques dans les conduits plus volumineux.

II. VOIES LACRYMALES. — Aupoint de vue purement histologique les voies lacrymales ne présentent à étudier que la muqueuse qui les tapisse.

L'*épithélium* est pavimenteux stratifié dans les conduits lacrymaux ; il est vibratile stratifié et en tout comparable à l'épithélium de la portion respiratoire de la pituitaire, dans le sac lacrymal et dans le canal nasal.

Le *derme* est formé de tissu conjonctif et de fibres élastiques. Il contient un certain nombre de glandes muqueuses (1).

(1) Les anatomistes ne s'accordent pas sur la distribution de ces glandes : pour les uns, ces glandes existent dans le sac lacrymal et dans le canal nasal; pour les autres il n'y en a que dans ce dernier et même seulement dans sa portion terminale.

CHAPITRE NEUVIÈME

APPAREIL DE L'AUDITION

§ 1. — Oreille externe.

L'oreille externe présente à étudier : le pavillon et le conduit au-ditif externe.

1º **Pavillon.** — Le pavillon comprend la peau ; le cartilage, des ligaments et des muscles.

La *peau* a la même structure que le reste du tégument cutané. Elle contient un certain nombre de poils de duvet, des glandes sudo-ripares et des glandes sébacées.

Le *cartilage* appartient à la variété du cartilage élastique ou ré-ticulé.

Les *ligaments* sont formés de tissu fibreux fasciculé.

Les *muscles* sont constitués par des fibres striées.

2º **Conduit auditif externe.** — Au point de vue histologique le conduit auditif externe ne présente à étudier que son revêtement cutané. Celui-ci n'offre pas de caractères spéciaux, on y trouve des poils, des glandes sébacées et des glandes sudoripares.

Les glandes sudoripares présentent cependant une disposition spé-ciale qui leur a valu le nom de *glandes céremineuses*. Très volu-mineuses et formant une couche presque continue, ces glandes sont identiques quant à leur forme aux glandes sudoripares ordinaires.

Le tube excréteur pelotonné en glomérule présente un calibre beau-coup plus considérable que celui des glandes sudoripares ordinaires, car il peut atteindre 150 µ de diamètre. Sa structure a été indiquée quand nous avons fait l'étude de la portion correspondante des glandes sudoripares ; il faut seulement ajouter que les cellules sécrétantes sont remplies de granulations jaunâtres ou brunes.

Le *tube excréteur* mesure 60 à 80 µ de diamètre et ne diffère pas, pour le reste, de la partie correspondante des glandes sudoripares.

§ 2. — Oreille moyenne.

L'oreille moyenne présente à étudier la membrane du tympan et la muqueuse de l'oreille moyenne.

I. Membrane du tympan. — La membrane du tympan comprend trois couches qui sont, de dehors en dedans : la peau, la membrane fibreuse et une couche muqueuse qui fait partie de la muqueuse de la caisse.

1º La peau ne présente rien de particulier à signaler ;

2º La membrane fibreuse, qui constitue la charpente de la membrane du tympan, est formée de deux plans de fibres conjonctives.

a) Un *plan externe* formé de fibres qui convergent de la circonférence au centre où elles se fixent au manche du marteau.

b) Un *plan interne* de fibres circulaires peu apparentes au centre de la membrane, mais très développées au niveau de sa périphérie (1).

3º Une *membrane muqueuse* qui sera étudiée plus loin.

II. Muqueuse de la caisse du tympan. — La muqueuse de la caisse du tympan est une membrane mince rosée adhérente au périoste. Elle tapisse toutes les parois de la caisse ainsi que tous les organes qu'elle contient (osselets, tendons, etc.). Elle se prolonge dans la trompe d'Eustache et dans les cellules mastoïdiennes. Elle atteint son maximum d'épaisseur au niveau de la trompe d'Eustache et se réduit à son minimum au niveau de la membrane du tympan et sur les osselets.

Elle présente a étudier : un épithélium, un derme et des glandes.

1º *Épithélium*. — L'épithélium varie suivant la région que l'on considère.

a) Sur la *membrane du tympan*, sur les *osselets* et sur le *promontoire* il est formé par une *seule assise de cellules pavimenteuses* à contours polygonaux présentant la plus grande ressemblance avec les cellules endothéliales des membranes séreuses.

b) Sur le reste de la muqueuse les cellules sont *cylindriques vibratiles*. Elles forment une seule couche, mais on trouve entre leurs pieds des cellules génératrices ou basales. En certains points on peut observer, parmi les cellules vibratiles, quelques cellules caliciformes.

---

(1) En outre de ces fibres, Grüber a signalé, dans la membrane du tympan, des fibres ramifiées qu'il désigne sous le nom de fibres dendritiques.

2° *Derme*. — Le derme présente quelques papilles au niveau de la partie périphérique de la membrane du tympan. Il est formé par des fibres conjonctives extrêmement fines entre-croisées dans toutes les directions et entremêlées de quelques fibres élastiques.

3° *Glandes*. — L'existence des glandes de la muqueuse de la caisse du tympan a été fort discutée. Les auteurs les plus récents pensent qu'il existe des glandes dans la portion circumtubaire de la muqueuse tympanique.

§ 3. — Configuration de l'oreille interne.

L'oreille interne se compose de sacs membraneux et de tubes, remplis de liquide, que l'on peut diviser en trois appareils : le vestibule, les canaux demi-circulaires et le limaçon.

1° **Vestibule**. — Le vestibule se compose de deux ampoules, l'*utricule* et le *saccule*.

L'utricule, placé dans le labyrinthe osseux au-dessus du saccule, a

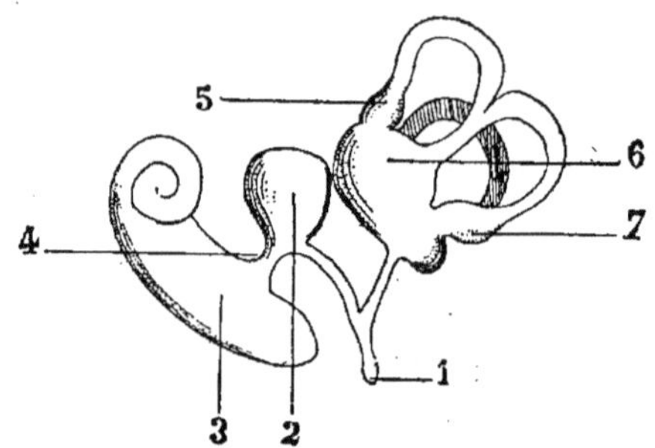

FIG. 173. — Schéma pour montrer la disposition des canaux semi-circulaires.

1. Aqueduc du vestibule.	4. Canal de communication de Hensen.
2. Saccule.	5. Ampoule des canaux semi-circulaires.
3. Limaçon.	6. Utricule.

la forme d'une petite vésicule allongée d'avant en arrière. Quand on l'ouvre pour le regarder par sa face interne, on observe sur sa *partie interne* une petite saillie ovoïde, blanche, mesurant 3 millim. de longueur et 2 millim. de hauteur. C'est la *tache acoustique* de l'utricule à laquelle aboutissent les filets du nerf utriculaire.

Sur cette même face intérieure on observe cinq orifices qui représentent les orifices des canaux semi-circulaires.

Le saccule, placé au-dessous de l'utricule, est régulièrement arrondi et plus petit. Il présente aussi une tache acoustique mesurant 2 millim. de longueur et recevant les filets du nerf sacculaire.

L'utricule et le saccule communiquent entre eux au moyen d'un canal connu sous le nom de canal endolymphatique.

2° Canaux semi-circulaires. — Les canaux semi-circulaires sont au nombre de trois : l'un des canaux est horizontal, les deux autres verticaux. Le premier est le canal demi-circulaire externe ; les deux autres ont reçu les noms de canal demi-circulaire supérieur ou antérieur et de canal demi-circulaire postérieur.

Ils présentent deux extrémités dont l'une a le diamètre du canal tandis que l'autre est renflée. Cette dernière constitue l'extrémité ampullaire et l'autre l'extrémité non ampullaire.

Ces canaux s'ouvrent dans l'utricule par cinq orifices : trois de ces orifices répondent aux extrémités ampullaires, deux seulement aux extrémités non ampullaires, car le canal demi-circulaire antérieur s'unit au postérieur au moment de s'ouvrir dans le saccule.

Si on ouvre la portion ampullaire des canaux semi-circulaires on trouve une crête disposée perpendiculairement à l'axe de l'ampoule et tranchant sur les parties voisines par sa coloration jaunâtre, c'est la *crête acoustique.*

3° Appareil du limaçon (1). — Le limaçon est constitué par un tube membraneux qui commence dans le vestibule par une extrémité fermée en cul-de-sac. Il communique, à ce niveau, avec le saccule par le petit canal de Hensen, puis il s'engage dans le limaçon osseux, suit les trois tours de spire que décrit ce conduit et se termine en cul-de-sac.

(1) Le limaçon osseux dans lequel est placé le tube membraneux du limaçon se compose de trois parties : l'axe ou noyau du limaçon, la lame des contours et la lame spirale

a) Axe. — L'axe occupe la partie centrale du limaçon et a la forme d'un cône. Il est percé du sommet à la base, d'un canal (canal de Rosenthal) autour duquel se montrent une série de conduits plus étroits qui dessinent une ligne spirale connue sous le nom de lame criblée spiroïde.

b) Lame des contours. — La lame des contours est un tube cylindrique qui s'enroule autour de l'axe en allant de la base au sommet et décrit ainsi trois tours de spire.

c) Lame spirale. — La lame spirale est une lamelle osseuse qui se détache de la paroi interne de la lame des contours et s'étend dans la cavité du limaçon sans atteindre la paroi externe. Elle divise ainsi le limaçon osseux en deux rampes. De ces deux rampes, celle qui est placée en arrière de la lame spirale, répond en bas à la fenêtre ronde qui conduit dans la caisse du tympan : elle est dite pour ce motif rampe tympanique. La rampe, qui est située en avant, communique avec le vestibule et porte le nom de rampe vestibulaire.

Dans ce trajet il est placé à l'extrémité de la lame spirale et il s'étend de l'extrémité de cette lame jusqu'à la paroi externe du limaçon osseux, de telle sorte qu'il complète la division commencée par la

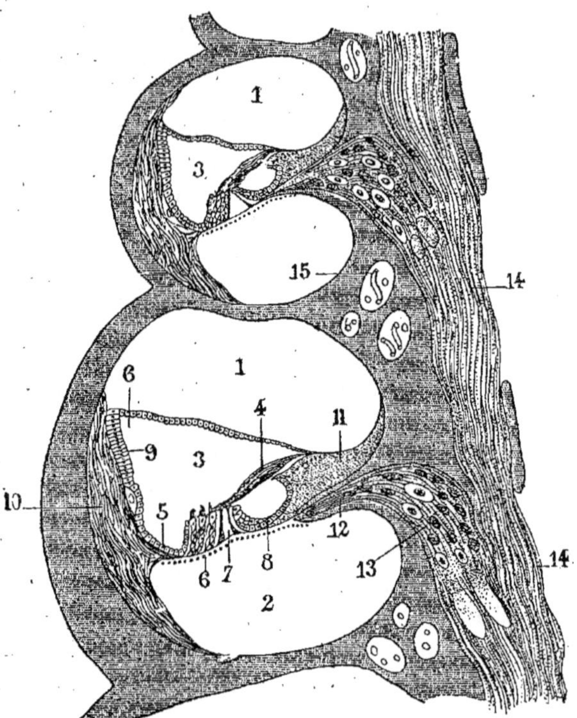

FIG. 174. — Coupe du limaçon suivant l'axe de la columelle (d'après KLEIN).

1. Rampe vestibulaire.
2. Rampe tympanique.
3. Canal cochléaire.
4. Membrane de Corti.
5. Cellules de Claudius.
6. Angle externe du canal cochléaire.
7. Arche de Corti.

8. Épithélium du sillon spiral.
9. Épithélium tapissant le ligament spiral.
10. Ligament spiral.
11. Crête auditive.
12. Fibres nerveuses.
13. Ganglion de Rosenthal.
14. Fibres nerveuses dans le canal spiral.

lame spirale, et intercepte toute communication entre la rampe tympanique et la rampe vestibulaire.

Sur une coupe transversale, le limaçon membraneux, que nous désignerons sous le nom de canal cochléaire, a une forme triangulaire et présente par conséquent trois parois : une paroi antérieure, une paroi postérieure et une paroi externe.

1° *Paroi antérieure.* — La paroi antérieure sépare le canal cochléaire de la rampe vestibulaire. Elle est formée par la membrane de REISSNER, s'attache en dedans au bord de la lame spirale et en dehors à la paroi externe du limaçon osseux.

2° *Paroi externe.* — La paroi externe est formée par la paroi osseuse du canal cochléaire doublée du périoste. Ce dernier présente sur toute cette paroi externe, aussi bien dans la rampe tympanique que dans la rampe vestibulaire, un épaississement désigné sous le nom de *ligament spiral*. Ce ligament présente trois saillies séparées par deux sillons :

a) Une *saillie antérieure* à laquelle vient se fixer la membrane de Reissner ;

b) Une *saillie moyenne*, arrondie et mousse, le bourrelet du ligament spiral ;

c) Une *saillie postérieure* qui donne attache à la paroi postérieure du canal cochléaire.

Le sillon qui sépare le bourrelet de la saillie postérieure porte le nom de sillon spiral externe.

3° *Paroi postérieure.* — La paroi postérieure comprend trois parties que nous étudierons en raison de leur complexité avec la structure de l'oreille interne. Ce sont :

a) En dedans, la *bandelette sillonnée* qui tapisse la face antérieure de la lame spirale;

b) En dehors, la *membrane basilaire* qui s'insère au bord de la lame spirale et à la saillie postérieure du ligament spiral ;

c) Enfin, l'*appareil du limaçon* supporté par la membrane basilaire.

§ 4. — **Structure des vestibules membraneux.**

Le saccule, l'utricule et les canaux demi-circulaires ont une structure identique. Ils sont formés de deux couches qui sont de dehors en dedans : une couche conjonctive et une couche épithéliale.

A. Couche conjonctive. — La couche conjonctive présente trois zones d'aspect différent : l'une profonde, l'autre moyenne, et la troisième superficielle.

1. ZONE PROFONDE. — La zone profonde est formée par des *fais-*

ceaux connectifs entre-croisés dans toutes les directions par des *fibres élastiques* et par des *cellules étoilées* farcies de *granulations pigmentaires*.

2. Zone moyenne. — La zone moyenne est constituée par des fibres conjonctives extrêmement fines, disposées par couches comparables à celles du tissu cornéen et présentant des rangées de noyaux appartenant à des cellules connectives régulièrement placées entre ces couches.

3. Zone superficielle. — La zone superficielle, placée au-dessous de l'épithélium, est représentée par une *membrane basale hyaline* entièrement dépourvue de structure.

B. **Couche épithéliale.** — La couche épithéliale diffère suivant que l'on considère la portion indifférente du labyrinthe ou la surface des crêtes acoustiques.

1. *Portion indifférente.* — La portion indifférente est tapissée par une seule assise de cellules épithéliales dont la largeur l'emporte sur la hauteur qui n'atteint que 3 à 4 μ.

2. *Crêtes acoustiques.* — Au niveau des taches et des crêtes acoustiques, l'épithélium se modifie et présente trois variétés de cellules : les *cellules basales*, les *cellules de soutènement* et les *cellules acoustiques*.

a) Les *cellules basales* sont placées immédiatement au-dessus du basement membrane, entre les prolongements centraux des deux autres variétés de cellules.

b) Les *cellules de soutènement* sont représentées par des cellules cylindriques offrant, vers le milieu de leur hauteur, un gros noyau arrondi. Ces cellules donnent naissance à deux prolongements : un *prolongement central*, qui passe entre les cellules basales, pour se terminer au niveau de la membrane basale, et un *prolongement périphérique* se terminant au niveau d'une cuticule qui forme au niveau de la partie superficielle de l'épithélium une membrane comparable à la limitante interne de la rétine.

c) Les *cellules acoustiques* sont représentées par des éléments fusiformes placés entre les cellules de soutènement. Elles ont deux prolongements : le prolongement périphérique traverse la cuticule dont nous avons parlé plus haut et se termine par un gros cil ; le prolongement central se dirige vers les cellules basales et se perd dans un plexus nerveux que nous étudierons plus loin.

§ 5. — **Canal cochléaire.**

Nous devons étudier la structure des quatre parois du canal cochléaire :

1º PAROI ANTÉRIEURE. — La membrane de Reissner est formée par des lamelles conjonctives présentant un revêtement épithélial différant suivant que l'on considère sa face tympanique ou sa face cochléaire : Le revêtement de la face tympanique est constitué par une assise de cellules endothéliales; le revêtement de la face cochléaire est formé par une seule couche de cellules polygonales basses.

2º PAROI EXTERNE. (Ligament spiral.) — Le ligament spiral présente à considérer deux couches : une couche profonde et une couche superficielle.

a) La *couche profonde* présente la structure du périoste dont elle n'est qu'une dépendance.

b) La *couche superficielle* est remarquable par sa grande vascularisation qui lui a valu le nom de *bande vasculaire*. Elle présente deux zones : une couche conjonctive et une couche épithéliale.

La *couche conjonctive* est formée par des faisceaux conjonctifs, par fibres élastiques, par des cellules connectives et par un grand nombre de vaisseaux.

La *couche épithéliale* est constituée par une seule assise de cellules épithéliales polygonales basses contenant de nombreuses granulations pigmentaires. Cet épithélium est remarquable par une disposition que l'on ne retrouve dans aucun autre revêtement épithélial. Il contient un *réseau capillaire* dont les branches forment un réseau entre les cellules épithéliales elles-mêmes. En raison de ce fait, on est conduit à penser que cet épithélium joue un rôle glandulaire et paraît destiné à la production de l'endolymphe.

3º PAROI POSTÉRIEURE. — La paroi postérieure présente à étudier la *bandelette sillonnée*, la *membrane basilaire* et l'*organe de Corti*.

1º *Bandelette sillonnée.* — La bandelette sillonnée est placée au niveau du bord externe de la lame spirale. Sur une coupe transversale elle a la forme d'un triangle, nous pouvons donc lui considérer trois faces :

La *face postérieure* repose sur la lame spirale et lui adhère intimement.

La *face antérieure* présente une foule de saillies disposées en séries linéaires et dont la forme a été comparée à celle des dents, d'où le nom de *dents auditives* qui leur a été donné. Le nombre de ces dents est considérable, il atteint 2,500 environ ; leur longueur est en moyenne de $0^{mm},030$.

La *face externe* est concave en dehors, de telle sorte qu'elle forme une gouttière connue sous le nom de *sillon spiral interne*. Elle présente, comme toute gouttière, deux lèvres : la lèvre antérieure, mince et tranchante, est formée par la première rangée des dents auditives ; la lèvre postérieure se continue avec la membrane basilaire. Elle présente, près du point où se fait l'union des deux membranes, une foule d'orifices destinés à laisser passer les fibres du nerf auditif.

La bandelette sillonnée est formée par des *faisceaux connectifs*,

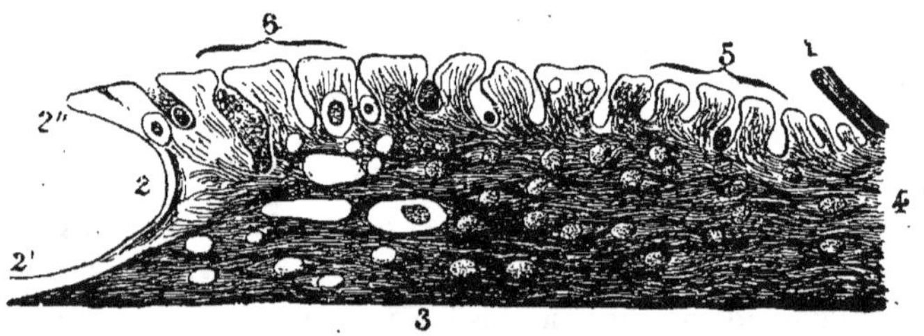

FIG. 175. — Coupe transversale de la bandelette sillonnée.

1. Origine de la membrane de Reissner.
2. Sillon spiral,
2'. Lèvre tympanique.
2". Lèvre vestibulaire.

3, 4. Faisceaux connectifs de la bandelette.

5, 6. Dents auditives.

par des *fibres élastiques* et par des *cellules connectives*. Elle est tapissée par des *cellules épithéliales polygonales* basses qui recouvrent les dents auditives et les sillons qui les séparent. Au-dessous de l'épithélium, et le séparant de la partie conjonctive, se montre une couche hyaline réfringente entièrement dépourvue de structure.

2° MEMBRANE BASILAIRE. — La membrane basilaire s'étend de la lèvre postérieure de la bandelette sillonnée à la partie postérieure du ligament spiral. Elle comprend deux parties : une partie interne, la *zone lisse*, et une partie externe, la *zone striée* ou pectinée.

Zone lisse. — La zone lisse contient dans son épaisseur un vaisseau volumineux (vaisseau spiral) et supporte l'organe de Corti.

Zone striée. — La zone striée, plus épaisse que la précédente, présente un grand nombre de stries transversales, d'une finesse et d'une régularité remarquables. Elles sont considérées par certains auteurs comme des cordes parallèles tendues entre l'organe de Corti et le ligament spiral (NUEL).

Considérée au point de vue de sa structure, la membrane basilaire présente à étudier le tissu propre de la membrane elle-même et deux couches épithéliales.

1. *Tissu propre.* — Le tissu propre est constitué par des *fibres raides parallèles entre elles* noyées dans une *substance hyaline.* Ces fibres correspondent aux cordes de NUEL et de HENSEN.

2. *Couches épithéliales.* — Il existe sur la membrane basilaire deux revêtements épithéliaux.

a. Le revêtement épithélial de la face postérieure est formé par une assise de cellules endothéliales.

b. Le revêtement de la face antérieure ou cochléaire sera étudié avec l'organe de Corti.

Organe de Corti. — L'organe de Corti présente à étudier :

1º Les arcades de Corti;

2º Les cellules épithéliales;

3º La membrane réticulaire ;

4º La tectoria.

1º ARCADES DE CORTI. — Les arcades de Corti sont constituées par l'accolement de deux éléments cellulaires, les piliers de Corti, que nous devons étudier *isolément* et dans les *rapports* qu'ils affectent entre eux.

Piliers de Corti isolés. — Les piliers de Corti isolés se composent d'une partie moyenne (corps du pilier de Corti) et de deux extrémités (la tête et la base du pilier de Corti). Ces différentes régions diffèrent suivant que l'on considère le pilier externe ou le pilier interne de l'arcade de Corti.

a) Pilier interne. — Le pilier interne plus court que le pilier externe présente un *corps* aplati offrant l'aspect d'une mince lame rectangulaire. Sa *tête* renflée se montre sous la forme d'une masse cuboïde creusée en dehors d'une facette concave destinée à loger la tête du pilier externe; le bord supérieur de cette cavité se prolonge en dehors sous la forme d'une lame rectangulaire, la *plaque du pilier interne.* Sa *base* étalée en forme de pied repose sur la partie la plus

interne de la membrane basilaire, immédiatement en dehors de la
partie perforée de cette membrane. Au niveau de sa partie externe
cette base présente une petite masse de *protoplasma granuleux*
au centre de laquelle se montre un *noyau*.

b) Pilier externe. — Le pilier externe est plus long que le pilier

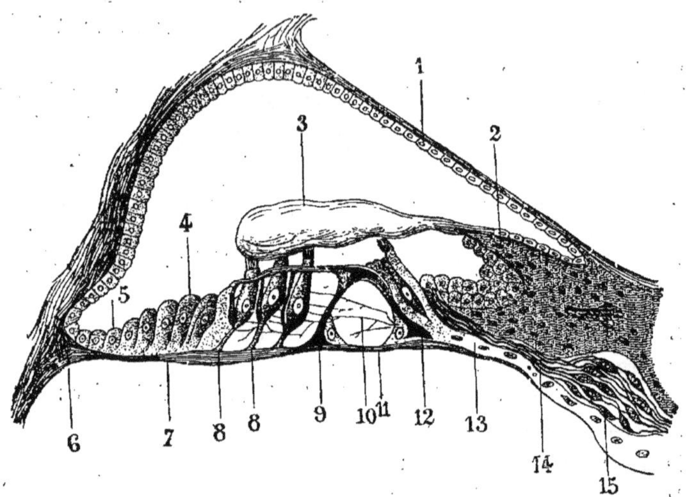

FIG. 176. — Coupe du canal cochléaire, d'après LAWDOWSKY (1/2 schématique)

1. Membrane de Reissner.	9. Pilier externe de Corti.
2. Crête auditive.	10. Filets nerveux.
3. Membrane de Corti.	11. Membrane basilaire (zone pectinée).
4. Cellules de soutien.	12. Pilier interne de Corti.
5. Cellules de Claudius.	13. Membrane basilaire (zone perforée).
6. Ligament spiral.	14. Fibres nerveuses.
7. Membrane basilaire (zone striée).	15. Ganglions de Rosenthal.
8, 8. Cellules externes.	

interne. Le *corps* de ce pilier est grêle et cylindrique ; la *tête* a la
forme d'une masse ovoïde dont la partie interne arrondie se loge dans
la concavité du pilier interne, et de sa partie supérieure se détache
une plaque qui se porte en dehors : c'est la plaque du pilier interne ;
la *base* repose sur la membrane basilaire au niveau du point où commence la zone pectinée. Elle présente, en dedans, une petite masse
de *protoplasma granuleux* dans laquelle se montre un *noyau
arrondi*.

Les piliers dont nous venons d'étudier les différentes parties représentent des éléments cellulaires modifiés en vue d'une fonction spé-

ciale, et le protoplasma qui est à leur base doit être considéré comme un reste de la cellule génératrice qui n'a pas subi de modifications.

Connexions et rapports des piliers. — Les piliers, s'unissent entre eux de la façon suivante : La tête des piliers externes s'emboîte dans la facette concave du pilier interne, tandis que la plaque de ce dernier s'applique contre l'apophyse du pilier externe. De cette union qui se fait par simple juxtaposition, résulte la formation d'une arcade, *l'arcade de Corti* (1).

Il y a, ainsi, un grand nombre d'arcades se succédant, sans inter-

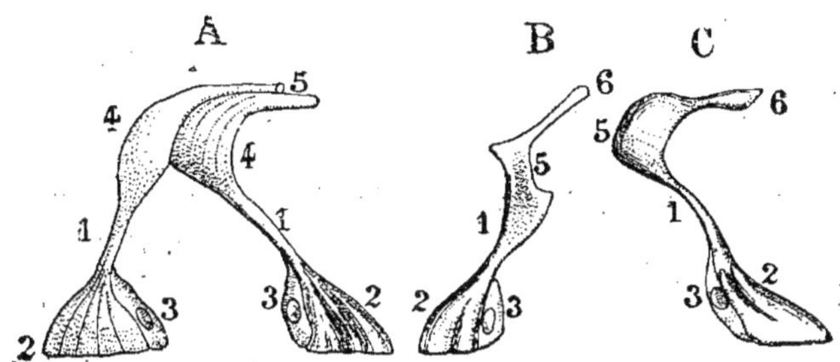

FIG. 177. — Piliers de Corti (d'après SAPPEY).

A. Piliers de Corti unis en forme d'arche.
  1, 1. Partie moyenne du pilier.
  2. Son pied.
  3. Cellule qui lui est immédiatement contiguë.
  4. Tête des piliers de Corti.
  5. Prolongements de cette extrémité.
B. Pilier interne de Corti.
  1. Corps du pilier.
  2. Sa base.

3. Cellule appliquée contre ce pilier.
5. Surface concave par laquelle ce pilier s'applique contre le pilier externe.
6. Prolongement de la tête du pilier.
C. Pilier externe.
1, 2, 3, 6. Mêmes indications que dans la figure B.
5. Surface convexe qui s'engage dans la cavité de la tête du pilier interne.

ruption, dans toute la longueur du limaçon et limitant un tunnel de forme triangulaire, le *Tunnel de Corti*.

Si nous étudions les rapports d'une arcade avec celle qui la précède ou avec celle qui la suit nous voyons que ces rapports diffèrent suivant que l'on considère les piliers externes ou les piliers internes.

a. Les piliers internes sont en contact par leur tête et par leur base. Au niveau de leur corps ils sont séparés par d'étroites fissures.

b. Les piliers externes sont également en contact par leur tête et

(1) Les piliers internes sont plus nombreux que les piliers externes. Il existe dans l'organe de Corti 6,000 piliers internes et 4,500 piliers externes.

par leur base. Au niveau de leurs corps qui sont, comme nous l'avons vu, cylindriques et grêles, ils sont séparés par des espaces beaucoup plus larges.

II. CELLULES ÉPITHÉLIALES. — Les cellules épithéliales présentent trois variétés différentes : les *cellules ciliées*, les *cellules de soutènement* et les *cellules de Claudius*.

1° CELLULES CILIÉES. — Les cellules ciliées sont considérées comme des *cellules sensorielles* ou *auditives*. Elles ont la forme d'un dé à coudre renversé (RANVIER) et présentent à considérer deux extrémités et une partie moyenne.

L'extrémité libre ou superficielle arrive au niveau des arcades de Corti et présente un plateau cuticulaire dans lequel se trouvent implantés des cils (*cils auditifs*) disposés sur chaque cellule en fer à cheval.

L'extrémité profonde ou basilaire donne naissance à un prolongement qui se porte vers la membrane basilaire. Pour un très grand nombre d'anatomistes, ce prolongement se continue avec une fibre nerveuse du nerf auditif.

La *partie moyenne* forme le corps cellulaire proprement dit et présente, dans sa partie profonde, un gros noyau arrondi.

Les cellules ciliées considérées dans leurs rapports avec les piliers de Corti doivent être distinguées en *cellules ciliées externes* et *cellules ciliées internes*.

a) *Les cellules ciliées internes* se disposent en une seule rangée sur le côté interne des arcades de Corti.

b) *Les cellules ciliées externes* forment trois ou quatre rangées sur le côté externe des arcades de Corti.

2° CELLULES DE SOUTÈNEMENT. — Les cellules de soutènement ou de Deiters ont la forme d'un fuseau et présentent à considérer une partie moyenne et deux prolongements.

La *partie moyenne* fortement renflée est constituée par du protoplasma granuleux et contient un gros noyau arrondi.

Le *prolongement périphérique* va se fixer à la membrane réticulaire ; le *prolongement central* se porte vers la membrane basilaire dans laquelle il se perd (1).

Ces cellules de soutènement sont disposées comme les cellules

---

(1) Ces prolongements sont homogènes et réfringents comme les piliers de Corti.

ciliées en trois ou quatre rangées, mais elles sont toutes placées en dehors de l'arcade de Corti. Entre deux rangées de cellules ciliées il existe une rangée de cellules de soutènement. Si l'on cherche à établir les rapports d'une cellule ciliée avec une cellule de soutènement, on voit que « le corps de chaque cellule de soutènement est renflé et déjeté en dedans ; il se moule d'une manière exacte sur la cellule auditive qui est placée sur son côté interne. Cette dernière cellule est assise sur sa cellule de soutènement comme une personne sur une chaise » (RANVIER).

3° CELLULES DE CLAUDIUS. — Les cellules de Claudius sont des cellules épithéliales cylindriques, indifférentes qui forment le revêtement de la membrane basilaire en dehors des cellules ciliées externes et en dedans des cellules ciliées internes. Ces cellules diminuent insensiblement de hauteur, à mesure qu'on s'éloigne de l'organe de Corti et finalement se continuent avec l'épithélium du canal cochléaire.

4° MEMBRANE RÉTICULAIRE. — La membrane réticulaire est une membrane extrêmement mince qui se détache de la plaque du pilier interne. Elle se porte en dehors et recouvre les cellules ciliées externes, les cellules de soutien qui les séparent et les premières rangées des cellules de Claudius.

Vue par sa face antérieure, elle se présente sous la forme d'un réseau extrêmement élégant. On y voit admirablement dessinées et disposées par rangées des figures arrondies ou *anneaux* et d'autres figures allongées de dedans en dehors, étroites à leur partie moyenne, renflées à leurs extrémités et rappelant assez bien la forme d'une phalange, d'où le nom de *phalanges* qui sert à les désigner.

Ces deux sortes de figures sont disposées de la façon suivante : Immédiatement en dehors des piliers se trouve une première rangée d'anneaux, chaque anneau étant séparé de celui qui le précède ou qui le suit par une phalange. Chez l'homme, on trouve en dehors de cette première rangée, une deuxième puis une troisième rangée formées de la même manière, mais disposées de telle sorte que les ronds de la première rangée alternent avec ceux de la seconde et ceux de la troisième avec ceux de la seconde.

Si l'on examine la membrane réticulaire en place, on voit que les *anneaux* correspondent aux *extrémités libres des cellules ciliées*. Le cils de ces cellules traversent les anneaux et font saillie à la surface de la membrane réticulaire. Les *phalanges*, au contraire, répondent aux prolongements périphériques des *cellules de soutènement* dont elles dessinent les contours (1).

En dehors des cellules ciliées la membrane réticulaire se prolonge sur les cellules de Claudius qui dessinent sur cette membrane, en dehors de la troisième rangée des anneaux, une série de quadrilatères qui marquent la limite externe de la membrane réticulaire. C'est à cette partie que DEITERS a donné le nom de *cadre terminal*.

5° TECTORIA. — La tectoria ou membrane de Corti est une formation cuticulaire qui prend naissance sur la partie interne de la bandelette sillonnée. Elle se porte en dehors, placée en avant de l'organe de Corti qu'elle recouvre et se termine par un bord libre au niveau de la première rangée des cellules de Claudius. Cette membrane, qui joue en quelque sorte le rôle d'un étouffoir, est formée d'une substance hyaline et réfringente.

§ 6. — Terminaisons du nerf auditif.

Le nerf auditif se divise dans le conduit auditif interne en deux branches : la *branche cochléenne* destinée au canal cochléaire et la *branche vestibulaire* destinée aux organes du vestibule (*saccule utricule, portion ampullaire des canaux semi-circulaires*).

A ces branches sont annexés des *ganglions nerveux* (2).

Nous devons donc étudier les *filets nerveux* du nerf auditif, les *ganglions* qui leur sont annexés et la *terminaison* des nerfs dans l'oreille interne.

Les filets nerveux sont formés par des fibres à myéline de petit

---

(1) Les phalanges de la première rangée ne répondent pas aux prolongements des cellules de soutènement de la première rangée, mais à l'insertion des apophyses des piliers externes de Corti.

(2) *a*) *Branche vestibulaire*. — La branche vestibulaire présente un renflement ganglionnaire connu sous le nom de *ganglion de Scarpa*. Au delà du ganglion, elle se divise en trois rameaux que l'on distingue en antérieur, inférieur et postérieur.

Le rameau antérieur forme les nerfs utriculaire, ampullaire supérieur et ampullaire externe.

Le rameau inférieur constitue le *nerf sacculaire*.

Le rameau postérieur fournit le *nerf ampullaire postérieur*.

b) *Branche cochléenne*. — La branche cochléenne, après avoir traversé les orifices du crible spiral, pénètre dans l'axe du limaçon qu'elle suit quelques instants pour s'engager ensuite dans le canal spiral de Rosenthal où elle se met en relation avec le *ganglion de Corti* qui remplit ce canal. De là les filets nerveux s'engagent dans la lame spirale, puis ils traversent les foramina et atteignent ainsi les piliers internes de Corti.

volume et ne différant pas quant à leur structure des nerfs périphériques.

Les ganglions sont constitués par des amas de *cellules nerveuses bipolaires* qui diffèrent suivant l'animal que l'on considère.

1º Chez les *poissons* et en particulier chez le *brochet*, les cellules bipolaires occupent le milieu d'un segment interannulaire et sont entourées de myéline comme le tube nerveux auquel elles appartiennent. La cellule paraît formée par une sorte d'épanouissement du tube nerveux afférent qui se reforme à l'autre pôle pour constituer le tube nerveux efférent. En allant de dehors en dedans, on trouve les couches suivantes :

a) La gaine de Schwan dilatée pour former l'enveloppe de la cellule ;

b) Une couche de myéline ;

c) Une écorce fibrillaire constituée par l'épanouissement des fibrilles au cylindre-axe ;

d) Le globe ganglionnaire formé de *protoplasma granuleux* et contenant un *gros noyau*.

2º Chez les *mammifères* les cellules nerveuses bipolaires occupent également le milieu du segment interannulaire. Elles ressemblent aux cellules des poissons, mais la couche de myéline du tube nerveux afférent ne se poursuit pas sur la cellule nerveuse et s'arrête au niveau de chacun des pôles, il n'y a donc pas de couche de myéline au-dessous de l'enveloppe de la cellule (RANVIER). ,

Ce qu'il faut surtout retenir de cette description des cellules nerveuses du nerf auditif, c'est que chacune de ces cellules possède deux prolongements :

1º Un prolongement central qui se rend dans le bulbe ;

2º Un prolongement périphérique qui gagne l'oreille interne.

FIBRES TERMINALES. — Les fibres, qui vont former les *terminaisons auditives* de l'oreille interne, sont toutes constituées par les *prolongements périphériques* des cellules bipolaires que nous venons d'étudier. Le trajet qu'elles suivent pour arriver à l'épithélium sensoriel de l'oreille interne doit être étudié dans le limaçon et dans le vestibule.

1º Ces fibres, arrivées dans les parois du saccule, de l'utricule et de la portion ampullaire des canaux demi-circulaires, traversent la membrane basale et vont former au-dessus des cellules basales un plexus (plexus basal de RANVIER) d'où partent des fibres qui se mettent en rapport avec les cellules auditives. Nous verrons plus loin quelle est la nature de ces rapports.

2° Les fibres destinées au limaçon, émergent, comme nous l'avons vu, des foramina (1), perdent leur gaine de myéline et prennent les caractères des fibres pâles. Il est difficile de suivre ces fibres dans la région qui sépare les foramina du pilier et de la cellule ciliée interne, mais on est porté à croire qu'elles forment, à ce niveau, un plexus serré d'où se dégagent des fibres qui se mettent en rapport avec les cellules ciliées internes. C'est le plexus *spiral interne* de RANVIER. 'De ce plexus partent d'autres fibres qui traversent le tunnel de Corti nageant, pour ainsi dire, dans l'endolymphe qui remplit ce tunnel, passent entre les piliers externes et vont former entre chaque rangée de cellules sensorielles un plexus *spiral externe* d'où partent les fibres destinées à se mettre en rapport avec les cellules auditives. Il y a donc trois plexus entre les cellules auditives externes : le premier plexus spiral externe est situé entre le pilier externe et la première cellule de soutènement; le second plexus spiral externe est placé entre la première et la deuxième cellule de soutènement; enfin, le troisième plexus spiral externe siège entre la seconde et la troisième cellule (RANVIER).

Quels sont les rapports des cellules auditives avec les fibres terminales du nerf auditif? Nous sommes en présence de deux opinions :

Première opinion. — Les fibres nerveuses terminales se *continuent directement* avec le *prolongement central* des cellules auditives. Cette opinion a été admise par le plus grand nombre des anatomistes et elle est encore acceptée dans tous les ouvrages classiques.

Deuxième opinion. — Ces dernières années, Retzius, et, après lui, Ramon y Cajal, appliquant à l'étude des terminaisons auditives la méthode de Golgi, modifiée par Cajal, décrivent un mode de terminaison entièrement différent du précédent.

1° Pour ces auteurs, les *cellules acoustiques* représentent des éléments comparables aux *cônes* et aux *bâtonnets* de la rétine et leur prolongement central *ne se continue pas avec une fibre nerveuse*, mais se *termine par un renflement*.

2° La fibre nerveuse périphérique des cellules bipolaires, arrivée

(1) Voyez la note de la page.

au-dessous de l'épithélium sensoriel, pénètre entre les cellules et se divise au niveau de leur base en un bouquet de branches variqueuses qui enveloppent les cellules auditives de leurs ramifications. Ces branches se terminent non loin de la surface épithéliale par des renflements variqueux.

Si nous cherchons à établir le mode d'action des impressions auditives, nous sommes conduit à penser que les cellules acoustiques reçoivent une excitation qu'elles transmettent par contact aux branches nerveuses qui les entourent. Celles-ci la conduisent à travers le prolongement périphérique aux cellules bipolaires qui, par leur prolongement central, la portent au centre de l'audition.

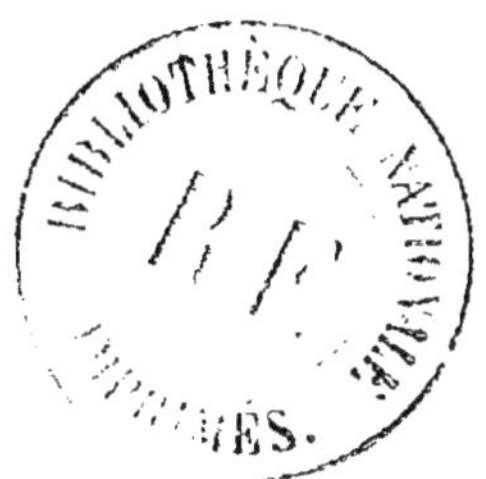